プログレッシブテクニック
臨床医のための歯周治療

編集 石川 烈 山田 了

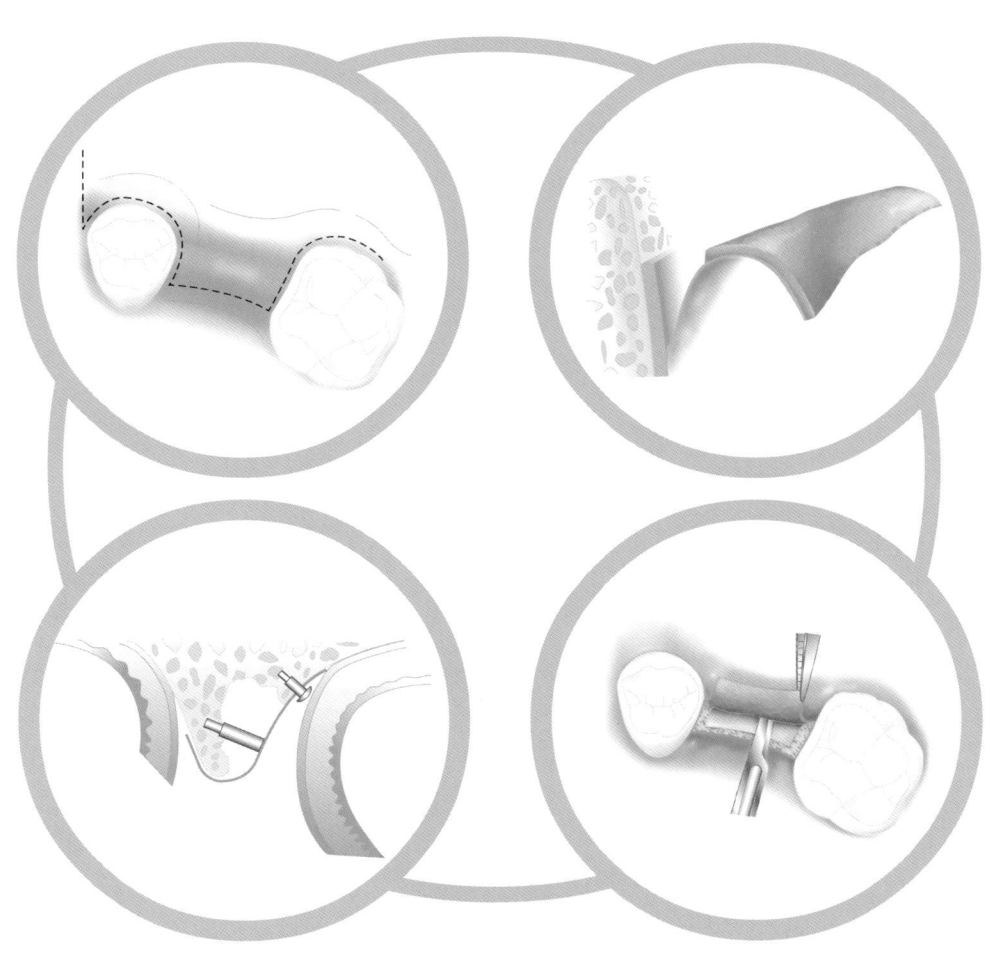

永末書店

執筆者一覧 （五十音順）

編　集
- 石川　　烈　　東京医科歯科大学大学院医歯学総合研究科生体硬組織再生学講座歯周病学分野教授
- 山田　　了　　東京歯科大学歯科保存学第二講座教授

執　筆
- 新井　　髙　　鶴見大学歯学部歯科保存学Ⅱ講座教授
- 伊藤　公一　　日本大学歯学部保存学教室歯周病学講座教授
- 入江　一彦　　横浜市開業
- 魚島マリコ　　東京医科歯科大学大学院医歯学総合研究科生体硬組織再生学講座歯周病学分野非常勤講師
- 梅田　　誠　　東京医科歯科大学大学院医歯学総合研究科生体硬組織再生学講座歯周病学分野助手
- 岡田　　宏　　大阪大学大学院歯学研究科口腔分子免疫制御学講座口腔治療学分野教授
- 岡本　　浩　　奥羽大学歯学部歯科保存学第Ⅰ講座教授
- 小川　哲次　　広島大学歯学部附属病院第二保存科講師
- 小田　　茂　　東京医科歯科大学大学院医歯学総合研究科生体硬組織再生学講座歯周病学分野講師
- 加藤　　熙　　北海道大学大学院歯学研究科口腔健康科学講座歯周病学分野教授
- 鴨井　久一　　日本歯科大学歯学部歯周病学教室教授
- 北村　秀和　　東京歯科大学歯科保存学第二講座講師
- 北村　正博　　大阪大学大学院歯学研究科口腔分子免疫制御学講座口腔治療学分野講師
- 木戸　淳一　　徳島大学歯学部歯科保存学第二講座助教授
- 木下　淳博　　東京医科歯科大学大学院医歯学総合研究科生体硬組織再生学講座歯周病学分野助手
- 木村　英隆　　船越歯科歯周病研究所
- 栗原　英見　　広島大学歯学部応用口腔医学講座教授
- 苔口　　進　　岡山大学大学院医歯学総合研究科国際環境科学講座口腔微生物学分野助教授
- 五味　一博　　鶴見大学歯学部歯科保存学Ⅱ講座助教授
- 小鷲　悠典　　北海道医療大学歯学部歯科保存学第一講座教授
- 齋藤　　淳　　東京歯科大学歯科保存学第二講座講師
- 篠原　啓之　　徳島大学歯学部歯科保存学第二講座講師
- 島内　英俊　　東北大学大学院歯学研究科口腔機能再建・材料学講座歯内・歯周療法学分野教授
- 杉山　榮一　　東京医科歯科大学大学院医歯学総合研究科生体硬組織再生学講座歯周病学分野非常勤講師
- 滝川　雅之　　岡山市歯科クリニック勤務
- 田代　俊男　　奥羽大学歯学部歯科保存学第Ⅰ講座助手
- 中川　種昭　　東京歯科大学歯科保存学第二講座講師
- 永田　俊彦　　徳島大学歯学部歯科保存学第二講座教授
- 西川　聖二　　愛媛県川之江市開業
- 西村　英紀　　岡山大学歯学部附属病院第二保存科講師
- 新田　　浩　　東京医科歯科大学大学院医歯学総合研究科生体硬組織再生学講座歯周病学分野助手
- 野口　和行　　東京医科歯科大学大学院医歯学総合研究科生体硬組織再生学講座歯周病学分野助手
- 野々下信幸　　船越歯科歯周病研究所
- 廣瀬　哲之　　横浜市開業
- 藤井　健男　　北海道医療大学歯学部歯科保存学第一講座講師
- 船越　栄次　　船越歯科歯周病研究所所長
- 前田　勝正　　九州大学大学院歯学研究院口腔機能修復学講座歯周疾患制御学分野教授
- 牧　　幸治　　船越歯科歯周病研究所
- 宮下　　元　　昭和大学歯学部歯周病学教室教授
- 宮本　玲子　　船越歯科歯周病研究所
- 村上　伸也　　大阪大学大学院歯学研究科口腔分子免疫制御学講座口腔治療学分野助教授
- 村山　洋二　　岡山大学大学院医歯学総合研究科病態機構学講座歯周病態学分野教授
- 山下　素史　　船越歯科歯周病研究所
- 横田　　誠　　九州歯科大学歯科保存学第2講座教授
- 吉田　　茂　　船越歯科歯周病研究所
- 吉田　直樹　　静岡県立大学短期大学部静岡校歯科衛生学科助教授
- 渡邊　　久　　東京医科歯科大学大学院医歯学総合研究科生体硬組織再生学講座歯周病学分野助教授

序

　私共は今から約5年前，歯周病を容易に理解できるようにと心がけた学生向けの教科書，「歯周病学」を永末書店より出版した．その本の序にも書かれているように，従来の教科書とちがい，誰もが何故と考えている疑問に答えられ，歯周病学が科学の一分野になるような本を作ることを考えた．お蔭様で大変好評ですぐに重版されるまでになった．その本を読まれた方々からの感想に「何故歯周病が起こるのか，どのようにして治療を進めるのかなどの理論的なことは解った．しかし，実際どのように臨床上では行うのかについて述べてほしい」というものが多くあった．これらの要望に応えるべく，東京歯科大学の山田了教授と共にできる限り具体的に，本書を見ながら処置を行えばできるようにということを想定して，アトラスに近い新たな歯周病学の本を作ることとなった．最近では，多くの歯科医の方々が歯周治療に積極的に取り組みはじめられているし，国民もできる限り長く自分の歯で過ごしたいと考えるようになってきているので，これからますます歯周治療は盛んになると思われる．周囲を見渡すと歯周外科の術式を述べた高価な本や，カラーアトラスも出版されている．私共の目指す本の在り方は，歯学生から臨床医まで，求めやすく最新の情報を含む豊富な内容で，日頃の臨床にすぐに対応できるよう，そしてより高度な治療法への選択も可能ということであり，その目標に向かった本を作り上げたつもりである．

　「歯周病学」ほどではないが，本書においても多くの先生方に分担執筆をしていただいた．担当された先生が専門的に研究，治療されている分野を中心に，解りやすく説明していただいた．編集していく上でその内容に若干筆を入れさせていただくこともあったが，本書の全体の統一のためにということでご理解をいただき，深く感謝する次第である．前掲の「歯周病学」が理論的なことを中心に書かれていたのと違い，本書ではあくまでもすぐ臨床の手引きとなるよう心がけたが，まだまだ充分とはいえないかもしれない．何なりとご批判や感想をいただきたく思っている．

　最後に，永末書店の担当者にはできる限り新たな図を起こしたり，またより解りやすいような順序に作るなど，積極的にリードしていただき，本当に感謝している．この素晴らしい制作努力のおかげで本書はでき上がったことをここに記し，謝意を表したい．

平成13年5月
編集　石川　烈
　　　山田　了

目 次

● 第1章　新しい歯周病の捉え方

§1. 歯周病の原因

1 歯周組織の構造とその特徴 ……………………………… 吉田 直樹／石川 烈 …… 2
1) 歯周組織の構造 …………………………………………………………………………………… 2
　　（1）歯肉　2　／（2）歯根膜　3　／（3）セメント質　3　／（4）歯槽骨　3
2) 上皮性付着と結合織性付着 ……………………………………………………………………… 3

2 歯周病の原因 …………………………………………………………………………………… 4

1. プラーク，歯周病原性細菌 ……………………………………… 苔口 進／村山 洋二 …… 4
1) デンタルプラークとは …………………………………………………………………………… 4
2) プラーク形成から細菌伝搬まで ………………………………………………………………… 4
　　（1）ペリクルの形成　4　／（2）細菌の付着　4　／（3）プラークの形成，成長　4　／
　　（4）細菌の抵抗性の獲得　4　／（5）細菌の伝搬　4
3) プラークを構成する細菌 ………………………………………………………………………… 5
4) プラークの歯周病原性 …………………………………………………………………………… 6
5) 歯周病細菌の歯周病原性 ………………………………………………………………………… 7
6) 全身疾患とプラーク細菌 ………………………………………………………………………… 7

2. 歯肉炎と歯周炎の病理 ………………………………………… 西村 英紀／村山 洋二 …… 8
1) 炎症性サイトカインの過剰産生 ………………………………………………………………… 8
2) 体液性免疫機構（抗体機能）の機能不全 ……………………………………………………… 9
3) 好中球やリンパ球の機能不全 …………………………………………………………………… 9
4) 結合組織のホメオスタシス機構の破綻 ………………………………………………………… 10

3. 歯周炎の周期性－付着の喪失－骨吸収 …………………… 滝川 雅之／村山 洋二 …… 10
1) 歯周炎の進行パターンと活動期と非活動期の細菌叢の違い ………………………………… 10
2) 歯周炎の周期性と細菌－宿主相互作用 ………………………………………………………… 11
3) 歯周炎の周期性と免疫応答 ……………………………………………………………………… 11
4) 線維芽細胞のコラーゲン分解と産生の機構から捉えた歯周炎の周期性 …………………… 12
5) 免疫応答に基づく歯槽骨吸収機構から捉えた歯周炎の周期性 ……………………………… 12

4. 発炎因子の補助因子 …………………………………………………………… 前田 勝正 …… 13
1) プラーク促進因子 ………………………………………………………………………………… 13
2) 外傷性咬合 ………………………………………………………………………………………… 13
3) 歯周組織での防御及び修復に関与する因子（全身性因子） ………………………………… 13

5. risk factor ………………………………………………………………………… 前田 勝正 …… 14

§2．歯周病の診査

1．プロービングによる深さと付着の喪失 …………… 栗原 英見／小川 哲次 ……… 16
1）プローブの種類 …………………………………………………………………………………… 16
（1）手用プローブ 16 ／（2）測定圧調節型プローブ 16 ／
（3）自動歯周ポケット測定器 16
2）プロービングによる歯周ポケットの深さとアタッチメントレベルの基礎知識 …………… 17
（1）臨床におけるプロービングによる歯周ポケットの深さとアタッチメントレベル 17 ／
（2）病理組織学的なアタッチメントレベルとは 17 ／
（3）プロービング圧：gentle probing とは（プローブ先端の位置はどこを示しているか） 17
3）プロービングの実際 ……………………………………………………………………………… 17
（1）4点法および6点法 17 ／（2）ウォーキング法（サーカムフェレンシャル法） 17
4）アタッチメントレベルの計測 …………………………………………………………………… 18
（1）セメント・エナメル境からの測定法 18 ／（2）ステントを用いた計測法 18 ／
（3）X線的計測法 18

2．歯肉の炎症の診査 …………………………………… 栗原 英見／小川 哲次 ……… 19
1）歯肉溝滲出液量の測定 －ペリオトロン®－ ……………………………………………………… 19
2）プロービング時の出血（bleeding on probing, BOP） ………………………………………… 20
3）歯周ポケット内の温度測定 － Periotemp®－ …………………………………………………… 21

3．歯の動揺度 …………………………………………… 栗原 英見／小川 哲次 ……… 21
1）動揺度自動測定機 －ペリオテスト®，デンタル・モビリティ・チェッカー®－ …………… 22

4．根分岐部の診査 ……………………………………… 永田 俊彦／木戸 淳一 ……… 23
1）根分岐部病変の臨床病態 ………………………………………………………………………… 23
2）根分岐部の診査に際し考慮すべき歯の解剖学的特徴 ………………………………………… 23
3）根分岐部病変の分類 ……………………………………………………………………………… 24
4）プローブを用いた診査 …………………………………………………………………………… 24
5）X線写真診査 ……………………………………………………………………………………… 25
（1）Lindhe & Nyman の分類による根分岐部病変のX線写真像 25 ／
（2）ガッタパーチャポイントを用いたX線写真診査 25

5．画像診断法 …………………………………………… 永田 俊彦／篠原 啓之 ……… 26
1）X線画像診断のポイント ………………………………………………………………………… 26
（1）歯槽骨頂レベル 26 ／（2）歯根膜腔 26 ／（3）歯槽硬線 26 ／
（4）歯肉縁下歯石 26 ／（5）歯槽骨梁の変化 26
2）歯周病の特徴的なX線像 ………………………………………………………………………… 26
3）各種歯周病患者のX線像 ………………………………………………………………………… 27
（1）成人性歯周炎 27 ／（2）早期発症型歯周炎（限局性若年性歯周炎） 27 ／
（3）早期発症型歯周炎（急速進行性歯周炎） 27
4）歯周病の治癒のX線像 …………………………………………………………………………… 28
5）デジタルX線画像診断装置 ……………………………………………………………………… 28

6．ポケットの活動度 …………………………………… 梅田 誠／石川 烈 ……… 29
1）DNAプローブ …………………………………………………………………………………… 29
2）PCR（polymerase chain reaction）法 ………………………………………………………… 31
3）ペリオチェック …………………………………………………………………………………… 33

§3．歯周病の疫学　　　　　　　　　　　　　　　　　　　　　　　　新井 髙

1．歯肉炎指数 34
(1) PMA - index　34　／　(2) modified PMA-index　34　／
(3) Löe と Sillness の gingival index（GI）　34

2．歯周炎指数 36
(1) Russel の periodontal score（PS）　36　／　(2) periodontal disease index（PDI）　36

3．プラーク指数 36
(1) OHI（oral hygiene index）　36　／　(2) OHI - S（the simplified oral hygiene index）　36　／
(3) Sillness と Löe の plaque index　37　／　(4) plaque control record（PCR）　37

4．Community Periodontal Index of Treatment Needs（CPITN） 37
WHO 探針によるプロービング 38

●● 第2章　歯周治療の実際

§1．歯周治療の流れ　　　　　　　　　　　　　　　　　　　　　　　　加藤 熈

1．歯周治療の基本的考え方と歯周治療の流れ 40

2．歯周治療の進め方の原則 40
(1) 歯周治療への患者の導入　40　／　(2) 診査・診断と治療計画の立案　40　／
(3) 歯周基本治療　41　／　(4) 再評価と治療計画の修正　41　／
(5) 修正治療（corrective therapy）　41　／　(6) メインテナンス　41

3．歯周治療のガイドラインにおける治療の流れ 42
(1) 歯周組織検査―歯周基本検査と歯周精密検査　42　／　(2) 依頼　42　／
(3) 歯周基本治療　42　／　(4) 歯周精密検査（再評価）　43　／　(5) 歯周外科手術　43　／
(6) 部分的再評価と歯周精密検査　43　／　(7) 治癒，病状安定，メインテナンス　43

§2．歯周疾患別治療法

1 歯肉炎および軽度歯周炎の治療法 .... 山田 了 45
症例1　歯肉炎 45
症例2　軽度歯周炎 45
　1　診査，診断，治療方針 45
　2　プラークコントロール・スケーリング 45
　3　プラークコントロール，スケーリングの再評価 48
　4　スケーリング・ルートプレーニング，歯周ポケット搔爬 48
　5～9　メインテナンス 49

2 成人性歯周炎（中等度，重度）の治療法 .... 山田 了 50
症例3　重度成人性歯周炎 50
　1　診査，診断，治療方針 50

2　プラークコントロール，スケーリング 51
　　　3　再評価 51
　　　4　スケーリング・ルートプレーニング，歯周ポケット掻爬 52
　　　5　再評価 52
　　　6　歯周外科治療 52
　　　7　再建治療 53
　　　8～9　再評価，メインテナンス 53
　3 若年性歯周炎　　渡邊 久／野口 和行／石川 烈 54
　　症例1 54
　　　初診時 54
　　　初期治療 56
　　　外科処置 57
　　症例2 58
　　　治療 60
　4 急速進行性歯周炎　　渡邊 久／野口 和行／石川 烈 61
　　症例1 61
　　症例2 64

§3．メインテナンス療法　　小鷲 悠典／藤井 健男

1．患者自身による健康管理とリコールによる健康管理 66
　1）患者自身による健康管理 66
　2）リコールによる健康管理（リコール体制） 66
　3）リコールにおける補助者の役割 66

2．長期予後良好例－歯周治療で歯はどこまで保存可能か 67
　症例1 67
　　治療経過 67
　　メインテナンス期の特記事項 68
　症例2 70
　　治療経過 70

●●● 第3章　新しい歯周治療

§1．進みゆく歯周治療

　1 再生療法　　山田 了 74
　　・GTRとGBRの術式 74
　　　1）GTRとGBRの理論 75
　　　　適応症 75
　　　　禁忌症 75
　　　2）GTRとGBRに用いる膜 75
　　　　GTR用膜 75
　　　　　（1）非吸収性膜　75　／　（2）吸収性膜　75
　　　　GBR用膜 75

- 非吸収性膜を用いたGTR法の術式 76
    - 0　術前の注意事項　76　／1　麻酔　76　／2　切開線　76　／3　弁の形成　76　／
    - 4　肉芽組織の掻爬　76　／5　スケーリング・ルートプレーニング　76　／
    - 6　膜の調整　76　／7　膜の固定　76　／8　弁の縫合　77　／9　麻酔　77　／
    - 10　弁の形成　77　／11　膜の除去　77　／12　歯肉弁の縫合　77　／13　治癒　77
- 吸収性膜を用いたGTR法 80
    - 5　スケーリング・ルートプレーニング　80　／6　試適膜の調整　80　／
    - 6　吸収性膜の調整　80　／7　吸収性膜の歯への固定　80　／9　歯肉弁の縫合　80　／
    - 13　治癒　80
- GBR法の術式 82
    - 1　麻酔　82　／2　切開線　82　／3　弁の形成　82　／4　スペースメーキング　82　／
    - 6　膜の調整　82　／7　膜の固定　82　／8　弁の縫合　82　／9　麻酔　82　／
    - 10　弁の形成　82　／11　膜の除去　82　／12　弁の縫合　82　／13　治癒　82

2 成長因子を用いた治療法　　　　　　　　　　小田 茂／木下 淳博／石川 烈 86

1）成長因子とは 86
2）rhBMP-2の歯周組織再生療法への応用 87
3）水平性骨欠損を有する歯周組織欠損に対するrhBMP-2の応用 88
- （1）ビーグル犬にrhBMP-2を埋植する際の術式　88　／（2）12週後の口腔内写真　88　／
- （3）rhBMP-2埋植12週後の組織像　89　／（4）担体のみ埋植12週後の組織像　89　／
- （5）組織計測結果　89

4）インプラント周囲骨欠損に対するrhBMP-2の応用 90
5）エナメルタンパク質を用いた歯周組織再生療法 92
6）エムドゲイン®適用の実際 93

§2．疾患別歯周補綴

船越 栄次／木村 英隆／吉田 茂／牧 幸治／野々下 信幸／宮本 玲子／山下 素史

1）歯周補綴とは 96
2）歯周補綴の成功の要因 96
3）歯周補綴症例の特徴 96
4）歯周補綴の目的 97
5）歯周治療時の要点 97
- （1）局所的病因子の除去や改善　97　／（2）モチベーション　97　／
- （3）患者と歯周組織の反応を継続して評価　97　／（4）歯周ポケットの除去や改善　97　／
- （5）歯肉および骨の生理的形態の回復　97　／
- （6）支台歯となる部位の角化付着歯肉の確保　97　／（7）根分岐部病変の改善　97　／
- （8）リコールとメインテナンス　97　／
- （9）露出歯根の被覆や審美性を阻害する環境を改善　97

6）補綴治療時の要点 98
- （1）生理的咬合関係を作り，悪習慣をコントロール　98　／（2）動揺歯の固定　98　／
- （3）永久固定時の注意点　98　／（4）オーラルヘルスケアへの配慮　98　／
- （5）欠損歯と不適当な修復物を回復　98　／（6）失われた上下顎間距離の回復　98　／
- （7）審美性の回復　98

症例1	 100
症例2	 104
症例3	 106
症例4	 108

症例5 110
　　症例6 111

§3．DDS療法　　　　　　　　　　　　　　　　　　　　　　　村上 伸也／岡田 宏

　1）歯周ポケット内細菌叢の常在細菌から歯周病原性細菌へのシフトが歯周炎の活動性に
　　　影響を及ぼす 112
　2）歯周ポケットからの細菌の駆逐にはスケーリング・ルートプレーニングによる機械的除去が
　　　不可欠である 112
　　　・歯周治療における局所化学療法の位置付け 114

§4．インプラント療法

1 インプラントの実際　　　　　　　　　　　　　　　　　　　廣瀬 哲之／鴨井 久一 117

1．診査 117
　　（1）軟組織に対する診査　117　／　（2）硬組織に対する診査　117　／
　　（3）咬合器に装着された模型による診査　117

2．一次手術 118
　1）一次切開 118
　2）術式 118
　3）術後に発生する不快事項 119
　4）ドリリング時の発熱に対する対処 119
　5）バイコーチカルにフィクスチャーを埋入する 119
　〈術式〉 119

3．二次手術 122

4．メインテナンス 123
　1）ホームケア 123
　2）プロフェッショナルケア 123
　　（1）インプラント周囲炎に対するケア　123　／
　　（2）インプラント表面に付着した歯石の除去に関して　123　／　（3）咬合のチェック　123

2 インプラントの咬合　　　　　　　　　　　　　　　　　　　入江 一彦／鴨井 久一 124

1．歯槽堤間の関係 124
　1）垂直的な距離 124
　2）前後的位置関係 125
　3）頰舌的位置関係 126

2．咬合の評価 127
　1）インプラントを含む歯列に与える咬合の指針 127
　2）インプラントと歯との混在 127
　3）メインテナンス時のチェックポイント 130

●●●●● 第4章 歯周治療の基礎

§1．歯周治療の基本

1．インフォームドコンセント ・・・ 宮下 元 ・・・・・・・・ 132
　　1）インフォームドコンセントとは ・・・ 132
　　2）信頼関係の確立 ・・ 132
　　3）インフォームドコンセント ・・ 133
　　4）歯周病治療とインフォームドコンセント ・・ 133

2．プラークコントロール ・・・ 渡邊 久／石川 烈 ・・・・・・・・ 135
　　1）はじめに ・・ 135
　　2）ブラッシング方法 ・・・ 135
　　3）歯間部清掃用具 ・・・ 136
　　4）他の清掃用具 ・・ 139
　　5）化学的方法 ・・・ 140
　　6）まとめ ・・ 140

3．スケーリング・ルートプレーニング ・・・・・・・・・・・・・・・・・・・・・・・・・・・・・・・・・ 新田 浩／石川 烈 ・・・・・・・・ 141
　　1）スケーラーの選択 ・・・ 141
　　　　（1）スケーラーの構造　141　／（2）スケーラーの選択　141　／
　　　　（3）刃部（カッティングエッジ）の決定　142
　　2）スケーラーの持ち方 ・・・ 142
　　3）術者の位置 ・・ 143
　　4）スケーラーの挿入と当て方 ・・ 143
　　　　（1）スケーラーの挿入　143　／（2）スケーラーの当て方　144　／
　　　　（3）第一シャンクと歯面との関係　144　／（4）第一シャンクと歯軸との関係　144
　　5）スケーリングの実際 ・・ 145
　　　　（1）フィンガーレスト　149　／（2）ストロークの動作　150　／
　　　　（3）ストロークの方向　151　／（4）ストロークの長さ　152
　　6）新しいグレーシーキュレットのデザイン ・・ 152
　　7）スケーラーの研ぎ方 ・・・ 153
　　8）超音波スケーラーについて ・・ 153
　　　　（1）超音波スケーラーの構造　153　／（2）超音波スケーラーの使い方　153

§2．歯周外科療法

1 外科一般事項 ・・・ 154

1．全身との関係 ・・・ 魚島 マリコ／石川 烈 ・・・・・・・・ 154
　　1）感染症について ・・ 156
　　2）高血圧について ・・ 156
　　3）糖尿病について ・・ 157

2．基本事項 ・・・ 中川 種昭／山田 了 ・・・・・・・・ 160
　　1）歯周治療器具の消毒 ・・ 160
　　　　（1）水洗　160　／（2）超音波洗浄　160　／（3）滅菌　160

2）投薬 161
　　　3）術後の含嗽剤 161
　　　　　（1）ポビドンヨード剤　161　／（2）リステリン®液　161　／
　　　　　（3）塩化セチルピリジニウム（CPC）　161　／（4）トリクロサン　161　／（5）強酸水　161
　　　4）縫合法 161
　　　　　（1）単純縫合　161　／（2）連続縫合　162
　　　5）弁の種類 162

2 切除療法　Resective Procedures　　　　　　　　　　　　　　永田 俊彦／西川 聖二 163
　　1）歯肉切除術（Gingivectomy） 163
　　　症例1　　　　　　　　　　　　　　　　　　　　　　　　　　　　　　　　　　　　　　163
　　　　病態　163　／診断　163　／治療　163
　　　症例2　　　　　　　　　　　　　　　　　　　　　　　　　　　　　　　　　　　　　　164
　　　　病態　164　／診断　164　／治療　164
　　2）歯肉整形術（Gingioplasty） 165
　　　症例3　　　　　　　　　　　　　　　　　　　　　　　　　　　　　　　　　　　　　　165
　　　　治療　165

3 組織付着療法　Tissue Attachment Procedures　　　　　　　　　　　　横田 誠 166
　　1）ポケット掻爬術 166
　　　　適応症　166　／診断　166　／治療経過　166　／注意すべき点　166
　　2）新付着術（ENAP） 167
　　　　適応症　167　／診断　167　／治療経過　167
　　3）フラップ手術 168
　　　　適応症　168　／診断　168　／治療経過　168
　　4）ウィッドマン改良法 170
　　　　適応症　170　／避けたい症例　170　／診断　170　／治療経過　170
　　5）歯肉弁根尖側移動術 172
　　　　適応症　172　／診断　172　／治療経過　172

4 歯肉歯槽粘膜形成術　　　　　　　　　　　　　　　　　　　　　　　　　伊藤 公一 173
　　1）遊離歯肉移植術 173
　　　　適応症　173　／術後の処置　175
　　2）小帯切除術 175
　　　　適応症　175
　　3）側方弁移動術 177
　　　　適応症　177

§3．根分岐部病変の治療　　　　　　　　　　　　　　　　　　　　　　岡本 浩／田代 俊男

1．ファーケーションプラスティ 179
　　術式 180

2．ルートリセクション 181
　　術式 181

3．ヘミセクション 183
　　術式 184

§4．咬合性外傷の治療

1．「咬合調整」，その実際的方法 ……………………………………………… 加藤 煕 ……… 186
 1）咬合調整の順序と基本原則 …………………………………………………………………… 186
 2）咬頭嵌合位（中心咬合位）の調整 …………………………………………………………… 186
  （1）診査の準備 186 ／ （2）咬頭嵌合位の安定性の診査 186 ／
  （3）早期接触歯の発見 186 ／ （4）早期接触部の歯面への印記 187 ／
  （5）早期接触部の削合部の決定 187 ／ （6）早期接触部の削合 187 ／
  （7）削合した歯面の形態を修正する 188
 3）側方運動と前方運動の調整 …………………………………………………………………… 188
  （1）作業側の早期接触部（咬頭干渉部）の診査と印記 188 ／
  （2）作業側の早期接触部の削合 189 ／ （3）平衡側の診査と接触部の印記 189 ／
  （4）平衡側の早期接触の削合 189 ／ （5）前方運動時の早期接触部の削合 189
 4）後方接触位の調整 ……………………………………………………………………………… 190
  （1）後方接触位の接触部位の診査 190 ／ （2）後方接触位における早期接触部の削合 190
 5）歯冠の形態修正 ………………………………………………………………………………… 191
  （1）臼歯の形態修正 191 ／ （2）前歯の形態修正 191

2．暫間固定 ………………………………………………………………………… 加藤 煕 ……… 192
 1）適応症 …………………………………………………………………………………………… 192
 2）前歯部の暫間固定 ……………………………………………………………………………… 192
  （1）バルカン（Barkann）固定法，ワイヤー結紮レジン固定法 192 ／
  （2）接着性レジン固定法 193
 3）臼歯部の暫間固定 ……………………………………………………………………………… 194
  （1）A-スプリント（ワイヤー埋め込みレジン固定法）194 ／
  （2）レジン連続冠やインレーによる固定 194
 4）床装置による固定法（可撤式固定装置）…………………………………………………… 195
  （1）ホーレータイプの床固定装置 195 ／
  （2）バイトガード（バイトプレート），ナイトガード 195

3．ブラキシズムとナイトガードの作り方 ………………………………………… 宮下 元 ……… 196
 1）ブラキシズム（bruxism）とは ………………………………………………………………… 196
 2）ブラキシズムの種類 …………………………………………………………………………… 196
  （1）クレンチング（clenching）196 ／ （2）グラインディング（grinding）196 ／
  （3）タッピング（tapping）196
 3）ブラキシズムの原因 …………………………………………………………………………… 196
  （1）局所的因子：咬合関係の異常 196 ／ （2）全身的因子 196
 4）ブラキシズムの症状 …………………………………………………………………………… 196
 5）ブラキシズムの発現頻度 ……………………………………………………………………… 197
 6）治療法 …………………………………………………………………………………………… 197
  （1）局所療法 197 ／ （2）精神的療法（心身医学療法）197
 7）ナイトガードの作り方 ………………………………………………………………………… 197
  （1）ワックスアップによる作製方法 197 ／ （2）スプリントレジンを用いた作製方法 198

●●●●● 第5章　日常臨床への対応

1. 知覚過敏 .... 五味 一博／新井 髙 200
    - (1) プラークコントロール 200
    - (2) 知覚鈍麻剤の歯面塗布 200
    - (3) イオン導入法 200
    - (4) その他 200

2. 歯頸部齲蝕 .... 杉山 榮一／石川 烈 202
    - (1) 歯頸部齲蝕の種類 202
    - (2) 根面齲蝕の広がりによる分類 202
    - (3) （歯頸部）齲蝕治療の原則 202
    - (4) 齲蝕が歯肉縁下に広がっている場合の治療法 203
    - (5) 歯髄方向の広がり 203
    - (6) 根面齲蝕への対応の要点 203

3. 歯の挺出 .... 杉山 榮一／石川 烈 204
    - (1) 歯の挺出の為害作用 204
    - (2) 歯の挺出の起きやすい部位 204
    - (3) 挺出歯の治療法 204
    - (4) 対合歯がある場合の歯の挺出による歯周組織破壊のメカニズム（jiggling作用） 205
    - (5) 歯の挺出を利用した歯周治療 205

4. 急激な腫脹や膿瘍形成の原因 .... 齋藤 淳／山田 了 206
    - (1) 歯周ポケットからの排膿 206
    - (2) 膿瘍の切開 207
    - (3) 抗生物質療法 207
    - (4) その他 207

5. 歯周外科処置後の持続性出血の対策 .... 齋藤 淳／山田 了 208
    - 原因 208
        - (1) 局所的原因 208
        - (2) 全身的因子 208
    - 処置 208
        - (1) 出血部位の確認 208
        - (2) 止血 208

6. 急性および慢性疼痛 .... 島内 英俊／岡田 宏 209
    - (1) 歯周治療に際し，どのような原因により疼痛が惹き起こされるのか？ 209
    - (2) 疼痛の診査，診断に際して何を考えればよいのか？ 209
    - (3) 急性疼痛（自発痛）を訴えた場合にはどのような原因を疑うのか？ 210
    - (4) スケーリング・ルートプレーニング後の疼痛の原因は？その対策は？ 210
    - (5) スケーリング・ルートプレーニング後の知覚過敏の原因は？その対策は？ 210
    - (6) 逆行性歯髄炎により急性疼痛（自発痛）を訴えた症例 211
    - (7) 歯肉腫脹を伴った急性疼痛（自発痛）が出現した症例 211
    - (8) 接触痛を訴えた症例 211

7．ポケットの再発 　　　　　　　　　　　　　　　　北村 正博／岡田 宏 ……… 212
- 1）ポケットの再発の原因 …… 212
  - (1) 病原因子の不完全な除去 …… 212
  - (2) プラークおよびプラークリテンションファクター …… 212
  - (3) 上皮性付着の破壊 …… 213
  - (4) 歯の破折 …… 213
  - (5) 歯周組織の抵抗力を減弱させるような全身疾患の発症および増悪 …… 213
- 2）ポケットの再発に対する対処法 …… 213

8．歯槽骨炎 　　　　　　　　　　　　　　　　　　　新井 髙／五味 一博 ……… 214
- (1) 原因 …… 214
- (2) 全身所見 …… 214
- (3) 臨床所見 …… 214
- (4) X線所見 …… 215
- (5) 治療 …… 215

9．歯の脱落 　　　　　　　　　　　　　　　　　　　五味 一博／新井 髙 ……… 216
- (1) 予防法 …… 216
- (2) 治療法 …… 216

10．歯の破折 　　　　　　　　　　　　　　　　　　　杉山 榮一／石川 烈 ……… 218
- (1) 歯の破折の臨床症状 …… 218
- (2) 歯の破折の分類 …… 218
- (3) 歯冠破折の分類 …… 218
- (4) 歯冠－歯根破折で抜歯が適応となる条件 …… 219
- (5) 歯冠－歯根破折の処置法 …… 219
- (6) 歯根破折の分類と処置法 …… 219
- (7) 歯の破折を防ぐ要点 …… 219

11．抜歯の基準 　　　　　　　　　　　　　　　　　北村 秀和／山田 了 ……… 220
- 1）抜歯の一般的な目安 …… 220
- 2）抜歯の判定に当たって考慮すべき事項 …… 220
  - (1) 歯列の状態 …… 220
  - (2) 歯の形態と歯周組織破壊のタイプ …… 221
  - (3) 患者の全身的背景と歯周組織の反応 …… 221
  - (4) 患者の理解度・協力度 …… 221
  - (5) 術者の経験・知識，技量 …… 221
- 3）抜歯を判断する時期 …… 222

索　引 …… 223

第1章
新しい歯周病の捉え方

§1. 歯周病の原因
　　1　歯周組織の構造とその特徴
　　2　歯周病の原因

§2. 歯周病の診査

§3. 歯周病の疫学

§1. 歯周病の原因

1 歯周組織の構造とその特徴

歯周治療を行う上で，歯周組織の構造を充分に理解することは，基本的かつ重要なことである．歯は，体全体で唯一上皮を貫通している構造物である．この特徴が，歯周疾患という罹患率の高い局所的な疾患の一因ともなっている．

1）歯周組織の構造

歯周組織は，歯肉，歯根膜，セメント質，歯槽骨の四者からなり，歯を取り囲み支持している組織である（図1）．

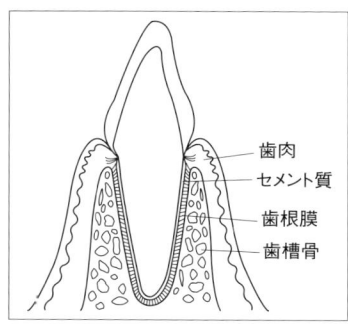

図1　歯周組織の模式図

（1）歯肉

歯肉は，歯頸部歯面と歯槽突起外側表面を被覆している上皮組織と，コラーゲンを主体とする結合組織からなる．

解剖学的に，歯肉は①歯間部歯肉，②辺縁歯肉，③付着歯肉の3つに分けられる（図2）．

歯間部歯肉は頰舌側の歯間乳頭と，それによって生じる歯間中央部の谷状のくぼみであるコル（歯間鞍部）からなる．歯間部は，プラークが付着しやすく停滞しやすい．また，コルの部分の上皮は接合上皮と呼ばれ，角化していない上，非常に薄いため，プラーク細菌などの外来性刺激に対して抵抗力が弱く，歯肉炎の初発部位になることが多いという特徴がある（図3）．

付着歯肉は辺縁歯肉と歯槽粘膜の間に位置し，歯と歯槽骨に付着している非可動性の歯肉である．付着歯肉の幅は，健康な歯肉形態を保つ上で重要である．付着歯肉表面には，歯面や歯槽骨面と歯肉を繋ぐ結合組織線維束の牽引によって生じるスティップリングが存在する．一般に，健康な歯肉にスティップリングが存在するといわれているが，スティップリングが無くても健康であったり，逆に存在していても歯周ポケットが存在することもあるので注意が必要である．

歯肉上皮は，①口腔上皮，②歯肉溝上皮，③接合上皮に分けられる（図4）．

口腔上皮は，正角化性あるいは錯角化性重層扁平上皮であり，歯肉溝上皮は非角化性重層扁平上皮である．接合上皮は数層からなる非角化性の細胞からなり，歯面とはヘミデスモゾームおよび基底板（basal lamina）によって結合している（図5）．この部位はプラーク細菌の毒素や酵素が通過でき，わずかのプラークが付着しても歯肉炎が起こるのはこのためである．一方，接合上皮細胞の間隙は比較的拡大していて，正常な歯肉でも常に白血球の遊出が観察される．また，この部位を通って，歯肉滲出液が口腔内へ出てきている．

その他臨床的に注意すべき点として，歯肉は部位によって異なるということがある．例えば，上顎口蓋歯肉の結合組織は他の部位に比して緻密で厚く，また歯槽粘膜は存在せず，歯肉から咀嚼粘膜（口蓋粘膜）に続いている．

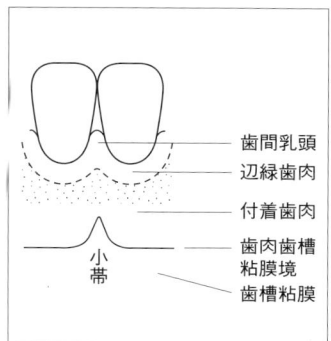

図2　歯肉の模式図

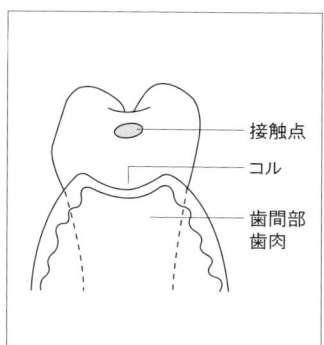

図3　コル

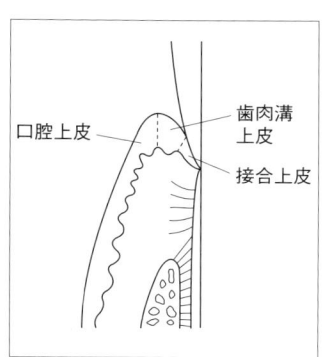

図4　歯肉上皮の名称

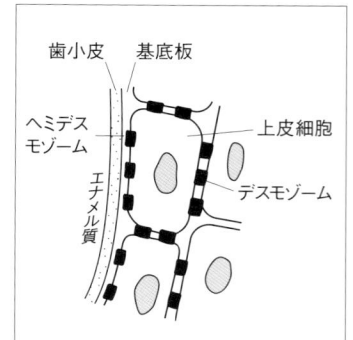

図5　上皮性付着の模式図

(2) 歯根膜

歯根膜は歯根を取り囲み，歯と歯槽骨を結び付けている線維性結合組織である．主線維となっているコラーゲンが豊富で，一方の端は歯槽骨に，他方の端はセメント質にシャーピー線維として埋入している．線維の走行によって5つの群に分類される（図6）．斜線維群が大半を占めることから，歯根膜は歯に対して垂直に加わる圧力には強いが，水平方向に加わる圧力には比較的弱いことが分かる．

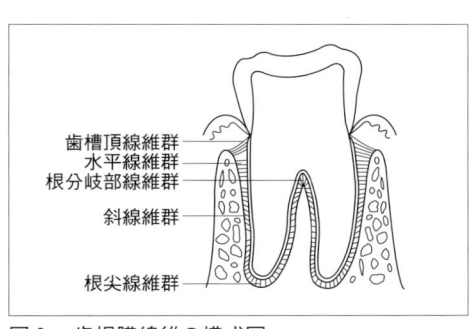

図6　歯根膜線維の模式図

(3) セメント質

セメント質は歯根象牙質を覆う硬組織であり，歯の一部であると同時に，歯周組織の一部でもある．セメント質には無細胞性セメント質と細胞性セメント質がある．

(4) 歯槽骨

歯槽骨は顎骨の歯槽突起であり，歯根膜を介して歯を顎骨に固着している．固有歯槽骨と支持歯槽骨からなっている．吸収が起こっていない歯槽骨の高さは，セメント・エナメル境から約1mm下方に位置している．

2）上皮性付着と結合織性付着

歯肉と歯の結合様式として，上皮性付着と結合織性付着がある．

上皮性付着では，接合上皮と歯面とはヘミデスモゾームによる結合をしており，これは基底層の上皮細胞が結合組織とヘミデスモゾーム結合しているのと同じ様式と考えられる．一方，上皮細胞同士はデスモゾームによる結合をしている．

上皮性付着直下において，歯肉はセメント質と結合織性付着をしている．歯肉線維の一端がセメント質内に封入され，他端は歯肉内にある（図7）．

臨床上，特に補綴処置を行う際に，biologic width（生物学的幅径）を認識する必要がある．biologic widthは，歯肉辺縁から歯槽骨頂までの距離のことであり，上皮性付着（約1mm）＋結合織性付着（約1mm）＋生理的歯肉溝（約1mm）＝ biologic width（生物学的幅径）と考えられている（図7）．この部位に障害があると，それに伴い骨吸収が起きる．

また，歯周ポケットを除去するために，フラップ手術やポケット掻爬術，新付着獲得手術（ENAP）が行われるが，この治癒形態は上皮性付着によるものである．とりわけ，この上皮性付着が根面に沿って長く延びている場合をlong junctional epithelium（長い接合上皮）と呼ぶ（図8 a）．この治癒形態ではポケットが再発しやすいので，結合織性付着を露出根面に起こす試み（新付着と呼ばれる）が繰り返し行われてきたが，組織再生誘導法の確立で可能となった（図8 b）．

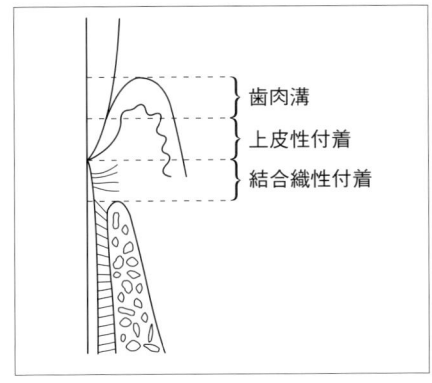

図7　上皮性付着と結合織性付着

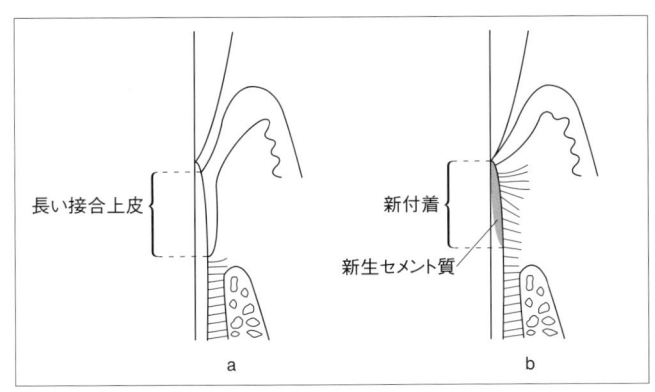

図8　長い接合上皮と新付着との違い
新付着とは，露出根面に新生セメント質の形成を伴った結合織性付着が認められるものをいう．

（吉田　直樹／石川　烈）

2 歯周病の原因

1. プラーク，歯周病原性細菌

1）デンタルプラークとは

デンタルプラーク（歯垢）は，細菌，その産物（多糖体等），唾液および歯肉溝由来タンパク質成分（アルブミン，イムノグロブリン等）等が歯面に付着・沈着して形成される（図1）．局在する場所により歯肉縁上プラークと歯肉縁下プラークとに区別され，その構成細菌叢は異なる．歯肉縁下プラークには数多くの桿状，らせん状，球状の細菌が凝集塊を形成している（図2）．その1 mgには300種類以上，10^8〜10^9個の細菌を含む．歯肉縁下プラークが蓄積し，その細菌叢が病的状態（嫌気性グラム陰性菌：歯周病細菌の割合の増加）となることが歯周病発症の要因である．

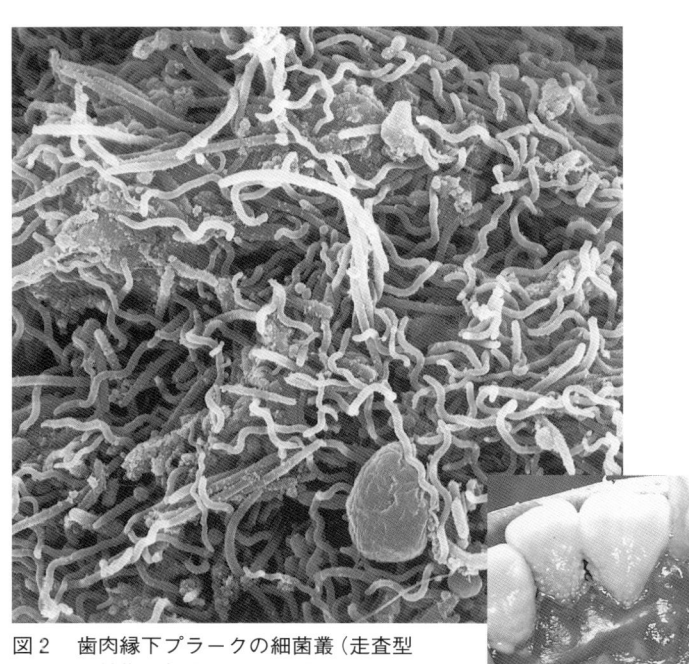

図2　歯肉縁下プラークの細菌叢（走査型電子顕微鏡像．倍率：×6,000）

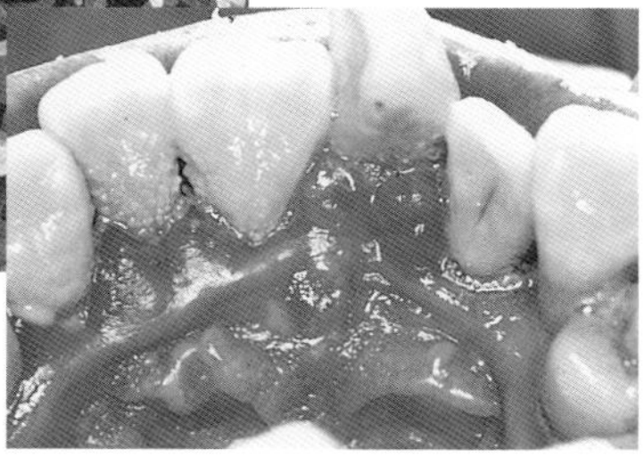

図1　デンタルプラーク

2）プラーク形成から細菌伝搬まで

プラークは次の過程で形成され，細菌を伝搬する（図3）．

（1）ペリクルの形成

歯あるいは歯肉上皮表面を唾液糖タンパク質が覆う．

（2）細菌の付着

細菌が，ペリクル表面に細菌表層の①イオン結合力あるいは疎水結合力によって，②多糖体，線毛あるいは付着素によって付着する．

（3）プラークの形成，成長

細菌同士の共凝集作用によりプラークの形成が始まる．形成されたプラークの生態系（ecosystem）の中で，プラーク細菌は共生や拮抗のバランスを保ちながら盛んに増殖する．外界の酸素との接触が閉ざされたポケット深部では，偏性嫌気性細菌も増殖し，プラークの細菌叢が変化してゆく．

（4）細菌の抵抗性の獲得

プラーク中で増殖する細菌は，莢膜様糖衣（glycocalyx）に覆われたバイオフィルム状構造物を形成し，好中球やマクロファージをはじめ免疫グロブリン，補体さらには抗生物質や殺菌剤等に抵抗性を示すようになる．

（5）細菌の伝搬

細菌は成熟したプラークから菌塊として剥離する．菌塊は同一口腔では病巣部から他の部位へ，そして異口腔では両親，兄弟姉妹や近親者から，新生児期や乳幼児期に唾液を介して細菌を伝搬する[1]．

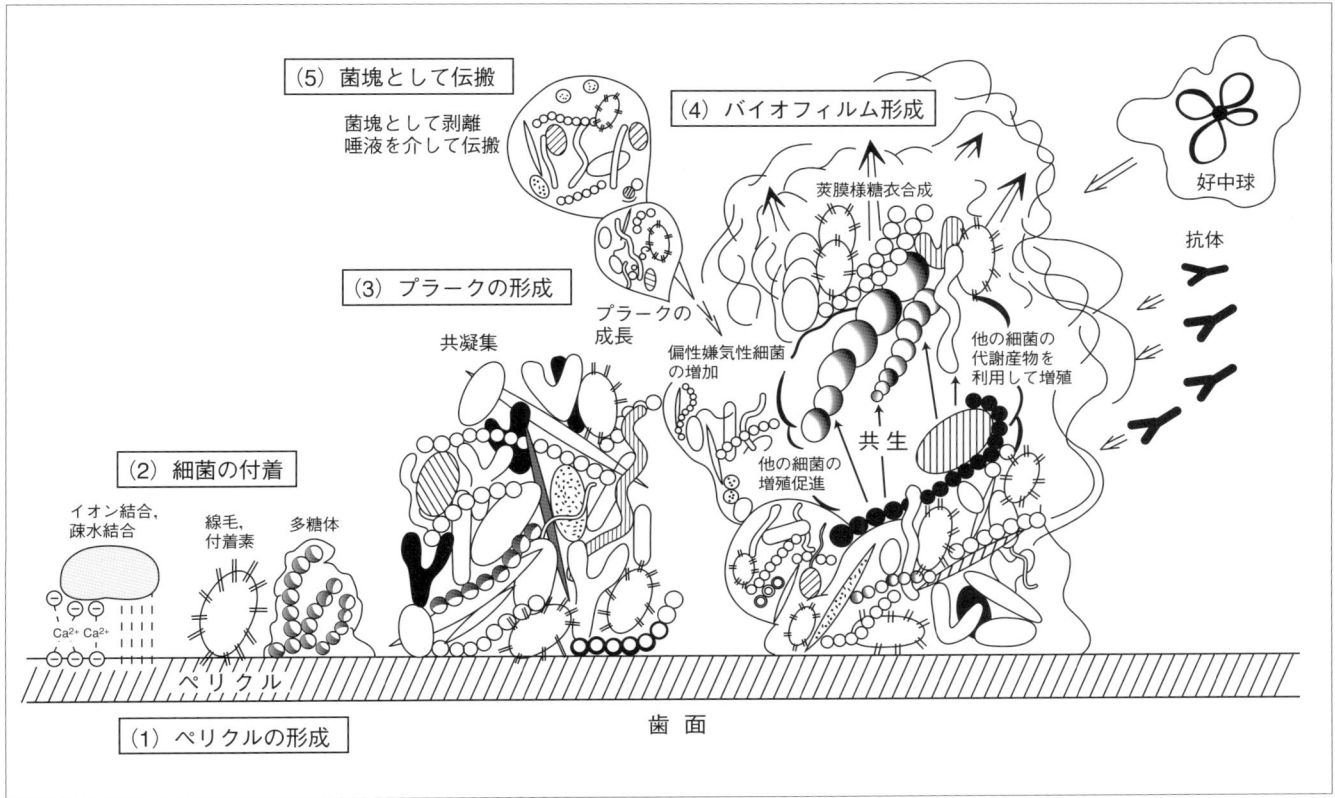

図3 プラーク形成から細菌伝搬まで

3）プラークを構成する細菌

　健常あるいは歯肉炎のプラークを構成する細菌は，好気性あるいは通性嫌気性のグラム陽性レンサ球菌および放線菌が主体である．歯周炎では，歯肉縁上プラークは歯肉炎細菌叢と類似しているが，歯肉縁下プラークは特徴的な細菌叢を呈する．すなわち，グラム陰性偏性嫌気性細菌，スピロヘータおよび運動性細菌が優勢となる．なかでも"歯周病細菌"と呼ばれる特定の10数種類のグラム陰性細菌種の割合が増加する[2]（表1，図4）．

菌種	グラム染色性形状	健常	歯肉炎	歯周炎	活動期の病巣	組織破壊の進行した病巣
通性嫌気性細菌						
Streptococcus mitis	●	＋				
Streptococcus sanguis	●		＋	＋		
Streptococcus intermedius	●			＋		＋
Actinomyces naeslundii	■	＋				
Actinomyces odontolyticus	■	＋				
Actinomyces viscosus	■	＋	＋	＋		
Rothia dentocariosa	■	＋				
*Lactobacillus*種	■	＋				
Actinobacillus actinomycetemcomitans	□			＋		＋
Capnocytophaga gingivalis	□		＋	＋		
Capnocytophaga ochracea	□		＋	＋		
Capnocytophaga sputigena	□		＋	＋		
Eikenella corrodens	□		＋	＋		＋
偏性嫌気性細菌						
Actinomyces israelii	■	＋	＋	＋		
*Eubacterium*種	■		＋	＋		＋
Peptostreptococcus micros	●			＋		＋
Bacteroides forsythus	□			＋	＋	＋
Campyrobacter rectus	□		＋	＋	＋	＋
Fusobacterium nucleatum	□		＋	＋	＋	＋
Porphyromonas gingivalis	□			＋	＋	＋
Prevotella intermedia/nigrescens	□		＋	＋	＋	＋
*Selenomonas*種	□			＋		＋
Spirochetes（特に*Treponema denticola*等）	□			＋		＋

表1　プラーク細菌
●：グラム陽性球菌
■：グラム陽性桿菌
□：グラム陰性桿菌
＋：培養法によって高い頻度で分離・同定できることを示す．

§1. 歯周病の原因

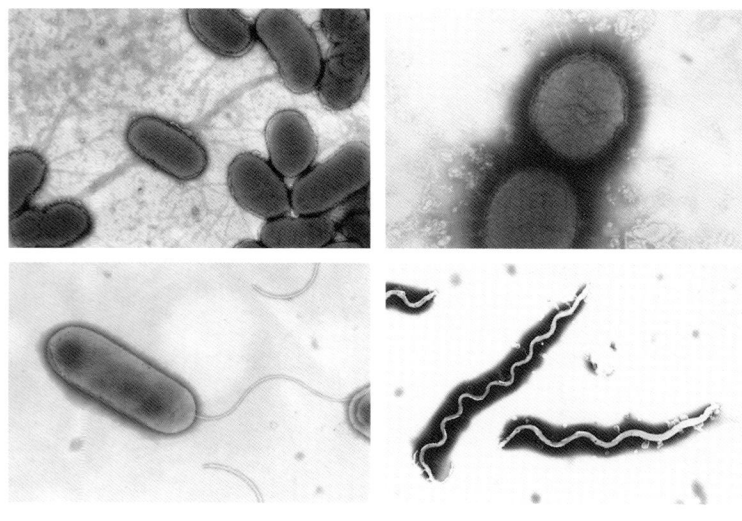

図4　代表的な歯周病細菌の透過型電子顕微鏡像
a：*Actinobacillus actinomycetemcomitans*
ネガティブ染色像（倍率：×18,000），菌体周囲に線毛状構造を見る．（井上哲圭博士提供）
b：*Porphyromonas gingivalis*
ネガティブ染色像（倍率：×36,000），菌体周囲に線毛構造，小胞を認める．
c：*Campylobacter rectus*
ネガティブ染色像（倍率：×18,000），単鞭毛を見る．
d：*Treponema denticola*
ネガティブ染色像（倍率：×9,000），特徴的な運動を示すらせん状の形態を呈する．

4）プラークの歯周病原性

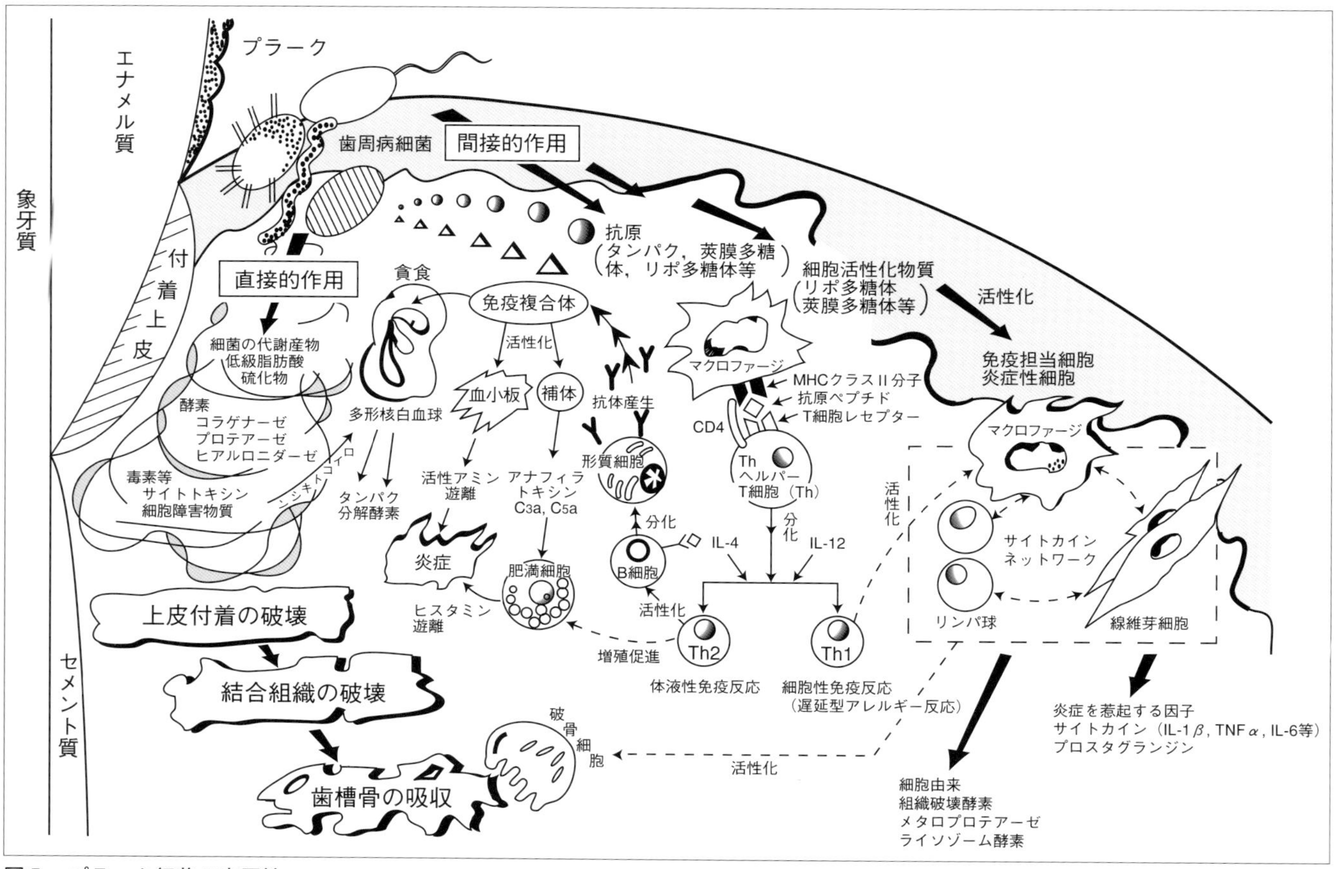

図5　プラーク細菌の病原性

　歯周病原性という言葉は，歯周組織を障害するプラーク細菌の作用として捉えられている．それには，直接的作用と間接的作用を考える必要がある．直接的作用は細菌の産生する細胞障害物質（代謝産物，酵素等）によるものであり，間接的作用はプラーク細菌に対する宿主の感染防御免疫応答や，これにより産生された物質（サイトカイン等）が結果的に歯周組織細胞に障害的に働くことによって起こる．歯周局所にこのような複雑な反応が起こると，自己の組織や細胞成分に反応する抗体（"自己抗体"）も出現し，さらに局所の炎症像は複雑となる．以上の作用・反応が歯肉接合上皮組織の破壊→結合組織の破壊→歯槽骨の破壊へと導く（図5）．

5）歯周病細菌の歯周病原性

歯周病はプラーク細菌による混合感染症であるが，その発症と進行にはそれら細菌の様々な病原因子が関わっている[3-4]．そのうちの特定されているものを表2に一括した．

定着因子	線毛や外膜小胞	P.gingivalis A.actinomycetemcomitans	レクチン様物質	Capnocytophaga種 E.corrodens F.nucleatum T.denticola
	赤血球凝集素	P.gingivalis P.intermedia / nigrescens F.nucleatum	運動性	C.rectus T.denticola Capnocytophaga種 (glinding)
感染防御抵抗因子	白血球毒素	A.actinomycetemcomitans C.rectus?	莢膜	A.actinomycetemcomitans P.gingivalis P.intermedia / nigrescens
	外膜表層構造物質（S-layer）	C.rectus	免疫グロブリン分解酵素	P.gingivalis Capnocytophaga種
	免疫応答抑制因子	A.actinomycetemcomitans Capnocytophaga種 P.intermedia / nigrescens T.denticola		
免疫応答惹起因子	莢膜多糖体	A.actinomycetemcomitans P.gingivalis	リポ多糖体や外膜タンパク	A.actinomycetemcomitans C.rectus Capnocytophaga種 E.corrodens F.nucleatum P.gingivalis P.intermedia / nigrescens T.denticola
	線毛	P.gingivalis P.intermedia / nigrescens		
歯周組織障害因子	トリプシン様酵素	B.forsythus P.gingivalis T.denticola	線維芽細胞増殖阻害物質	A.actinomycetemcomitans Capnocytophaga種
	コラゲナーゼ	P.gingivalis P.intermedia / nigrescens	代謝産物（硫化物，インドール，酪酸等）	F.nucleatum P.gingivalis P.intermedia / nigrescens T.denticola

表2　歯周病細菌の病原因子

6）全身疾患とプラーク細菌

プラーク細菌は，吸引（嚥下）性肺炎，菌（敗）血症，細菌性心内膜炎等の全身疾患の起因に関わる．またプラークは，肺炎や全身性疾患の起因菌である *Klebsiella pneumoniae, Staphylococcus aureus, Pseudomonas aeruginosa, Candida* 種等の保菌部位ともなる．重篤な全身性基礎疾患（悪性新生物，臓器移植，免疫不全症，糖尿病，心臓疾患等）を有する易感染性患者では，歯周炎発症だけでなく，全身的感染症発症の頻度が高い[5]（図6）．

（苔口　進／村山　洋二）

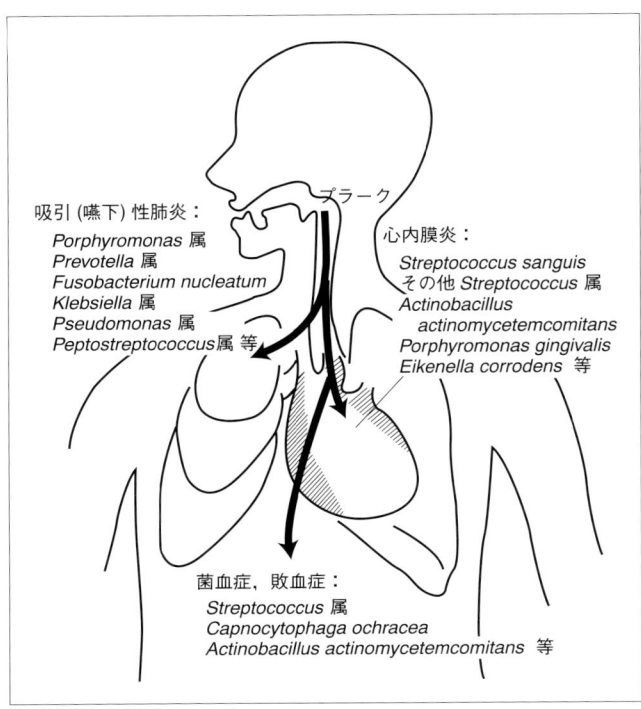

図6　全身疾患を惹起するプラーク細菌

参考文献

1) Greenstein, G. and Lamster, I. : Bacterial transmission in periodontal diseases: A critical review. J. Periodontol. (68) : 421-431. 1997.
2) Haffajee, A.D. and Socransky, S.S. : Microbial etiological agents of destructive periodontal diseases. Periodontology 2000 (5) : 78-111, 1994.
3) Zambon, J.J. : Periodontal diseases : Microbial factors. Ann.Periodontol. (1) : 879-925. 1996.
4) Holt, S.C. and Bramanti, T.E. : Factors in virulence expression and their role in periodontal disease pathogenesis. Crit. Rev. Oral Biol. Med. (2) : 177-281. 1991.
5) Mealey, B.L. : Periodontal implications :Medically compromised patients. Ann. Periodontolol. (1) : 256-321. 1996.

2．歯肉炎と歯周炎の病理

炎症性歯周疾患は，病巣の局在によって歯肉炎と歯周炎に大別される．炎症が歯肉組織に限局した場合を歯肉炎，歯肉よりも根尖側の歯周組織に波及して結合組織性の付着が破壊され，歯根膜・歯槽骨の破壊を伴う場合を歯周炎と定義する．

歯肉炎も歯周炎も，症状の発現は細菌プラークに対する炎症反応の結果と捉えられるので，ごく最近まで，歯肉炎を治療しないで長期間放置すると，一律に歯周炎に移行すると信じられてきた．しかし，この考え方は，現在ではむしろ否定されている．すなわち，多くの人は口腔衛生を不良なまま放置することによって歯肉炎になるが，その中で疾患感受性の高い人のみが歯周炎へ移行すると考えられるようになった．このことは，比較的良好な口腔衛生を保っているにもかかわらず，重篤な歯周炎を発症する例があることからも推察できる．

では，どのような人が歯周炎への感受性が高いと考えられているのであろうか．この問題に言及した研究は数多く存在するが，残念ながら歯肉炎から歯周炎への移行の過程の病理を単一の因子で説明することはできない．むしろ，歯周炎は多因子性の疾患であり，患者個々にそれらの因子を異にしていると考えるのが妥当であろう．しかしながら，若年性歯周炎の場合は例外として，若年者では歯肉炎は高頻度に見られるが，付着の破壊を伴う歯周炎は発症しないのが普通である．したがって，逆に若年性歯周炎患者の病態を観察することによってこの因子を見出すことができる．また，ある種の全身疾患（糖尿病，白血球粘着異常症，Chediak-Higashi症候群，成人T細胞白血病，AIDSなど）を有する患者において，歯周炎が高頻度に発症することもこの問題を解決する一助となる．これら症例病態から捉えられる歯肉炎，歯周炎の病理は，下記の現象として挙げることができる．

①炎症性サイトカインの過剰産生
②体液性免疫機構の機能不全
③好中球，リンパ球の機能不全
④結合組織のホメオスタシスの破綻

このような現象は，上述の全身疾患を有する患者では特徴的に観察されるが，健常者においては典型として見ることができない．しかし，健常者においても，程度は低いがこの現象を起こしていると考えられる．ここでは，以上の観点から上述の因子を生体反応の側面から説明する．

1）炎症性サイトカインの過剰産生

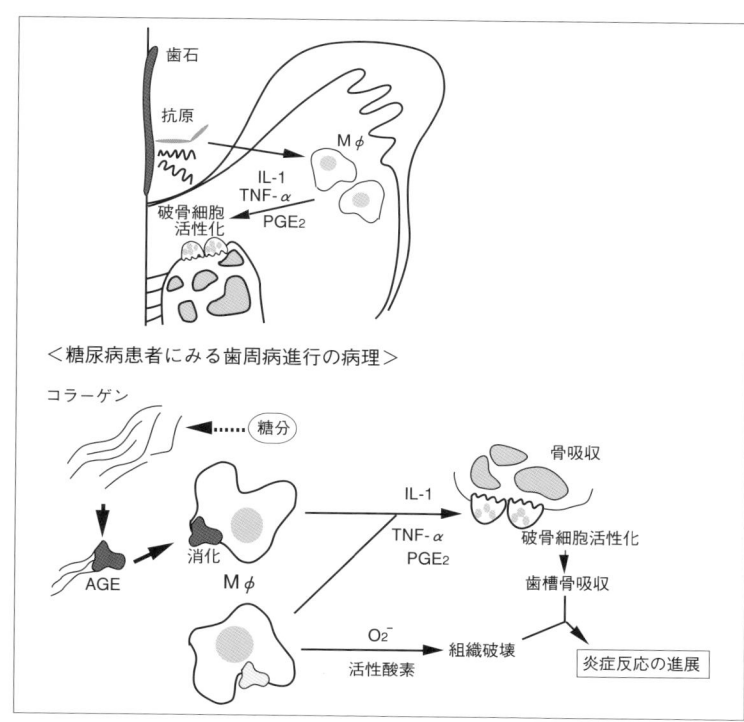

＜糖尿病患者にみる歯周病進行の病理＞

局所に蓄積した異種抗原（特に細菌）を処理，消化するために集積したマクロファージ等の食細胞は，貪食後，インターロイキン-1（IL-1），Tumor necrosis factor-α（TNF-α）等の炎症性サイトカインやプロスタグランジン等の生理活性物質を産生する．これらの活性物質は，破骨細胞を活性化し歯槽骨吸収を起こす．この産生が過剰に起こると，さらに炎症が進展することになる．これを裏付ける疾病や生体変化の代表が，糖尿病であり老化である．生体タンパクが長期間高濃度の糖にさらされると，不可逆的に糖化を受け，最終糖化産物（Advanced Glycation Endoproducts, AGE）を形成し，本来の機能を果たし得なくなる．マクロファージは，こういったAGEを貪食作用によって排除する際に，骨吸収性のサイトカインを産生する他，近隣組織を破壊に導く活性酸素を放出するため，歯周炎症状がさらに進展する．

2）体液性免疫機構（抗体機能）の機能不全

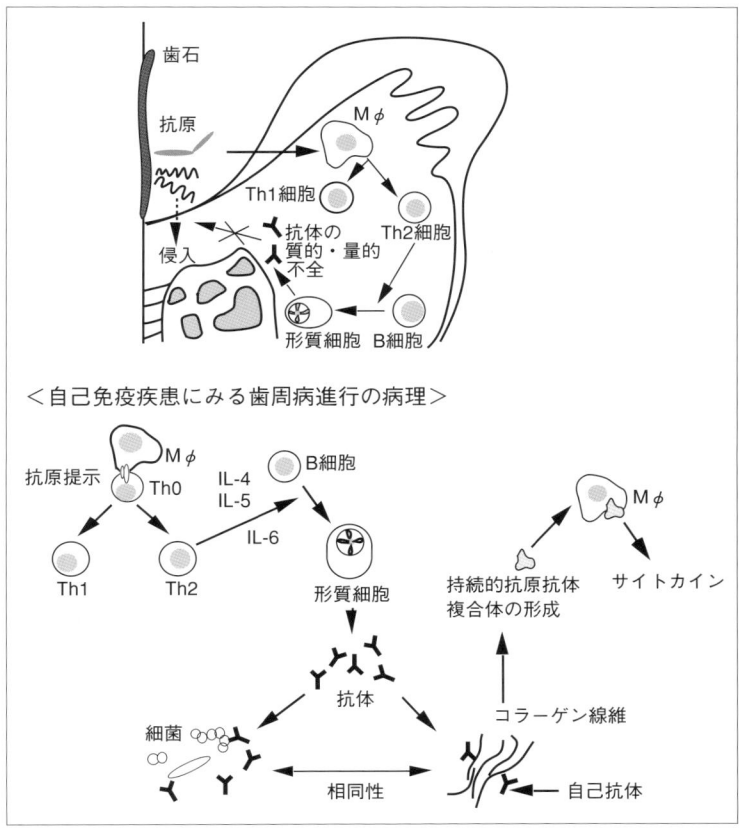

マクロファージは,細菌抗原を貪食後,これを処理し,ヘルパーT細胞（体液性免疫に導くTh2リンパ球）にその情報を伝える.Th2細胞はこの情報をB細胞に伝え,B細胞はこの抗原に対して特異的抗体を産生する細胞（形質細胞）へと分化する.この過程を経て,はじめて抗体が産生され,生体は細菌抗原を除去できる.

しかしながら,一連の抗体産生機構に欠陥がある場合や,産生された抗体に質的な問題がある場合には,この機構が働かず,細菌のさらなる侵入を許してしまう.一方,産生された抗体が誤って自己の成分を認識することがある.この代表が慢性関節リウマチ等の自己免疫疾患である.すなわち,自己の構築成分（コラーゲン等）に対して抗体を産生したり,本来細菌抗原に対して産生された抗体が,細菌抗原と自己成分の相同性から自己の抗原を認識する.形成された抗原抗体複合体が食細胞に取り込まれる際,前述の生理活性物質を産生し,歯周炎が進行する.

3）好中球やリンパ球の機能不全

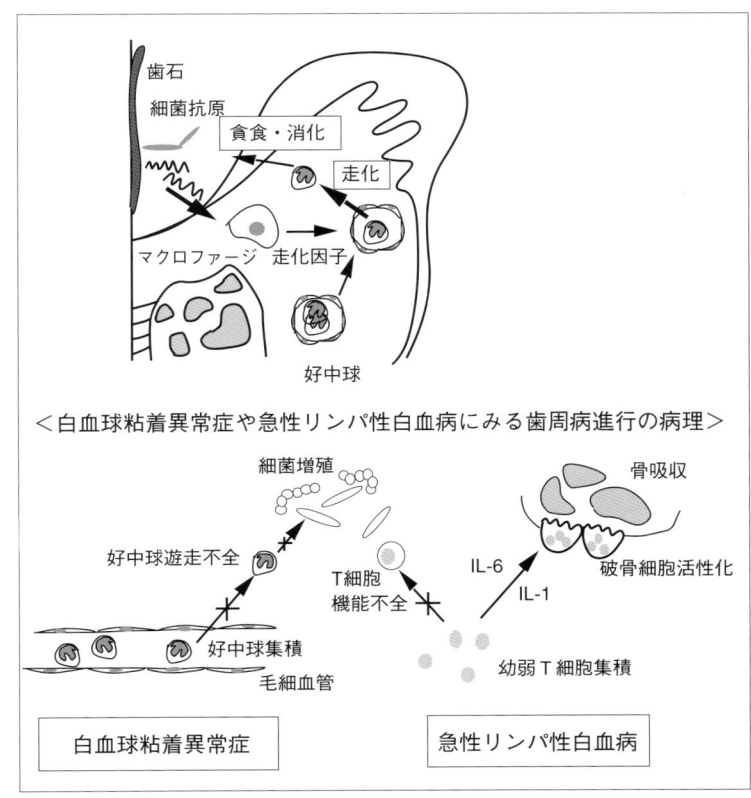

好中球は,細菌抗原に向かって走化性を示し,抗原を貪食・処理するが,その機能のいずれかに異常があると,抗原の処理が行えず細菌の浸潤を許してしまう.この疾患の代表例が白血球粘着異常症である.一方,急性リンパ性白血病のように幼弱なリンパ球が過剰に増殖したり,AIDSのようにある種のT細胞亜群（CD4）が減少すると,歯肉炎のような炎症巣にこうした幼弱リンパ球や片寄った亜群のリンパ球が大量に浸潤してくる.しかし,これらのリンパ球は幼弱であったり,不要な亜群であるため,本来の機能を果たすことができなくなる.場合によっては,大量に浸潤したリンパ球からIL-6等の骨吸収作用を有するサイトカインを大量に産生してしまい,歯周炎を増悪させる可能性がある.

4）結合組織のホメオスタシス機構の破綻

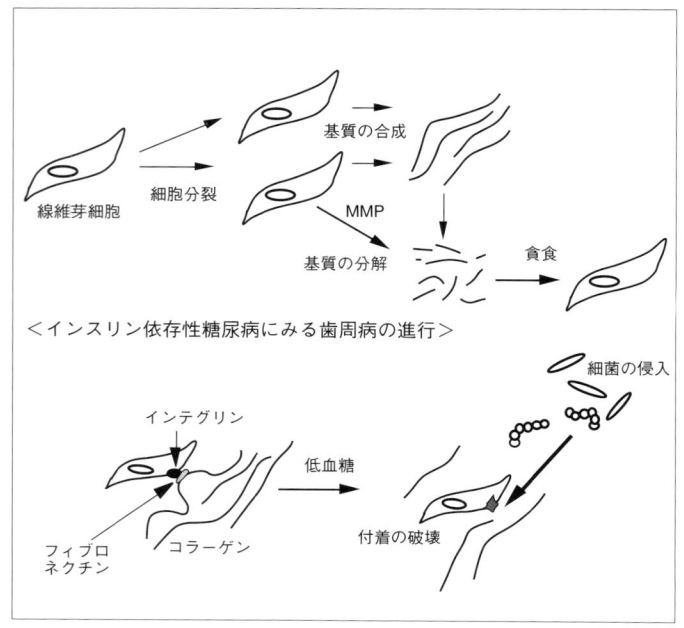

歯根膜細胞等の線維芽細胞は，常に細胞外基質を産生し，組織を構築維持しているが，同時に古くなった基質を酵素により分解し，最終的に貪食処理している（組織のホメオスタシス［恒常性］の維持）．このバランスが崩れ，分解に一方的に働くようになると，マトリックスメタロプロテアーゼ（MMP）等の酵素によって結合織性の付着が破壊されやすくなる．一方，線維芽細胞は，コラーゲンやフィブロネクチン等の細胞外基質に対して，インテグリンと呼ばれる接着因子を介して結合している．しかしながら，インスリン依存性糖尿病のようにしばしば低血糖をおこす患者では，低血糖症状により歯根膜細胞上のインテグリンが破壊され，結合織性の付着に異常をきたす．また，老化した個体組織では細胞の増殖が止まり，細胞外基質のみが産生されるため組織が線維化し，タンパク分解酵素による影響を受けやすくなる．

（西村 英紀／村山 洋二）

3．歯周炎の周期性―付着の喪失―骨吸収

1）歯周炎の進行パターンと活動期と非活動期の細菌叢の違い

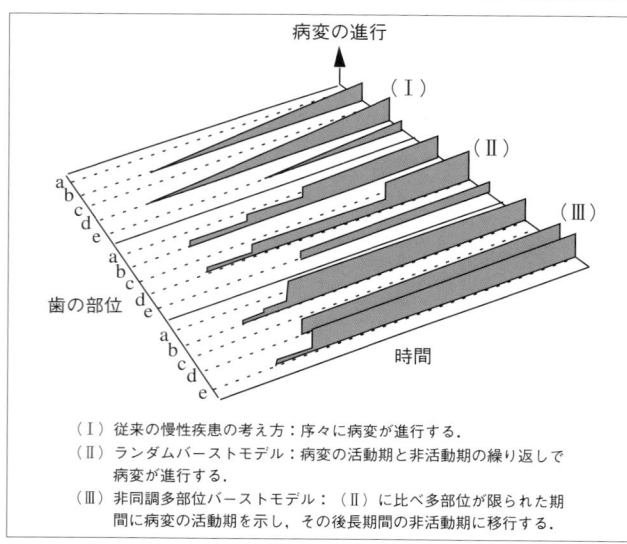

(Ⅰ) 従来の慢性疾患の考え方：序々に病変が進行する．
(Ⅱ) ランダムバーストモデル：病変の活動期と非活動期の繰り返しで病変が進行する．
(Ⅲ) 非同調多部位バーストモデル：(Ⅱ)に比べ多部位が限られた期間に病変の活動期を示し，その後長期間の非活動期に移行する．

図7　歯周炎の進行パターン（文献1より引用改変）

Socranskyらが提唱した「歯周炎は連続的に徐々に進行する（図7-Ⅰ）のではなく，部位特異的に，あるいは多数の部位が比較的短期間に急激な組織破壊を生じる活動期と，その後長期間の鎮静化を示す非活動期を周期的に繰り返して進行する（図7-Ⅱ，Ⅲ）」という考え方が，現在では広く受け入れられている．

歯周炎に周期性をもたらす要因として，活動期と非活動期でのプラークの細菌叢の違い（図8）および細菌攻撃に対する生体の免疫応答の特徴（図9, 10）を挙げることができる．また，臨床的な特徴は，上皮付着の喪失（図11）と歯槽骨吸収（図12）によって示すことができる．

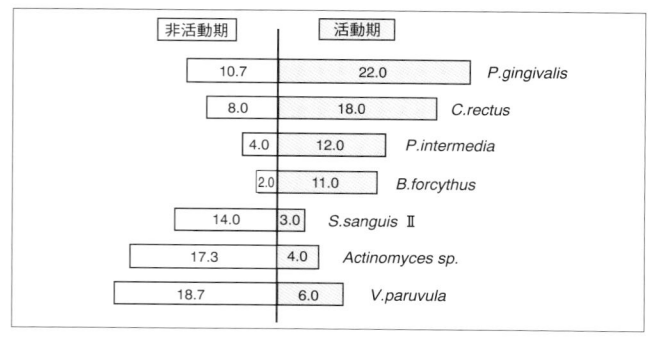

歯周炎の活動期のプラークにおいては*P.gingivalis*, *C.rectus*, *P.intermedia* などの偏性嫌気性のグラム陰性桿菌が優勢であるのに対し，非活動期のそれでは*S. sangius*, *Actinomyces*種などの通性嫌気性のグラム陽性球菌および桿菌が優勢である．

←図8　活動期と非活動期の細菌叢の違い（文献2より引用）

2）歯周炎の周期性と細菌-宿主相互作用

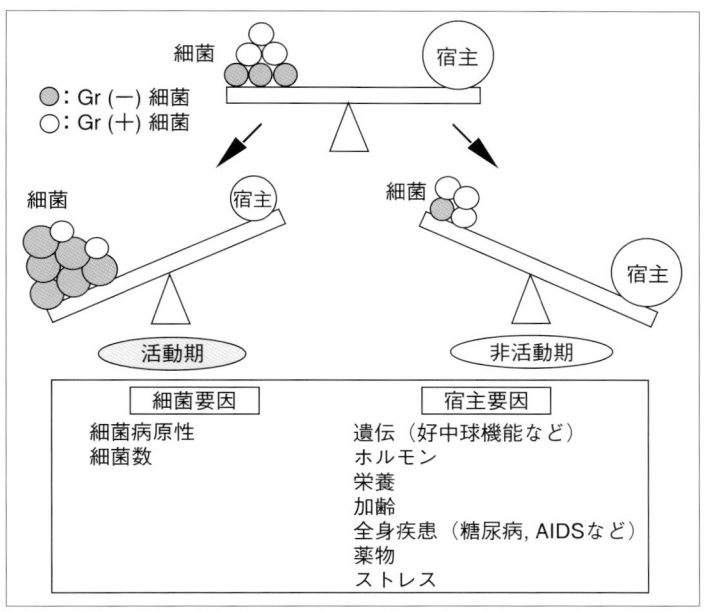

図9　歯周炎の周期性と細菌-宿主相互作用

歯周炎の病状は，細菌病原因子とそれに対抗する宿主側の防御能のバランスにより規定される．活動期では，宿主側に何らかのリスク因子が働き防御能の低下があり，易感染性となるため，細菌数が増すと同時に歯周病原性の強い細菌叢にシフトする．細菌側にウェイトがあり，これに対抗するために宿主防御細胞が非活動期におけるより量的（数）にも質的（機能）にも増強される状態は，臨床的には急性炎症である．一方，リスク因子の排除あるいは環境要因の改善によって，細菌数が減少し病原性も弱まると，ウェイトは防御能の改善した宿主側に傾く．宿主防御細胞は量的には減少し，臨床的には炎症が鎮静化した観を呈する．この歯周炎の状態が非活動期である．

3）歯周炎の周期性と免疫応答

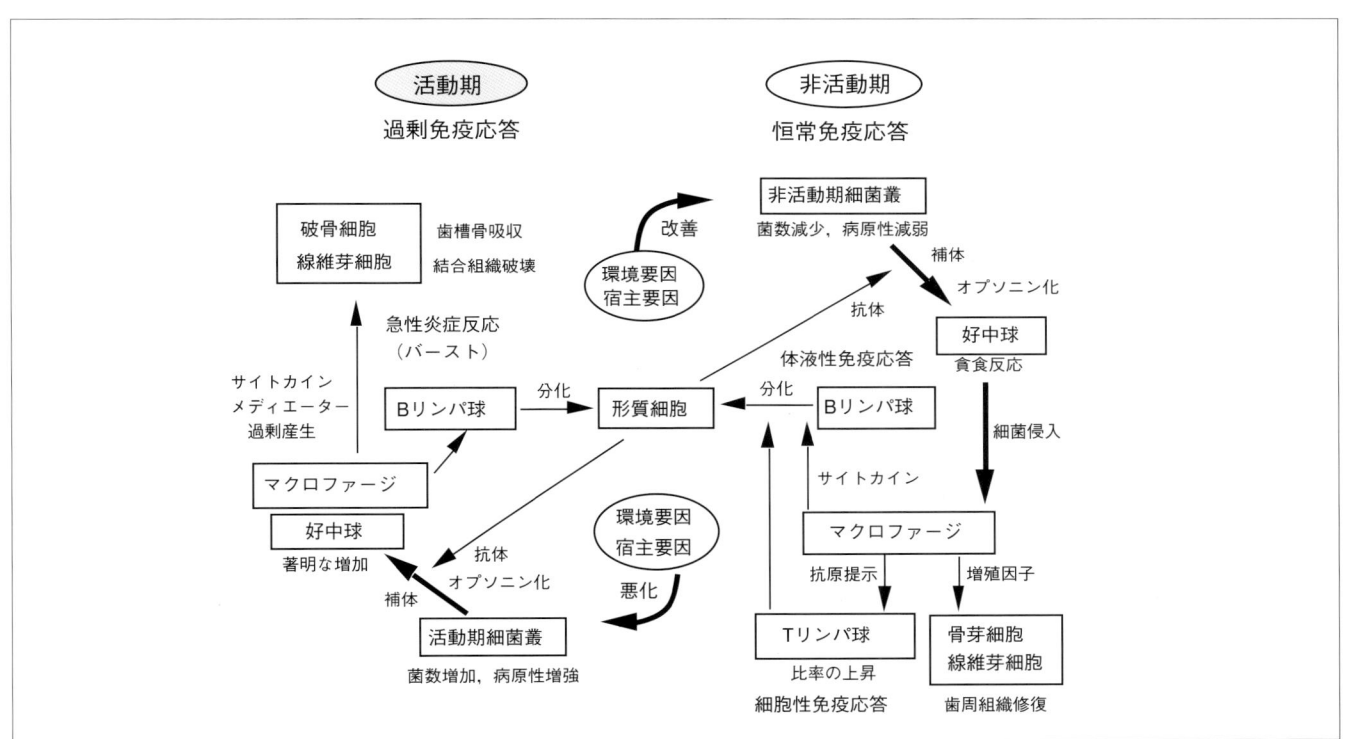

図10　歯周炎の周期性と免疫応答

活動期では，歯周病原性の増強した病原菌を排除するために，好中球が著しく増加し，さらにマクロファージ，Bリンパ球および形質細胞が盛んに動員される．宿主防御細胞からはサイトカインや各種の炎症性メディエーターが過剰に産生され，炎症が拡大・進展する．その結果，膿瘍形成や微小壊死惹起などの急性の炎症反応を呈する．過剰に産生された活性物質は破骨細胞の活性化による急激な骨吸収を，そしてプロテアーゼの活性化は結合組織破壊を引き起こす．一方，環境および宿主要因の改善によって急性反応が鎮静化に向かうと，破壊を受けた組織の肉芽組織による修復が起こる．マクロファージからは増殖因子が産生され，その刺激によって線維芽細胞はコラーゲンを産生し，肉芽組織は線維性結合組織に移行する．また，骨芽細胞によって歯槽骨の修復が行われる．非活動期では好中球および形質細胞は減少し，宿主防御細胞の中でTリンパ球の占める比率が高い．

4）線維芽細胞のコラーゲン分解と産生の機構から捉えた歯周炎の周期性

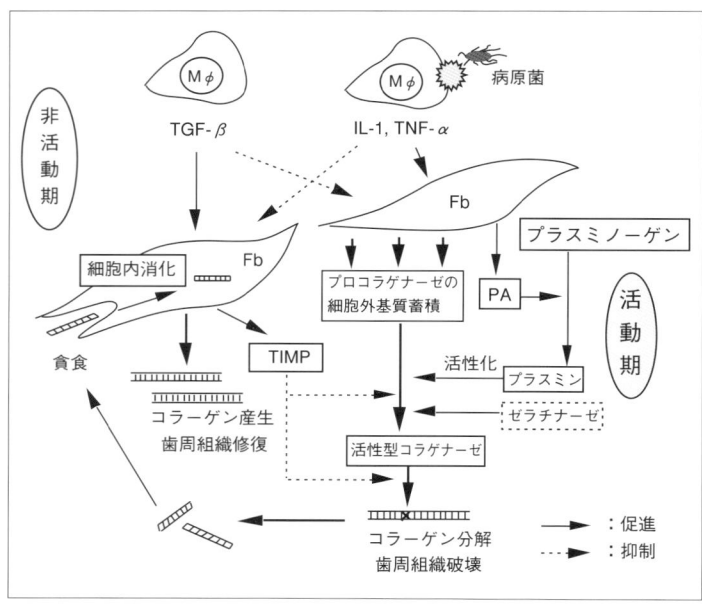

図11　線維芽細胞のコラーゲン分解と産生の機構から捉えた歯周炎の周期性

歯周炎に周期性をもたらす主役の宿主防御細胞の1つに線維芽細胞（Fb）がある．活動期において急激な結合組織破壊があり，臨床的には上皮付着の喪失（アタッチメントロス）が生じる．この現象は歯周炎組織におけるコラーゲン分解作用によって説明される[3]．すなわち，細菌の刺激を受けたマクロファージ（Mφ）が産生するIL-1やTNF-αの作用によって，Fbは不活型のプロコラゲナーゼを産生し，それらは細胞外基質に蓄積される．活動期において，プラスミンなどの炎症性メディエーターの産生が亢進すると，蓄積されていたプロコラゲナーゼが一気に活性化されるため，急激なコラーゲンの分解（歯周組織破壊）をきたす．一方，非活動期への移行は，FbがTGF-βの作用を受けプロテアーゼインヒビター（TIMP）を産生し，コラーゲン分解反応を抑制することに始まる．さらに，Fbは分解されたコラーゲンを貪食し，細胞内で消化する機能が加わって，局所の炎症は鎮静化へと向かう．また，Fbは新生コラーゲンを産生するので，破壊を受けた組織はリモデリングをすることになる．

5）免疫応答に基づく歯槽骨吸収機構から捉えた歯周炎の周期性

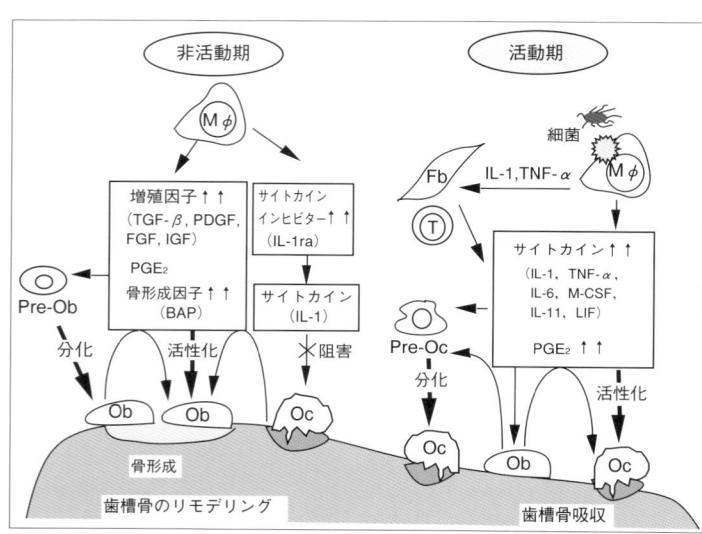

図12　免疫応答に基づく歯槽骨吸収機構から捉えた歯周炎の周期性

活動期では細菌の刺激を受けたマクロファージ（Mφ）は，IL-1，TNF-α，IL-6などのサイトカインおよびPGE_2を過剰に産生する．これらの活性物質は，前破骨細胞（Pre-Oc）を破骨細胞（Oc）に分化させることに働き，Oc数が増加するとともに，Ocを直接活性化することに働き，骨吸収を促進する．なお，これらの活性物質はMφだけでなく線維芽細胞（Fb），Tリンパ球（T）さらに骨芽細胞（Ob）からも著明に産生される．一方，これらの反応を抑制する因子として，MφがIL-1レセプターアンタゴニスト（IL-1ra）を産生し，IL-1の作用を阻害する機序が知られている．この作用が機能することなどによって骨吸収は鎮静化へと向かう．非活動期では，MφはTGF-βなどの増殖因子を産生し，さらにObも増殖因子ならびに骨形成因子（BAP）を産生する．また，Ocによる骨吸収によって，骨基質中に存在する増殖因子やBAPが放出され，その作用を発揮する．これらの活性物質は，前骨芽細胞（Pre-Ob）をObに分化させることに働き，さらにObによる骨形成を促進するので，吸収された骨にリモデリングが起こる．

参考文献

1) Socransky, S.S. et al. : New concepts of destructive periodontal disease. J. Clin. Periodontol. (11) : 21-32, 1984.
2) Dzink, J.L. et al. : The predominant cultivable microbiota of active and inactive lesions of destructive periodontal disease. J. Clin. Periodontol. (15) :316-323, 1988.
3) Erwin van der Zee et al. : Cytokines modulate routes of collagen breakdown: Review with special emphasis on mechanisms of collagen degradation in the periodontium and the burst hypothesis of periodontal disease progression. J. Clin. Periodontol. (24) : 297-305, 1997.

（滝川　雅之／村山　洋二）

4. 発炎因子の補助因子

歯周組織の破壊は，プラーク中に存在する細菌の歯周組織への感染によって生じる．この破壊は，歯周炎による破壊であるが，咬合性外傷が存在すると進行性に進むことが明らかにされている．また，このような破壊に抵抗する生体側のシステムとして，細菌感染に対する防御反応や組織の修復反応が存在していることも明らかにされている[1-3]．

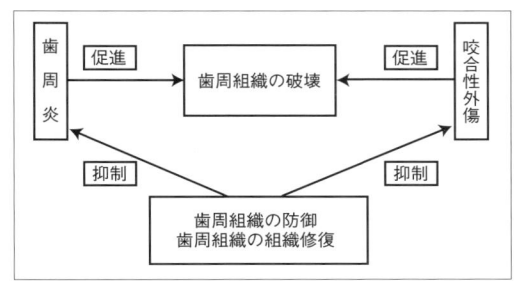

図13 歯周組織の破壊に関する各種因子（文献1より引用改変）

1）プラーク促進因子

歯周病は，歯の周囲に残存した食物残渣を栄養として増殖した細菌を主体とするプラークにより発症する．プラークの除去を困難にする因子はプラーク促進因子として挙げることができる．

①食物因子
　軟らかい食物，粘着性の食物
②口腔内の種々の因子
　1）歯石　　　　　　　6）不良修復物
　2）歯列不正　　　　　7）食片圧入
　3）口呼吸　　　　　　8）歯頸部齲蝕
　4）歯の解剖学的形態異常　9）対合歯の喪失
　5）軟組織の形態異常　10）歯周ポケットの形成
③口腔清掃の不良

（文献3より引用改変）

①食物因子
　軟らかい食物や粘着性の食物は，自浄作用を低下し食物残渣を残しやすい．
②口腔内の種々の因子
　プラークを促進する口腔内の因子としては，左表1）～10）のようなものを挙げることができる．
③口腔清掃の不良
　歯周病の発症を防止するには，歯肉溝付近のプラーク除去を行う必要があるが，この部分の口腔清掃が不良であると歯周炎を引き起こす．

2）外傷性咬合

①早期接触　　　　　④舌や口唇の悪習癖
②側方圧　　　　　　⑤不適切な矯正力
③ブラキシズム　　　⑥支えの乏しい歯
　　　　　　　　　　　（二次性咬合性外傷）

（文献2より引用改変）

歯周組織に外傷を引き起こす咬合を外傷性咬合といい，外傷性咬合によって生じる組織病変を咬合性外傷という．このような外傷性咬合としては，左表のようなものを挙げることができる．

3）歯周組織での防御及び修復に関与する因子（全身性因子）

①ホルモン
②栄養
③薬物の副作用
　（フェニトイン，ニフェジピン，サイクロスポリンAなど）
④全身性疾患
　（血液疾患，糖尿病，遺伝性疾患など）
⑤ストレス
⑥年齢
⑦疲労

（文献3より引用改変）

歯周病の発症に関しては個人差が大きく，この要因として歯周組織での細菌感染に対する防御能力や組織の修復能力があるとされている．このようなことに影響を及ぼす因子については十分解明されていないが，左表のようなものを挙げることができる．

5. risk factor

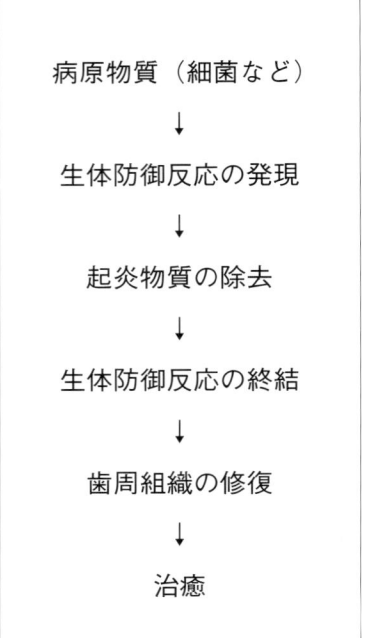
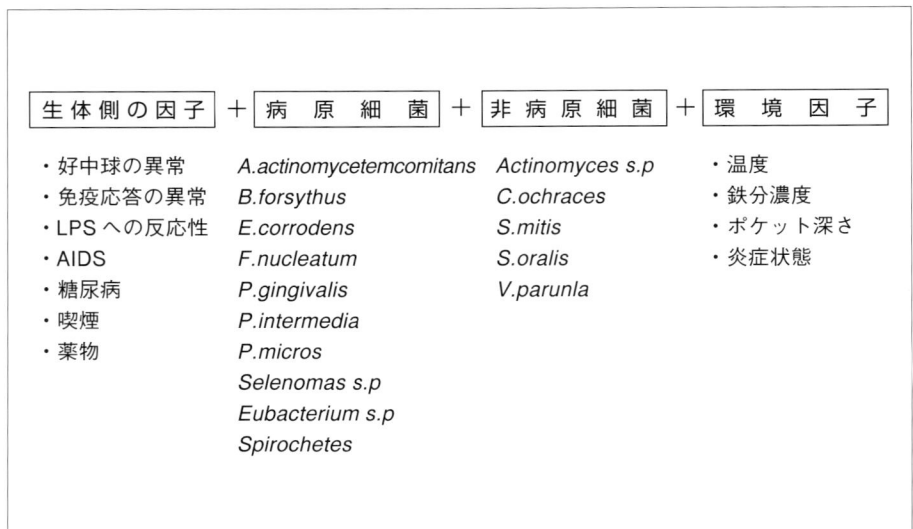

図14 歯周炎の活動性に関与する因子

歯周炎はプラーク中の細菌による感染であるが，生体はこの細菌感染に対して種々の防御システムを有している．歯周組織に細菌感染が生じると，この感染から防御するための炎症反応や免疫反応を引き起こし，細菌や細菌由来の毒性物質の除去を図る．このとき，反応が引き起こされる局所では歯周組織の破壊が認められるが，防御反応が終結すると組織は修復され治癒する．

一方，Socransky らは活動期の歯周炎を図14に示すように推定している[4]．すなわち，生体側の好中球などの障害があり，感染を生じやすい状態に加えて病原菌が存在することや，この病原菌の生育を抑える他の菌が少ないこと，環境因子が病原菌の発育を促す状態にあることが加味されると，歯周炎は活動性を示すと推測している．歯周疾患の risk factor とは，疾患の発症または進行を規定する因子として規定すると，以上のような発症の進行に関与するものはすべて risk factor として挙げることができる[5]．

疫学的な研究により明らかにされているrisk factor を図15と図16にまとめてみた[6-7]．これらの疫学的調査によると，年齢の増加，重度歯周炎の経験，P.gingivalis の割合の増加やタバコ愛好者などが risk factor として挙げられている．

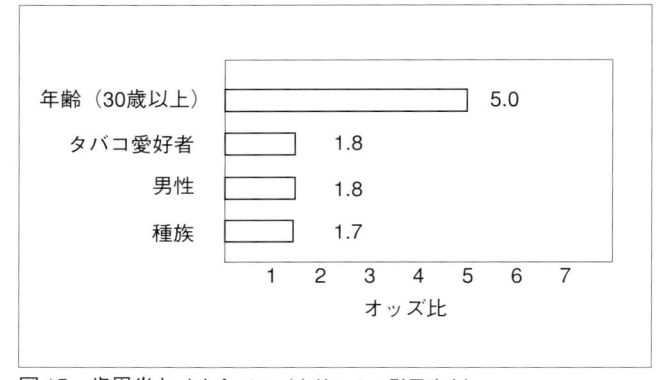

図15 歯周炎と risk factor（文献6より引用改変）

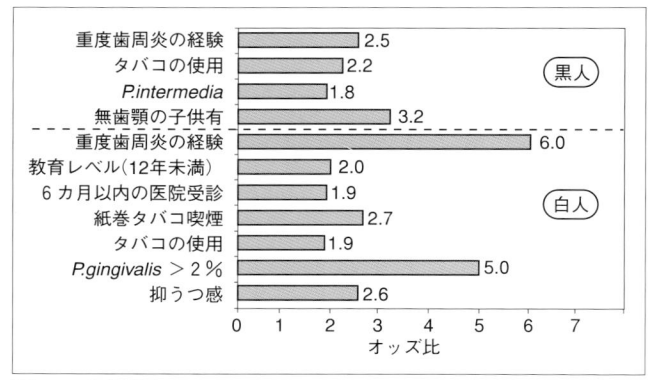

図16 歯周炎と risk factor（文献7より引用改変）

以上の研究結果をまとめると，risk factor は以下に示す3つのことにより規定されると推測できる（図17）．

① 歯垢中の細菌

歯周病は，特異的細菌の感染により発症するという特異細菌説が有力とされている．したがって，図14に示されている病原細菌が多く認められると発症に傾くと推測される．

② 生体の細菌に対する防御反応

歯周病のうちで早期発症型歯周炎や全身疾患に伴う歯周炎では，重度の歯周炎が観察されている．これらの患者の多くは，細菌感染に対する防御反応に障害があることから，防御反応の低下が起こると発症に傾くと推測される．

③ 歯周組織の修復反応

組織の修復能力と歯周炎との関連性についての解析は，あまり行われていないのが現状である．しかし，歯周外科処置時に成長因子である血小板由来成長因子（PDGF），インスリン様成長因子（IGF），骨誘導タンパク（BMP）を付加すると新生セメント質や新生骨の再生が増加することから，修復能力と歯周炎との関連性が推測されている[8-9]．今後，これらのことがrisk factorとして検討され，解析が進むと考えられる．

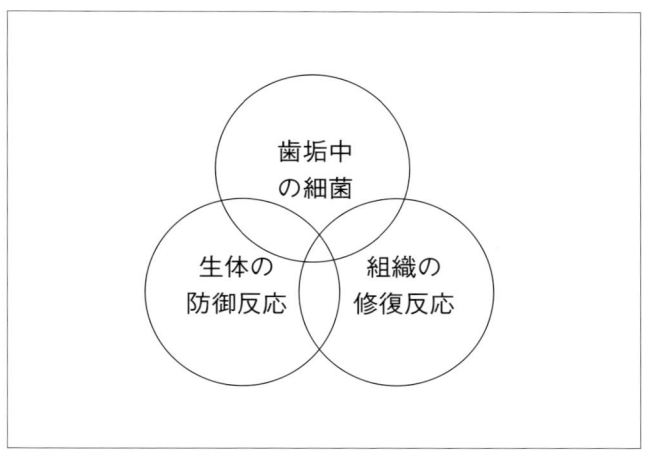

図17　歯周疾患の risk factor を規定する諸因子

（前田　勝正）

参考文献

1) 石川　純編：歯周治療学．109-156，医歯薬出版，東京，1992（第2版）．
2) 石川　烈ら編：歯周病学．90-94，永末書店，京都，1996．
3) 加藤　熙：最新歯周病学．37-43，医歯薬出版，東京，1994．
4) Socransky, S. S. et al. : Effect of therapy on periodontal infections. J. Periodontol. (64) :754-759, 1993.
5) 石川　烈ら編：歯周病学．99-102，永末書店，京都，1996．
6) Horning, G. M. et al. : Risk indicators for periodontitis in a military treatment population. J. Periodontol. (63) :297-302, 1992.
7) Brown, L. F. et al. : Incidence of attachment loss in community-dwelling older adults. J. Periodontol. (65) :316-323, 1994.
8) Lynch, S. E.: Platelet-derived growth and insulin-like growth factor I : Mediators of healing in soft tissue and bone wounds. Periodontal Case Reports (13) :13-20, 1991.
9) Sigurdsson, T. J. et al. : Periodontal repair in dogs: Recombinant human bone morphogenetic protein-2 significantly enhances periodontal regeneration. J. Periodontol. (66) :131-138, 1995.

§2. 歯周病の診査

1. プロービングによる深さと付着の喪失

プロービングによる歯周ポケットの深さとアタッチメントレベルの測定は、最も重要な歯周組織診査であり、歯周病の病態や進行程度を把握する上で、また、治療効果を評価・判定するための重要な指標である。したがって、それぞれの意義や目的を十分理解し、正確に測定することが重要である。

1）プローブの種類

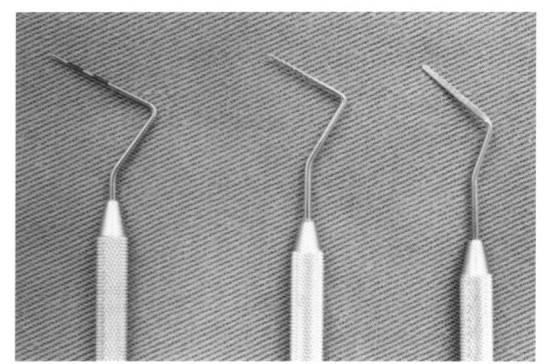

図1　一般に用いられる手用プローブ

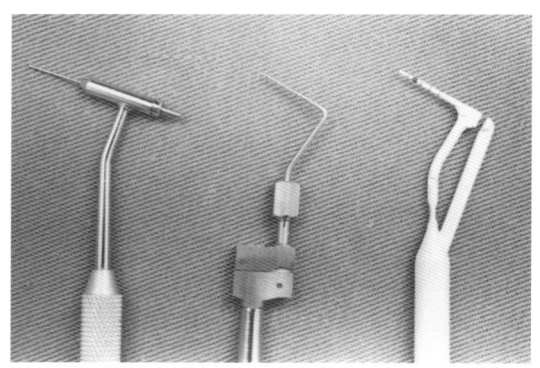

図2　測定圧調節型プローブの各種．左端から日歯大型，デントプローベ®，プラスチック製ディスポーザブルプローブを示す．

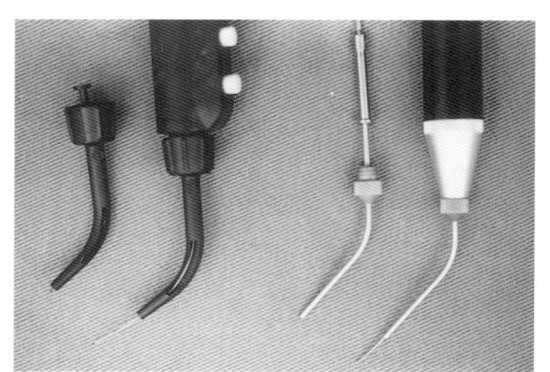

図3　自動歯周ポケット測定装置．ペリ・プローブ®とプロービー®のハンドピースとプローブ先端．

（1）手用プローブ

プロービングに用いるプローブには種々のタイプが考案されており，それぞれプローブ先端の径や形伏が異なり，目盛りが1mm間隔のものから2〜3mm間隔のものまで，個々に特徴がある（図1）．使いやすいプローブとしては、歯周ポケット内に挿入しやすい形状とともに，目盛りの読みやすい白黒のプローブが良い．

（2）測定圧調節型プローブ

一定のプロービング圧（20〜30g）で計測が可能な手用プローブが考案され，これにはディスポーザブルタイプもある（図2）．常に一定したプロービング圧によって歯周ポケットの深さやアタッチメントレベルが計測されるため，術者による違いがなく，再現性が高い．

（3）自動歯周ポケット測定器

一定の荷重（20〜30g）によるプロービングと自動的計測を可能にしたもので，プローブ先端は径0.2〜0.3mmで丸状である．図3にはペリ・プローブ®（Palma, Sweden），とプロービー®（（株）モリタ）を示した．計測結果は自動的に用紙に記録される．

2）プロービングによる歯周ポケットの深さとアタッチメントレベルの基礎知識

（1）臨床におけるプロービングによる歯周ポケットの深さとアタッチメントレベル

臨床的には，歯肉辺縁からポケット底部までの垂直距離がプロービングによる歯周ポケットの深さであり，セメント・エナメル境から歯周ポケット底部までの垂直距離がアタッチメントレベルである（図4）．

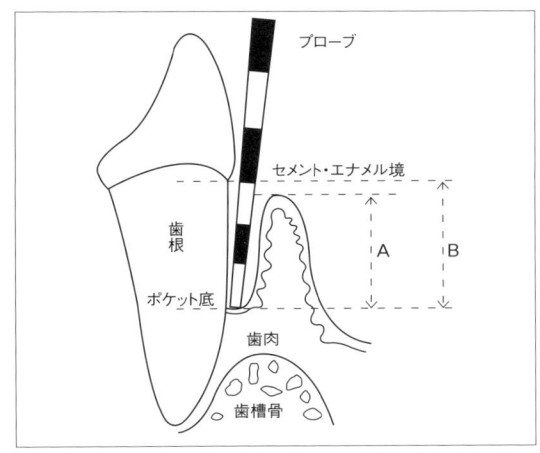

図4　プロービングによるポケット深さ（A）とアタッチメントレベル（B）

（2）病理組織学的なアタッチメントレベルとは

結合織性付着のレベルは，セメント質に挿入されたシャーピー線維の最歯冠部側の高さで表されるが，プロービング圧20～30 gでのプローブ先端の歯周ポケット底部の位置は，おおむね病理組織学的な結合織性付着の位置と一致している．

（3）プロービング圧：gentle probing とは（プローブ先端の位置はどこを示しているか）

歯肉の炎症が強い場合では，歯肉結合組織およびシャーピー線維の破壊が進行しているために，プローブの先端が結合組織中へ貫通あるいは組織を圧迫し，真の歯周ポケット底部より根側の位置へ到達する．これは組織破壊の強さとプロービング圧に関連し，真の歯周ポケット底部の位置を計測するには，20～30 gの荷重でプロービングすることが必要である．

3）プロービングの実際

（1）4点法および6点法

・4点法
　頬側の中央部，近心，遠心隅角部および舌（口蓋）側の中央部の4カ所について測定する．

・6点法
　頬側および舌（口蓋）側の中央部，近心，遠心隅角部の6カ所について計測する．

（2）ウォーキング法（サーカムフェレンシャル法）

プローブを前後・左右にツイストさせながら歯周ポケット底部に沿って動かし（あたかもウォーキングするように），歯の全周について複雑なポケットの形態を診査する（図6）．ウォーキング法は，骨縁下ポケットおよび部分的に深い歯周ポケットの診査，あるいは，歯の縦破折，歯内－歯周病変の鑑別診断に有用である．

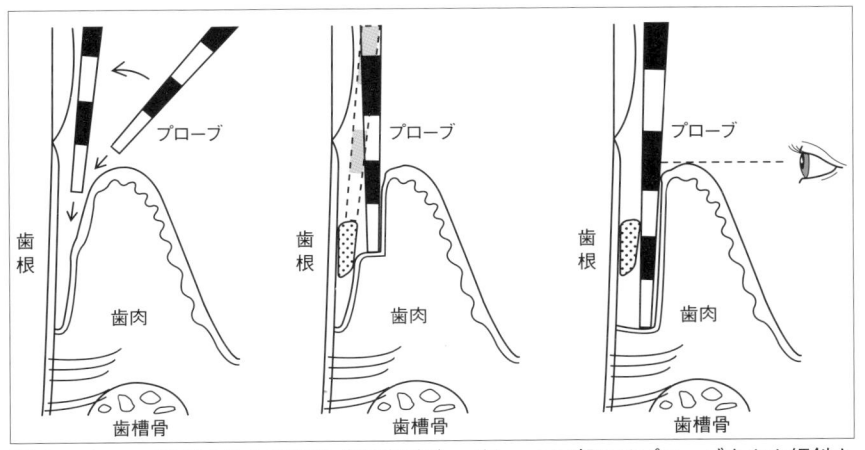

図5　プローブの挿入法と測定法（縦断面観）．ポケット口部ではプローブをやや傾斜させて挿入し，歯石などの障害物を避けて，ポケット底部まで挿入する．

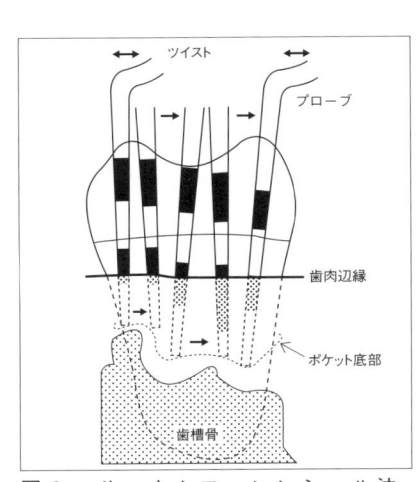

図6　サーカムフェレンシャル法．ウォーキング法によるプロービング

4) アタッチメントレベルの計測

(1) セメント・エナメル境からの測定法

一般には，アタッチメントレベルはセメント・エナメル境から歯周ポケット底部までの長さを計る（図7）．歯冠修復物が装着されている場合では，修復物の歯頸部マージンから計測することが多い．

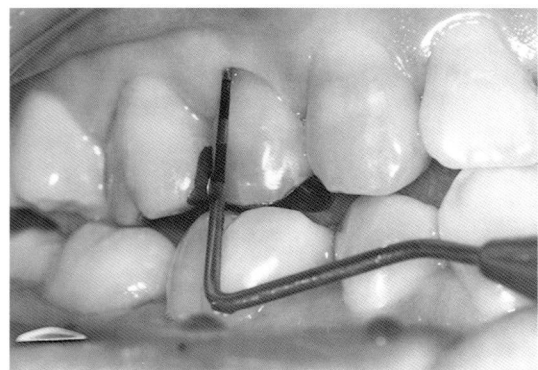

図7 通常のプロービングによるポケットの深さとアタッチメントレベルの計測．
プロービング深さ：プローブ先端から歯肉辺縁までの長さ．
付着の喪失：プローブ先端からセメント・エナメル境までの長さ．

(2) ステントを用いた計測法

ステントを用いた計測法では，測定位置およびプローブの方向の再現性を高めることによって，プロービングによる歯周ポケットの深さおよびアタッチメントレベルの経時的変化を正確に評価することができる．

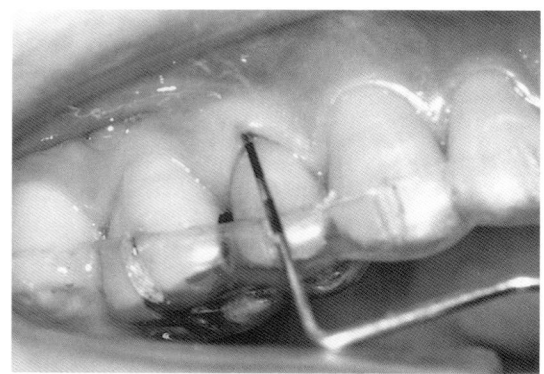

図8 ステントを用いたプロービングの実際．下顎小臼歯部（頬側面観）．

(3) X線的計測法

エックスレイプローブ，手用プローブあるいはガッタパーチャポイントを用いて，歯周ポケット底部の相対的位置とアタッチメントレベルを計測する（図9）．

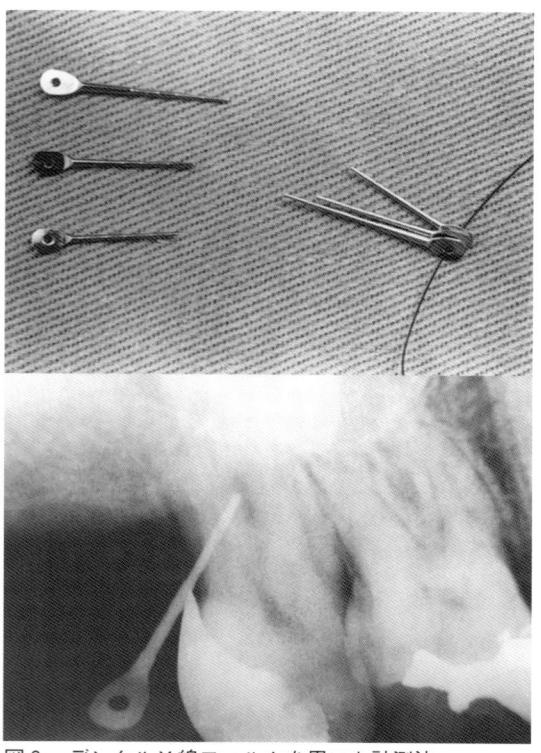

図9 デンタルX線フィルムを用いた計測法．
上：レントゲンプローブ，下：デンタル写真

2. 歯肉の炎症の診査

歯肉辺縁部の炎症は，歯肉の発赤，腫脹（図10）や歯肉溝からの排膿などがその指標となっている．歯肉の炎症は歯肉炎指数などによって数値化して評価されているものもあるが，歯肉の炎症をより客観的に，再現性高く診査するには視診だけでは十分ではない．また，歯周ポケット深部の炎症の程度は歯肉辺縁部の炎症からは判定できない．歯肉の炎症を反映する検査に，歯肉溝滲出液の検査や，プロービング時の出血（bleeding on probing, BOP）などがある．また，近年では，歯周ポケット内の温度と体温との差を評価して歯肉の炎症の判定に利用している．

1）歯肉溝滲出液量の測定 ーペリオトロン®ー

歯肉溝滲出液は，血清，唾液とともに，歯周病患者の宿主応答を調べるための重要なサンプルである．歯肉溝滲出液の採取方法には，ペーパー・ストリップスを用いる方法，ガラス毛細管を使う方法，プラスチック・ストリップスを用いる方法などがある．また，主として研究用には，マイクロシリンジでバッファーを歯肉溝に入れて，歯肉溝滲出液をバッファーともども回収する方法などがある．歯周局所の宿主応答の情報として，滲出液中に含まれる液性因子や細胞成分について調べられている．これらは，急性炎症のマーカーとなるもの，歯周局所の免疫応答の結果としてみられるもの，あるいは組織破壊のマーカーとなるものがある（表1）．

歯肉溝滲出液の量は，歯周組織の炎症を定量的に診断するものとして利用されている[6]．最も一般的に用いられている歯肉溝滲出液量の測定方法は，ペーパー・ストリップスを用いて採取した歯肉溝滲出液を測定する方法である．現在では，ペリオトロン®（Periotron®, Proflow）（図11）と専用のペーパー・ストリップス（図13）を用いることによって，歯肉溝滲出液量の測定が自動化・標準化されている．

最も新しい型のペリオトロン®（Periotron®8000）は，コンピュータとの接続が可能で，データをコンピュータに直接入力し，DOS上で作動するアプリケーションによって個々の患者のデータを保存・解析することが可能となっている．

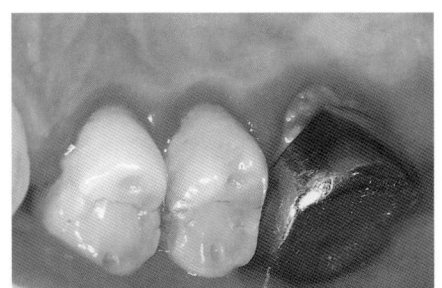

図10 歯肉の炎症の肉眼的所見

急性炎症	ライソゾーム酵素 （コラゲナーゼ，β-グルクロニダーゼ，好中球エステラーゼ）
	補体成分
	急性期タンパク，プロテアーゼ阻害剤
	血管作用性アミン類
	アラキドン酸代謝産物 （プロスタグランジンE$_2$，ロイコトルエンB$_4$，血小板活性化因子）
体液性免疫	抗体（IgG，IgM，IgA，IgD and IgE）
細胞性免疫	インターロイキン／サイトカイン（IL-1α，IL-1β，IL-6，IL-8，TNF-α）
組織破壊	細胞質内酵素（乳酸脱水素酵素，アスパラギン酸アミノ基転移酵素）
	結合組織分解物（ヒドロキシプロリン，I型コラーゲン，細胞外基質成分）
	組織代謝産物（プリン塩基，電解質，ポリアミン）

表1 歯肉溝滲出液中の歯周病関連マーカー

§2．歯周病の診査

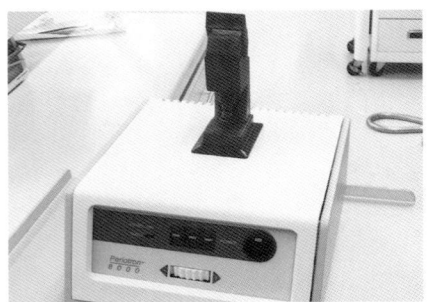

図11　ペリオトロン®8000

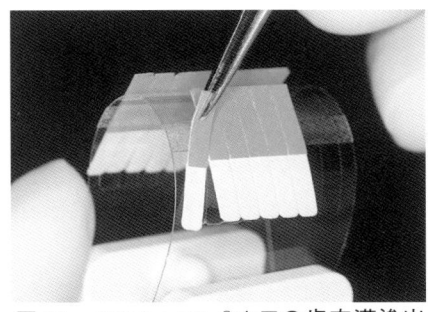

図12　ペリオトロン®専用の歯肉溝滲出液採取用ペリオペーパー

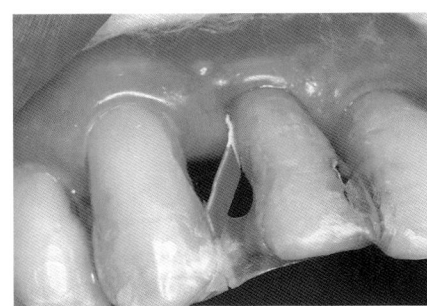

図13　ペリオペーパーによる歯肉溝滲出液の採取

2）プロービング時の出血（bleeding on probing, BOP）

　プロービング時の出血は，歯周ポケットの深さや，アタッチメントレベルをプローブで測定するときに同時に診査する．

　プロービング時の出血は歯周ポケット底部の炎症状態を反映する指標と考えられ，歯肉炎指数（gingival index）の指標となっている辺縁歯肉の擦過による出血とは異なる（図14）．プロービング時の出血を評価するときも，歯周ポケット深さの測定と同様にプロービング圧が重要である．25 g以上のプロービング圧をかけると，炎症の無い健康な歯周組織でも破壊されて出血が起こり，歯肉の炎症に由来するプロービング時の出血として正しく評価できない[8]．

　プロービング時の出血がある場合は，辺縁歯肉の発赤・腫脹などの炎症症状が消退していても，歯周ポケットの深部に歯周病関連細菌が残存し，歯周ポケット底部には炎症が改善されていないと考えられる（図14）．歯周病の治療が奏効すれば，プロービング時の出血の頻度は減少する[9]．また，正確な測定圧で評価されたプロービング時の出血が繰り返して陽性の部位は，その後のアタッチメント・ロスを起こす可能性が高いという報告もある[10]．

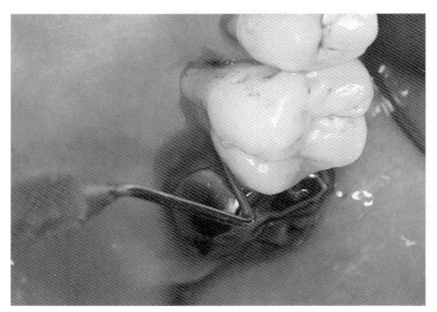

図15　プロービング時の出血が多く，測定部位と出血部位の一致が困難な例．

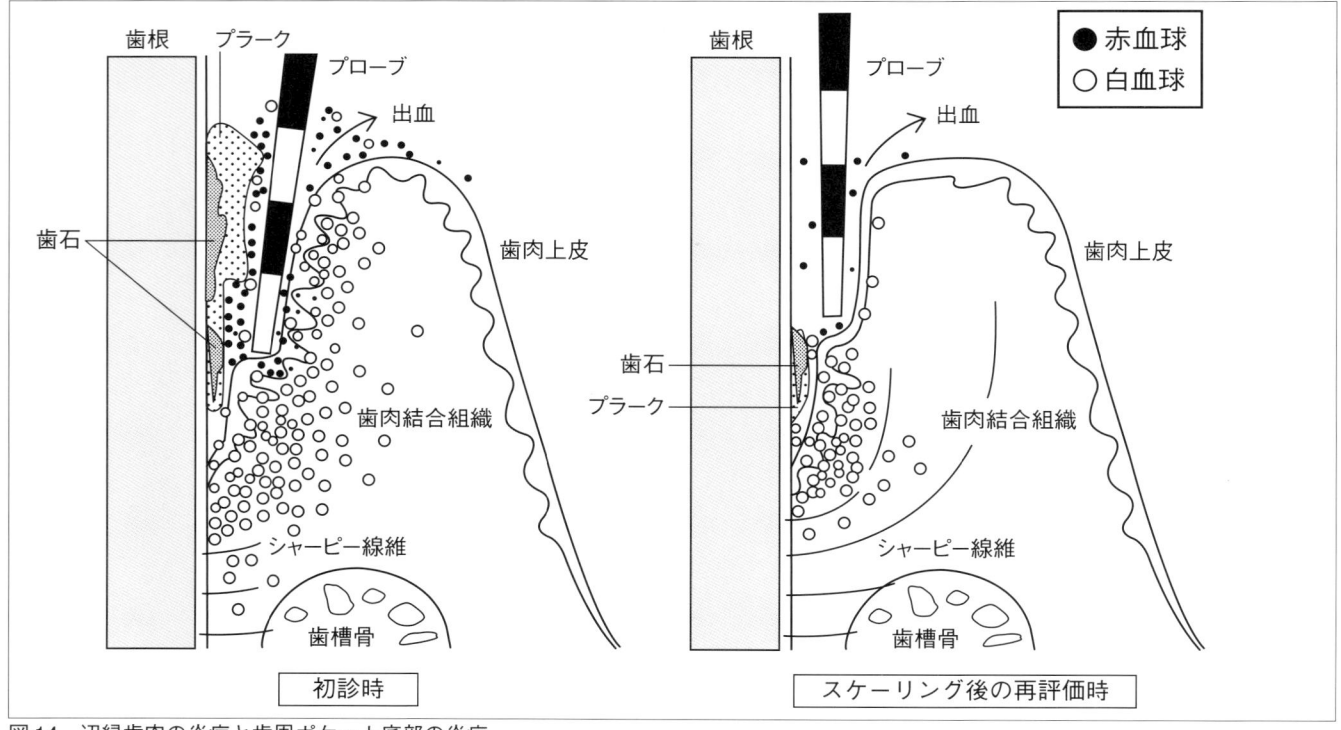

図14　辺縁歯肉の炎症と歯周ポケット底部の炎症

3）歯周ポケット内の温度測定 ―Periotemp®―

炎症組織の温度は，血流の増加や代謝の亢進によって体温よりも高い．そこで，歯周ポケットの温度を歯肉の炎症の程度の評価に用いようとする試みがある[11]．

Periotemp®（Abiodent）は，歯周ポケットと体温との差を自動的に測定するために開発された装置である．Periotemp®は温度およびポケット長測定用のプローブチップを装着できるハンドピースと，測定結果を表示するディスプレイ付きの本体およびプリンターで構成される（図16）．

プローブチップには小型の温度センサーが組み込まれ，歯肉溝の温度を変化させない特殊な素材で作られている．プローブチップはディスポーザブルで，ポケットプローブ様の目盛りが付いており，歯周ポケット内の温度と歯周ポケット長を同時に測定できる（図17）．ただし，歯周ポケット長は各被験歯当たり1部位しか測定できない．

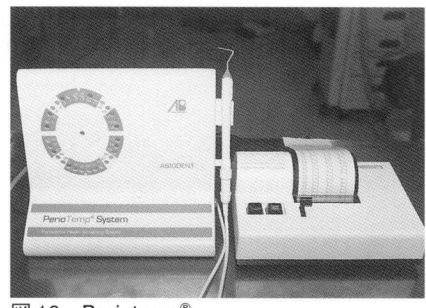

図16　Periotemp®

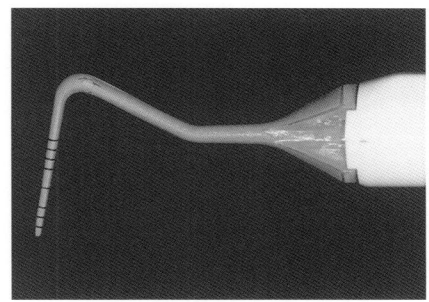

図17　Periotemp®のプローブチップ

3．歯の動揺度

歯の動揺度は，歯周組織の炎症の程度および歯周組織の破壊の程度を反映する臨床検査の1つである（図18）．歯周組織の炎症は，細菌感染，咬合性外傷，あるいはこれらが複合して作用する場合，さらに歯周外科処置による外科的侵襲によっても惹起される[14]．歯の動揺は，必ずしも歯周組織の破壊の進行度と単純に相関するわけではなく，支持組織の喪失が進行しても，歯周組織の炎症の原因となっている歯周組織の感染がコントロールされ，外傷性の咬合が除去されれば，歯の動揺度は減少する．しかし，歯が舞踏様の動き（動揺度Ⅲ）を示す場合は，歯周組織の破壊が歯根全体におよび，歯の根尖まで炎症性肉芽組織に覆われている場合が多く，歯周病治療を行っても保存は困難と考えられる．歯の動揺は変化しやすく，歯周外科処置後にも外科的侵襲に原因する炎症によって歯は動揺するが，外科的侵襲後の歯の動揺は術後徐々に減少する．

一般に，歯の動揺度は歯科用ピンセットを用いて測定する．臨床的な歯の動揺度の基準は以下の通りである．

動揺度0度：生理的動揺の範囲（～0.2 mm），**動揺度Ⅰ度**：唇舌方向にわずかな動揺（0.2～1.0 mm），**動揺度Ⅱ度**：唇舌方向に中等度，わずかに近遠心的に動揺（1.0～2.0 mm），**動揺度Ⅲ度**：歯は唇舌・近遠心的方向に動揺し（2.0 mm～），歯軸方向にも動揺する．

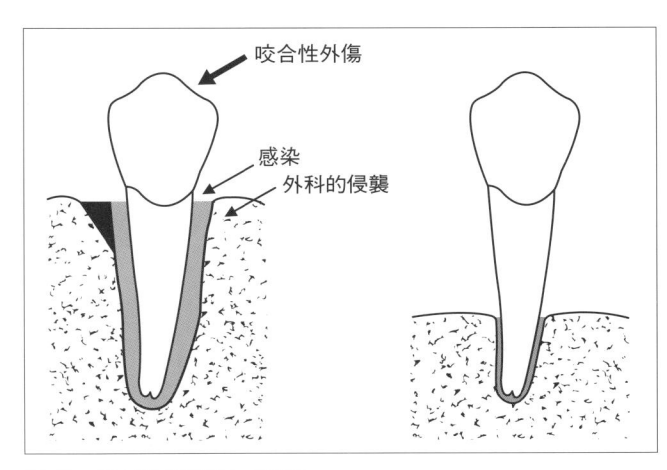

図18　歯の動揺に関わる因子

§2. 歯周病の診査

1）動揺度自動測定機 ーペリオテスト®，デンタル・モビリティ・チェッカー®ー

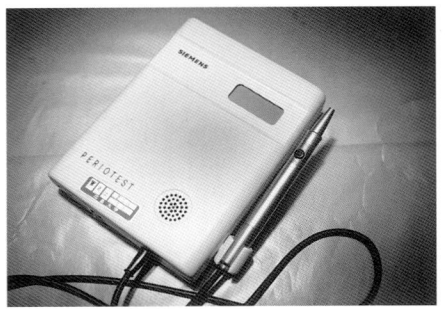

図19 ペリオテスト®本体

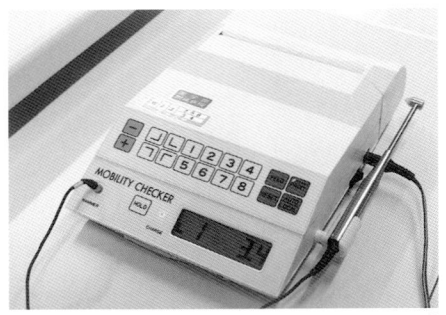

図20 デンタル・モビリティ・チェッカー®

ピンセットで歯を動かして調べる歯の動揺度の検査は，視診の範疇に入る．また，動揺度の指数は3段階しかないことから，客観性が低く，術者間のバラツキを招きやすく，また同じ術者であっても測定ごとの再現性は乏しい．

動揺度測定機は，ピンセットで歯を動かして調べる動揺度の検査に比較すれば客観性は高く，再現性も良い．動揺度測定機は，ペリオテスト®（Periotest®，SIEMENS社）（図19）とデンタル・モビリティ・チェッカー®（株式会社ヨシダ）（図20）がある．

ペリオテスト®では，測定機のハンドピース内のロッドがハンドピースの長軸方向に0.2 m／secの一定速度で加速されて歯面を槌打する．ロッドは歯面に接触した後に自動的に戻ってくる．ハンドピース内の微小加速度計がロッドの速度変化を計測し，ロッドと歯面が接触している時間を記録する．歯の動揺度が増大してくると，歯面とロッドが接触している時間は長くなる．結果的にペリオテスト値は大きな値となる．

デンタル・モビリティ・チェッカー®は，本体，歯を槌打するインパクトハンマーおよび専用のプリンターで構成されている（図20）．インパクトハンマーは金槌のような形態であり，歯を槌打するハンマー部はハンドピースと一体で，ハンドピースの先端に長軸方向と垂直についている．インパクトハンマーの先端は円錐形のプラスチックでできている．

Periotest®，デンタル・モビリティ・チェッカー®のいずれの動揺度自動測定機を用いた検査でも，測定値は連続した数値であるので，動揺度の変化を詳細かつ客観的に，また再現性高く評価することができる．

デンタル・モビリティー・チェッカー®の測定値	臨床的な歯の動揺度	判定基準
0.5～2.5	0	生理的動揺の範囲（～0.2mm）
2.6～3.5	I	唇舌方向にわずかな動揺（0.2～1.0mm）
3.6～4.5	II	唇舌方向に中程度，わずかに近遠心的に動揺（1.0～2.0mm）
4.6～	III	唇舌・近遠心方向に動揺し（2.0mm以上），歯軸方向にも動揺

表2 デンタル・モビリティ・チェッカー®の測定値と臨床的動揺度

（栗原 英見／小川 哲次）

参考文献

1) Fenter, A. E.：The complete periodontal examination, diagnosis, and treatment plan：in Periodontal Disease Management. 51-74, American Academy of Periodontology, Chicago, 1994.
2) Armitage, G. C.：Periodontal disease：Diagnosis. Ann. Periodontol.（1）：37-215, 1996.
3) Armitage, G. C.：Manual periodontal probing in supportive periodontal treatment. Periodontology 2000（12）：33-39, 1996.
4) Magnusson, I. M.：Computerized periodontal probing. Periodontology 2000（12）：40-43, 1996.
5) 石川 烈ら編：診断と治療：歯周病学. 116-128, 永末書店, 京都, 1996.
6) Adonogianaki, E., Mooney, J. and Kinane, D. F.：The ability of gingival crevicular fluid acute phase proteins to distinguish healthy, gingivitis and periodontitis sites. J. Clin. Periodontol.（19）：98-102, 1992.
7) Suppipat, N. and Suppotat, N.：Evaluation of an electronic device for gingival fluid quantitation. J. Periodontol.（48）：388-394, 1977.
8) Lang, N. P., Nyman, S., Senn, C. and Joss, A.：Bleeding on probing as it relates to probing pressure and gingival health. J. Clin. Periodontol.（18）：257-261, 1991.
9) Renvert, S., Darhlén, G. and Wikström, M.：Treatment of periodontal desease based on microbiological diagnosis. Relation between microbiological and clinical parameters during 5 years. J. Periodontol.（67）：562-571, 1996.
10) Claffey, N., Nylund, K., Kinger, R., Garrett, S. and Egelberg, J.：Diagnostic predictability of scores of plaque, bleeding, suppression and probing depth for probing attachment loss. 3 1/2 years of observation following initial periodontal therapy. J. Clin. Periodontol.（17）：108-114, 1990.
11) Haffajee, A.D., Socransky, S. S. and Goodson, J. M.：Subgingival temperature（I）. Relation to baseline clinical parameters. J. Clin. Periodontol.（19）：401-408, 1992.
12) Haffajee, A.D., Socransky, S. S. and Goodson, J. M.：Subgingival temperature（II）. Relation to future periodontal attachment loss. J. Clin. Periodontol.（19）：409-416, 1992.
13) Haffajee, A.D., Socransky, S. S., Smith, C., Dibart, S. and Goodson, J. M.：Subgingival temperature（III）. Relation to microbial counts. J. Clin. Periodontol.（19）：417-422, 1992.
14) Lang, N. P. and Tonetti, M. S.：Periodontal diagnosis intreated periodontitis. J. Clin. Periodontol.（23）：240-250, 1996.
15) Matsuo, E., Hirakawa, K. and Hamada, S.：Tooth mobility measurement techniques using ECM impact hammer method. Bull of Kanagawa Dent Col.（171）：9-19, 1989.
16) 鴨井久一, 中島茂, 鴨井久博, 斎藤洋一, 苗代明：臨床に役立つアドバイスーデンタル・モビリティー・チェッカーー. Dental Products News（86）：4-7, 1996.

4. 根分岐部の診査

1) 根分岐部病変の臨床病態

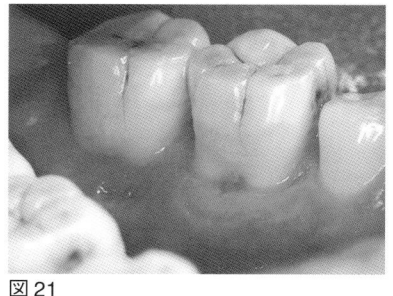

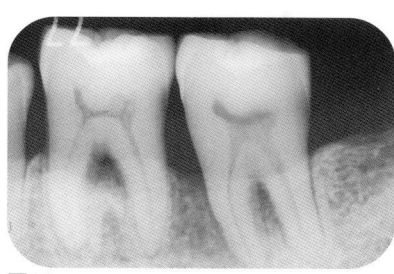

(1) 歯周病の進行に伴う根分岐部病変

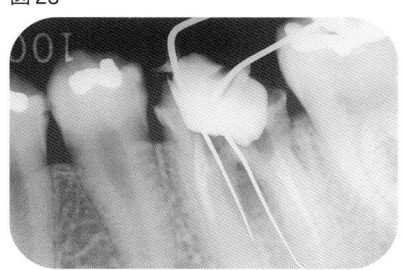

図21 下顎第一および第二大臼歯に，根分岐部に及ぶ歯肉の退縮ならびに咬合面の著しい咬耗が見られる．
図22 歯槽骨の水平性骨吸収に加え，根分岐部にはX線透過像が見られる．外傷性咬合の影響が疑われる．

(2) 歯根破折による病変

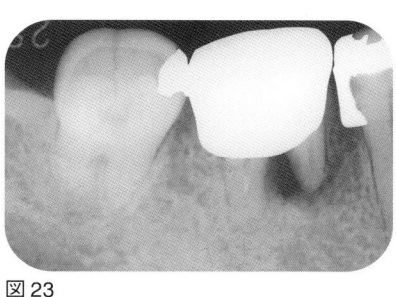

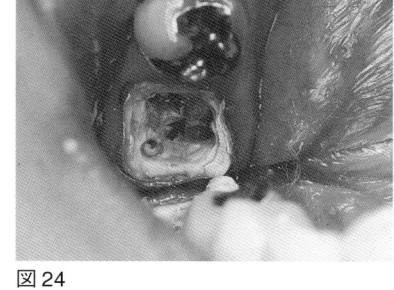

図23 下顎第一大臼歯の根分岐部から近心根にかけて，歯槽骨の吸収が認められる．
図24 全部鋳造冠除去後，髄床底部の近心舌側より近心隣接部にかけて破折線（矢印）が見られる．（ミラー使用）

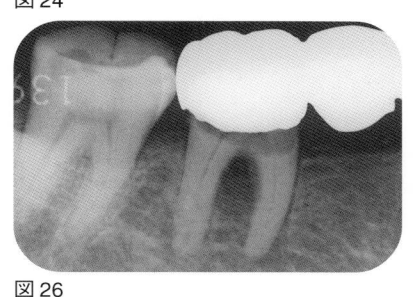

(3) 髄床底部の穿孔による病変および齲蝕による病変

図25 下顎第一大臼歯の根分岐部にX線透過像が認められる．髄床底穿孔部よりシルバーポイントを挿入してX線写真撮影を行うと，近遠心根とも根尖付近までポイントが到達し，骨吸収が拡大していることが分かる．
図26 下顎第一大臼歯の補綴物内部に髄床底に至る広範な齲蝕が存在し，根分岐部にX線透過像が波及している．

2) 根分岐部の診査に際し考慮すべき歯の解剖学的特徴

エナメル突起の存在，歯根離開度，陥凹および彎曲など複雑な歯根形態は，治療の困難度と予後に影響を与えるため，診査上重要なポイントである．

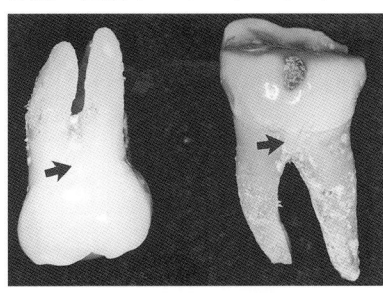

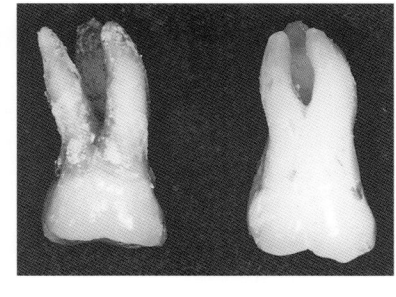

(1) エナメル突起
図27 上下顎大臼歯のエナメル突起（矢印）が根分岐部にまで発達している．エナメル突起部の上皮性付着は，周囲の結合織性付着と比較して脆弱である．このため歯周ポケット内の炎症は，エナメル突起を介して容易に付着を剥がし，根分岐部へと波及していく．エナメル突起は分岐部病変の主たる増悪因子である．

(2) ルートトランクの長さ
図28 ルートトランクの長さの異なる上顎大臼歯（右：長い）．ルートトランクはセメント・エナメル境より根分岐部までの長さをいい，この距離は付着の長さを反映する．ルートトランクの短い歯根では，炎症が根分岐部に波及しやすい．

(3) 歯根離開度
図29 歯根離開度の異なる下顎大臼歯（左：大，右：小）．歯根離開度が小さい場合，プラークコントロールやスケーリング・ルートプレーニング時に歯ブラシおよび各インスツルメントの根分岐部内へのアクセスが困難となる．

3）根分岐部病変の分類

　根分岐部歯周組織の喪失程度を把握するためには，水平的および垂直的な欠損状態を正確に診断することが重要である．臨床的に有用でかつ簡便な2つの分類法を以下に示す．

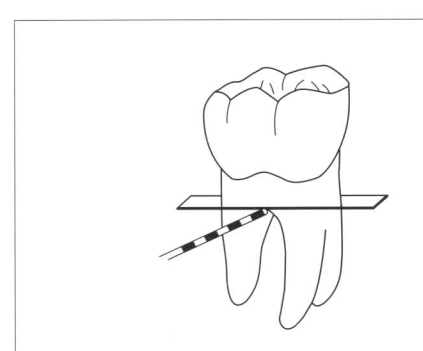

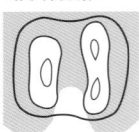

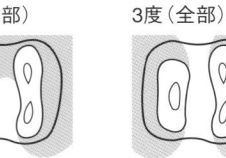

1度（初期）：歯周支持組織の水平的な喪失が歯の幅の1/3を超えないもの．
2度（一部）：歯周支持組織の水平的な喪失が歯の幅の1/3を超えるが，根分岐部の全体には及んでいないもの．
3度（全部）：根分岐部の歯周組織の水平的な破壊が全体に及び，through-and-through（貫通状態）であるもの．

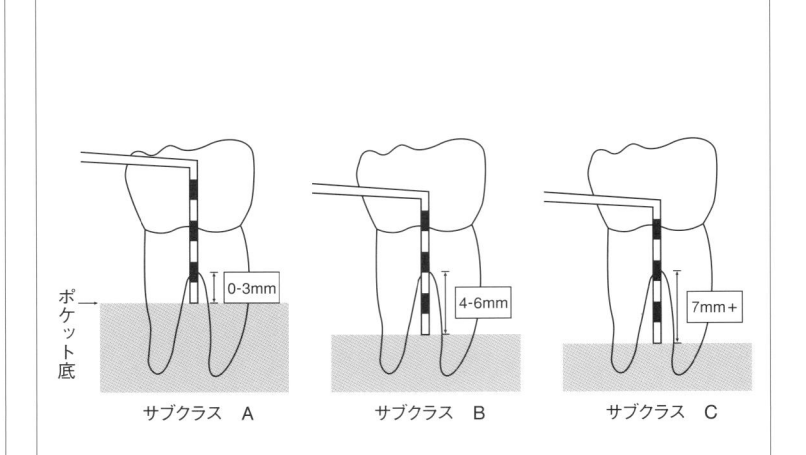

サブクラスA：根分岐部からの垂直的なプロービング値が0～3 mmのもの．
サブクラスB：根分岐部からの垂直的なプロービング値が4～6 mmのもの．
サブクラスC：根分岐部からの垂直的なプロービング値が7 mm以上のもの．

図30　Lindhe & Nyman の分類[1]（水平的欠損による分類）

図31　Tarnow & Fletcher の分類[2]（垂直的欠損による分類）

4）プローブを用いた診査

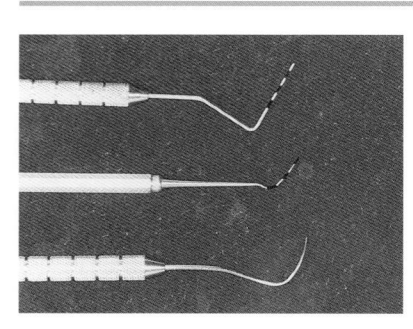

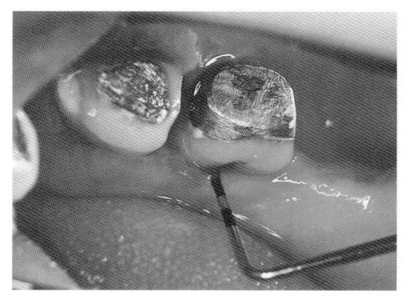

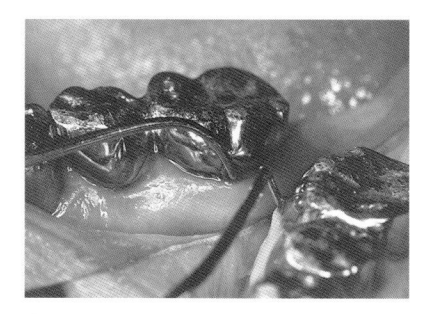

図32　プローブの種類
カラーコードペリオプローブ（上，Nordent社）／カラーコードファケーションプローブ（中，Hakusui社）／ファケーションプローブ（下，Nordent社）
分岐部の口腔内への露出程度，水平的および垂直的な歯周組織欠損の形態によって，通常のペリオプローブとファケーションプローブを使い分ける．
図33　根分岐部が露出している6̲の舌側分岐部よりペリオプローブを挿入して，水平的欠損の状態を診査する．（ミラー使用）
図34　根分岐部の露出が見られない6̲の頬側分岐部病変に対して，ファケーションプローブを用いて診査を行う．（ミラー使用）

5）X線写真診査

（1）Lindhe & Nyman の分類による根分岐部病変のX線写真像

＜1度＞

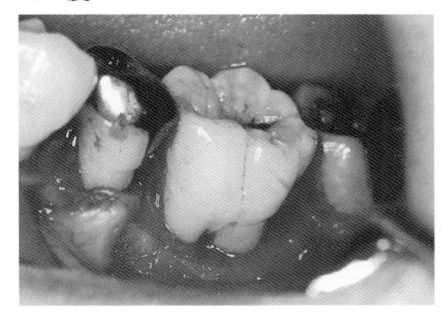

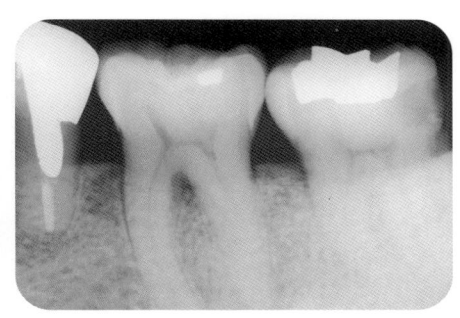

図35　歯周外科処置時，根分岐部に軽度の歯槽骨の喪失とエナメル突起を認める．(￣6)
図36　根分岐部の歯槽硬線と骨梁の消失がわずかに見られる．近遠心隣接部歯槽骨と比較して，分岐部の歯槽骨頂レベルの低下は軽度である．

図35 ｜ 図36

＜2度＞

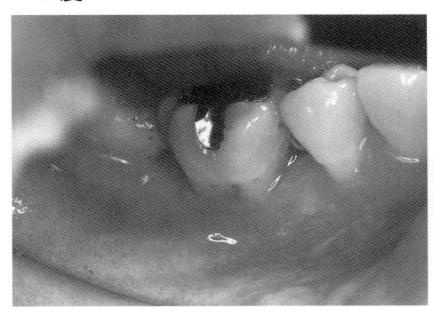

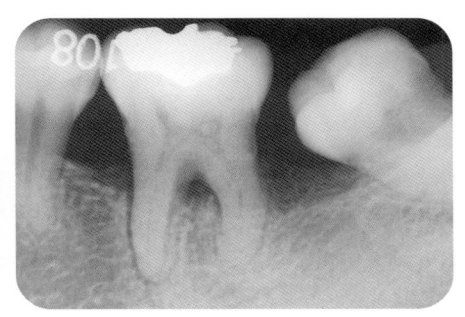

図37　歯肉縁が根分岐部近くまで下がり，露出した根面に歯石の沈着が見られる．付着歯肉幅は狭く，近心部に付着している頰小帯は増悪因子となっている．頰舌側の交通はない．(￣6，ミラー使用)
図38　根分岐部に歯根長の約1/3程度のびまん性骨吸収像が見られ，近遠心側の歯槽骨頂も不鮮明である．

図37 ｜ 図38

＜3度＞

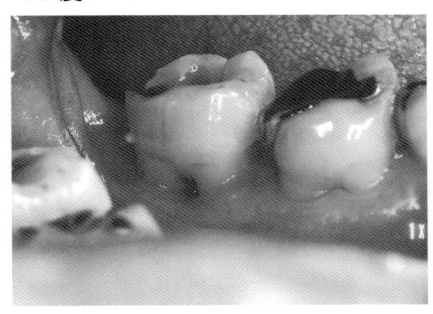

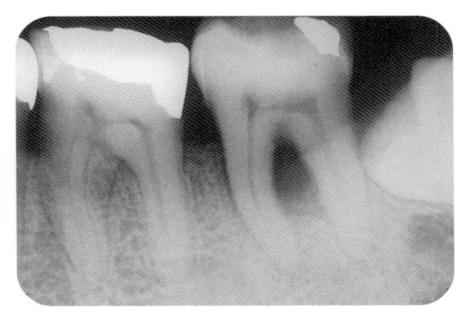

図39　頰側歯肉部に根分岐部が露出しており，エナメル突起が見られる．(￣7，ミラー使用)
図40　根分岐部歯槽骨のX線透過性の亢進が特に著しく，歯槽骨の吸収が頰ー舌側全体に波及した，through-and-through状態である．

図39 ｜ 図40

（2）ガッタパーチャポイントを用いたX線写真診査

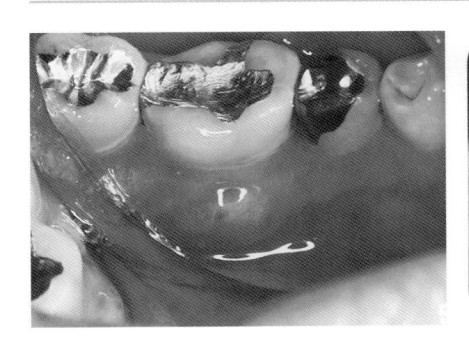

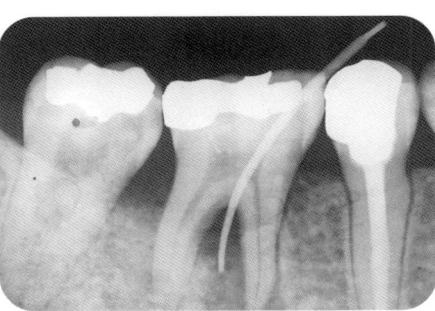

図41　￣6の舌側歯肉の歯周膿瘍．(ミラー使用)
図42　歯周ポケットよりガッタパーチャポイントを挿入して撮影したX線写真．骨欠損形態が不明なとき，ポイント先端の位置により分岐部歯槽骨の垂直的欠損の診断を行う．

図41 ｜ 図42

（永田　俊彦／木戸　淳一）

参考文献

1）Lindhe, J. and Nyman, S. : The effect of plaque control and surgical pocket elimination on the establishment and maintenance of periodontal health. A longitudinal study of periodontal therapy in cases of advanced disease. J. Clin. Periodontol. (2) : 67-79, 1975.
2）Tarnow, D. and Fletcher, P. : Classification of the vetical component of furcation involvement. J.Periodontol. (55) : 283-284, 1984.

5．画像診断法

1）X線画像診断のポイント

歯周病の病態を把握する上で，X線写真は，歯槽骨の状態や縁下歯石の有無などの情報を得るための極めて重要な診断手段といえる．X線写真像から，以下のような点を見逃してはならない．

（1）歯槽骨頂レベル

歯槽骨頂の位置は，X線の照射角度によって実際の位置とは変わってくるが，吸収がまったくない場合にはセメント・エナメル境と歯槽骨頂との実際の距離は1～2mmであるといわれている．

（2）歯根膜腔

歯根膜腔の拡張所見が見られる場合，以下のような臨床症状が認められることが多い．①歯周膿瘍などの急性炎症がある．②歯の動揺が認められる．③外傷性咬合が疑われる．④歯槽骨の吸収が著しい．

（3）歯槽硬線

歯槽硬線（lamina dura）は，歯槽骨の外層，すなわち歯のソケットをなす骨密度の高い部分が，X線上で白い連続線として現れることから白線ともいわれている．炎症の波及や歯からの力が加わることによって，容易に白線は消失する．

（4）歯肉縁下歯石

縁下歯石は縁上歯石に比べて石灰化度が強く，X線写真上でも明瞭に観察することができ，縁下歯石の存在は歯周ポケットの存在と関連付けられる．

（5）歯槽骨梁の変化

骨代謝が旺盛な場合，炎症に対して反応性に歯槽骨の石灰化が亢進することがある（硬化性骨炎）．また，骨粗鬆症や腎透析患者，ページェット病患者など，骨代謝に異常を認める症例では，歯周病罹患により歯槽骨の骨梁の菲薄化が観察されることが多い．

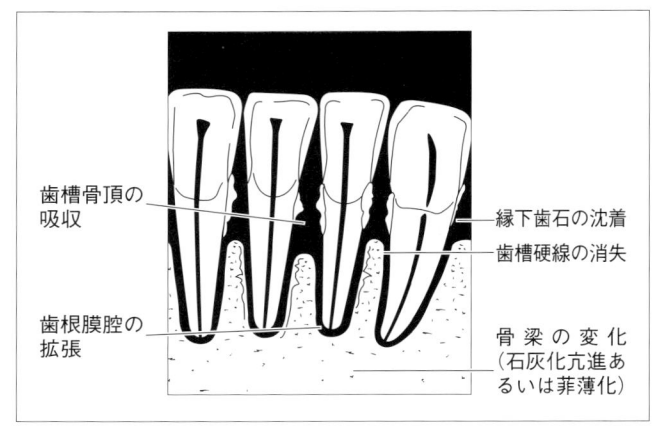

図43　X線画像診断のポイント

2）歯周病の特徴的なX線像

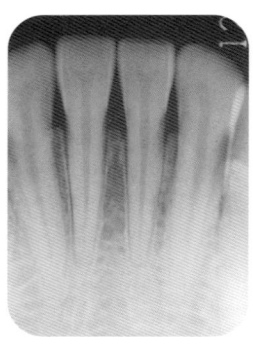

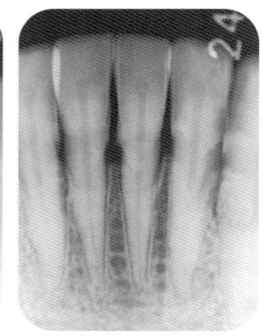

図44｜図45
図46｜図47｜図48

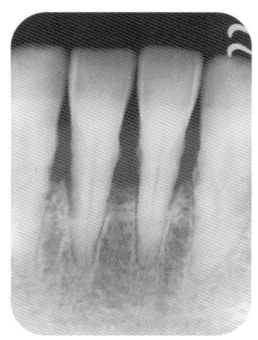

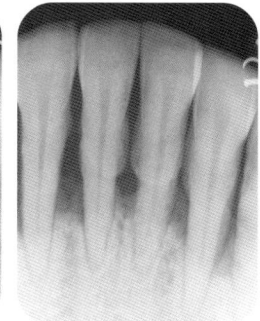

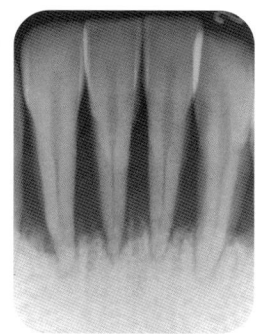

図44　ほぼ正常な下顎前歯部歯周組織
連続した歯槽硬線と明瞭な歯槽骨頂部を特徴とする．
図45　軽度歯周炎
歯槽硬線は明瞭であるが，わずかな歯槽骨の吸収と著しい歯石沈着像が認められる．
図46　中程度歯周炎
歯槽硬線の消失（歯根中央部）および肥厚（根尖部），ならびに歯根1/2程度の歯槽骨吸収像が認められる．
図47　中程度歯周炎
著明な歯石沈着と歯根膜腔の拡大，歯根1/2程度の歯槽骨吸収像が観察される．歯根部歯槽骨では歯槽骨の不透過性が増加している．これは炎症に対する骨組織の防御反応として賦活化された骨芽細胞が過剰に骨を形成し，硬化性骨炎の状態にあると考えられる．
図48　重度歯周炎
歯槽骨は歯根4/5程度まで吸収し，歯槽硬線はほとんど消失している．歯周組織検査において，この下顎前歯部はいずれも2～3度の動揺度を示した．歯石沈着の少ない若年性歯周炎の症例である．

3）各種歯周病患者のX線像

（1）成人性歯周炎

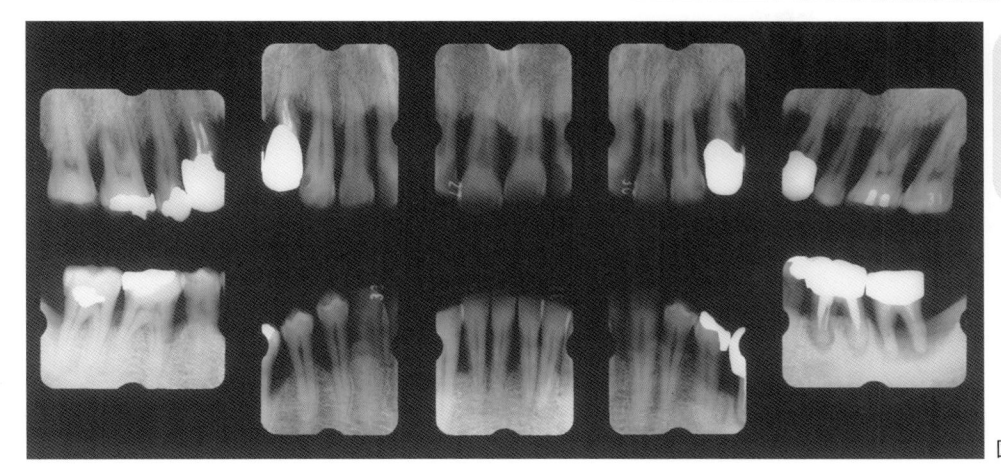

症例：50歳，男性
成人性歯周炎では全顎的に水平的な歯槽骨吸収が特徴的である．この症例では1/2～2/3の吸収が認められる．

図49

（2）早期発症型歯周炎（限局性若年性歯周炎）

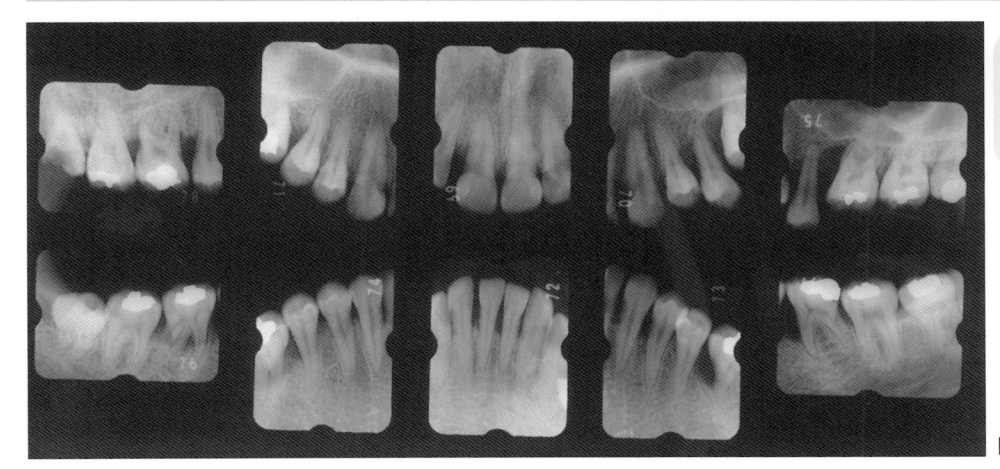

症例：19歳，女性
下顎前歯部に広範な歯槽骨吸収，および上下第一大臼歯部に左右対称の垂直性骨欠損が認められる．

図50

（3）早期発症型歯周炎（急速進行性歯周炎）

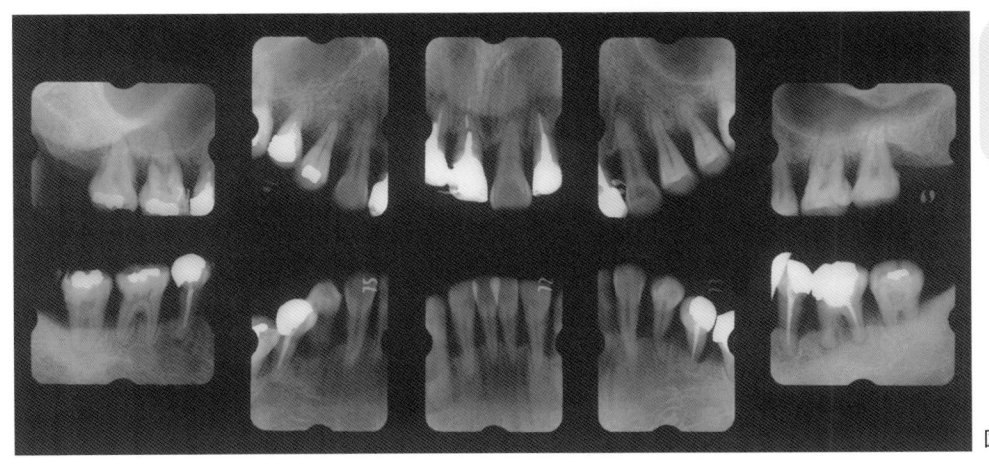

症例：30歳，女性
全顎的に歯槽骨の破壊が著しい．若年性歯周炎とは違い，著しい縁下歯石の沈着も観察される．

図51

§2．歯周病の診査

4）歯周病の治癒のX線像

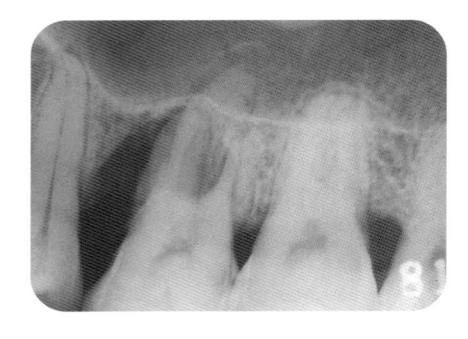

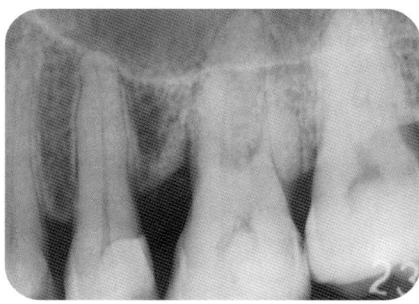

症例：50歳，女性
図52　初診時の上顎大臼歯部
図53　7年後の上顎大臼歯部．フラップ手術時に歯槽骨補填材（ハイドロキシアパタイト顆粒）を近心部に填塞し，歯槽骨の形成が促進された．

図52｜図53

5）デジタルX線画像診断装置

　パーソナルコンピュータの普及に伴い，X線撮影画像をコンピュータに取り込み，鮮明なデジタル画像として自在に表示できる歯科用装置が開発され，すでに複数のメーカーから発売されている．この装置は，画像を拡大したり画像濃度を定量化したりすることによって，多角的に観察できる，フロッピーディスクに情報を保存できる，被爆量が従来の1/3～1/4程度で済む，現像操作がないなど，多くの利点を備えていることから，今後，歯周病の診断や予後の判定に有用な装置になるものと思われる．

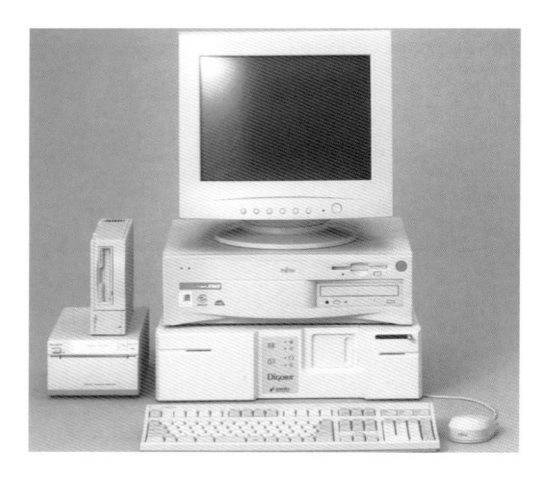

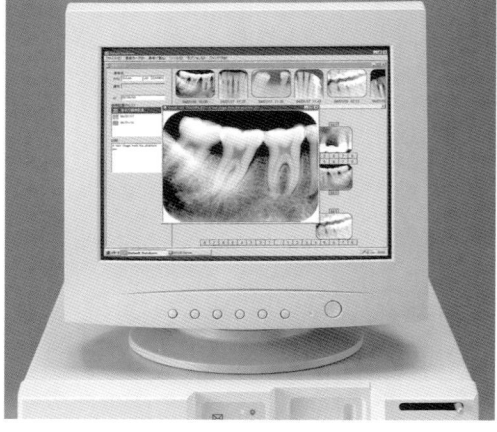

図54　デジタルX線画像診断装置
図55　得られた鮮明な画像（Digora®，（株）モリタ）

図54｜図55

（永田　俊彦／篠原　啓之）

6．ポケットの活動度

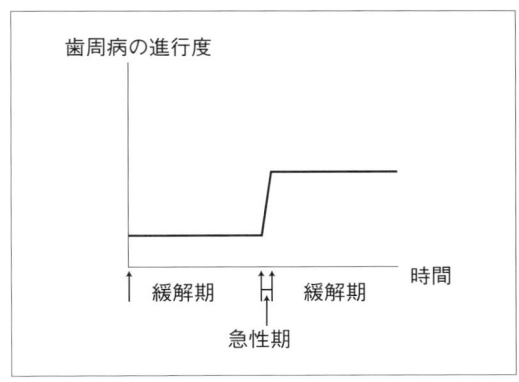

図56　歯周病の進行

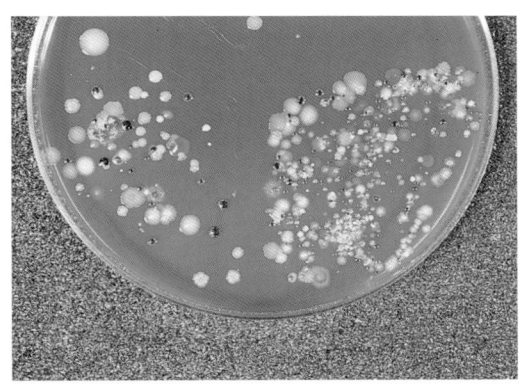

図57　嫌気培養法によって血液寒天平板培地上に発育したプラーク細菌のコロニー

　歯周病の進行については，直線的に緩やかに進むのではなく，歯周組織の破壊が急激に起こる急性期と，破壊がほとんど起こらない緩解期の2相性の変化によって進行していく（図56）．この急性期において，歯周ポケットの活動度が増加する．

　歯周ポケットの活動度を測る方法には，短期間のうちに繰り返し調べることによって得られたアタッチメントレベルの変化量から知る方法があるが，この方法ではプロービング（ポケット測定）による測定誤差が大きく，測定精度がミリ単位で，なかなか変化が捉えにくい．これに対して，ポケット内の有力な歯周病原性細菌の有無を調べることによって，将来のその部位における歯周組織破壊の可能性を予測することができ，細菌学的にポケットの活動度が高いかどうか診断することができる．

　従来，歯周ポケット内の歯周病原性細菌を調べる方法として，プラーク細菌を主に嫌気培養してコロニーを調べ，歯周病原性細菌の有無や割合が調べられてきた（図57）が，この培養による方法は熟練を要する上に，設備，費用，時間が大変にかかり，簡単に行うことはできなかった．これに対し，より簡単に歯周病原性細菌の存在を調べることができる方法として，DNAプローブ法やPCR（polymerase chain reaction）法，歯周病原性細菌の産生する酵素活性を調べる方法がある．そのうち，歯周病の診査の一環の中で，チェアーサイドで細菌学的な活動度の診断を行うことができるものとして，DNAプローブ法を用いたキットと，特定の歯周病原性細菌の産生するトリプシン様活性を調べるキットが開発された．

1）DNAプローブ

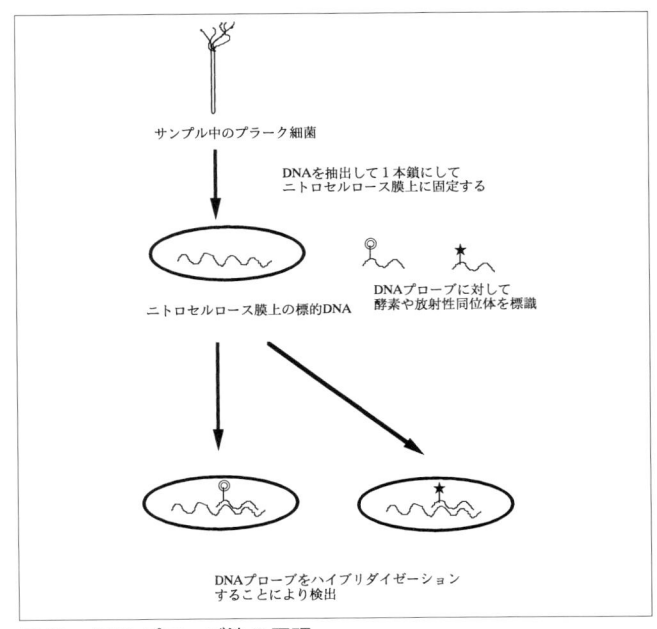

図58　DNAプローブ法の原理

　DNAプローブ法は，プラーク中の細菌を溶解してDNAを抽出し，アルカリ性溶液中で加熱し2本鎖を1本鎖にして，ニトロセルロース膜上に固定する．このDNAを，特定の歯周病原性細菌を標的としたDNAプローブを用いて，プラーク中の特定の歯周病原性細菌の1本鎖DNAにハイブリダイゼーションさせ，このDNAプローブに対して酵素や放射性同位体を標識することによってプラーク中の特定の細菌を検出する方法である（図58）．放射性同位体を標識した方法は，一般に扱いが難しく，特定の機関で行う必要があるが，酵素を標識したDNAプローブ法は扱いがより簡単という利点があり，チェアーサイドでDNAプローブ法によって細菌学的診断を行うことができる検査キットが報告されている．

　従来の一般的なメンブレン上に反応させ検出する方法では，結果が出るまで2日を要していたが，これはビーズ上に固定された特定の歯周病原性細菌に特異的なプローブを用い

§2. 歯周病の診査

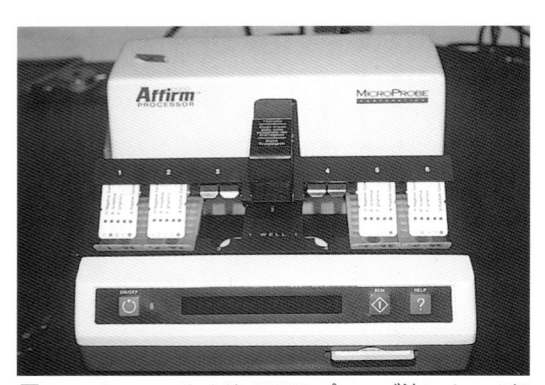

図59 チェアーサイドでDNAプローブ法によって細菌学的診断を行える装置

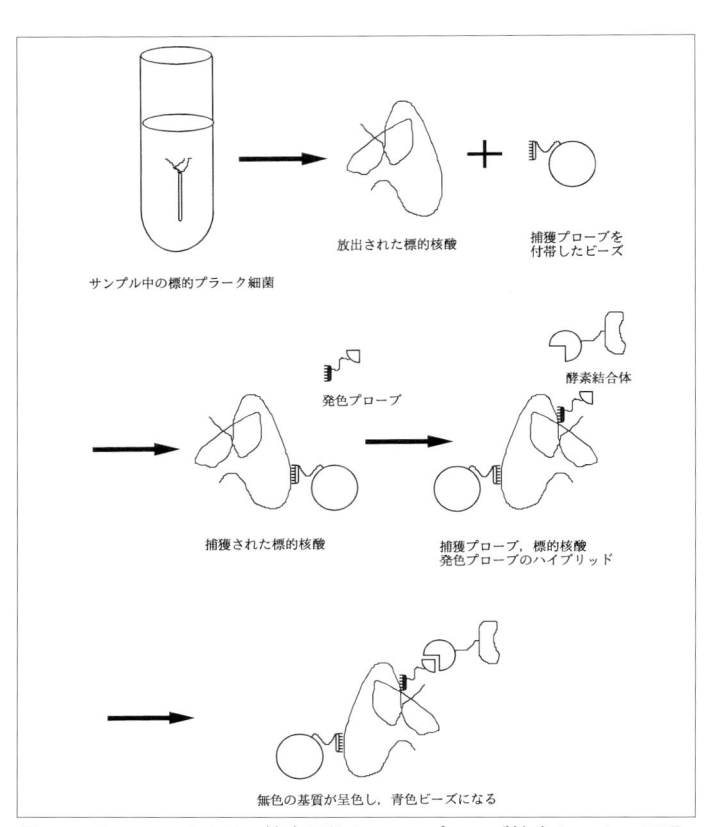

図60 チェアーサイドで検査可能なDNAプローブ検査キットの原理

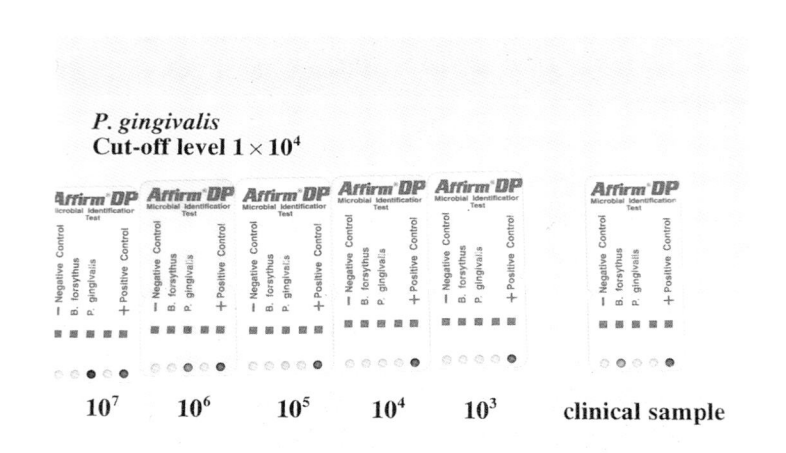

図61 細菌同定カード上における反応

て，わずか40分程度で，歯肉縁下プラークサンプルから3種の細菌を検出および同定することができる（図59）．この原理は，サンプル中の標的プラーク細菌より標的核酸を放出させ，それに捕獲プローブを付帯したビーズをハイブリダイゼーションさせ，標的核酸を捕獲する．さらに，捕獲したこの標的核酸に発色プローブをハイブリダイゼーションさせ，これに酵素結合体を結合させると，無色の基質が呈色し青色ビーズになって，目的とする歯周病原性細菌の肉眼での検出が可能になる（図60）．結果は，細菌同定カード上に青色の反応として示され，ネガティブコントロールおよびポジティブコントロールとそれぞれの標的とした核酸の部分の反応の強さを比較して，サンプル中の菌の量を推定することができる（図61）．

このようなDNAプローブ法では，従来の培養法と異なり，特別な技術は必要ではなく，一般的にチェアーサイドで40分程度で，目的とする歯周病原性細菌の存在の有無を調べることができる．また，死菌であっても，DNAが残っていれば検出可能である．ここで，検出感度は10^4程度であり，一

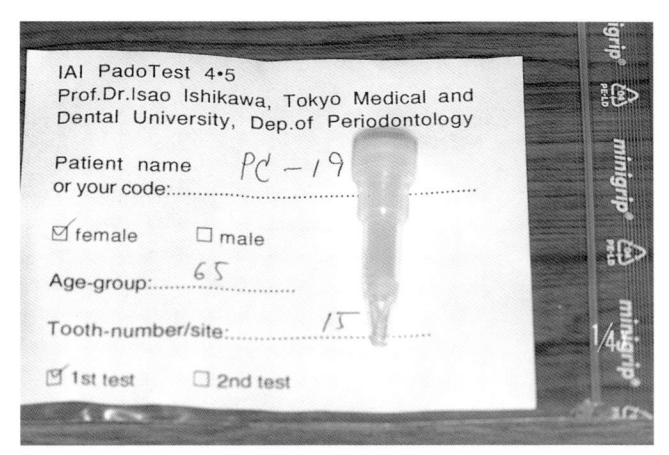

図62 DNAプローブ細菌検査外注用輸送チューブ

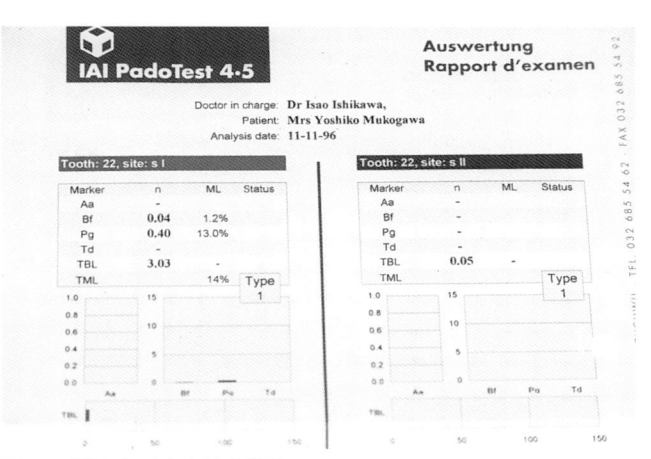

図63 送られてきた検査結果

般に歯周炎患者におけるサンプル当たりの総菌数が10^7程度であることから，総菌数の0.1%程度の割合で存在すれば検出できると考えられる．また，調べることのできる細菌は，*Porphyromonas gingivalis*，*Bacteroides forsythus*，*Prevotella intermedia*または*Actinobacillus actinomycetemcomitans*である．

チェアーサイドで検査する方法の他に，DNAプローブ法によってプラーク細菌の検査を引き受けてくれる研究所もある．細菌培養サンプルは輸送中に菌が死んでしまったら検出できないが，これと異なり，DNAプローブサンプルはより安定で，DNAが壊れない限り検出できる．プラークサンプルを送った後1〜2週間で結果が送られてくる（図62，63）．DNAプローブ法は，歯周病原性細菌の遺伝子工学的検出法であるが，より感度の高い方法としてPCR（polymerase chain reaction）法を細菌の検出に応用した方法がある．

2）PCR（polymerase chain reaction）法

この方法は，目的とする菌に特異的な遺伝子の部分（16S ribosomal RNA）を遺伝子合成によって25〜35回程度増幅して増やすことによって，理論的に1個の細菌であっても検出できる非常に感度の高い方法である．

PCR法の原理は，温度を変えることによって起きる3つの反応から成り立つ．まず，95℃程度に遺伝子を加熱することによって遺伝子の2本鎖を1本鎖に引き離し（denature），次に40〜60℃の温度にすると，プライマーという遺伝子の合成を起こさせる起点の部分になる．20塩基程度の合成オリゴヌクレオチドがそれぞれの引き離した鎖の特定の部分に付着する（annealing）．さらに72℃程度に温度を上げると，DNAポリメラーゼによって付着したプライマーの部分から先に最初の1本鎖に対応する形で遺伝子が合成されていく（extension）．denature，annealing，extensionが1サイクルで，これを30サイクル繰り返せば特定の部分の遺伝子が2^{30}倍に増幅される（図64）．この増幅過程は，サーマルサイクラーによって自動的に行うことができる（図65）．増幅された遺伝子は，アガロースゲル電気泳動法によって分離することができる（図66）．検出は，エチジウムブロマイドによって染色し，UVトランスイルミネーター（紫外線照射装置）を用いて観察し，ポラロイドカメラで記録する（図67）．

PCR法では，目的とする細菌の特定の部分を標的とするプライマーを1つの菌種に対して2つずつ用意することで，何種類もの歯周病原性細菌に対しても同時に検出することが可能である．特に，*A. actinomycetemcomitans*に関しては，一般に歯周ポケット内に存在する割合が小さいことから，感度の高いPCR法は優れていると思われる．また，PCR法において，2^n倍も増幅されると目的としない部分の非特異的な増幅が起こることがあるが，このようなPCR法の特異性や，感度に影響を与える要素として，プライマーの長さやdNTPs濃度，annealing温度，サイクル数，マグネシウム濃度などがあり，これらの適切な値を何度も繰り返し試して最適な値を決めていく必要がある．しかし，試薬の調整や，各ステップの操作にある程度の熟練を要し，まだチェアーサイドで短時間に結果を出すには至っていない．

§2. 歯周病の診査

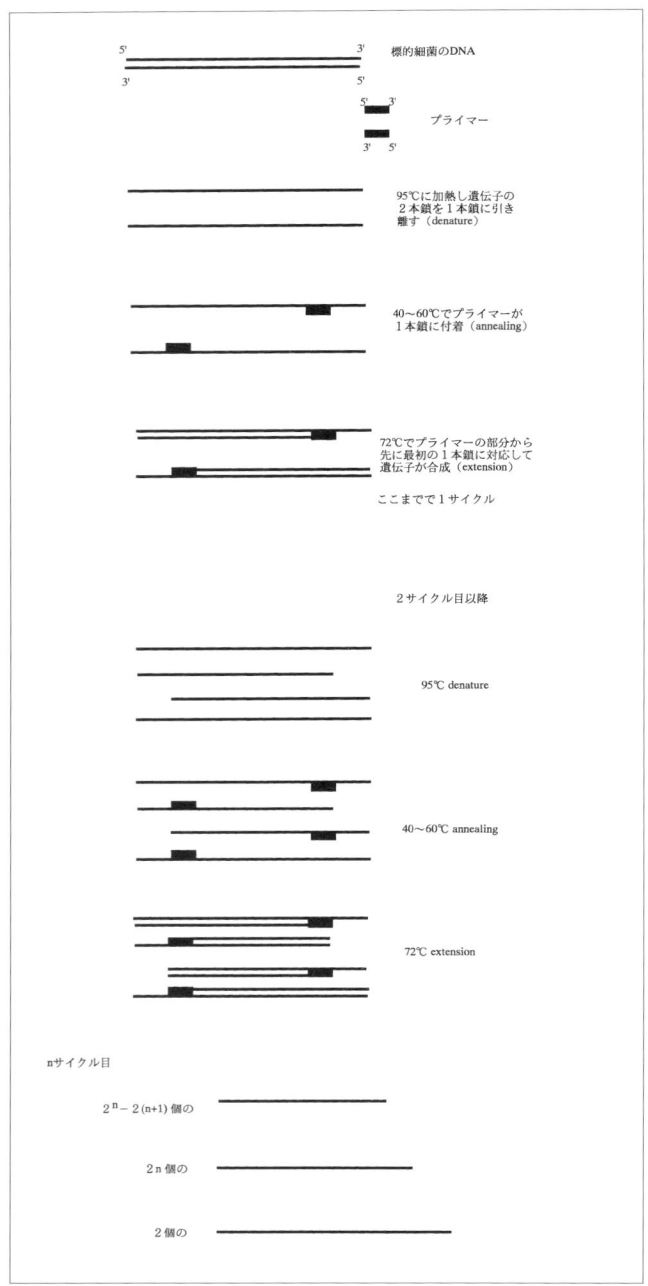

図64　PCR法の原理

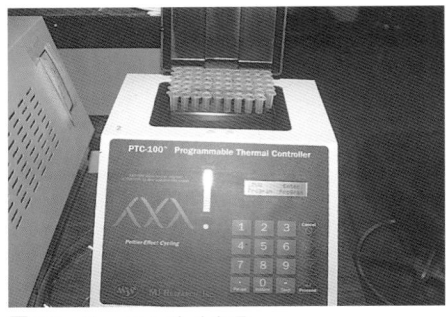

図65　サーマルサイクラー

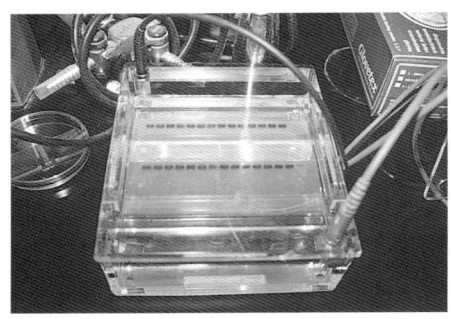

図66　アガロースゲル電気泳動法による増幅された遺伝子の分離

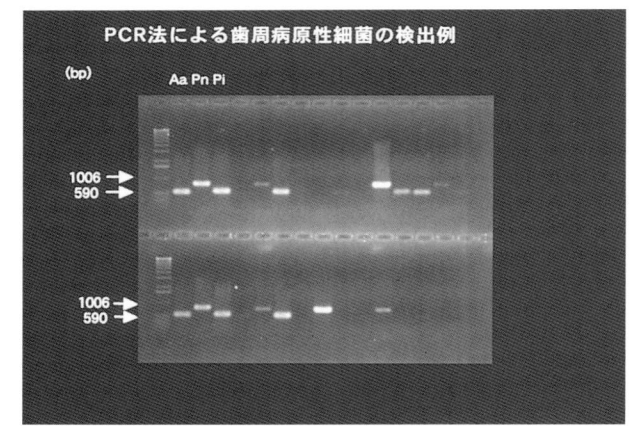

図67　ポラロイドカメラによって記録された増幅された遺伝子のバンド．一番左のレーンはマーカー．Aa, Pn, Pi のレーンはそれぞれ *A.actinomycetemcomitans*, *P.nigrescens*, *P.intermedia* のポジティブコントロール，他のレーンは臨床サンプルによる3菌種の反応．それぞれのポジティブコントロールに対応するレーンが検出されれば，そのサンプルには対応した菌の存在が分かる．

3）ペリオチェック

　チェアーサイドでより簡単に歯周病原性細菌の有無をチェックする方法として，ペリオチェックを用いた方法がある．ペリオチェックは，有力な歯周病原性細菌である P. gingivalis, B. forsythus, Treponema denticola の産生するトリプシン様活性物質（N-ベンジルオキシカルボニル-グリシル-グリシル-L-アルギニルペプチダーゼ）の検出を行うキットであり，わずか15分間で容易にこれら3菌種のいずれかが存在するかどうかをチェアーサイドで調べることができる．操作方法は，まず酵素液を作製し，検査する歯周ポケット底部に達するように滅菌ペーパーポイント3本を30秒間挿入し（図68），歯肉縁下プラークを採取する．採取したペーパーポイントは直ちに基質・色源体剤に入れ（図69），先に調整した酵素液1 mlを分注用スポイトで加え（図70）強く混和後，直ちに医療用定温器にセットし（図71），15分間反応を行う．反応後，判定用標準色調と反応液を比較し，陽性，陰性を判定する（図72）．ペリオチェックで検出することのできる P. gingivalis, T. denticola に関しては10^6程度であり，B. forsythus に関しては10^7程度であり，サンプル中にある程度の量のプラークが必要となる．また，陽性であった場合，P. gingivalis, B. forsythus, T. denticola のうちのいずれかが存在することは分かるが，そのうちのどの菌が存在するかは分からない．ペリオチェックによる細菌学的診断と歯周治療に応用した報告はいくつかあるが，初期治療の効果の判定や，抗生剤の局所投与と歯周ポケット掻爬との効果の比較などを行って，臨床的に有用な診断キットであると述べている．歯内および歯周病変の鑑別診断に応用した例もあり，チェアーサイドでの細菌検査が容易なことから臨床に応用しやすいと思われる．

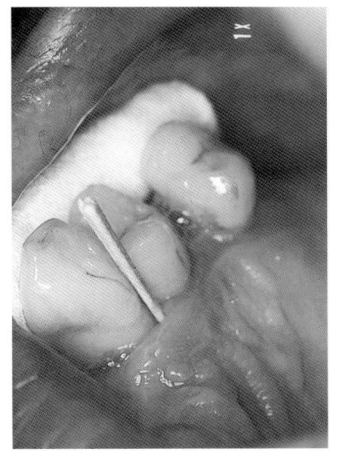

図68　ペーパーポイントによる歯肉縁下プラーク細菌のサンプリング

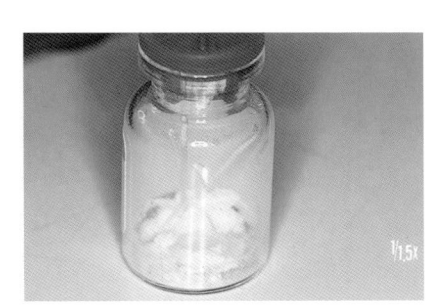

図69　基質・色源体剤に入れたペーパーポイントサンプル

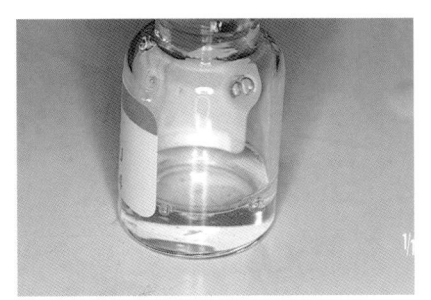

図70　酵素液を分注したところ

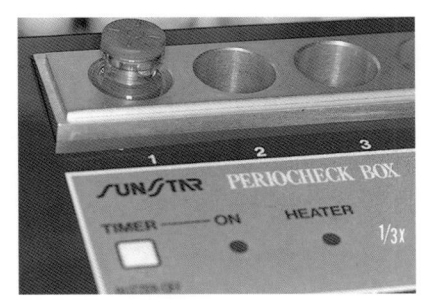

図71　医療用定温器

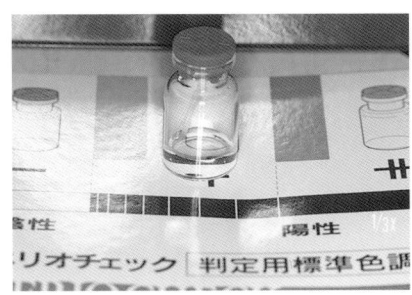

図72　15分間反応させたところ．陽性の反応が出ており，サンプル中の P. gingivalis か B. forsythus か T. denticola の存在が分かる．

（梅田　誠／石川　烈）

§3. 歯周病の疫学

1. 歯肉炎指数

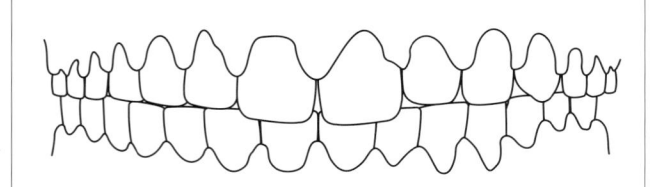

日常の歯周治療の臨床において，比較的よく用いられている代表的な指数について述べる．

(1) PMA - index[1]

歯肉炎の広がりを示す指数であり，PMAはそれぞれ，P：papillary gingivitis（歯間乳頭部歯肉炎），M：marginal gingivitis（歯肉辺縁部歯肉炎），A：attached gingivitis（付着歯肉部歯肉炎）を指す．各部位での歯肉炎がある場合を指数＋とし，第二大臼歯までのPMA-indexの最高値は82である．現在は前歯部を対象とし，この場合の最高値は34である（図1）．

PMA-index 値 $\left(\dfrac{7+7}{7+7}\right) = 82$ （P：$\dfrac{13}{13}$，M：$\dfrac{14}{14}$，A：$\dfrac{14}{14}$）

PMA-index 値 $\left(\dfrac{3+3}{3+3}\right) = 34$ （P：$\dfrac{5}{5}$，M：$\dfrac{6}{6}$，A：$\dfrac{6}{6}$）

図1　全部位＋の場合のPMA-index値の算出法

(2) modified PMA-index[2]

PMA-indexに，歯肉の炎症を表1の判定基準に基づいて評価し加えた方法である．PMA-indexと同じく，PとMに炎症のある場合は1とするが，Aにある場合は2とする．また，表1の評価基準に従って点数を加算する．上顎唇側歯肉の最も炎症の進んだ部位だけを評価する簡略化した方法であり，最大値は5となる．

0：臨床的に炎症所見なし．
1：スティップリングの消失，発赤，腫瘍，または圧迫時の歯肉出血．炎症の進行の程度は臨床的に初期の歯肉炎である．
2：患者が，出血，知覚過敏，掻痒感，または痛みを訴える．この段階では，患者は一般的に疾患に気付いている．
3：過度な出血，明らかな腫瘍，突発性または食物や歯ブラシがわずかに触れたときの歯肉出血．

表1　modified PMA-indexの歯肉の炎症の評価基準

(3) Löe と Sillness の gingival index (GI)[3]

1歯4面〔唇（頬）側，舌（口蓋）側，近心側，遠心側〕の歯肉の炎症の有無を，表2の判定基準に従って評価する方法である．歯肉の表在性の炎症しか記録できないという欠点があるが，比較的簡便な方法であり，一般的に広く用いられている．

0：炎症なし．
1：軽度の炎症—歯肉の色調と表面の形態のわずかな変化．
2：中程度の炎症—中程度の歯肉表面の光沢，発赤，浮腫，および腫瘍．圧迫による出血．
3：重度の炎症—著しい発赤と腫脹，突発性出血の傾向，および潰瘍．

表2　Löe と Sillness の gingival index の評価基準

第1章　新しい歯周病の捉え方

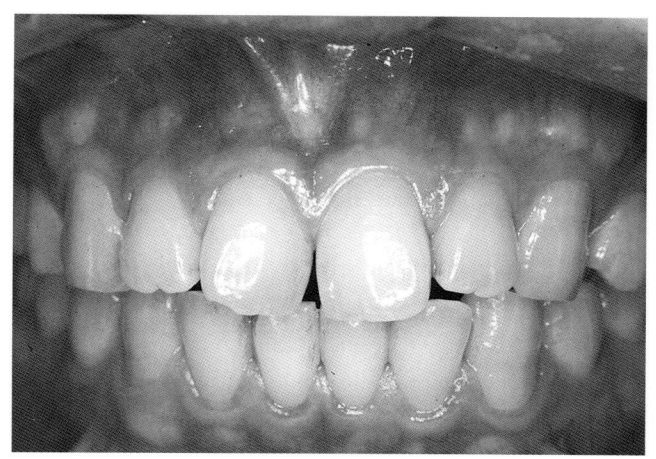

図2　臨床的健康歯肉

＜臨床的健康歯肉＞

症例：32歳，男性

臨床的健康歯肉の上下顎前歯部唇側面の状態を図2に示す．PCR値4％，プラークコントロールは良好である．歯肉色はピンク，スティップリングも顕著に見られ，プロービングデプスは平均1mm，歯肉は張りがあり，しっかりと歯に付着している．

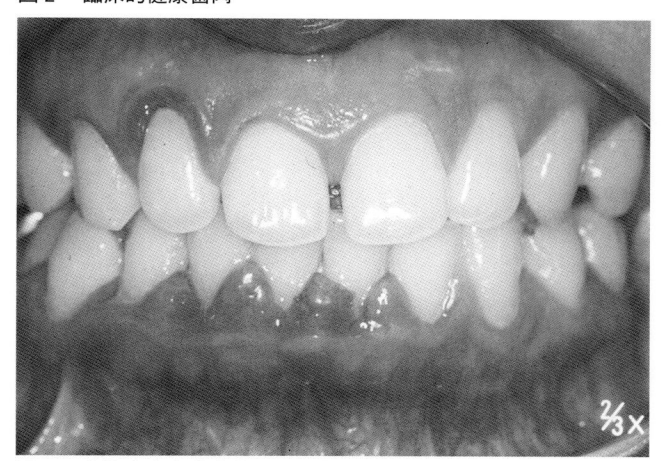

図3　中等度歯肉炎患者の上下顎前歯部唇側面

＜PMA-index と modified-PMA-index＞

症例：27歳，女性

中等度歯肉炎症患者の口腔内写真を図3，4に示す．本症例は，特に下顎前歯部唇側の歯間乳頭部に著しい歯肉の発赤と腫脹が認められる．PMA-index と modified PMA-index を図5に示す．

上顎は $\underline{2|}$ の辺縁および歯間乳頭部歯肉に炎症があり，表1の1を加え m-PMA-index 値は2となる．

$\overline{2|}$ から $\overline{|2}$ 間の歯間乳頭部の炎症の程度は，表1の評価基準より3，また $\overline{|1}$ 辺縁歯肉の炎症はAまで炎症が及んでいるので2となる．したがって，最も炎症が強い $\overline{|1}$ に着目すると，m-PMA-index 値は5となる．本症例のような場合には，全体を評価できない m-PMA-index の欠点が生ずる．

＜LöeとSillnessのGI＞

表2の評価基準に基づき，図3と4の口腔内写真の下顎前歯部のGI値を図5に示す．

PMA-indexやGIの判定にはかなり主観的要素が強く，相当の臨床的熟練を必要とするが簡便である．

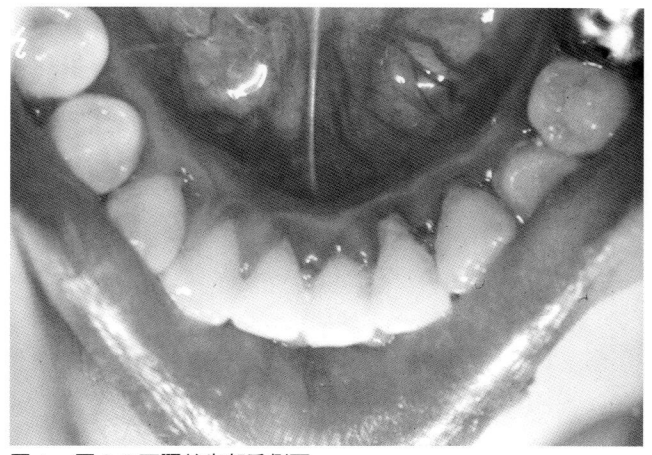

図4　図3の下顎前歯部舌側面

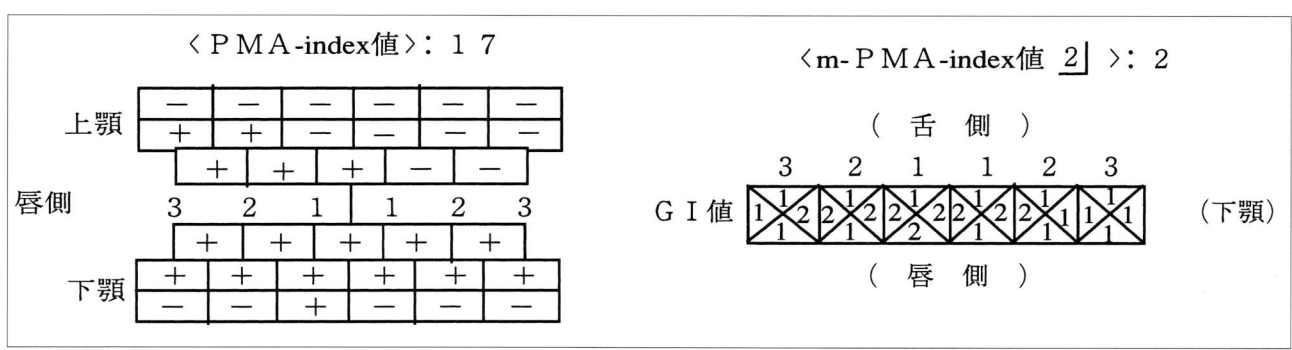

図5　PMA，m-PMA-index および $\overline{3|+|3}$ のGI値

2. 歯周炎指数

(1) Russel の periodontal score (PS)[4]

主に歯周疾患の疫学調査に使用するように考案された指数であるが，X線写真を使用することにより歯槽骨の吸収度も評価できる．PSの評価基準を表3に示す．

score	field study のための評価基準	臨床検査のX線写真併用時の評価基準
0	炎症無し．歯周組織の明らかな炎症，また歯周組織破壊による機能障害も認められない．	X線写真所見は基本的に正常である．
1	軽度の歯肉炎．遊離歯肉に明らかな炎症があるが，歯の全周に及んでいない．	
2	歯肉炎，炎症が歯の全周に及んでいるが，上皮付着の確かな破壊はない．	
4	(field study には使用しない．)	歯槽骨頂部に切痕状の初期の骨吸収がある．
6	ポケットの形成を伴う歯周炎．上皮付着が破壊されポケットが存在する（遊離歯肉の腫脹により単に歯肉溝が深くなった状態ではない）．通常の咀嚼機能障害は無く，歯はしっかり歯槽内に収まり，動揺もない．	歯根長（根尖からセメント・エナメル境距離）の半分までの範囲内の，歯槽骨部全体を含む水平性骨吸収がある．
8	咀嚼機能障害を伴う高度な破壊．歯は弛緩動揺し，金属の器具で打診すると鈍い音を発し，歯槽内に圧入する．	歯根長の1/2以上より進んだ骨吸収がある．または，歯根膜腔の明らかな拡大を伴う．骨縁下ポケットの形成がある．歯根吸収，または根尖の透過像が認められる．

※どちらのスコアーにしたらよいか疑わしい時には，低い方を採用する．

表3 Russel の periodontal score (PS) の評価基準

(2) periodontal disease index (PDI)[5]

1口腔の代表6歯について，表4に示す評価基準に従い歯周組織の状態を調べる．代表歯が欠損，あるいは未萌出の場合は，残存歯の指数の平均値を個人のPDI値とする．

```
0：炎症なし．
1：歯の全周に及ばない，軽度から中等度の歯肉の炎症性変化．
2：歯の全周に及ぶ，軽度から中等度の歯肉の炎症性変化．
3：発赤，出血傾向，および潰瘍形成を特徴とする高度な歯肉炎．
4：唇（頬）舌（口蓋）側，近遠心側の歯周ポケットがセメント・エナメル境（CEJ）から根尖側へ3mmまでの深さの場合．
5：ポケットの深さがCEJから3mmを越え6mmまでの範囲の場合．
6：ポケットの深さがCEJから6mmを越えている場合．
```

表4 Ramfjord の periodontal disease index (PDI) の評価基準

3. プラーク指数

(1) OHI (oral hygiene index)[6]

プラークと歯石の歯面への付着状態と，図6と表5の判定基準により評価する方法である．全歯を6群（上下顎前歯部，左右側臼歯部）とし，群内で最も付着量の多い歯面の指数値を代表値とする．したがって，唇頬側歯面，舌（口蓋）側歯面とも必ずしも同一歯とは限らない．

(2) OHI-S (the simplified oral hygiene index)[7]

該当歯を代表歯に限定し，OHIをより簡略化した方法である．被験歯と被験部位は，上顎右側と下顎左側の中切歯唇側面，および上下顎左右側の第一大臼歯舌側面である．なお，該当歯がない場合には，前歯部では反対側，臼歯部では隣在歯に順次移る．プラークと歯石指数の判定方法はOHIに従う．OHI-Sの最高値は6，最低値は0である．

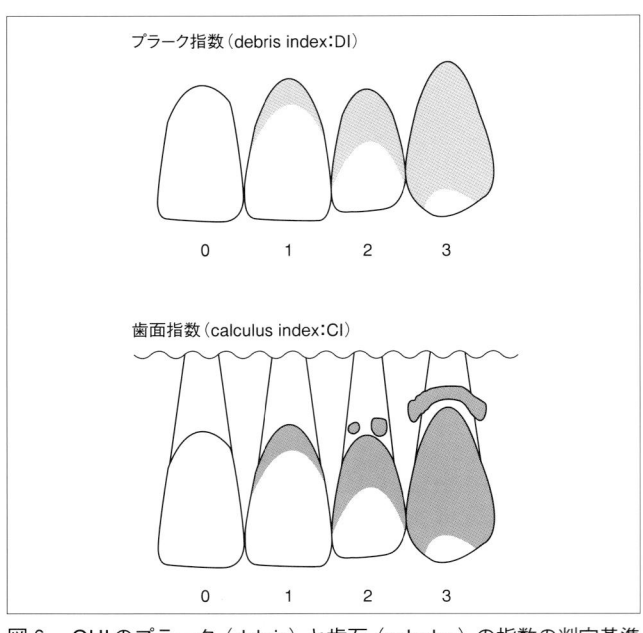

図6 OHIのプラーク（debris）と歯石（calculus）の指数の判定基準

（3）Sillness と Löe の plaque index[8]

特定の代表歯について，表6の判定基準に従い評価する．1歯の両隣接面，唇（頬）側面，および舌（口蓋）側面の4面のプラークの付着状態を調べる．

（4）plaque control record （PCR）[9]

図7のように，1歯の両隣接面と唇（頬）側面，および舌（口蓋）側面の4面の辺縁歯肉に接するプラークの有無を調べる方法である．プラークの指数は，全被験歯面数に対するプラーク付着歯面数の割合（％）として算出する．PCRは，歯周疾患に最も関連がある辺縁歯肉に接する歯頸部歯面のプラークを記録でき，しかも比較的簡単な方法であるので，日常臨床に広く用いられている．

プラーク指数（debris index；DI）
0：プラークや着色物の付着なし．
1：プラークの歯面1/3未満の付着または着色物の付着．
2：プラークの歯面1/3以上2/3未満の付着．
3：プラークの歯面2/3以上の付着．

歯石指数（calculus index；CI）
0：歯石の付着なし．
1：歯肉縁上歯石が歯面の1/3未満までの付着．
2：歯肉縁上歯石が歯面の1/3以上2/3未満までの付着．または歯肉縁下歯石の点状の付着．
3：歯肉縁上歯石が歯面2/3以上の付着，または歯肉縁下歯石の帯状の付着．

$$\text{debris index（プラーク指数）}=\frac{\text{各群の唇（頬）舌（口蓋）側指数の最高値の和}}{\text{診査群数}}$$
（最高点は6，最低点は0）

$$\text{calculus index（歯石指数）}=\frac{\text{各群の唇（頬）舌（口蓋）側指数の最高値の和}}{\text{診査群数}}$$
（最高点は6，最低点は0）

oral hygiene index ＝ debris index ＋ calculus index
（口腔清掃度指数）　　（プラーク指数）＋（歯石指数）
（最高値は12，最低値は0）

表5　OHIのプラークと歯石の指数の判定基準

0：プラークなし．
1：遊離歯肉に隣接する歯面にフィルム状にプラークが認められる．プラークはプラーク染色剤で染め出すか，歯面を擦過して識別する．
2：歯周ポケット内，または歯面や辺縁歯肉に，肉眼で中等度のプラークが認められる．
3：歯周ポケット内，歯面や辺縁歯肉に大量のプラークが認められる．

表6　Sillness と Löe の plaque index の判定基準

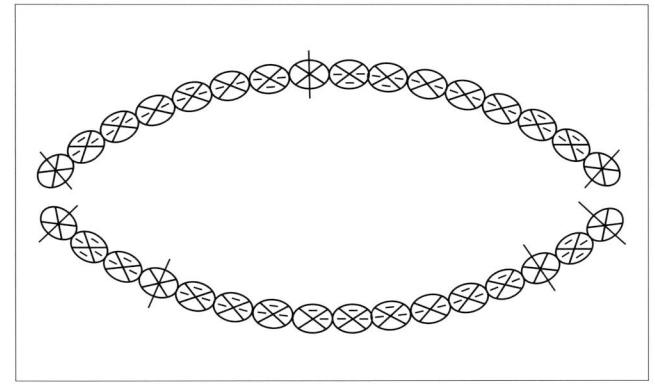

図7　プラークコントロールレコード

4．Community Periodontal Index of Treatment Needs（CPITN）[10]

code
0：正常
1：プロービング時の出血
2：歯肉縁上，または縁下歯石
3：病的ポケットの深さが4，または5 mm（プローブの黒色の部分の深さ）
4：病的ポケットが6，または6 mm以上（プローブの黒色の部分が見えない深さ）

表7　CPITN の評価基準

0：治療なし（code 0）
Ⅰ：個人の口腔清掃の改善（code 1）
Ⅱ：Ⅰとスケーリング（code 2 と 3）
Ⅲ：Ⅰ＋Ⅱと複雑な治療（局所麻酔下のディープスケーリングとルートプレーニング，または外科処置）（code 4）

表8　治療必要度（treatment needs）と指数（code）との関係

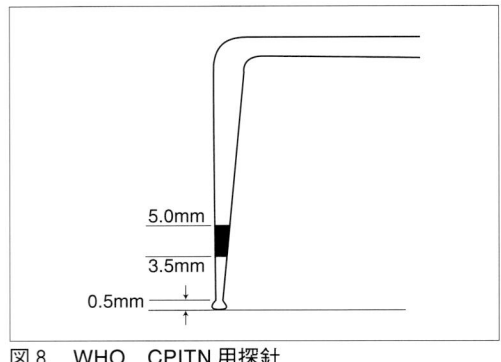

図8 WHO CPITN用探針

CPITNは，歯周疾患の疫学調査と，歯周治療の必要度を調べる指数として考案された．第三大臼歯を除くすべての歯を対象歯とする全部診査法と，代表10歯の部分診査法とがある．表7の評価基準に従い，図8の特別に作られたWHO探針を用いて診査する．大臼歯部では各群の中で最も進行した歯を選ぶので，合計6歯となる．対象歯が喪失していたり機能していない場合は，同一群内の残存歯を調べる．

WHO探針は，先端が直径0.5mmの球状，先端から3.5〜5.0mmまでが黒色にカラーコード化してある．プロービングは，対象歯の唇頰側および舌口蓋側の近遠心4隅角部で行う．最も深い部位を該当歯のコード値とする．

WHO探針によるプロービング

62歳，男性．中等度歯周炎患者の下顎前歯部の口腔内写真を図9に，同部のX線写真を図10に示す．図9はWHO探針を下顎左側中切歯近心隅角部に挿入した状態であるが，探針の黒色の部分が見える範囲であり，コード値は4となる．なお，唇側近心隅角部はコード値4，舌側近遠心隅角部ではポケットの深さは3.0mmであるが，歯肉縁上歯石および縁下歯石があり2である．したがって，下顎左側中切歯のコード値は3となる．

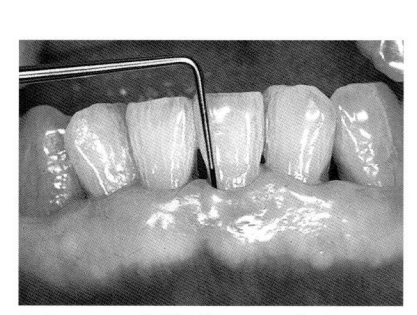

図9 WHO探針が約4mm入る．

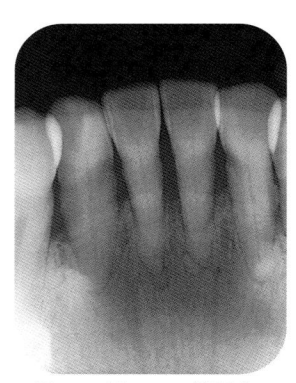

図10 図9のX線写真

（新井 髙）

参考文献

1) Schour, I. et al. : Prevalence of gingivitis in young adults. J.D.Res.(27): 733-734, 1948.
2) Parfitt, G.J. : A five year longitudinal study of the gingival condition of a group of children in England. J.Periodontol. (28): 26-32, 1957.
3) Löe, H. et al. : Periodontal disease in pregnancy. I. Prevalence and severity. Acta Odont. Scand. (21): 533-551, 1963.
4) Russel, A.I. : A system of classification and scoring for prevalence surveys of periodontal disease. J. D. Res. (35): 350-359, 1956.
5) Ramfjord, P. : Indices prevalence and incidence of periodontal disease. J. Periodontol. (30): 61-59, 1959.
6) Green, J.C. et al. : The oral hygiene index ; a method for classifying oral hygiene status. J. A. D. A. (61): 172-179, 1960.
7) Green, J. C. et al. : The simplified oral hygiene index. J. A. D. A.(68): 7-13, 1964.
8) Sillness, J. et al. : Periodontal disease in pregnancy II. Correlation between oral hygiene and periodontal condition. Acta Odont. Scand. (22): 121-135, 1964.
9) O'Leary, T. J. : The plaque control record. J. Periodontol. (48): 38, 1972.
10) Ainamo, J. et al. : Development of the World Health Organization (WHO) Community Periodontal Index of Treatment Needs (CPITN). Int.Dent.J. (32): 281-291, 1982.

第2章
歯周治療の実際

§1. 歯周治療の流れ

§2. 歯周疾患別治療法

1. 歯肉炎および軽度歯周炎の治療法
2. 成人性歯周炎（中等度，重度）の治療法
3. 若年性歯周炎
4. 急速進行性歯周炎

§3. メインテナンス療法

§1. 歯周治療の流れ

1. 歯周治療の基本的考え方と歯周治療の流れ

> 歯周治療の基本は，「歯周病を引き起こし増悪させる原因の除去」である[1]．

　歯周病のほとんどはプラークを主因とした歯肉炎と歯周炎であり，その治療の基本は，まず第一に最も重要な原因（初発因子）である"プラーク（歯肉縁上プラークと縁下プラーク）"を歯科医師と患者が協力して取り除くことである．このためには，歯科医師が患者に歯周病の予防と治療の重要性を認識させ，適切な口腔清掃法を指導し，徹底させることが最も大切である．

　術者にとってもう1つ重要な仕事は，患者が自分でプラークを除去できない部分を取り除いたり，除去しにくい部分を改善したりすることである．患者が清掃できない部分の代表は深いポケットの内部であり，ポケットを浅くして患者が清掃できる状態，宿主の防御機能が十分働く状態にすることが，歯周治療の重要なキーポイントである．ポケットを浅くするには，先述のプラークコントロールやブラッシングによる歯肉のマッサージが大切であり，同時にプラークを増加させたり取り除きにくくするプラーク増加因子（歯石など），特に深いポケットを見つけ出し，これらを除去することが大切である．この他，歯周組織に咬合性外傷を引き起こし，歯周炎を増悪させる外傷性咬合（外傷性の修飾因子）を除去することが必要となる．

　これらの処置により歯周病が改善したら，次のステップとして，失われた歯周組織の再生および安定した咬合の確立を目指し，メインテナンスに力を入れ，回復した健康を維持するようにする．

　歯周病の原因除去を行わず，歯肉が炎症を起こしているからといって単に抗生物質や抗炎症剤を投与するだけであったり，腫脹しているからといって切開したり，歯が動揺しているからといって固定したりするだけの治療は適切ではない．これらの治療法（対症療法）は，一時的に細菌を減少させたり，動揺が減って治癒したりしたように見えても，短期間のうちにプラークが増加して再発してくる．

　一方，全身性因子は修飾因子であることから，全身性因子が存在していても初発因子であるプラークを十分に取り除くことにより歯周炎は改善する．しかし，糖尿病や血液疾患など全身性因子がある場合は，わずかな局所刺激物（プラーク）に対しても強い炎症が生じやすいので，全身性因子の改善を図るとともに，局所因子の除去を徹底させることが大切である．

2. 歯周治療の進め方の原則

> 歯周治療を進めるには，歯周病と歯周治療の基本的な考え方を十分に理解して，必要な診査を行い，その結果をもとに，患者の希望・経済状態・全身状態を考慮しながら，次に述べる治療の進め方の原則に基づいて適切な「治療計画」を立て，患者に説明し承諾を得て治療を行っていく（図1）[1-2]．

(1) 歯周治療への患者の導入

　歯周病は自覚症状が少なく，歯周治療の必要性を自覚していない患者が多い．歯周治療を行うに当たっては，まずこれらの患者に歯周治療の重要性を説明し，理解してもらい，歯周治療に対するコンプライアンス（承諾）を得ることが必要である．

(2) 診査・診断と治療計画の立案

　歯周病の進行状態とその原因を診査し，各歯ごとに評価するとともに口腔全体の状態を把握する．さらに，患者の全身状態および患者の希望を考慮に入れて，基本的な治療計画を立てる．

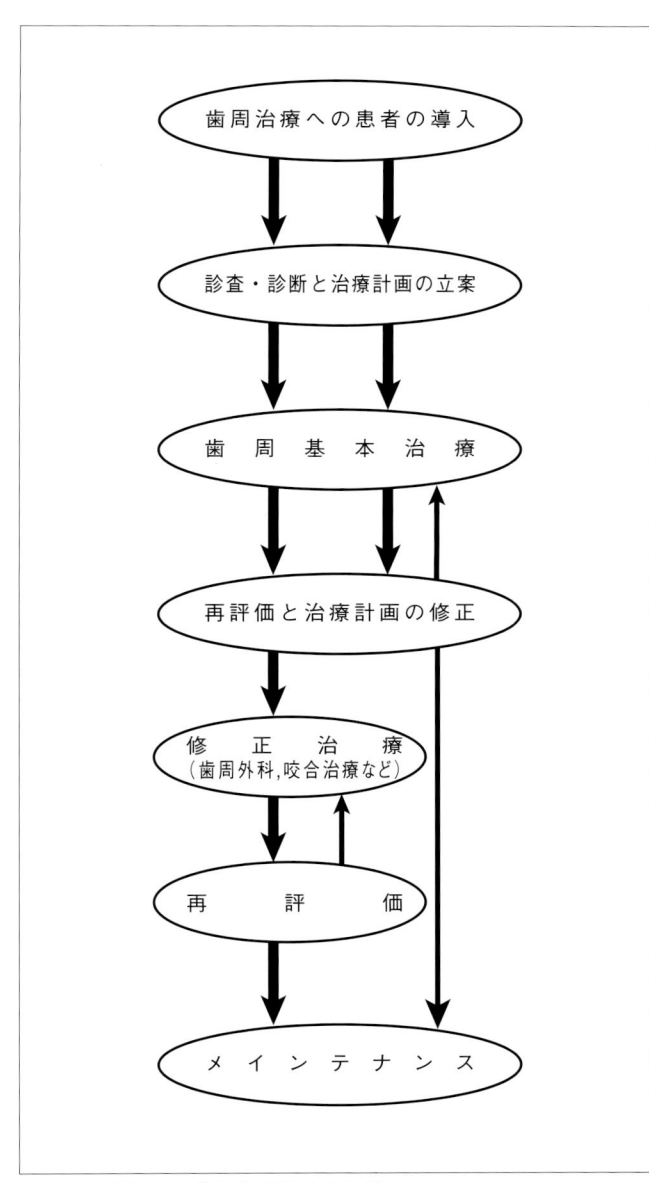

図1　歯周治療の基本的な進め方[1-4]

(4) 再評価と治療計画の修正

歯周基本治療が終了したら，「再評価」を行って治療効果を調べ，その結果をもとに「治療計画を修正」する．

歯周基本治療により，歯肉の炎症の原因が取り除かれてくると，歯肉の炎症は軽減し，歯肉の浮腫性腫脹が減少するとともに再び歯肉線維は発達してポケットの深さは浅くなり，歯の動揺も減少する．この段階で再び診査を行って，治療の効果と不十分な点をチェックし，今後さらにどのような治療が必要であるかを検討し，治療計画を修正する．

なお，再評価は次に行う修正治療中も必要に応じて繰り返し行い，治療効果を評価してさらに治療を進めていく．

(5) 修正治療（corrective therapy）[1,4]

再評価の結果，歯周基本治療のみでは十分治癒しなかったと判定された部位の治療（修正治療）を行う．深いポケットが残存する場合はフラップ手術などの歯周外科手術，動揺が強い場合には永久固定などの処置を行う．この他，矯正治療や補綴処置なども行う．

治療を成功に導くためには，この時期にも口腔清掃の再指導が重要な役割を持っている．特に，手術後および固定や補綴処置後には，歯冠や歯肉の形態，歯間空隙の形態の変化などにより口腔内の環境が変わるので，口腔清掃の再指導は極めて大切である．

(6) メインテナンス

歯周病は極めて再発しやすい疾患であるが，これは原因である細菌が絶えず口腔内に存在し，プラークを形成するからである．特にフラップ手術を行った部位には，長い上皮性付着が生じていることが多く，ポケットが再発しやすい傾向がある．さらに，咬耗や歯の移動により咬合状態が変化して咬合性外傷が生じたり，露出した根面や固定装置の周囲に齲蝕が生じることもある．したがって，治療が一応終了した後も，必ず定期的に連絡して来院（リコール）させ，獲得した健康を維持してゆく必要がある．

リコールは最初は1カ月，その後はおおむね3〜6カ月ごとに1回必要であり，来院時には口腔清掃状態，歯肉の炎症，ポケットの深さ，ポケットからの出血，外傷性咬合の有無などを調べ，結果に応じて口腔清掃指導やスケーリング，ルートプレーニング，咬合調整あるいは歯周外科手術など，必要な処置を行う．

このリコールによる定期的なメインテナンス処置は極めて重要で，これを行わないと，手術や固定などの複雑な処置もすべて失敗に終わってしまうことが多い．

(3) 歯周基本治療[2,3]

歯周基本治療は，歯周病の最大の原因であるプラークを減少させ，炎症を軽減し病変の進行を阻止することが主体である．その中心は口腔清掃指導であり，口腔清掃の重要性を認識させ，これを訓練，実行させて，習慣化させる．

さらに，患者の口腔清掃の障害となる歯石や汚染セメント質の除去，不良補綴物の改善など，比較的簡単に行えるプラーク増加因子の除去，清掃を困難にする因子の改善を行う．咬合性外傷が合併しているときは，咬合調整や暫間固定など咬合性外傷に対する処置を行う．

なお，疼痛や高度な咀嚼障害のある場合は，これらに対する応急処置を行う．

3. 歯周治療のガイドラインにおける治療の流れ[3-5]

新しく発表された「歯周病の診断と治療のガイドライン」[2-3]では，前記の歯周治療の基本的な原則に基づいて，さらに細かく「歯周治療の流れ」が設定されている（図2）．

（1）歯周組織検査
─歯周基本検査1と歯周精密検査1

ガイドライン[3]における歯周組織検査は，歯周基本検査と歯周精密検査の2種類がある．

歯周基本検査は，歯周病が軽度で，修飾因子があまりなく，簡潔な基本検査で治療に必要な情報が得られると思われる場合に行う．すなわち，口腔清掃指導やスケーリング，スケーリング・ルートプレーニング（SRP）などの歯周基本治療のみで治癒すると考えられる歯肉炎や，ごく初期の歯周炎の場合に行う．この他，中等度以上の歯周炎で病状を大まかに把握したい場合に用いる．

歯周精密検査は，歯周病が中等度から重度の場合はむろん，軽度でも正確に病状を把握し，適切な治療計画を立てて詳細に治癒反応を観察する必要がある場合に行う．特に，歯周外科手術や根分岐部病変の処置など複雑な治療が必要と思われる場合や，全身疾患などで良好な治癒反応が期待できない場合には，詳しい歯周組織検査が必要である．

さらに，歯周治療後には同じ検査を行って比較することにより，改善した部位と改善が不十分な部位を明確にする．これは治療計画を修正する上で重要であり，患者に治療効果を説明するのにも有効である．

（2）依頼

重度の歯周病患者や全身疾患を合併している患者は，高度な歯周治療の研修を積んだ歯科医師に依頼して，適切な治療を行ってもらう．歯周病は重度になると治療が難しく，高度な知識や技術が必要になる場合が多い．したがって，歯周治療に精通した歯科医師に依頼した方がよいと判定した場合は，初診時やその後の歯周組織検査時など，どの時期でも依頼することができる．例えば，歯周外科手術を苦手とする場合は，歯周基本治療を行った後に，歯周外科手術を得意とする歯科医師に依頼することができる．

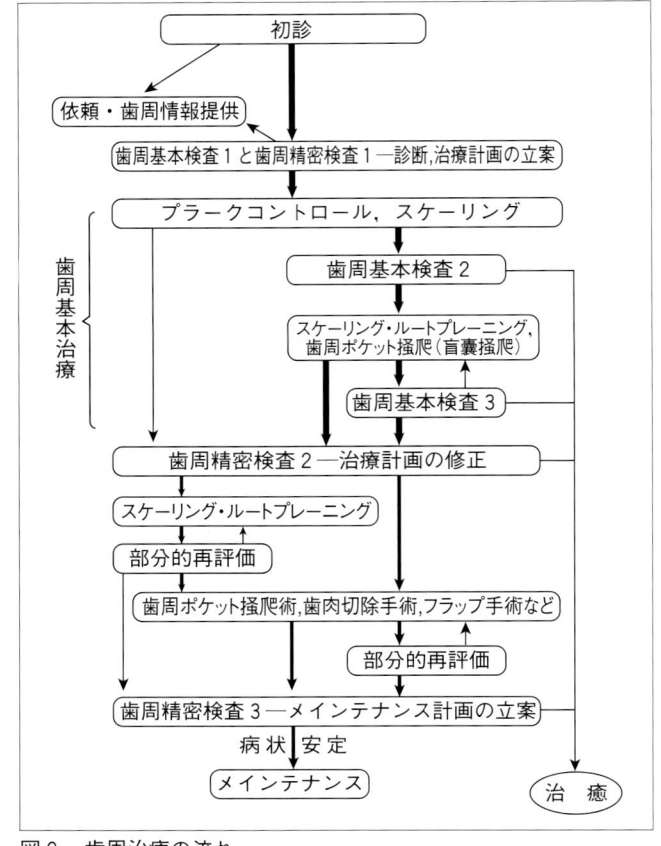

図2 歯周治療の流れ

（3）歯周基本治療
（プラークコントロール，スケーリング，スケーリング・ルートプレーニング，歯周ポケット掻爬（盲嚢掻爬））

新しいガイドラインではルートプレーニングが重視され，スケーリングと区別して評価されるようになった．歯周治療では口腔清掃指導後，スケーリングを歯周治療の第2段階として1/3顎単位で行い，次の段階として基本検査2を行って，歯周組織の改善状態をチェックして，必要に応じてスケーリング・ルートプレーニング（SRP），あるいは歯周ポケット掻爬（PCur）を1歯単位で行う．

SRPあるいはPCurを行った後は，基本検査3を行って治癒状態を評価し，その結果から再びSRPやPCurが必要と判定した場合はこれらの処置を行う．歯肉縁下のルートプレーニングは，ポケット内の根面を直視できない上に，スケーラーの刃部を根面と適切な角度にして適切な力で用いる必要

があり，根面全体を確実にきれいにするのは極めて難しく，繰り返し行うことが必要な場合も多い．しかし，ルートプレーニングを過度に行いすぎると，知覚過敏などを誘発する可能性がある．

新しいガイドラインでは，SRPやPCurを繰り返し行い，歯周組織の治癒状態を十分に評価し，SRPやPCurでは改善しない部位を明確にして，その後に歯周外科処置を行うことができる．特に，全身性疾患や高齢のため歯周外科手術を避けたい場合には，徹底した口腔清掃指導と，繰り返しSRPやPCurを行うことにより改善することができる．

（4）歯周精密検査2（再評価）

歯周基本治療が終了したら，歯周精密組織検査2（再評価）を行い，その結果をもとに治療計画を修正する．

歯周外科手術を行う場合には，歯周組織の病状や病態を正確に把握し，手術の必要性，メリットとデメリットなどを正しく判定することが重要で，基本検査のみでは不十分であり，必ず精密検査を行う．

（5）歯周外科手術

精密検査2の結果，歯周基本治療では十分治癒しなかったと判定された部分をさらに修正改善するための治療を行う．特に深いポケットが残存する場合は歯周外科手術を行う．

まず，再度SRPを行うことにより改善すると判定した場合は，SRPを行って部分的再評価（後述）を行う．手術が必要と判定した場合は，手術を行った後にその部位に部分的再評価を行う．

（6）部分的再評価と歯周精密検査3

歯周外科手術の再評価は1口腔単位で行うのではなく，手術を行った部位に対してのみ再評価し，改善状態を把握する．これを部分的再評価と呼び，術後の治癒が生じた時期（通常で4週間程度経過した時）に行う．この部分的再評価の結果，再手術が必要と判定した場合には再度手術やSRPを行う．

さらに歯周外科手術，固定，補綴処置などの治療が終了し，部分的再評価の結果を含めて口腔全体がほぼ改善したら，歯周精密検査3を行い，治癒か病状安定かを判定する．

（7）治癒，病状安定，メインテナンス

歯周病は再発しやすく，完全な治癒（治療終了）は難しいが，ガイドラインでは歯周組織が臨床的に健康を回復した状態を「治癒」と呼び，その目安は歯肉の炎症がなく，歯周ポケットが3mm以下でプロービング時の出血がなく，歯の動揺度が生理的範囲内に回復したものである．

歯周病の「治癒」は，歯周病の進行状態によって大きく変わってくる．例えば単純性歯肉炎や軽度の歯周炎などは，歯周基本治療後に行う歯周基本検査2，3や歯周精密検査2によって治癒と判定できる（図2）．その後は，健康な人と同様に定期的な予防処置を行う（1年1〜2回の検診と口腔清掃指導やスケーリングなど）．

一方，中等度から重度な歯周炎では歯周外科手術や固定などを必要とすることが多く，歯周精密検査3を行い，歯周組織の健康がほぼ完全に回復した場合は「治癒」と判定する（図2）．

一方，歯周精密検査3の結果，歯周組織の多くの部分は健康となったが，一部に深い歯周ポケットや根分岐部病変，病的動揺が残っている場合もある．しかし，その部分の病変の進行が一応停止していると判定された場合は，「病状安定」と呼び，メインテナンスに移行する．

歯周病の最大の原因である細菌が口腔内に常に存在するため，メインテナンスは極めて重要であり，患者の種々の条件により3カ月から1年ごとに定期的に行う必要がある．特にこれまでの治療経過から，わずかなプラークコントロールの低下によっても再発しやすいと判定される場合，ブラキシズムや舌の習慣など外傷性因子が強い場合，高度な骨吸収のため二次性咬合性外傷がある場合などには，比較的短期間（1〜3カ月ごと）でリコールし，メインテナンス処置が必要である．

（加藤　熙）

参考文献

1）加藤　熙：最新歯周病学．83-126，医歯薬出版，東京，1994．
2）歯周病治療のガイドライン検討委員会編：今日の歯周病治療．日歯医師会誌（47）：1111-1155，1995．
3）歯周病の診断と治療のガイドライン作成検討会編：歯周病の診断と治療のガイドライン．日本歯科医師会，東京，1996．
4）加藤　熙，菅谷　勉：ガイドラインに基づいた歯周治療の新システム．歯周病を診る（歯界展望別冊）．54-62，1996．
5）加藤　熙：歯周病の診断と治療のガイドラインの作成とその特徴．日本歯周病学会会誌（39）：1-9，1997．

§2. 歯周疾患別治療法

歯周疾患の90%を占めているのが歯肉炎と成人性歯周炎である．現在，この歯肉炎と成人性歯周炎に関してはその治療法が確立している．そこで，この章では，歯肉炎には種々なる歯肉炎が存在するが，一般によく認められ，成人性歯周炎に進行する単純性歯肉炎（以下，歯肉炎とする）について，また成人性歯周炎は軽度，中等度，重度歯周炎について治療方針を述べる．

若年性歯周炎と急速進行性歯周炎は，成人性歯周炎とその治療法を異にするので，別項目で治療方針を記載する．

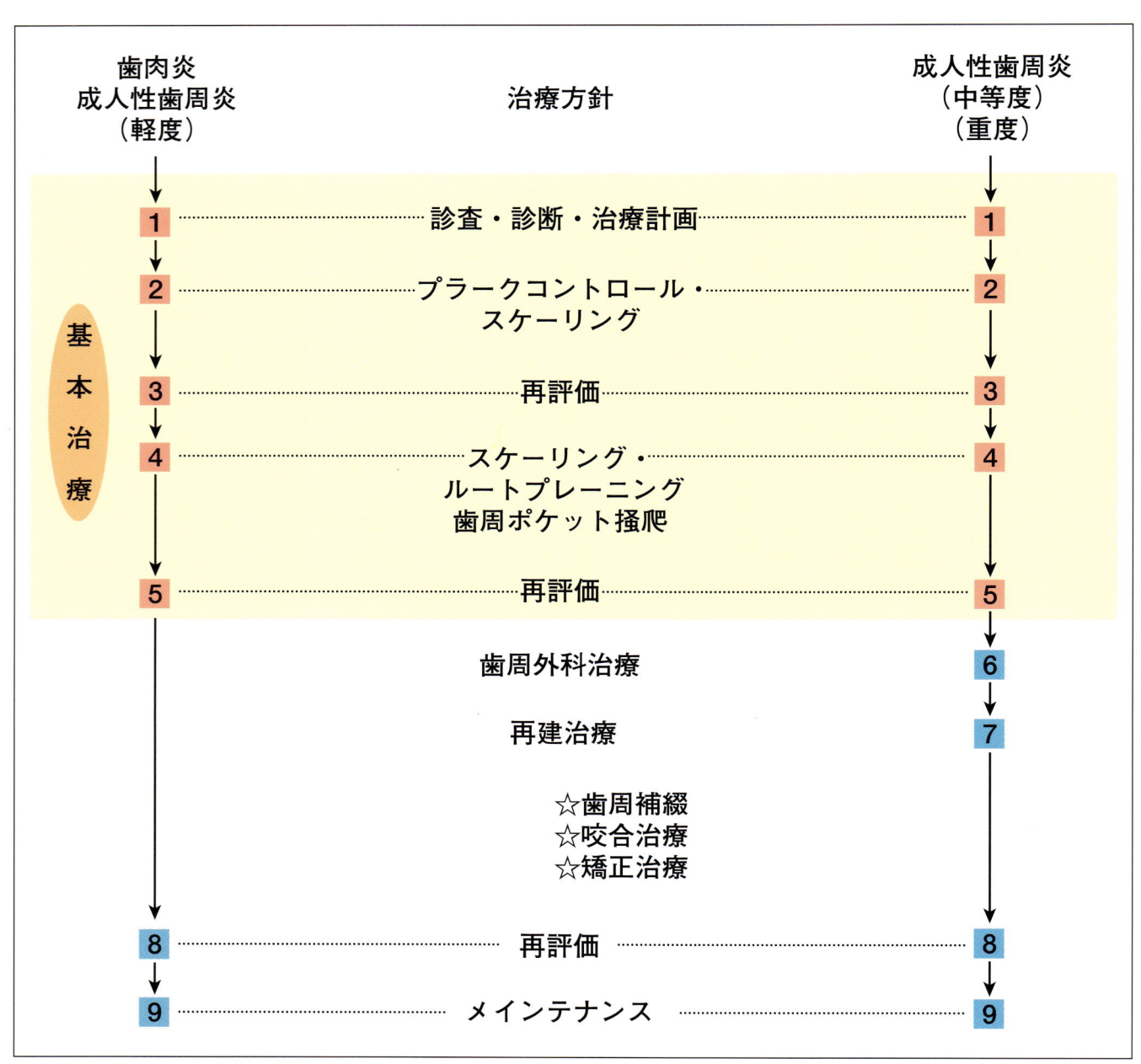

歯肉炎 成人性歯周炎 （軽度）	治療方針	成人性歯周炎 （中等度） （重度）
1	診査・診断・治療計画	1
2	プラークコントロール・スケーリング	2
3	再評価	3
4	スケーリング・ルートプレーニング 歯周ポケット掻爬	4
5	再評価	5
	歯周外科治療	6
	再建治療	7
	☆歯周補綴 ☆咬合治療 ☆矯正治療	
8	再評価	8
9	メインテナンス	9

（1～5は基本治療）

歯肉炎と成人性歯周炎の治療法（■■項目は本文および症例と照応）

1 歯肉炎および軽度歯周炎の治療法

1 診査，診断，治療方針

　歯肉炎と歯周炎の両者は，局所に存在するプラーク細菌によって生じる疾病である．歯周炎は，初期は歯肉炎であり，その後日時の経過とともに歯頸部に存在するプラークにより炎症が深部に波及し，組織破壊が進行したものである．

　罹患度別には歯肉炎，軽度歯周炎，さらに中等度，重度歯周炎に分類できるが，治療方針を検討する上では，歯肉炎，軽度歯周炎と中等度，重度歯周炎の2群に分けられる．

　その理由は次の通りである．歯肉炎と軽度歯周炎の違いは，歯肉炎は炎症の範囲が歯肉部に限局し，仮性ポケットを形成したものであるのに対し，軽度歯周炎は，炎症が歯肉部より軽度に深部歯周組織部に波及し，真性ポケットを形成したものであるという点にある．

　しかし，中等度，重度歯周炎は，歯周組織内に存在する炎症の範囲も拡大し，歯槽骨の吸収をきたし，歯周ポケットも著しく深く，真性ポケットが形成されている．

　そこで，治療方針を検討する場合には，歯肉炎と軽度歯周炎では仮性ポケットと浅い真性ポケットを正確に区別することが臨床的には困難であること，また，仮性ポケットと浅い真性ポケットに対する治療は，原因物質のプラークや歯石の除去を主体とした治療であり，プラークや歯石の存在部位が類似していることなどを考慮すれば同一の治療方針が取られる．

2 プラークコントロール・スケーリング

　歯肉炎と歯周炎の原因は，歯に付着するプラーク細菌である．したがって，原因であるプラークを歯面より取り除くこと，すなわちプラークコントロールが主たる治療である．

　しかし，一度歯面より完全にプラークを機械的に除去しても，口腔内では唾液が歯面に付着し，再びプラークの沈着が開始される．先にも述べたように歯面からのプラーク除去が主たる治療であるので，絶えず歯面に付着するプラークは患者自身で除去する．このことが，患者の協力なしに歯周治療の成功のあり得ない大きな所以である．（図1〜3，図1'〜3'）

　患者にプラークコントロールを成功させること，すなわち患者自身に適切な口腔清掃を遂行させるには，モチベーションが重要である．プラーク染め出し液による口腔清掃状態の確認は，患者のブラッシングでいかにプラークの取り残しがあるかを自分自身で確認させることができ，モチベーションには有効な手段である．

　プラークコントロールの手段としては，ブラッシング（手用歯ブラシ，電動歯ブラシ），歯間部の清掃（歯間ブラシ，フロスなど）などが挙げられる．

　プラークコントロールの達成基準としては，O'Learyのプラークコントロールレコードで10％台になると再発がないと報告されており，1つの基準として考えられる．

　患者におけるプラークコントロールの確立期において，スケーリングを行うことがある．このスケーリングはあくまでも歯肉縁上歯石の除去であり，これら縁上歯石を取り除いてプラークコントロールが行いやすい環境を整える目的で行うものである．したがって，この時期にはあえて歯肉縁下歯石の除去は行わない．

§2. 歯周疾患別治療法

症例1　歯肉炎

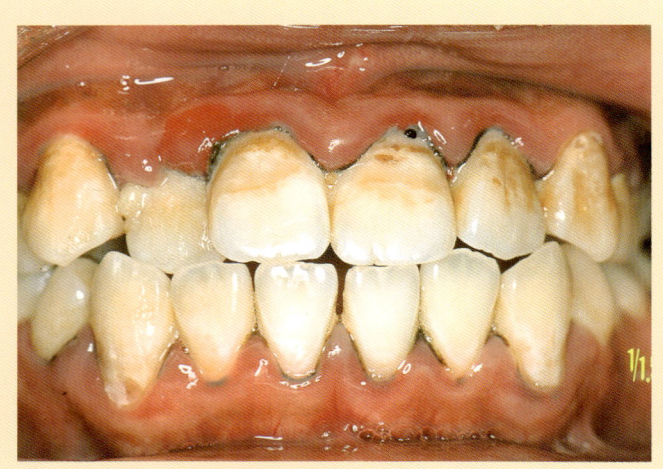

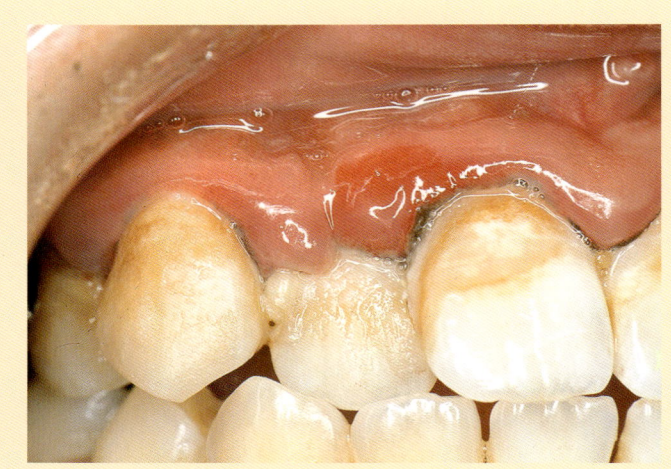

図1（左），2（右）　1̄ の初診時．プラーク，歯石による炎症によって仮性ポケットを形成している．

現　症：歯周ポケットの深さは1〜5 mmを示し，症例2ではポケットの深い部位が多く認められる．歯肉の炎症は症例2で2度を示す部位が多く認められる．プラークスコアは80%と60%であり，口腔清掃状態が不良である．両症例とも歯の動揺度は0である．X線写真による歯槽骨の状態は，骨吸収や根分岐部病変を示すX線透過像は認められない．

診断・治療方針：炎症の発現状態，ポケットの深さ，骨の吸収程度，歯の動揺度などを総括して，症例1は歯肉炎，症例2は軽度成人性歯周炎と診断．両者は歯周局所の原因因子（特にプラーク，歯石）の除去を中心とした治療方針である．

症例2　軽度歯周炎

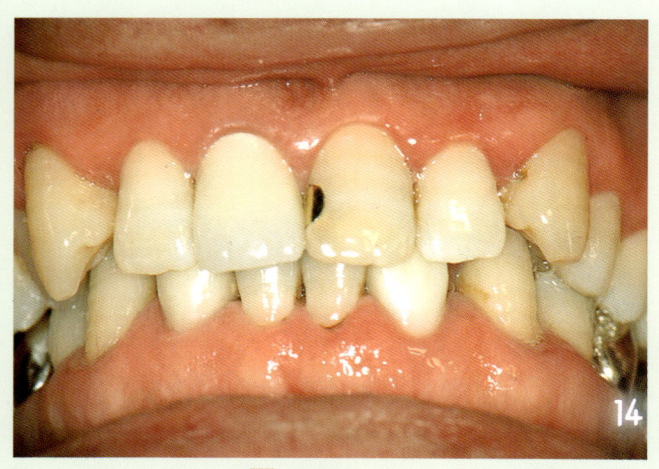

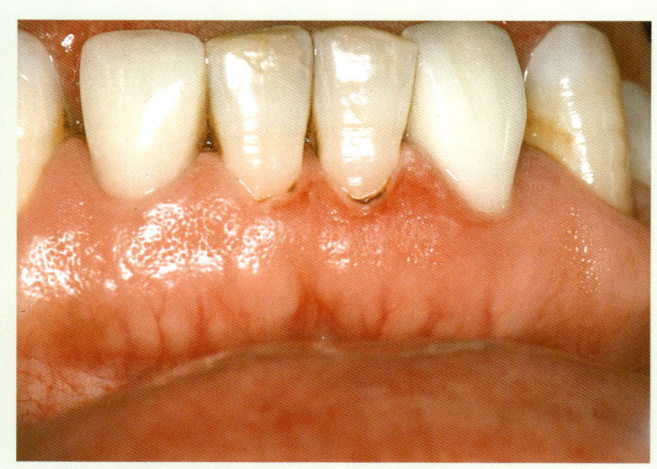

図1'（左），2'（右）　1̄ の初診時．プラークによる炎症が認められ，特に 2̄1̄ に5 mmの真性ポケットを認める．

第2章 歯周治療の実際

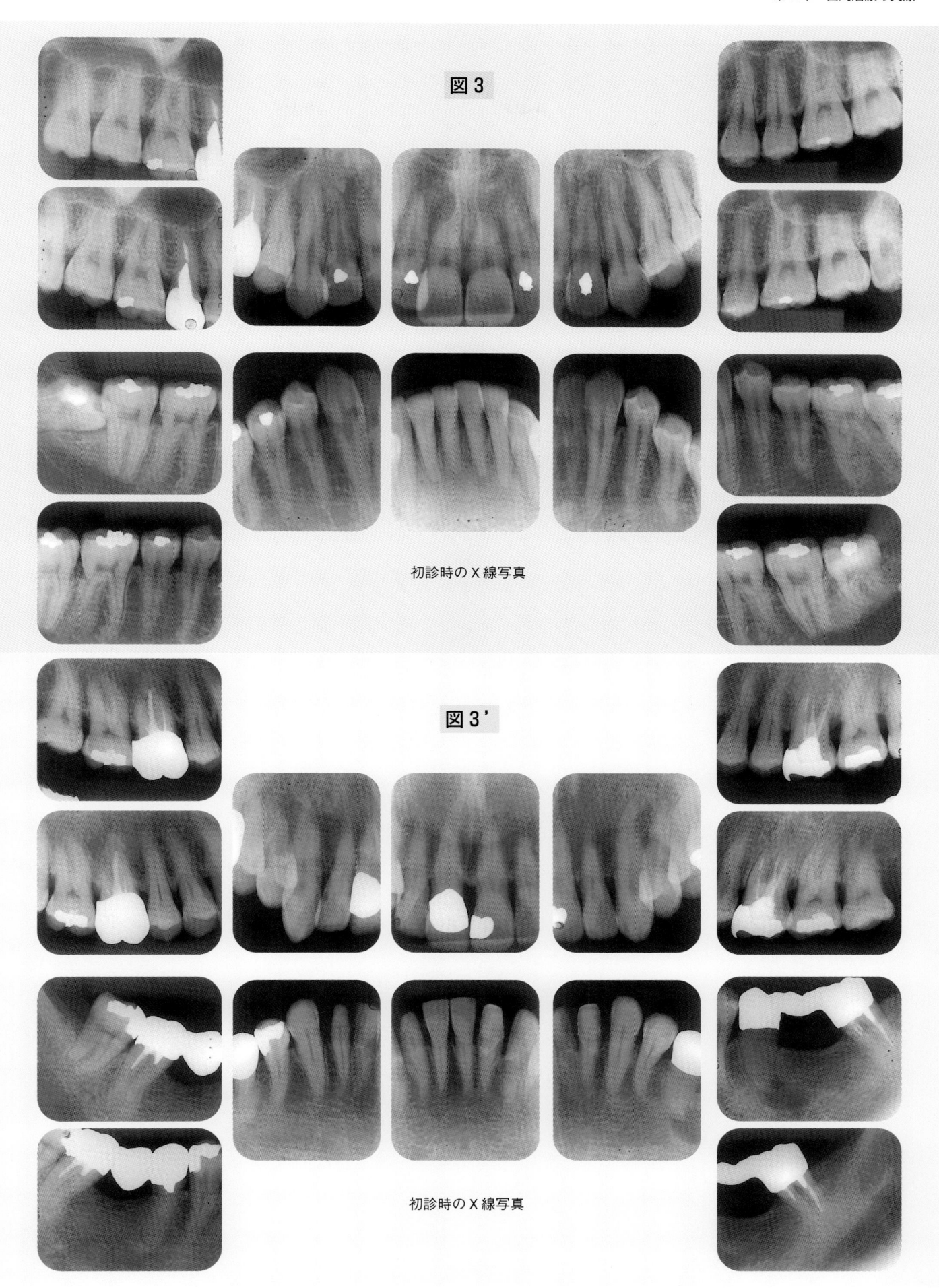

図3

初診時のX線写真

図3'

初診時のX線写真

§2. 歯周疾患別治療法

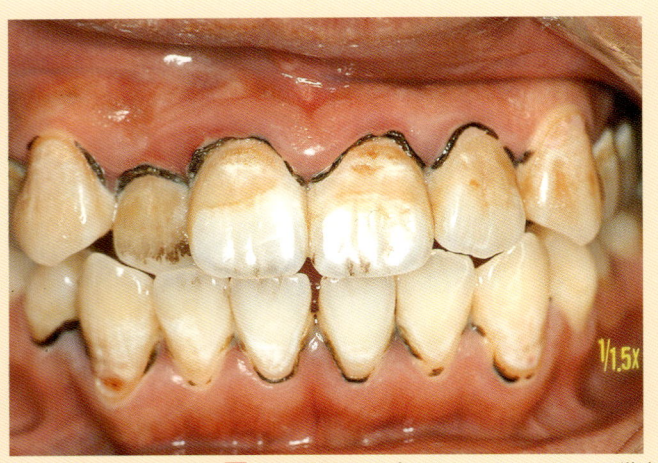

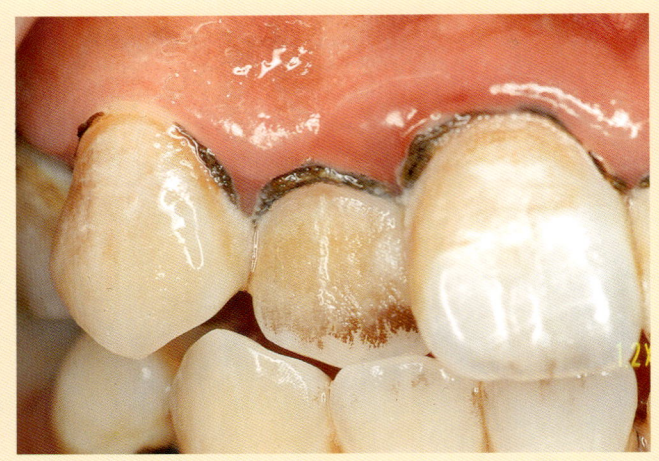

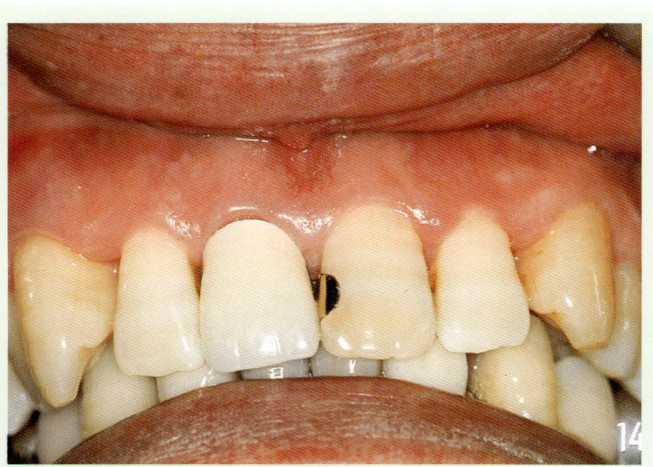

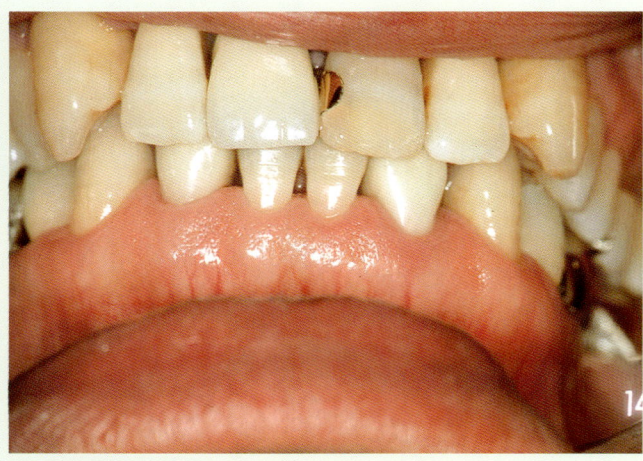

図4（左），5（右） ③の再評価時．プラークコントロールの徹底で炎症が軽減，縁下歯石が認められる．

3 プラークコントロール，スケーリングの再評価

　プラークコントロールの徹底により，患者の口腔清掃に対する関心度が高まるとともに手用歯ブラシの習慣付けが行われつつある．さらに，口腔環境の改善でのスケーリング効果も加わり，歯肉の炎症程度，歯周ポケットの深さ，プラークスコアに改善が認められた（図4，5，4'，5'）．

4 スケーリング・ルートプレーニング，歯周ポケット搔爬

　歯肉炎，歯周炎の治療ではこの段階で術者による治療が行われる．スケーリング・ルートプレーニングは，プラークコントロールが十分でない時期に行うと，患者自身がブラッシングの技術が向上したと見誤り，十分なブラッシングテクニックが得られない．また，歯周炎における治療の有効性がスケーリングにあるように取られ，プラークコントロールの重要性が薄れる．したがって，スケーリング・ルートプレーニングを始める時期は，基本的には患者のブラッシングに対するモチベーションが得られ，口腔清掃状態が確立した時期である．

　スケーリングとルートプレーニングを臨床の上で区別することは困難であるが，スケーリングはプラーク，歯石とその他の沈着物を機械的に除去することを目的とし，ルートプレーニングはスケーリングに加えて，根面上の病的セメント質の除去とプラークの再沈着の阻止のために根面の滑沢化を行うことを目的とした処置である．この段階で行うスケーリング・ルートプレーニングは主として歯肉縁下の歯面付着プラーク，歯石，病的セメント質の除去である．一方，プラー

図4'（左），5'（右） ③の再評価時．プラークコントロールの徹底で炎症が軽減．縁下歯石が認められる．

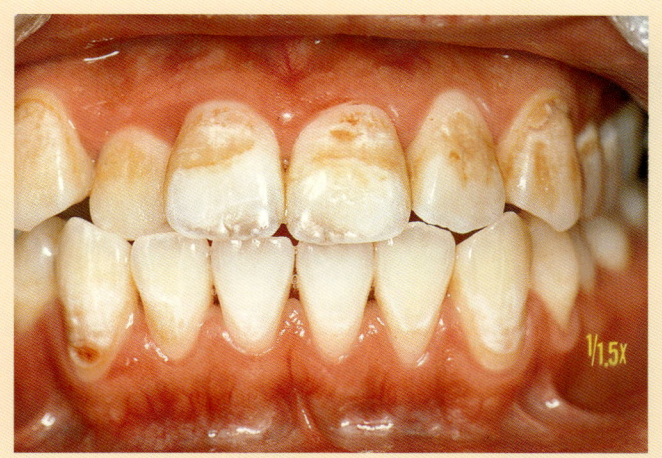

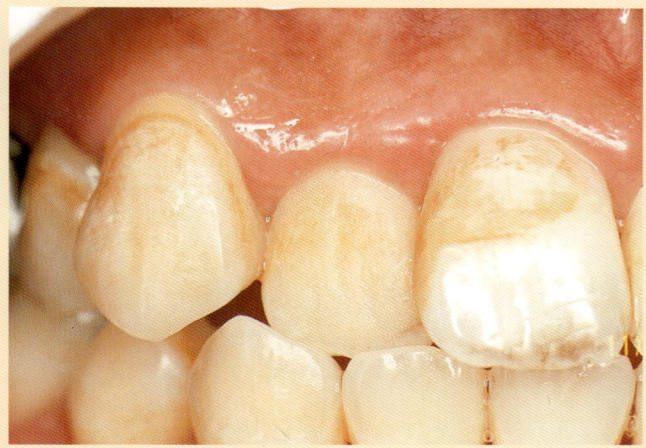

図6（左），7（右） 5 の再評価時．基本治療終了時．炎症も改善され，メインテナンスに移行する．

クコントロール時に行うスケーリングは，歯肉縁上プラーク，歯石の除去である．スケーリング・ルートプレーニングは手用スケーラー，超音波スケーラー，エアスケーラーなどを用いて行う．

歯周ポケット掻爬は，ポケットの炎症の除去により歯肉の収縮をはかること，あるいは炎症をある程度軽減し，外科手術の行いやすい口腔内環境を整備する目的で行う．術式は，スケーリング・ルートプレーニングによって硬組織側の原因物質を除去するとともに，軟組織側における炎症性組織を掻爬によって除去することを目的としている．

5 〜 9 メインテナンス

この時期には患者サイドによるプラークコントロールの効果と，術者サイドによるスケーリング・ルートプレーニング，歯周ポケット掻爬など基本治療による治療効果が示される．

歯肉炎あるいは軽度の歯周炎では，基本治療を行うことによって原因物質（例えば，プラーク，歯石，病的セメント質，その他）が除去され，プラークコントロールの習慣付けによるプラークの管理が行われることで，一応積極的な治療は完了し，メインテナンスに移行する（図6，7，6'，7'）．

一方，中等度，重度の歯周炎では次の段階である歯周外科治療に進む．

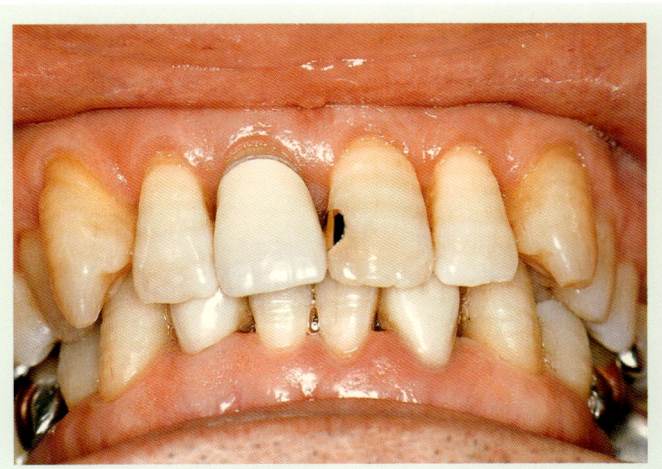

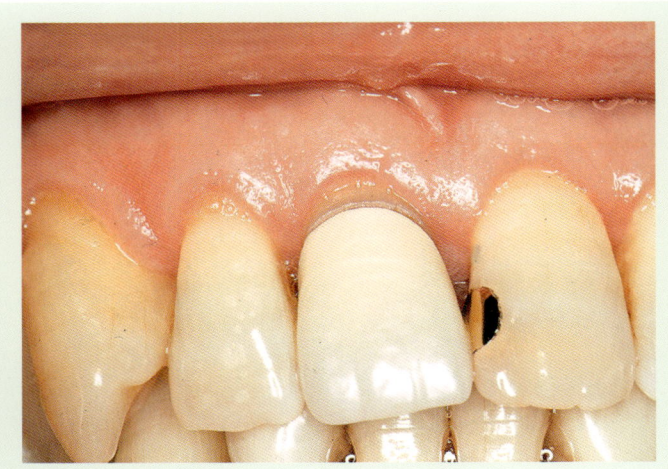

図6'（左），7'（右） 9 のメインテナンス期．術後10年．歯肉の健康が保たれている．

§2. 歯周疾患別治療法

② 成人性歯周炎（中等度，重度）の治療法

1 診査，診断，治療方針

　診査の結果，歯周ポケットの深さ2～8mmであり，特に6mm以上のポケットが大臼歯部を中心として認められた．炎症の程度は0～2度であり，特に1～2度を示す部位が多く認められた（図1，2）．

　X線写真による診査では，<u>7 6 5 | 6 7</u>，<u>3 + 3</u>の部位で歯槽骨の吸収程度2度が認められた．歯の動揺度は0であった．プラークスコアは78％であった（図3，4）．これらの診断結果より，中等度歯周炎と診断した．この症例に代表されるように中等度以上の歯周炎では，歯周ポケットの深さが6mm以上の部位が多くなること，X線写真より歯槽骨の吸収，特に垂直性吸収を生じていることなどを考慮すると，基本治療だけでは原因物質の除去が困難であるので歯周外科手術が必要とされる（図5）．

症例3　重度成人性歯周炎

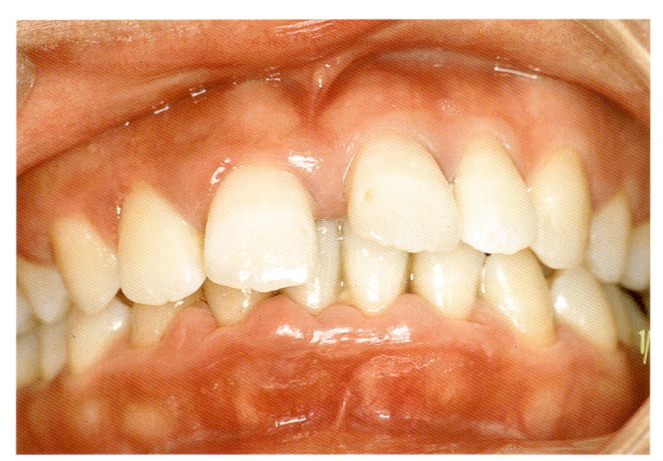

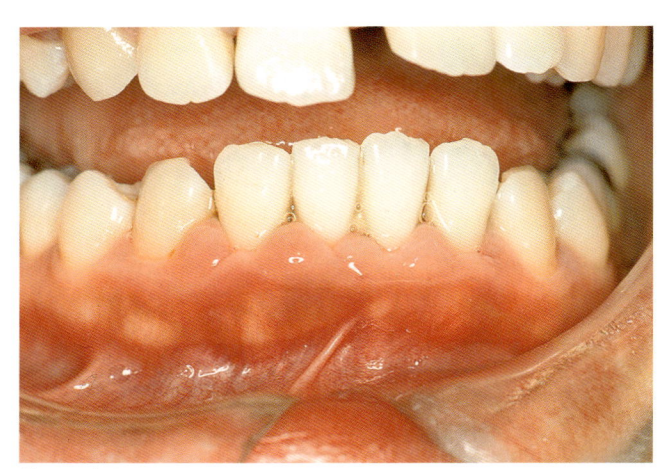

図1（左），2（右）　1 の初診時．種々の部位に深いポケットを伴った著しい炎症が見られる．

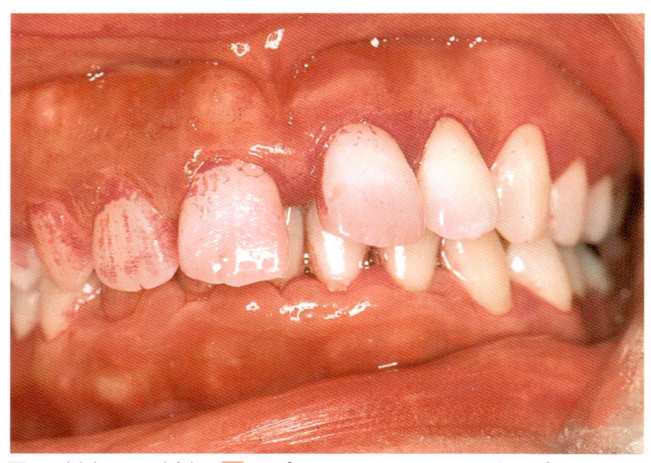

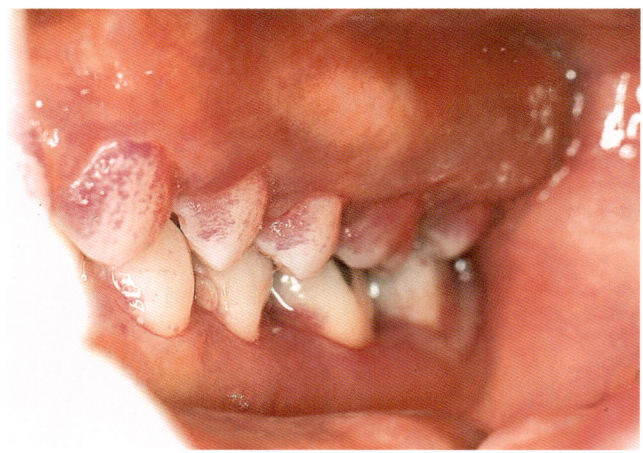

図3（左），4（右）　2 のプラークコントロール時．プラークスコアは80％を示す．

図5

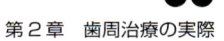

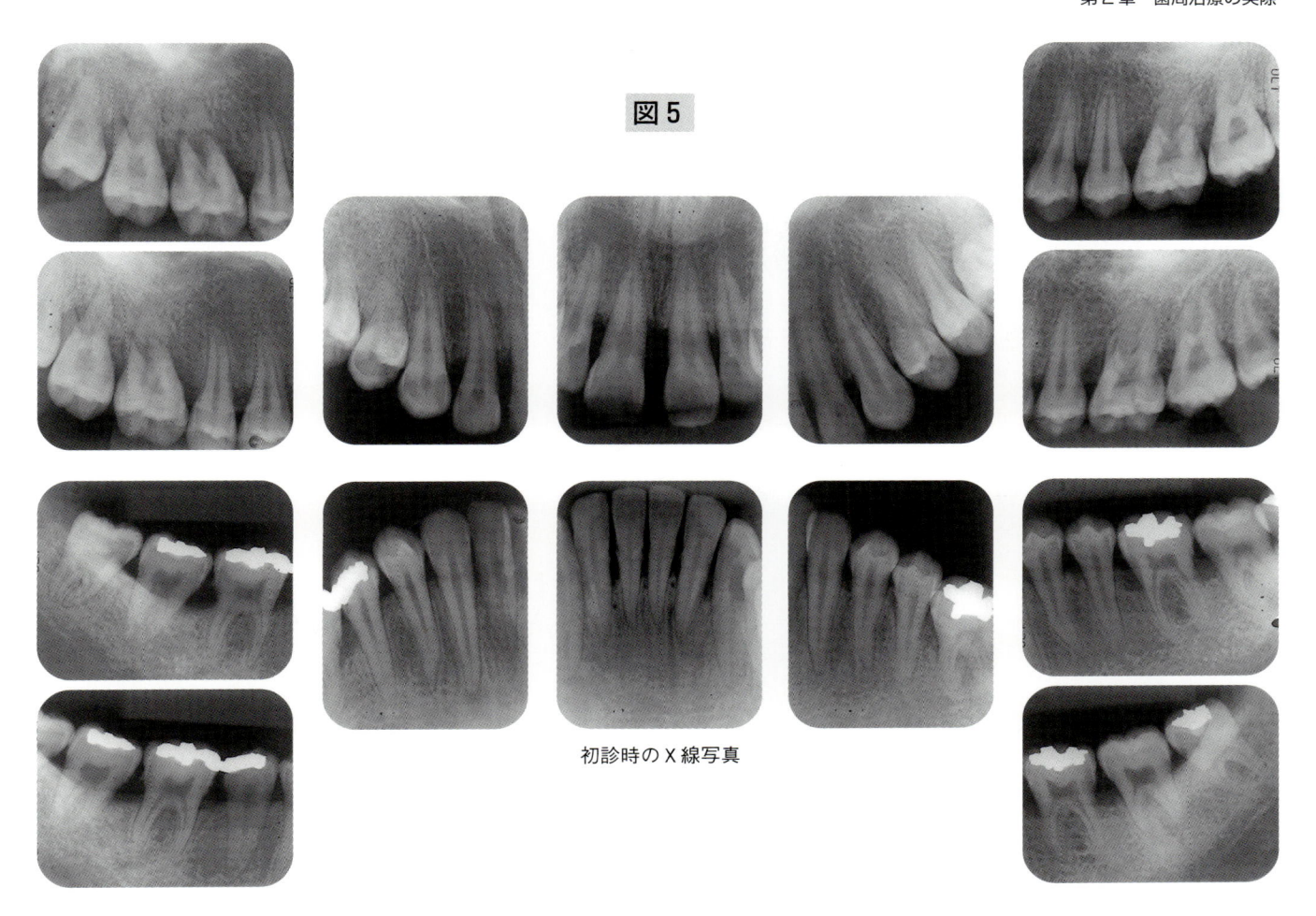

初診時のX線写真

2 プラークコントロール，スケーリング

3 再評価

　プラークコントロールの習慣付けが徐々に行われることにより，プラークスコアは30%に改善され，歯肉の炎症および歯周ポケットの深さが改善されてきている（図6，7）．

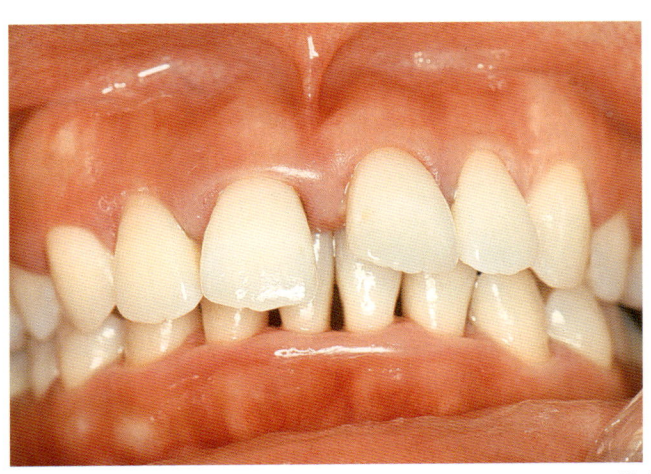

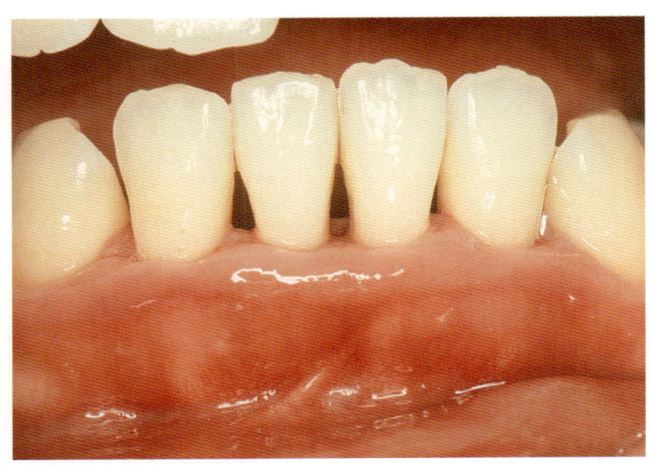

図6（左），7（右）　3 の再評価時．プラークコントロールの徹底で炎症の改善を見る．

4 スケーリング・ルートプレーニング，歯周ポケット掻爬

5 再評価

　プラークコントロールが徹底されるとともに術者による治療，スケーリング・ルートプレーニングなど基本治療が行われ，ある程度原因物質が除去された．それにより，明らかな歯周ポケットの深さ，歯肉の炎症が改善されるとともにプラークスコアも28％を維持している．しかし，診査時に問題であった 765|67，3+3 に対しては6mm以上のポケットが存在し，歯周外科手術を必要とした（図8，9）．

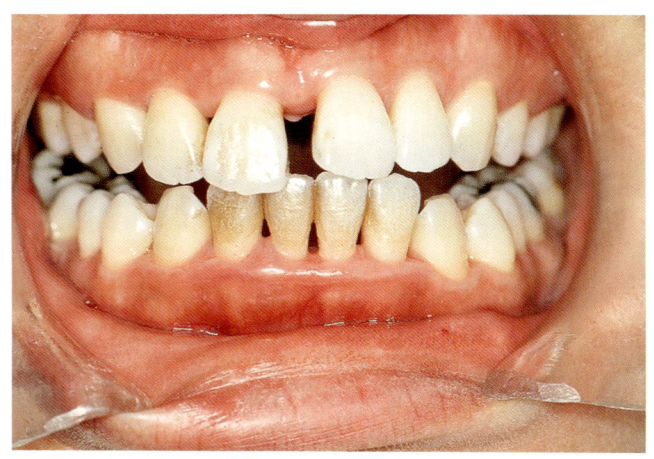

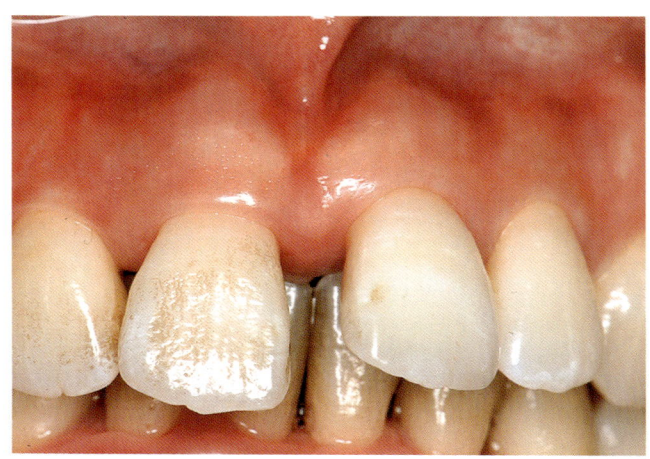

図8（左），9（右）　5 の再評価時．基本治療終了時．いまだ6mm以上のポケットが見られる．

6 歯周外科治療

　疾病に対する治療の基本は，原因となる因子を除去することにある．すなわち，歯周炎において原因であるプラーク，歯石や病的セメント質の除去が治療の目的である．プラークや歯石，病的セメント質をスケーリング・ルートプレーニングのみで除去可能な歯周ポケットの深さは，4～5mmとされている．したがって，それ以上に深いポケットでは，原因物質の除去がはなはだ困難となる．基本治療も5mm以上の深いポケットが残存している部位には，積極的に歯周外科処置（一般的にはフラップ手術）を行うべきである．深いポケットを残し，スケーリング・ルートプレーニングによる管理では，原因物質が存在している限り，いつ急性炎症を発現してもおかしくない状態である．フラップ手術を行うことにより，明視野で十分なスケーリング・ルートプレーニングを行い，より多くの原因物質を取り除けるようにすることは，メインテナンスを考えた場合重要である．

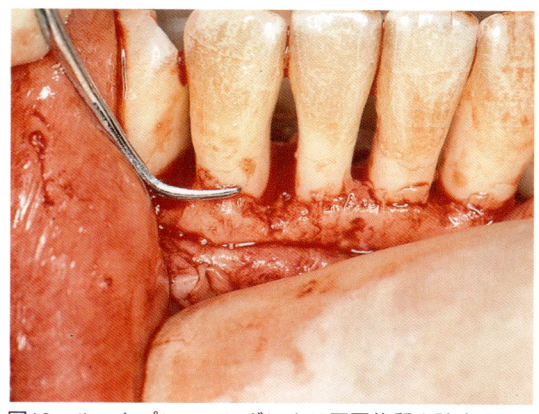

図10　ルートプレーニングにより原因物質を除去する．

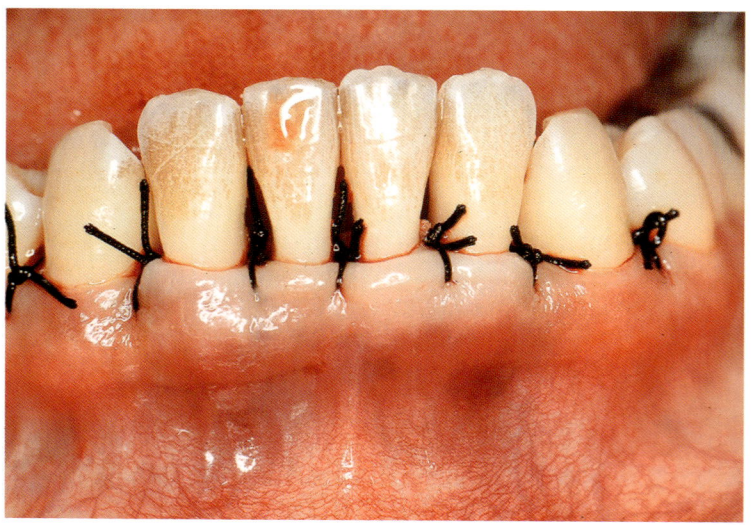

図11　7 の再建治療時．歯肉弁の縫合．

第2章 歯周治療の実際

歯周外科処置を行うに当たって最も重要なことは，基本治療で十分なプラークコントロールが行われていることである．フラップ手術を考えた場合，治癒機転は長い上皮性付着治癒である．したがって，プラークコントロールが不十分な場合には，短期間内で歯周炎の再発を起こすことが報告されている．このようなことからも歯周外科処置に当たっては，十分なプラークコントロールが必要となってくる（図10，11）．

7 再建治療

この療法には歯周補綴治療，矯正治療，咬合治療，インプラント治療，その他が含まれている．例えば，歯周補綴治療は，高度に周疾患に罹患した歯周組織の健康を回復した後，長期にわたり歯を機能させ，健康を維持する目的で行う補綴処置である．また，治療によって回復した歯列で歯列不正がある部位では，プラークが蓄積しやすく，外傷性咬合を起こしやすいので矯正治療を行い，歯列不正をなくすとともに，歯の機能及び健康の維持を図る必要がある（図12，13）．

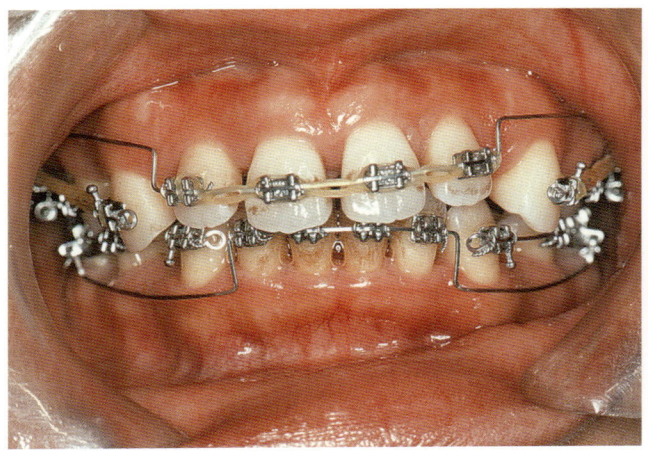

図12　7 の再建治療：矯正治療

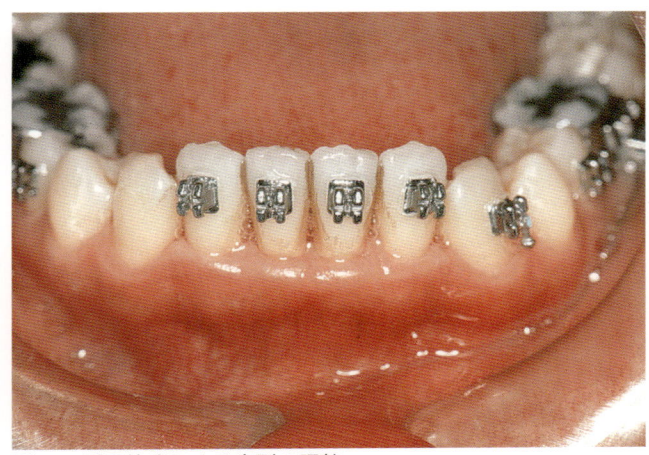

図13　矯正治療による歯列の調整．

8～9 再評価，メインテナンス

中等度，重度歯周炎においては基本治療から治療が開始し，歯周炎の治療で最も重要なプラークコントロールの習慣付け，あるいは術者による原因除去のためのスケーリング・ルートプレーニング，さらに歯周外科治療による罹患歯の最も深い部位の原因物質の除去によって，歯周組織の健康の回復をはかり，その後再建治療によって咬合機能を回復する．これら歯周病に対する患者および術者による積極的な治療は，この段階で終了となる．ここで再評価を行うことによって，疾病に陥った部位の歯周組織の健康状態を確認する．そして，この時期の再評価がメインテナンス期における歯周組織の健康データの基本にもなる（図14）．

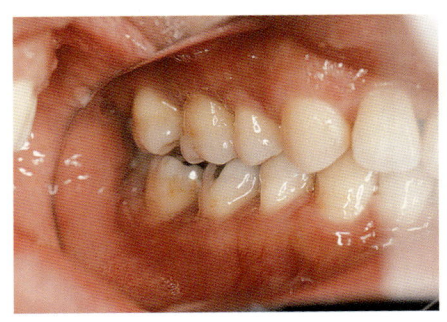

右側観 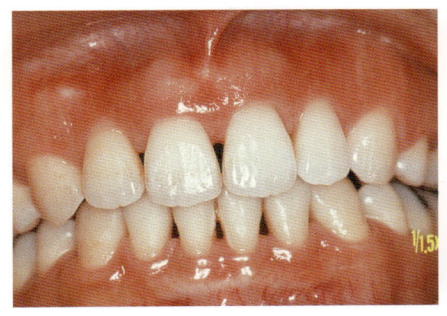　　　正面観 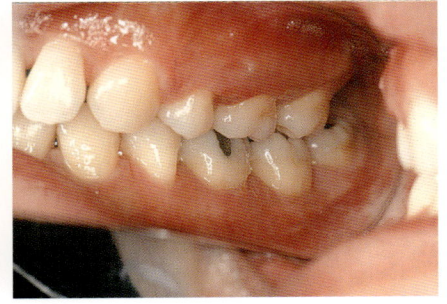　　　左側観

図14　9 のメインテナンス

（山田　了）

53

3 若年性歯周炎

> 若年性歯周炎は早期発症型歯周炎の1つであり，その発症時期は思春期前後である．臨床像は一般にプラークの付着は少なく，歯肉の炎症症状も少ないとされている．病変部位が第一大臼歯と前歯に限局した限局型と，全顎的に歯周組織の破壊が見られる広汎型に分けられる．また，家族性に発症していることがある．

歯周治療の方針としては，基本的にはプラークコントロールの徹底，スケーリング，ルートプレーニングを主体とした初期治療を行う．若年性歯周炎に関連する歯周病原性細菌として Actinobacillus actinomycetemcomitans, Porphyromonas gingivalis, Campylobacter rectus, Prevotella intermedia などが挙げられるが，細菌検査あるいは歯周病原性細菌に対する血清抗体価測定などにより Actinobacillus actinomycetemcomitans の感染が認められた場合には，抗生物質の投与が初期治療の段階から必要になることもある．抗生物質としては，テトラサイクリン系抗生物質であるテトラサイクリンやミノサイクリン，あるいはニューキノロン系抗生物質であるオフロキサシンやレボフロキサシンなどの全身投与が用いられる．局所投与として，ミノサイクリン含有のペリオクリン®が行われることもある．欧米ではアモキシシリンとメトロニダゾールの併用投与などにより，良好な結果が得られたとする報告もあるが，日本ではメトロニダゾールの歯科適用が認められていないので現在のところ使用できない．再評価後，再スケーリングあるいは外科処置を行う．歯周組織の安定が得られた後，最終補綴処置に移り，メインテナンスを行う．

症例1

初診時：19歳，女性
主　訴：歯肉の腫脹

初診時

典型的な若年性歯周炎とは異なり，全体的にプラークの付着が多く，歯肉の炎症症状も強い．前歯部および第一大臼歯に歯槽骨の吸収が認められる．歯周組織診査，動機付け後，スクラッビング法による刷掃指導と，歯間ブラシおよびデンタルフロスによるプラークコントロールを行った．

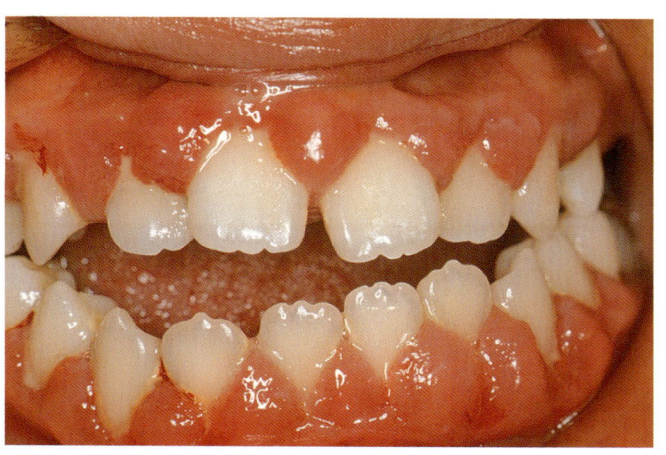

図1　初診時の口腔内写真

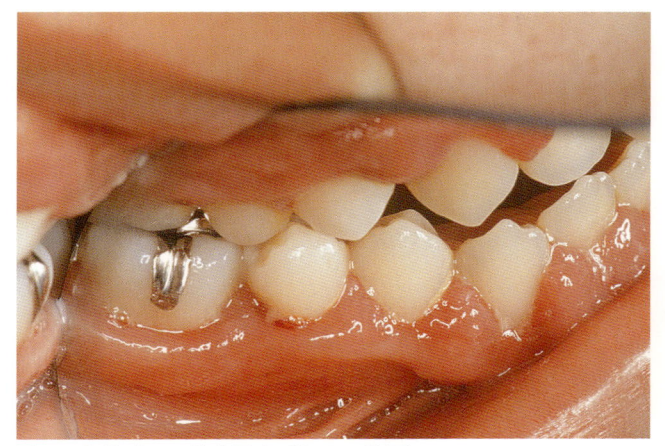

図2　初診時の口腔内写真（ミラー使用）

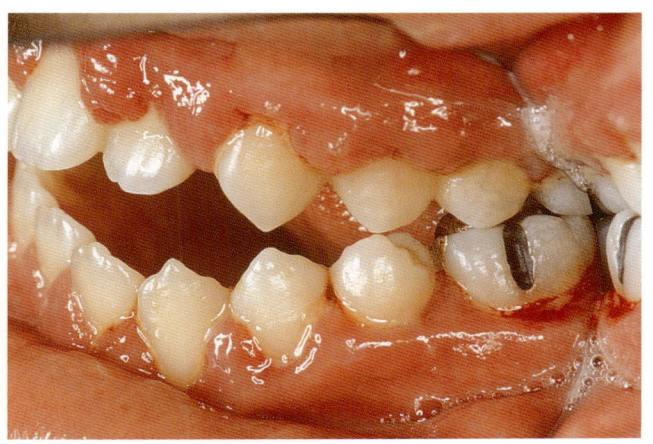

図3　初診時の口腔内写真（ミラー使用）

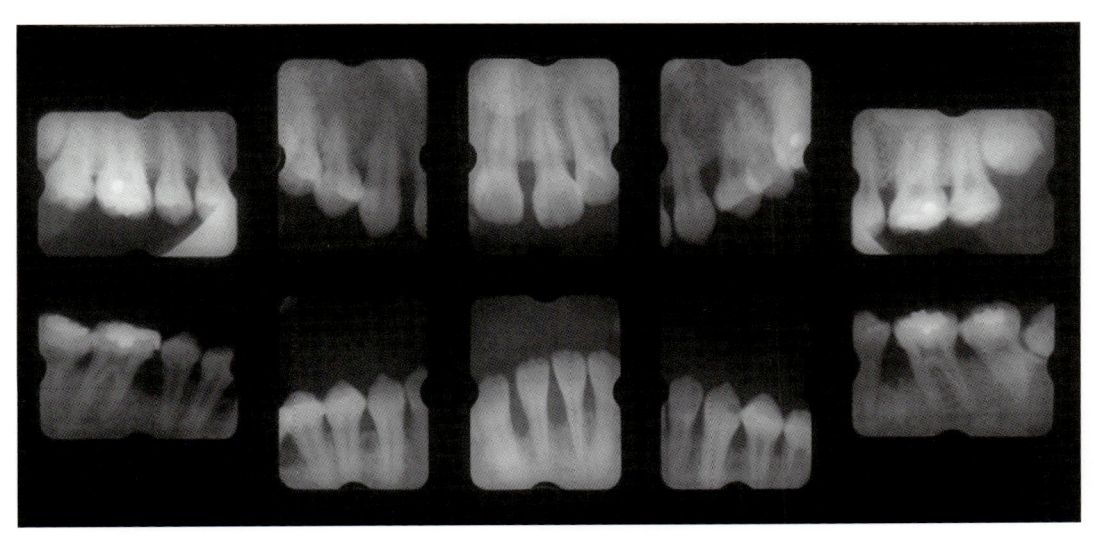

図4　初診時のX線写真

§2. 歯周疾患別治療法

初期治療

　スケーリング，ルートプレーニングを全歯に行い，同時にペリオクリン®の局所投与の併用を行った．再評価の結果，上顎前歯部，および上下顎左右臼歯部にプロービングデプスが4mm以上の部位が見られたので，ペリオクリン®の局所投与とともに，再度スケーリング，ルートプレーニングを行った．

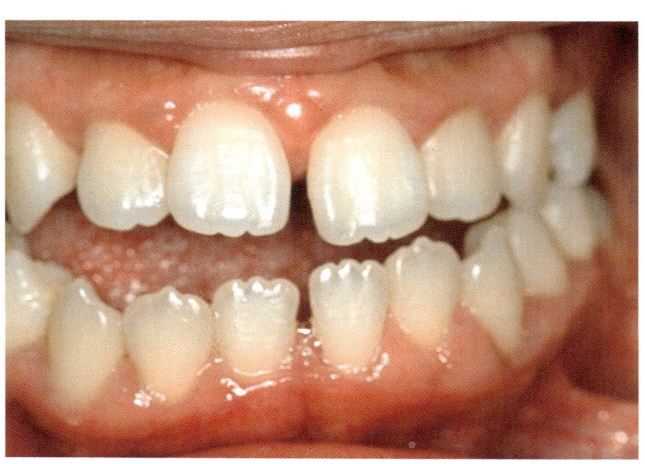

図5～7　初期治療終了後の口腔内写真

図5

図6　　　　　　　　　　　　　　　図7

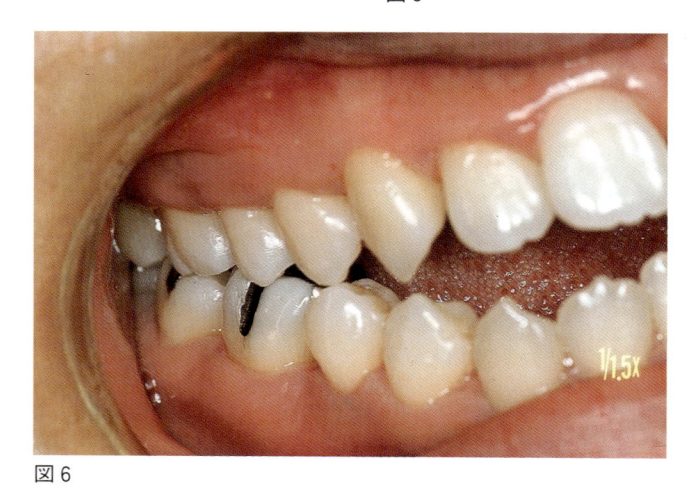

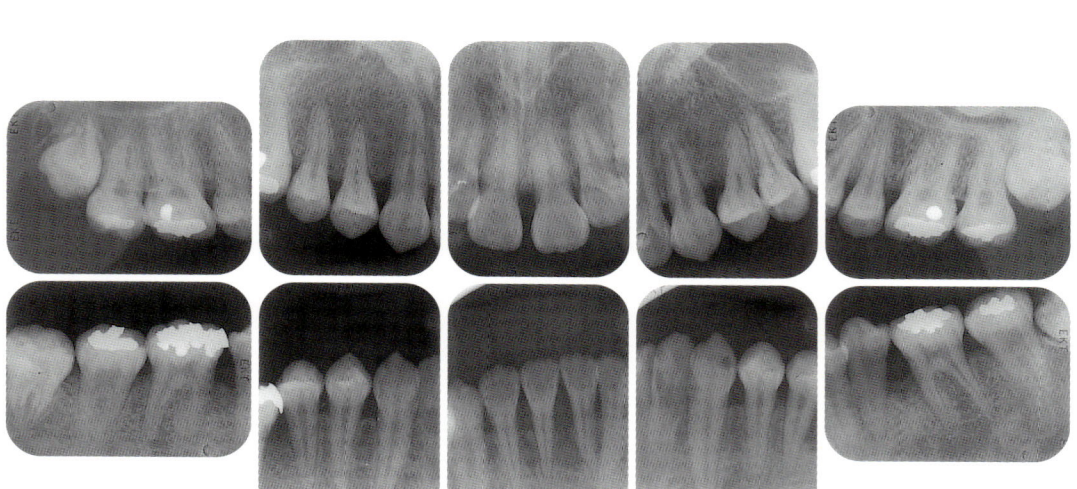

図7　初期治療終了後のX線写真

第2章 歯周治療の実際

外科処置

4̄ 舌側に歯肉整形術を行い，メインテナンスに移行した（6カ月間隔）．歯周組織の改善により，前歯部の歯間離開が消失し，また，X線写真で歯槽骨の改善が認められる．

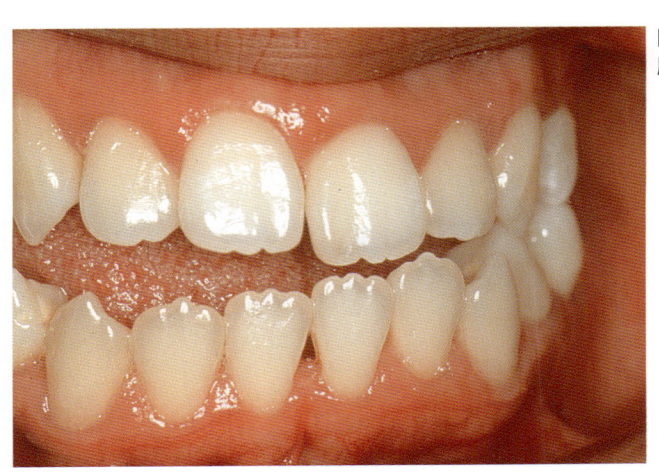

図8～11 メインテナンス時の口腔内写真とX線写真

図8

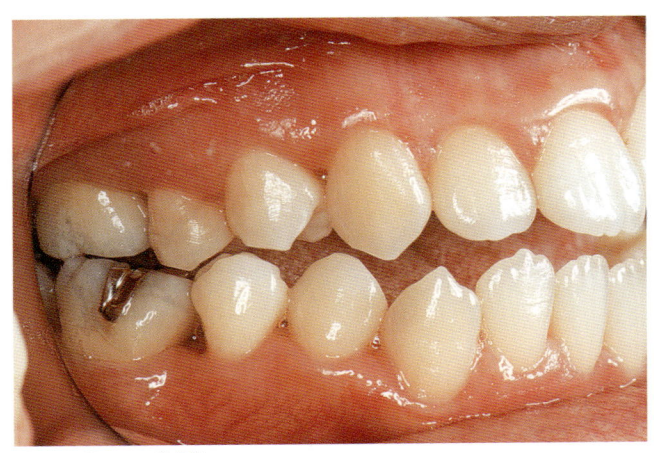

図9 （ミラー使用）

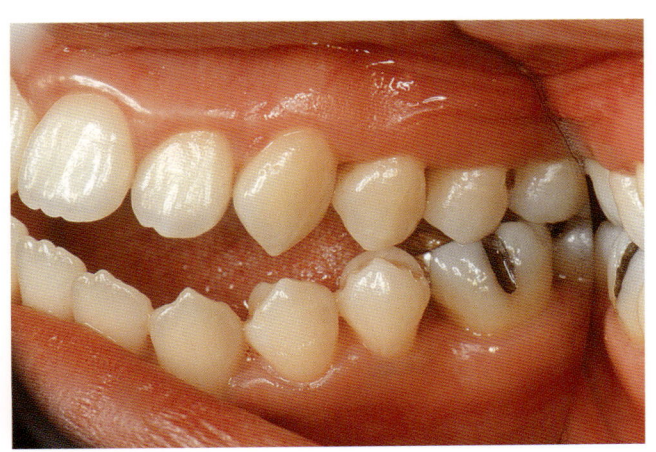

図10 （ミラー使用）

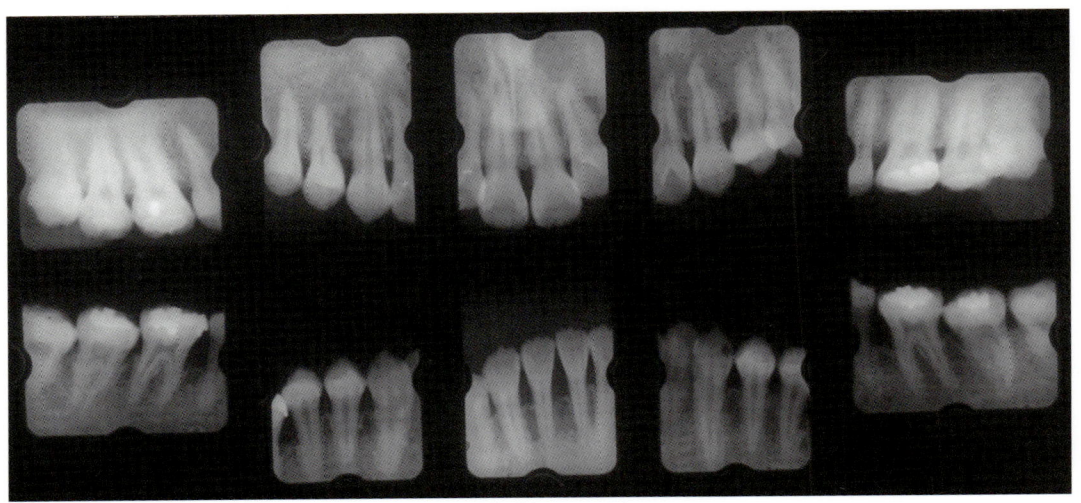

図11 メインテナンス時のX線写真（初診より3年後）

§2．歯周疾患別治療法

症例2

　4〜16歳まで前歯部反対咬合のため矯正治療を受けていた．18歳頃から右側下顎臼歯部の腫脹を繰り返していた．同部の切開・排膿およびエンド処置を受ける．

診　　断：若年性歯周炎
治療方針：①歯周基本治療，②再評価，③歯周外科，④再評価，
　　　　　⑤メインテナンス

患者：14歳，女性．
　正常な咬合関係を維持しており，口腔内の炎症もなく，歯槽骨の吸収も認められず，歯周組織は健全である．

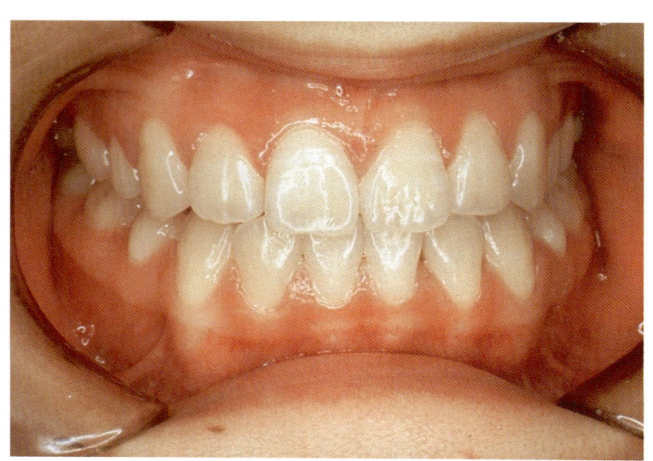

図12　矯正治療保定期間中の口腔内写真

初診時19歳．
　主訴は下顎右側臼歯部歯肉の腫脹．
　口腔内の清掃状態は比較的良好で，歯肉の炎症も軽度であるにもかかわらず，前歯部，臼歯部に7，8mm前後の歯周ポケットと重度の歯槽骨吸収が観察された．*Porphyromonas gingivalis* に対する高い血清抗体価が認められ，培養法によっても重症部位より同菌が検出された．

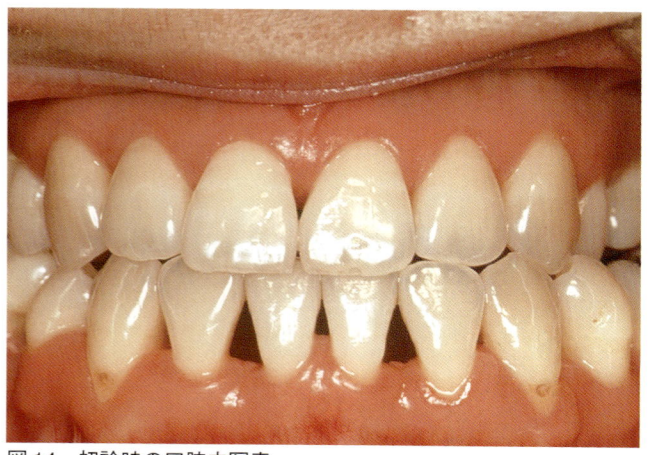

図14　初診時の口腔内写真

　感染源の除去と徹底したスケーリング・ルートプレーニングを行った．再評価後，上顎右側および下顎両側臼歯部に対し早期のフラップ手術を施し，良好な結果を得た．6カ月に1度のメインテナンスを行っている．

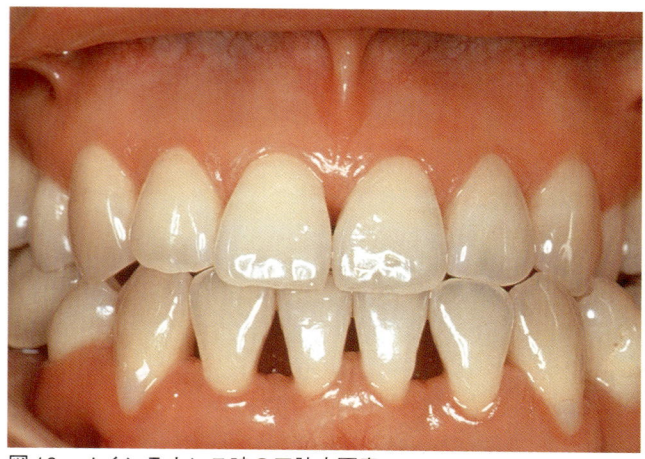

図16　メインテナンス時の口腔内写真

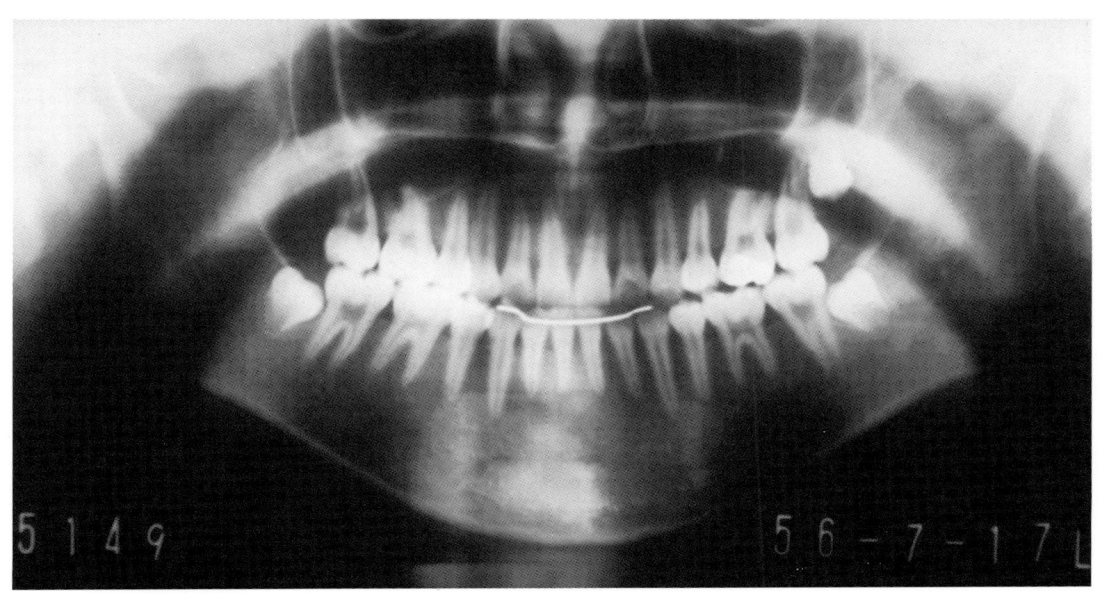

図13 矯正治療保定期間中のX線写真

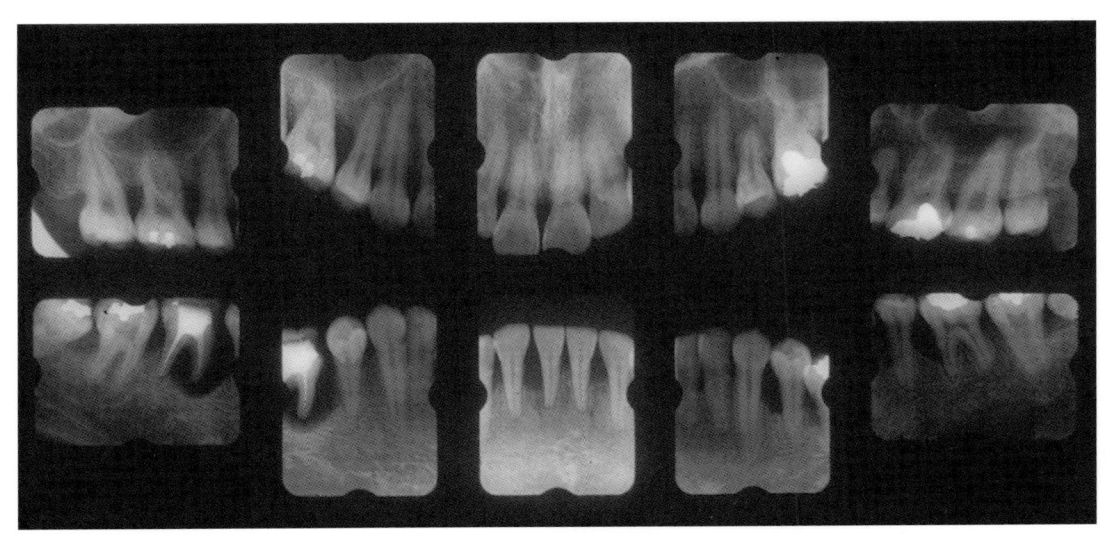

図15 初診時のX線写真

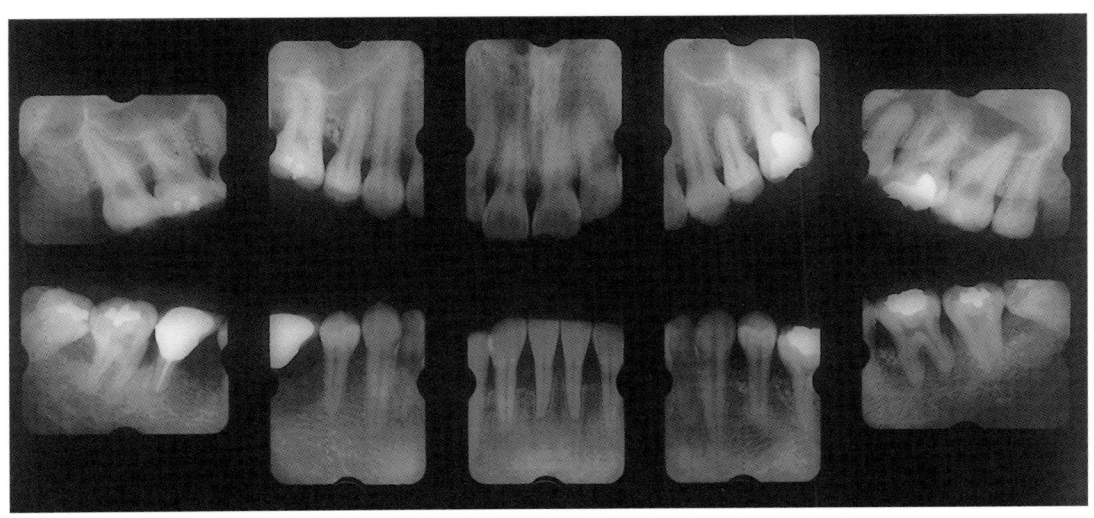

図17 メインテナンス時のX線写真

§2. 歯周疾患別治療法

治療

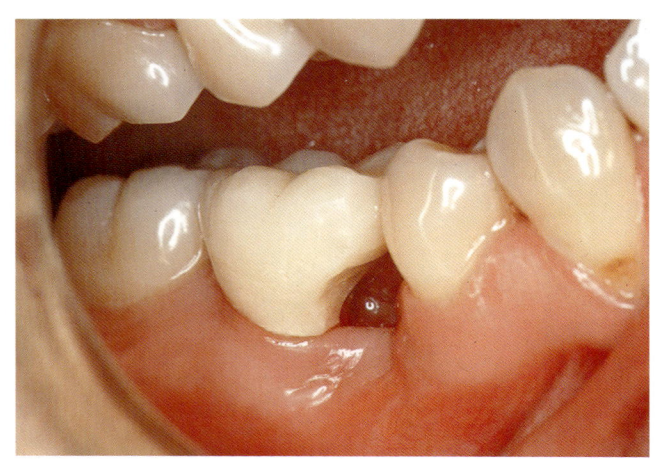

図18 初期治療終了時の主訴の部位
スケーリング・ルートプレーニング後，6⏌をヘミセクションし，近心根を切除．暫間歯冠修復物を装着．

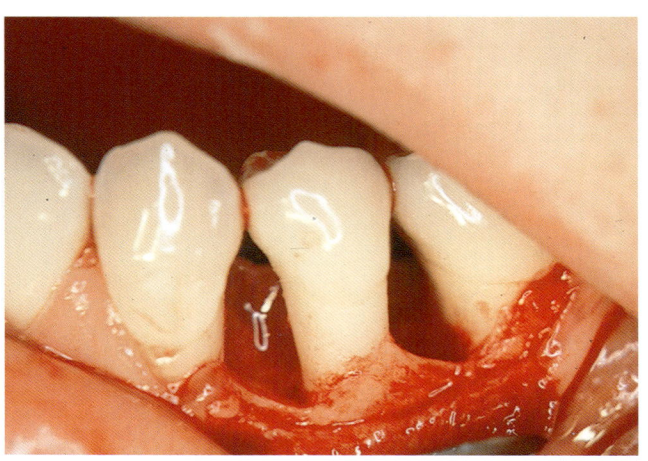

図19 歯周外科手術時の下顎左側臼歯部
若年者のわりには深い垂直性骨吸収が顕著である．

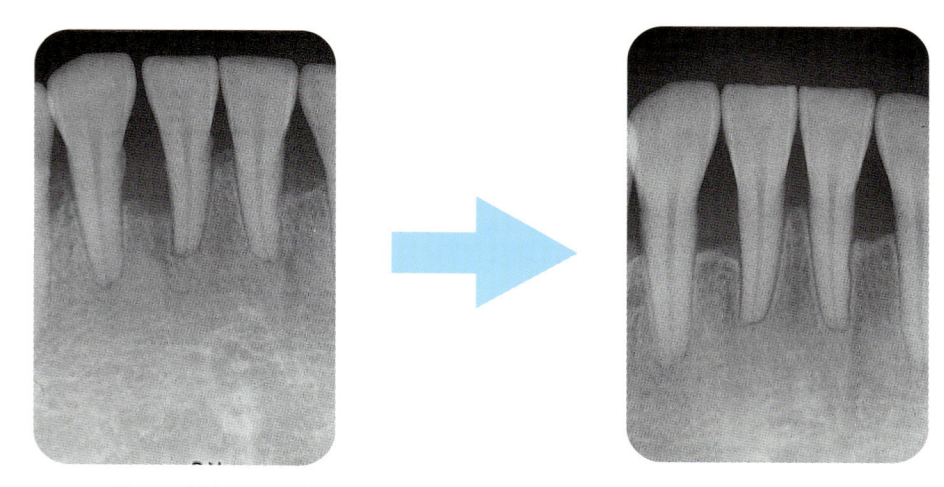

図20a（左），20b（右） 治療前後の下顎前歯部のX線写真
歯周治療（スケーリング・ルートプレーニング）により白線の出現が認められた．

4 急速進行性歯周炎

> 急速進行性歯周炎は早期発症型歯周炎の1つであり，その発症時期は20～35歳未満である．臨床像は一般に歯肉の炎症症状が強く，プラーク，歯石の沈着が多く見られることが多い．発症部位は全顎的で多数歯に生じる．家族性に発症していることがある．

歯周治療の方針としては，基本的にはプラークコントロールの徹底，スケーリング，ルートプレーニングを主体とした初期治療を行う．再評価後，外科処置を行う．歯周組織の安定が得られた後，最終補綴処置に移り，メインテナンスを行う．急速進行性歯周炎に関連する歯周病原性細菌として *Porphyromonas gingivalis*, *Actinobacillus actinomycetemcomitans*, *Bacteroides forthysus*, *Prevotella intermedia* などが挙げられ，*Actinobacillus actinomycetemcomitans* が歯周ポケットに検出された場合には，若年性歯周炎の治療方針のように，抗菌剤による治療も考慮する必要がある．

症例 1

初診時：26歳，女性
主　訴：右側上顎中切歯歯肉部の腫脹．全体的に歯肉の炎症症状は強くないが，全顎的に高度の歯槽骨の吸収が観察される．

歯周組織診査，動機付けの後，スクラッビング法による刷掃指導と歯間ブラシおよびデンタルフロスによるプラークコントロールを行った．

スケーリング，ルートプレーニングを全歯に行い，初期治療を終了した．再評価の結果，上顎前歯部および上下顎左右側臼歯部にプロービングデプスが4mm以上の部位が見られたので，ペリオクリン®の局所投与を試みるとともに，再度スケーリング，ルートプレーニングを行った．

外科処置として，上顎前歯部に歯肉剥離搔爬術および上唇小帯切除術を行い，上下顎左側臼歯部に歯肉剥離搔爬術を行った．また，$\overline{6}$ 部の頬側には，付着歯肉獲得のため遊離歯肉移植術を行った．歯周組織安定後補綴処置を行い，メインテナンスを行うことにした（3カ月間隔）．

本症例では，姉も急速進行性歯周炎に罹患しており，家族性に急速進行性歯周炎が見られた．

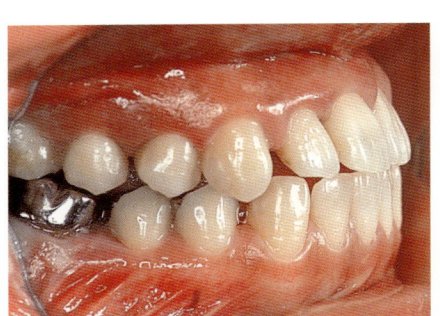

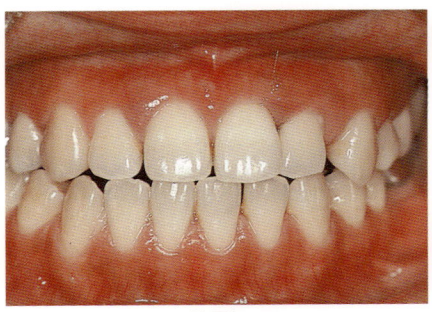

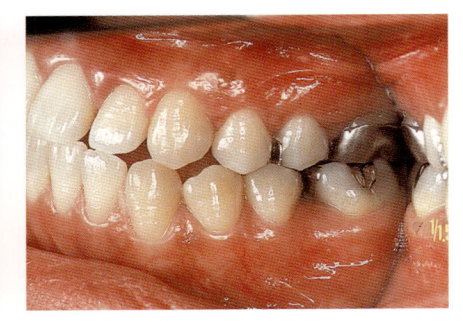

（左から）図1，2，3　初診時の口腔内写真（図1，3はミラー使用）

§2. 歯周疾患別治療法

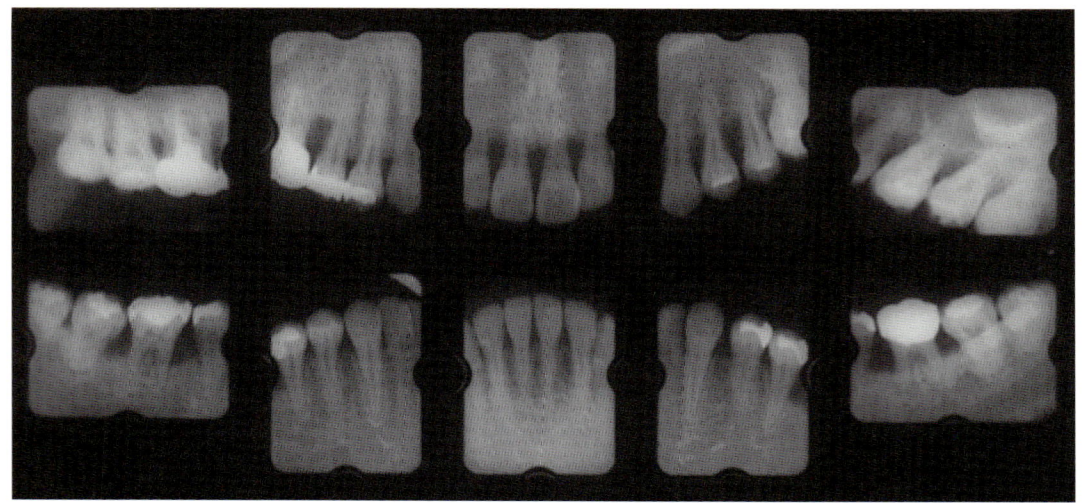

図4　初診時のX線写真

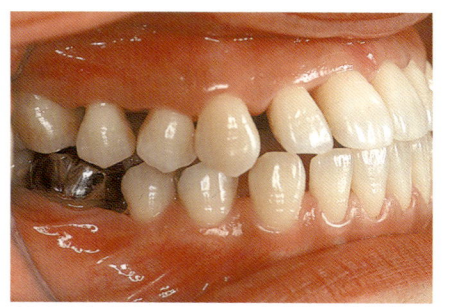

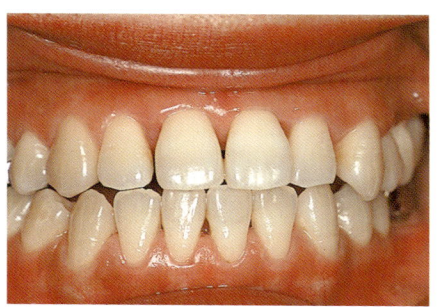

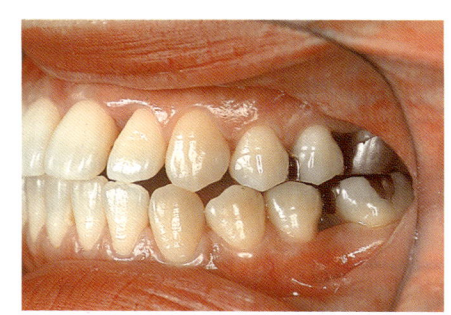

（左から）図5，6，7　初期治療終了後の口腔内写真（図5，7はミラー使用）

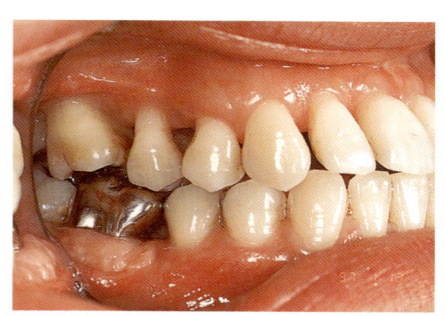

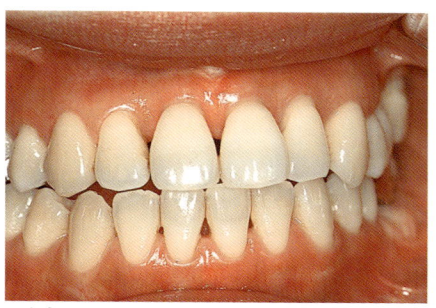

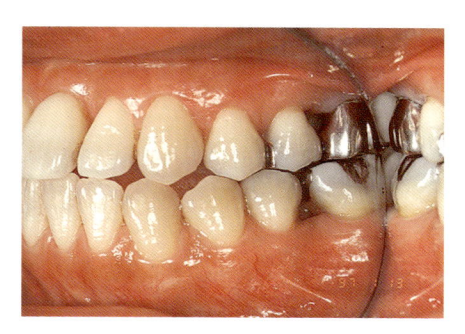

（左から）図8，9，10　メインテナンス時の口腔内写真（図8，10はミラー使用）

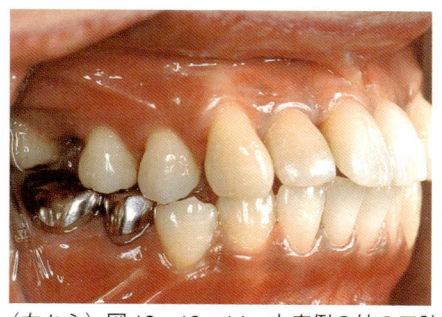

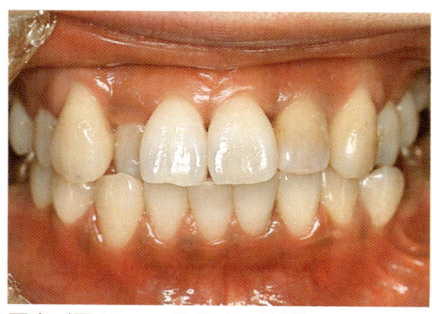

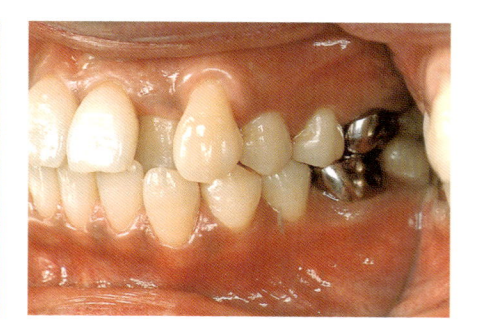

（左から）図12，13，14　本症例の姉の口腔内写真（図12，14はミラー使用）

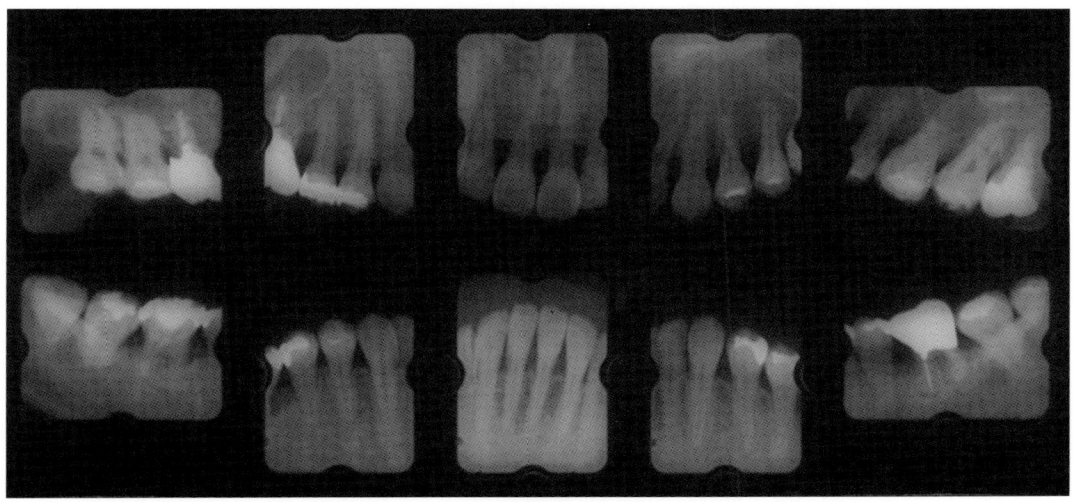

図11　メインテナンス時のX線写真

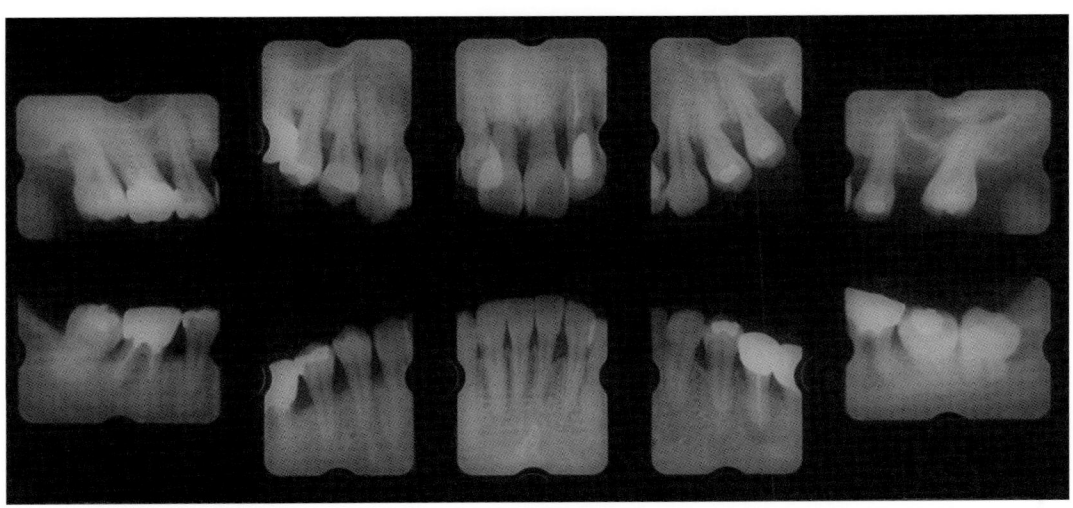

図15　本症例の姉のX線写真

§2．歯周疾患別治療法

症例2

　全顎的な歯の動揺と排膿およびブラッシング時の出血を主訴に来院．6，7年前（当時36，7歳）より全体的に歯の動揺に気付いた．5年前頃，歯肉の腫脹，排膿と疼痛のため5本抜歯された．最近前歯部を中心に歯肉からの出血，排膿が著しく，歯の動揺が進行してきた．

　初診時 Porphyromonas gingivalis に対する高い血清抗体価を認めた．

> 初 診 時：43歳，男性
> 診　　断：急速進行性歯周炎
> 臨床所見：全顎にわたり深い歯周ポケットの存在（4～12mm）．高度のアタッチメントロス．数本の歯の喪失．出血・排膿および歯の動揺が著しい．X線的には高度の垂直性骨吸収．
> 治療方針：①炎症の原因除去，②保存不能歯の早期の抜歯，③プラークコントロールしやすい歯肉形態，歯冠形態の付与，④provisional splints，⑤咬合調整，⑥永久固定

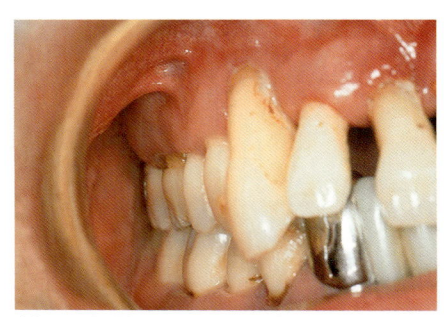

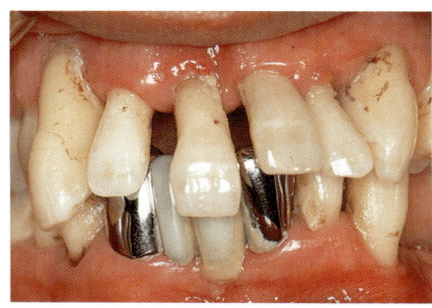

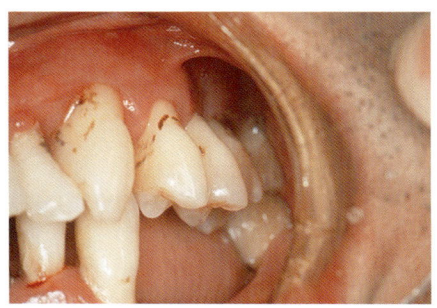

（左から）図16，17，18　初診時の口腔内写真．進行した組織破壊と咬合関係の崩壊が見られる．

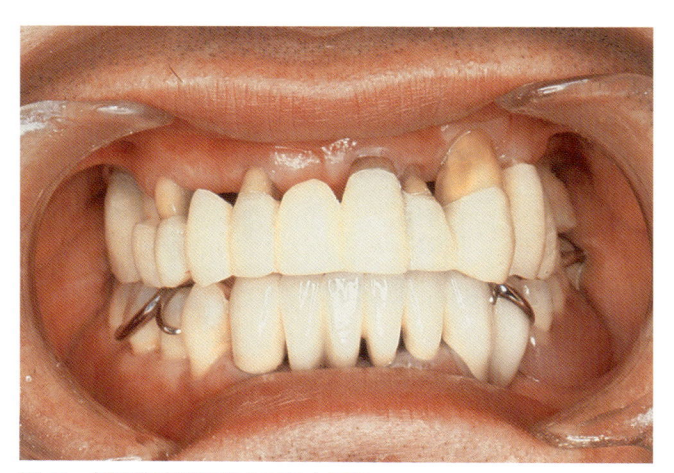

図20　初期治療終了時の口腔内写真
炎症因子の除去と provisional splints による咬合の回復．

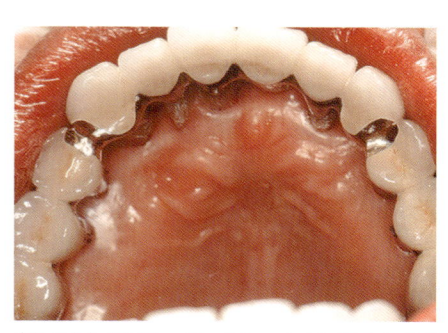

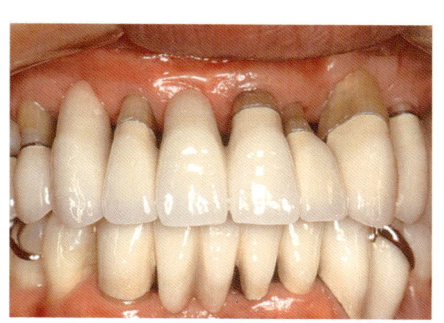

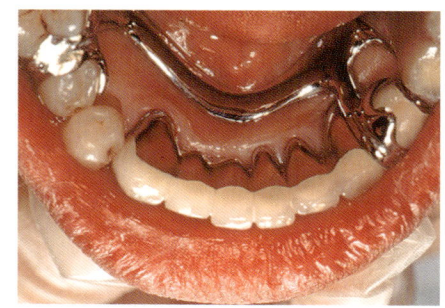

（左から）図21，22，23　メインテナンス時の口腔内写真
急速進行性歯周炎に対する治療の考え方の1つとして，各治療ステージのペースをできる限り早めることと，治療の際には炎症と咬合の両因子に配慮し，治療の最終的な形態を念頭に入れて治療を進めることが肝要である．

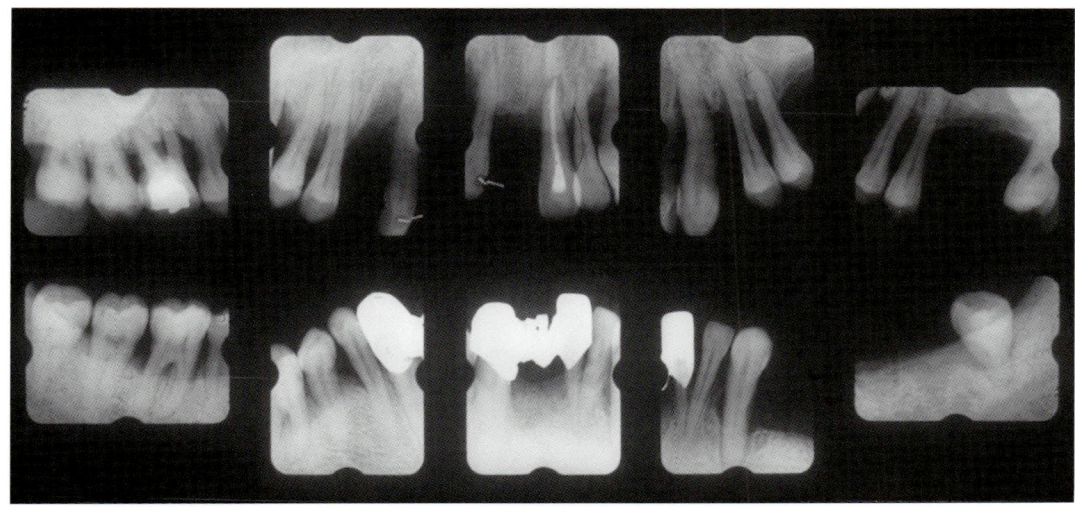

図19 初診時のX線写真

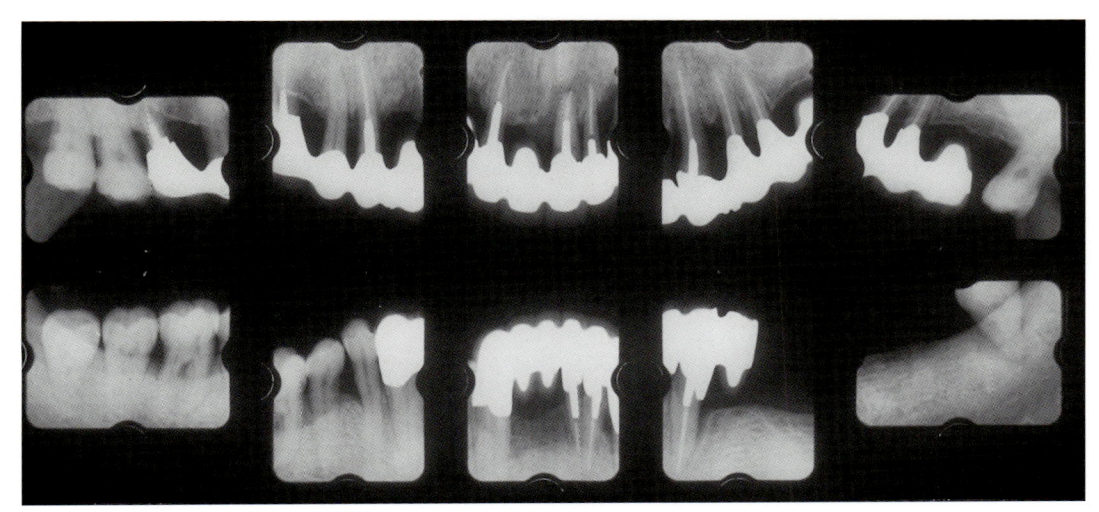

図24 メインテナンス時のX線写真

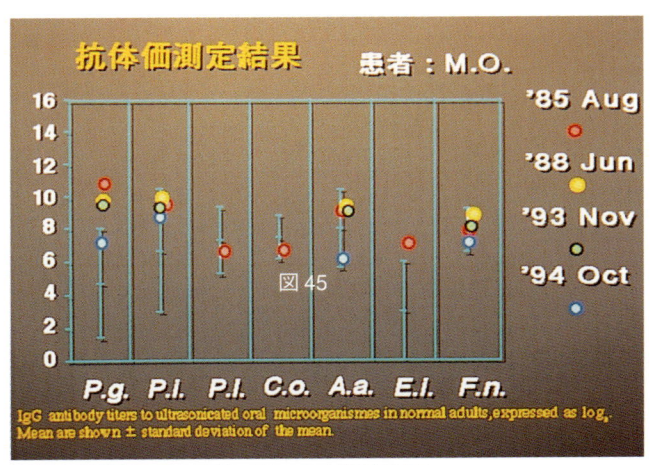

図25 歯周病原性細菌に対する血清抗体価
治療の進行に伴い抗体価の減少が観察される．とりわけ Porphyromonas gingivalis に対する抗体価の減少が顕著．

まとめ

若年性歯周炎や急速進行性歯周炎のような早期発症型歯周炎に対する治療は，的確な診断による成人型歯周炎との鑑別が基本である．器械的治療法に加えて，ときには抗菌剤による薬物療法も考慮に入れる必要がある．また，このタイプの歯周疾患は治療ペースを早めることが望ましい．

（渡邊 久／野口 和行／石川 烈）

§3. メインテナンス療法

1. 患者自身による健康管理とリコールによる健康管理

> メインテナンスは，患者自身が毎日行う健康管理と，数カ月毎の来院（リコール）時の歯科医院における健康管理により行われる．

1）患者自身による健康管理

患者に自分の健康は自分で維持するという意識を常に持たせ，実行させることである．これは歯周疾患の初期治療の時期から全治療期間中，歯科医師や歯科衛生士に課せられた治療上重要な行為であるが，メインテナンスに入るに当たり再確認する必要がある．患者自身による健康管理は，リコールにおける大切な処置でもある．

2）リコールによる健康管理（リコール体制）

歯科医師や歯科衛生士が来院時に行う健康管理である．リコール時に行うモチベーションやプラークコントロールにより，患者の歯周治療に対するモチベーションが強化され，歯周治療により得られた成果を長期間維持できる．

リコールの間隔は，歯周炎で来院した患者では3カ月が基準となる．

＜リコール時の診査と処置＞

リコール時には以下の診査や処置を行う．処置は診査の結果必要な場合に行うので，必ずしもすべてが必要とはされない．

- 再診査と再評価
- 患者に対する再モチベーション
- ホームケアの再指導
- スケーリング・ルートプレーニングや歯周外科等による根面処置
- 咬合，修復物，補綴物の異常や齲蝕に対する処置

主に歯肉縁上，縁下のプラークコントロールと，プラークに反応して起こる歯肉の炎症やポケットの活動度（プロービング時の出血やポケットからの出血，排膿）に関する事項が中心になる．プロービングデプス，咬合の問題等も歯周組織の破壊に関連の深い事項であり，重要であるが，メインテナンスが良好なときには，補綴物，齲蝕と同様に必ずしも3カ月毎に行わず，次回に回すこともある．

メインテナンスに入ったときの疾患の進行が高度の場合やポケットを残した症例，モチベーションの低い患者では，特に十分な診査が必要になる．このような患者では，当初は1～2カ月に1度程度の頻繁な来院が望ましい．

3）リコールにおける補助者の役割

歯周炎の罹患率やCPITNから考えて，リコールの必要性は高く，歯科医師がすべてを行うのは実際的ではない．

リコールを伴うメインテナンス療法は歯科衛生士にとって，診査，モチベーション，再指導，縁下のプラーク除去，スケーリング・ルートプレーニング等，大部分担当可能である．順調にメインテナンスが進行している場合は，歯科医師はチェックするだけで済むこともある．

再発が認められる時には初期治療に戻るし，ときには歯周外科を行うこともある．進行した歯周炎患者では歯根露出は避けられず，根面齲蝕の認められる頻度も高くなる．このような場合には，歯科医師による治療が必要になる．

2. 長期予後良好例—歯周治療で歯はどこまで保存可能か

長期間よくメインテナンスされたケースを提示する.

症例1

初　　診：59歳，男性
主　　訴：下顎右臼歯部の橋義歯の破損
現 病 歴：約20年前から，上下顎臼歯部の歯肉からの出血や腫脹をときどき自覚していたが，特に歯周治療は受けなかった．約20年前に ⑤⑥⑦ 橋義歯製作，5年前同義歯のダミー部が破損，脱落した．約7年前上顎臼歯を抜歯し，上顎両側性遊離端義歯を製作した．
現　　症：プラークコントロールレコード：61.9%
　　　　　プロービングデプスを図13に示す．6mm以上の部位は 3| 近心8mm, |1 遠心6mm, |7 頬側8mm, 6| 近心6mm.
　　　　　6| および |7 に2度の根分岐部病変が認められた．
臨床診断：成人性歯周炎

治療経過

初期治療として口腔清掃指導，全顎のスケーリングとルートプレーニングを行い，初診3ヵ月後に再評価を行った．

再評価の結果（歯周外科治療），ポケットの深かった下顎右臼歯部のフラップ手術と，分岐部病変の進行した 6| のヘミセクションを行った．

再建治療として上顎左右臼歯部の部分床義歯，上顎左右中切歯の前装冠，下顎左右臼歯部の橋義歯を製作した．

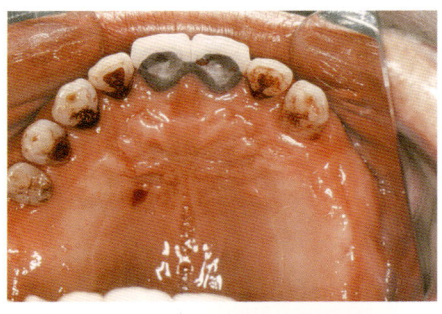

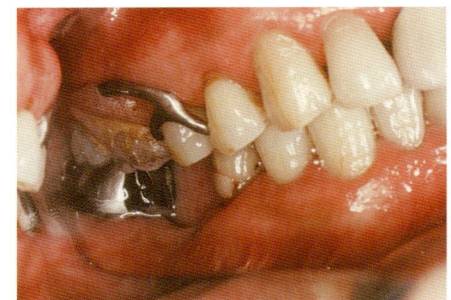

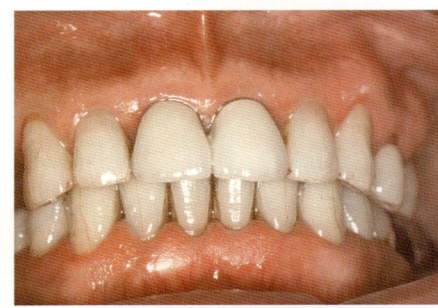

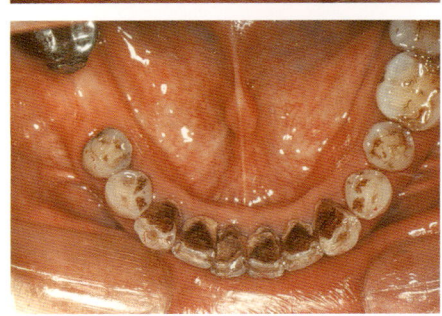

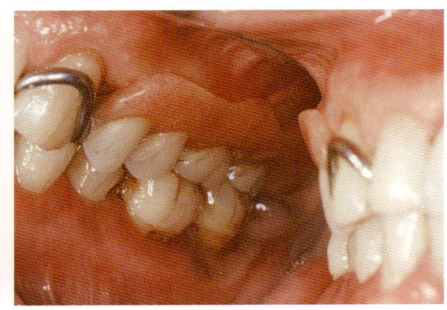

図1　初診時の口腔内写真

メインテナンス期の特記事項

　初診1年10カ月後から，3カ月毎のリコールによるメインテナンスを実施した．その内容はホームケアの再指導，スケーリング・ルートプレーニングによる根面処置によるプラークコントロールが主なものであったが，十数年間には歯周病変の急性発作や義歯破折等もときに認められた．そのような予期していなかった事項に対して行ったメインテナンス中の処置を以下に記す．

・6年5カ月後（初診7年9カ月後）：上顎部分床義歯破折し，再制作．

・7年1カ月後（初診8年5カ月後）：3⌋部歯周膿瘍の切開と上顎部分床義歯の修理．
・9年5カ月後（初診10年9カ月後）：3⌋部歯周膿瘍の切開．
・10年10カ月後（初診12年2カ月後）：3⌋歯髄炎で抜髄．
・11年6カ月後（初診12年10カ月後）：3⌋部歯周膿瘍の切開，フラップ手術．
・12年9カ月後（初診14年1カ月後）：7⌋歯周膿瘍，歯周組織の支持が無くなり抜歯．

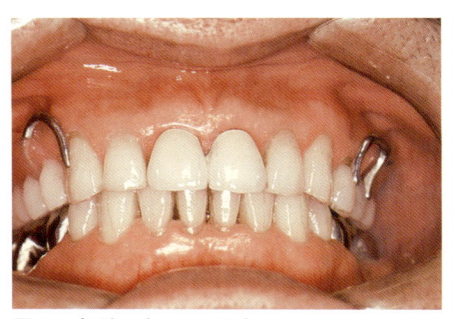

図2　初診1年10カ月後．メインテナンスに入った時の上下顎唇頬側．

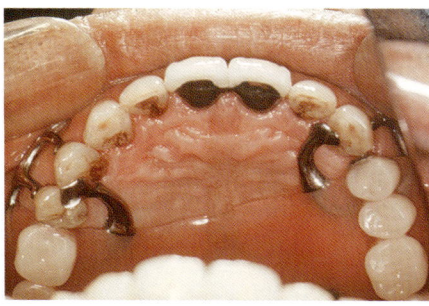

図3　初診1年10カ月後の上顎（ミラー像）

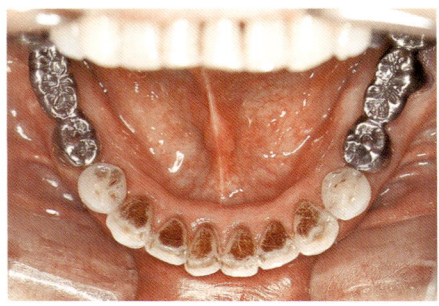

図4　初診1年10カ月後の下顎（ミラー像）

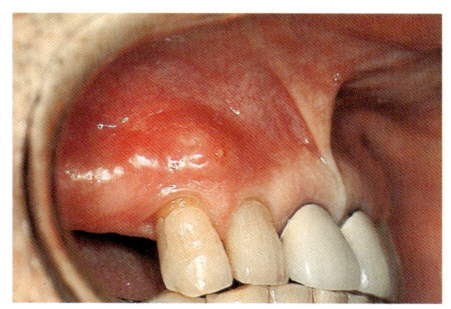

図5　初診12年10カ月後．3⌋部に歯周膿瘍形成．

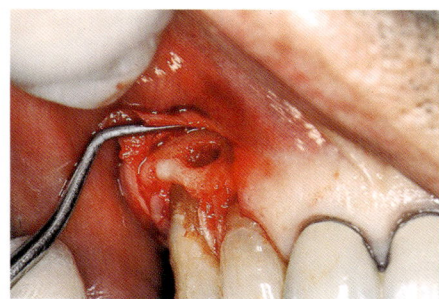

図6　3⌋部炎症消退後，フラップ手術にて骨欠損部を露出．

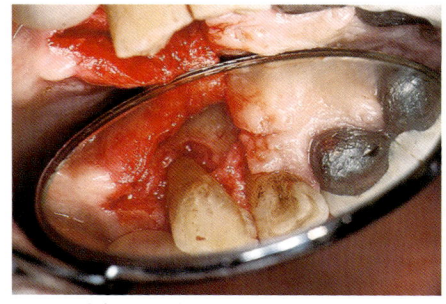

図7　骨欠損は近心根面を通り，舌側に通じた．根面，骨面を掻爬．

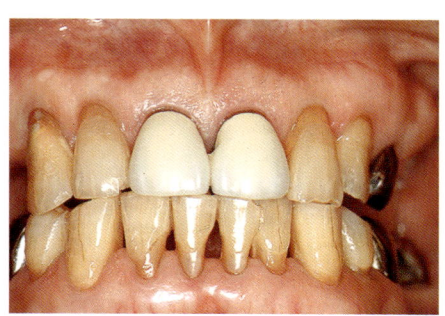

図8　初診17年後

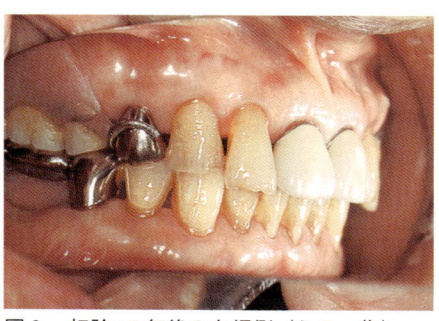

図9　初診17年後の左頬側（ミラー像）

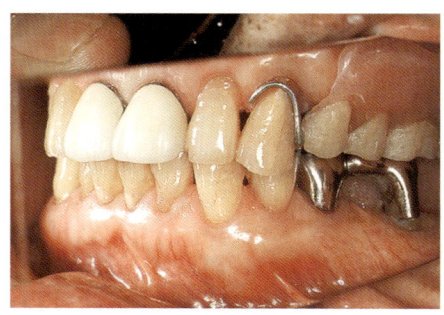

図10　初診17年後の右頬側（ミラー像）

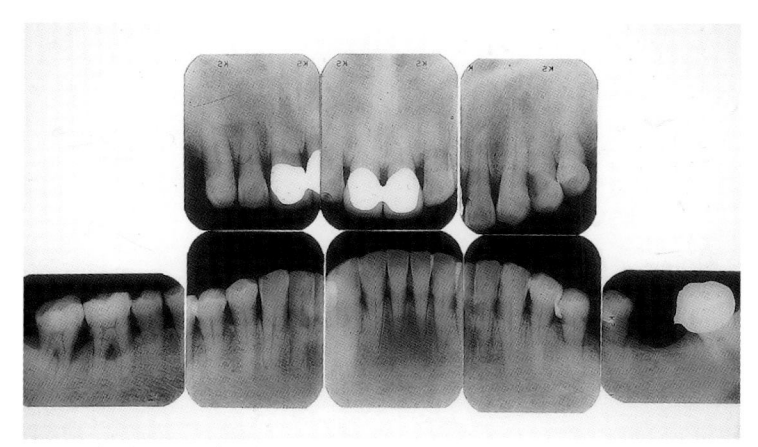

図11　初診時のX線写真

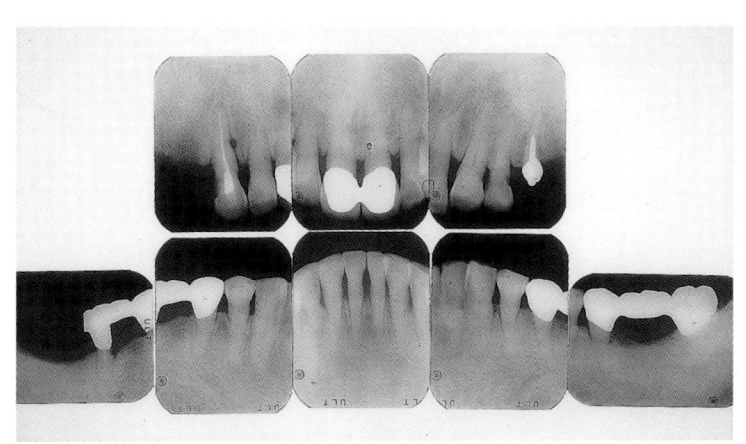

図12　初診14年後のX線写真

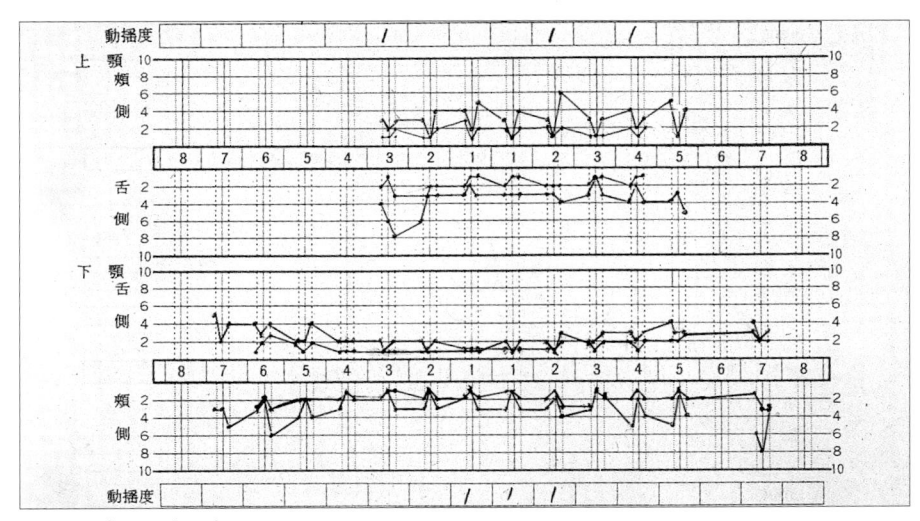

図13　プロービングチャート

§3. メインテナンス療法

症例2

初　　診：32歳，女性
主　　訴：歯肉の違和感
現 病 歴：数年前より歯肉の腫脹や違和感を感じて，ブラッシング指導やスケーリング処置を受けていたが，治療の中断等で十分な歯周治療の効果が得られないまま現在まで経過．
現　　症：歯周ポケット（PD）；上顎前歯部および上下顎臼歯部に6 mm以上の歯周ポケットを認め，4 mm以上の病的ポケット率は21%である．動揺度の高い歯は認められない．
　　　　　プラークコントロールレコード（PCR）；50.8%，Bleeding on Probing（BOP）；8.3%，根分岐部病変：2度 7|67，3度 6|
臨床診断：急速進行性歯周炎の疑い
治療方針：口腔清掃の徹底と歯周ポケット内への早期の対応を図り，治療効果を期待する．また，歯列を保全する．

治療経過

歯周基本治療

　口腔清掃指導は小型の歯ブラシを用い，スクラッビング法を基本に時間をかけて丁寧に磨くように指導した．当初，ブラッシング習慣の十分な定着を見極めきれなかったが，深い歯周ポケットや急発の認められた部位は，スケーリングによる歯肉縁下のデブライドメントを行い，ペリオクリン®を併用した．その後約1年半治療の中断した時期があり，治療再開後に再度モチベーションを強化，ルートプレーニングを徹底した結果，歯周組織の炎症所見の著しい改善が認められた．

歯周外科治療

　3̄+8̄ ポケット掻爬を行った．8+8，8̄-4̄ はフラップ手術を実施し，根面のクエン酸処理（pH 1，3分間）を併用した．

メインテナンス

　リコールを3カ月毎に実施して，歯周ポケットの再発の有

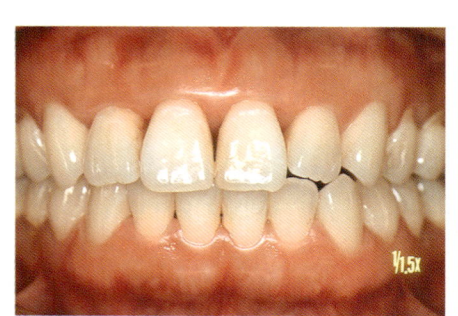

図14　初診
図15　治療中断直前（1年後） 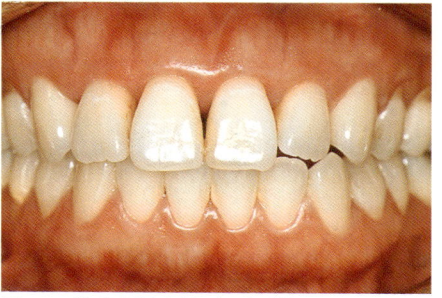
図16　|6 7部の歯周膿瘍 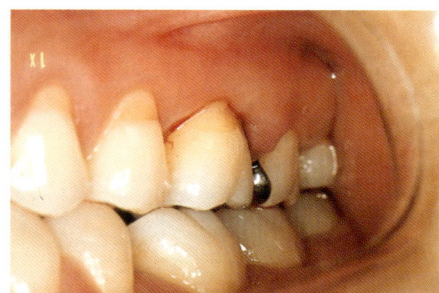
図17　再来時（2年8カ月後） 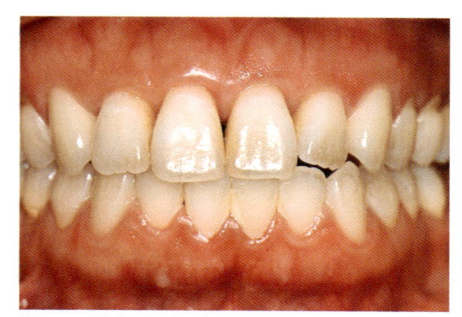
図18　基本治療終了時（3年5カ月後） 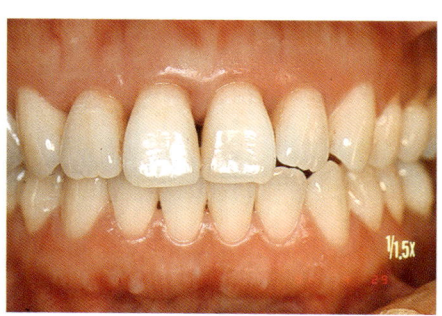
図19　クエン酸処理を併用したフラップ手術 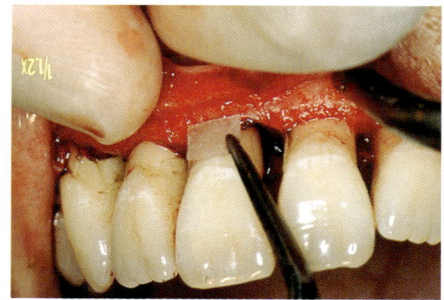
図20　メインテナンスⅠ（5年9カ月後） 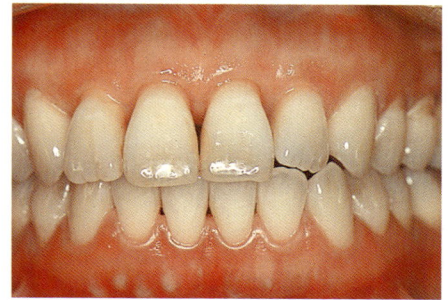
図21　メインテナンスⅡ（7年5カ月後） 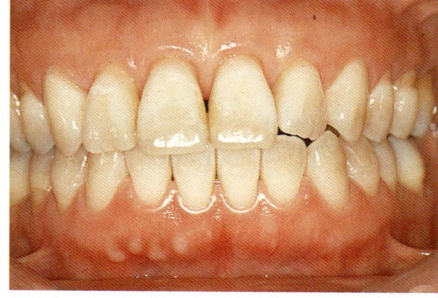
図22　メインテナンスⅢ（10年3カ月後）

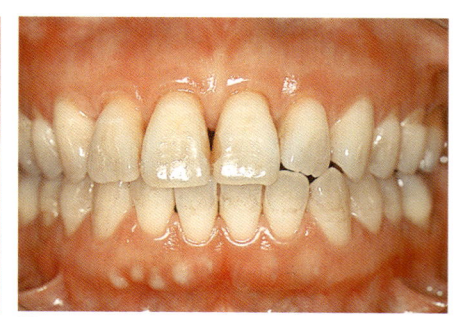

無に留意した．口腔清掃状態は極めて良好に維持されており，PCRは常時10％台を保っている．病的ポケット率は2％以下で，BOPはほとんど認められない．根分岐部病変の存在した上顎左右臼歯部は，分岐部病変を残してはいるが，安定した咬合機能を維持している．また，根面のクエン酸処理を行った部位では，歯根吸収などの偶発症は認められていない．

リコール時には全顎の超音波スケーリングと，4mm以上の歯周ポケットが認められた部位にはルートプレーニングを行い，ペリオクリン®を併用している．知覚過敏症の部位には，フッ化物（4％NaF溶液または33.3％NaFペースト）の塗布とブラッシングの徹底を図り，改善が認められた．

急速進行性歯周炎の疑いのある本症例では，良好な口腔清掃状態の維持と歯周ポケット内の確実なデブライドメントおよび抗生物質の局所投与により，歯と歯周組織が長期間にわたり健康な状態で維持されている．

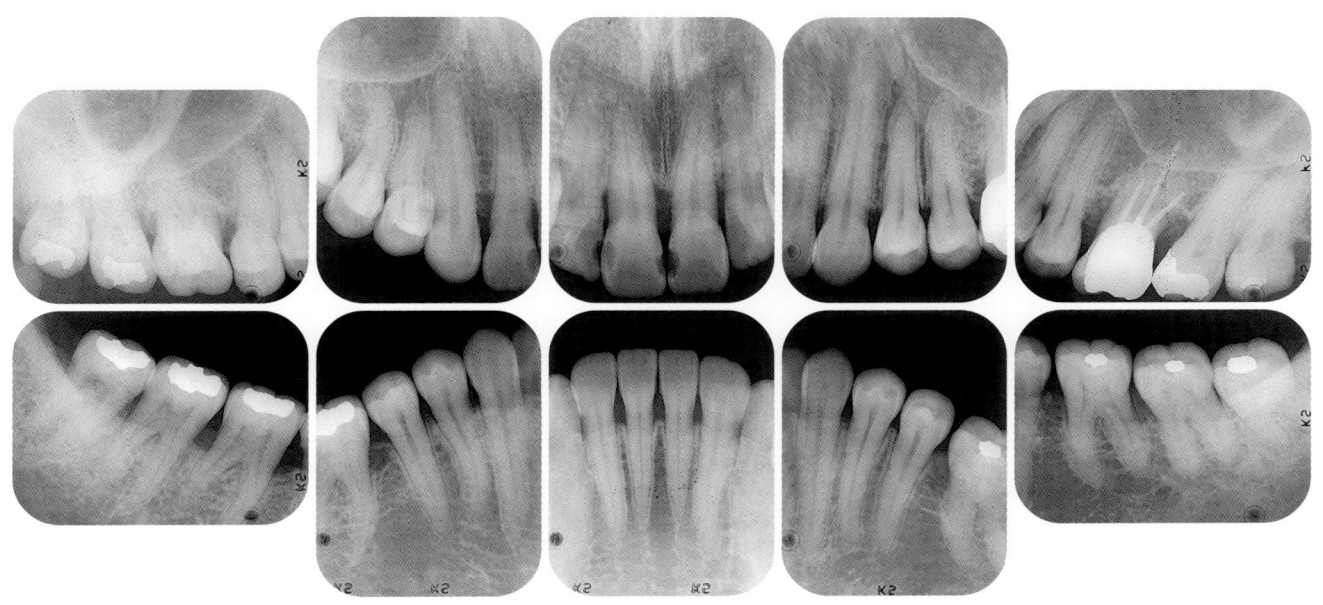

図23　初診時のX線写真

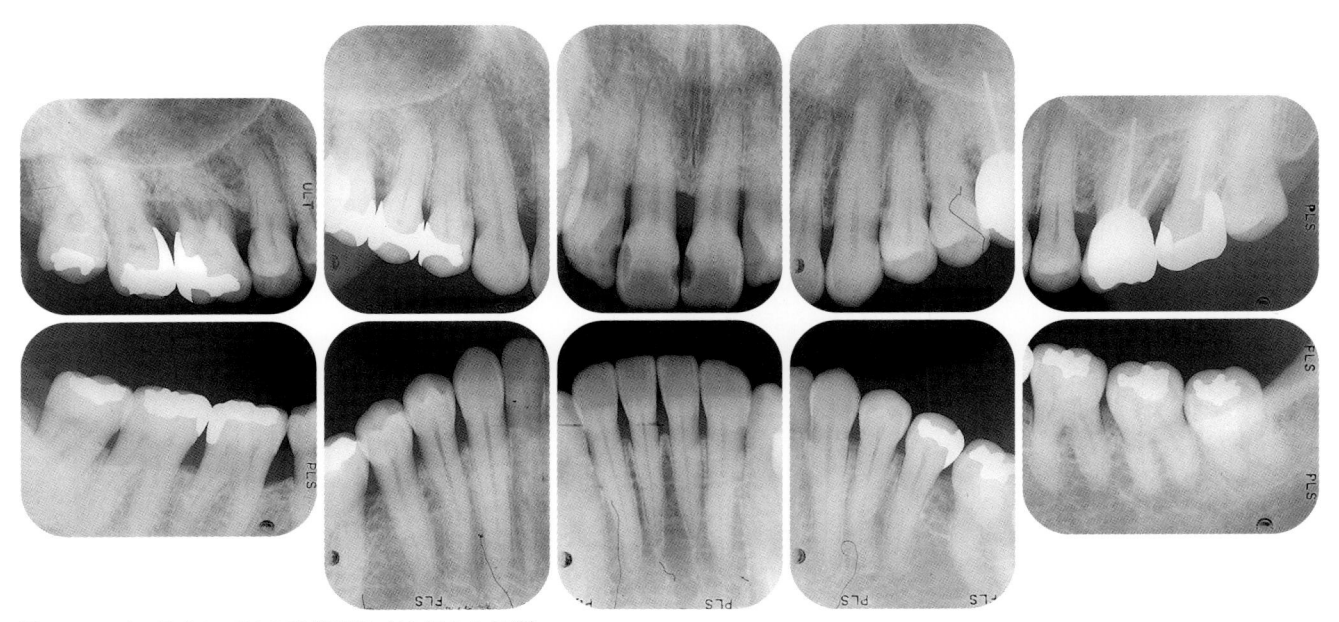

図24　メインテナンス時のX線写真（10年3カ月後）

§3. メインテナンス療法

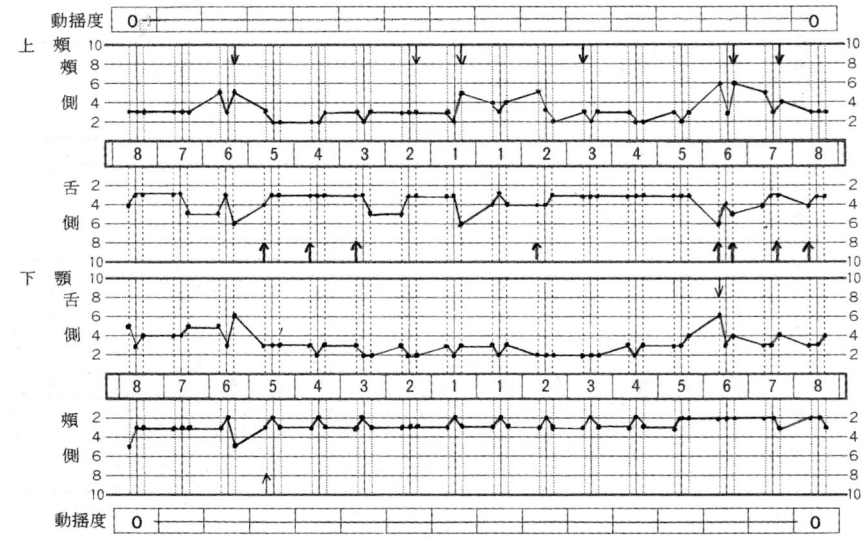

図25 初診時の歯周ポケット

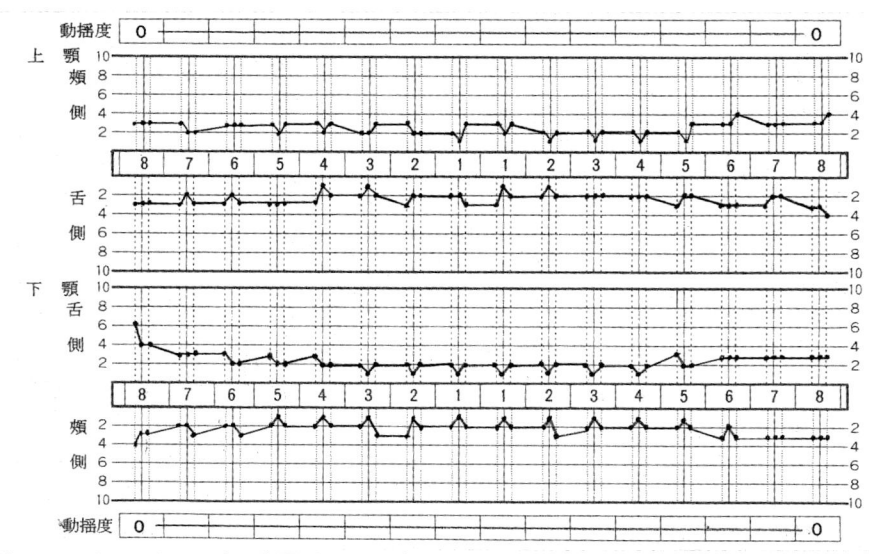

図26 メインテナンス時の歯周ポケット（10年3カ月後）

（小鷲 悠典／藤井 健男）

参考文献

1) Wolf,H.F. and Hassell,T.M. : Color Atlas of Periodontology. 267, Thieme, New York, 1985.
2) Marshall-Day,C.D., Stephens,R.G. and Quigley, L.F.Jr. : Periodontal Disease: Prevalence and incidence. J. Periodontol. (26) :185, 1955.
3) Ramfjord,S.P., Knowles,J.W., Nissles,R.R., Shick, R. A. and Burgett,F. G. : Longitudinal study of periodontal therapy. J. Periodontol. (44) : 66, 1973.
4) Axellson,P. and Lindhe,J. : The significance of maintenance in the treatment of periodontal disease. J.Clin.Periodontol. (4) : 281, 1981.
5) 木下四郎，渡辺 久，米良豊常，北村 滋，小林 誠，長田 豊，和泉雄一，小鷲悠典，野口俊英，石川 烈：メインテナンスにおける好ましいプラークコントロールの程度について．日歯周誌 (23)：509, 1981.
6) 石川 烈ら編：歯周病学．218-222, 永末書店，京都，1996.
7) Hirschfeld,L. and Wasserman,B. :A long-term survey of tooth loss in 600 treated periodontal patients. J. Periodontol . (49) :225, 1978.

第3章
新しい歯周治療

§1. 進みゆく歯周治療
1. 再生療法
2. 成長因子を用いた治療法

§2. 疾患別歯周補綴

§3. DDS療法

§4. インプラント療法
1. インプラントの実際
2. インプラントの咬合

§1. 進みゆく歯周治療

① 再生療法

GTRとGBRの術式

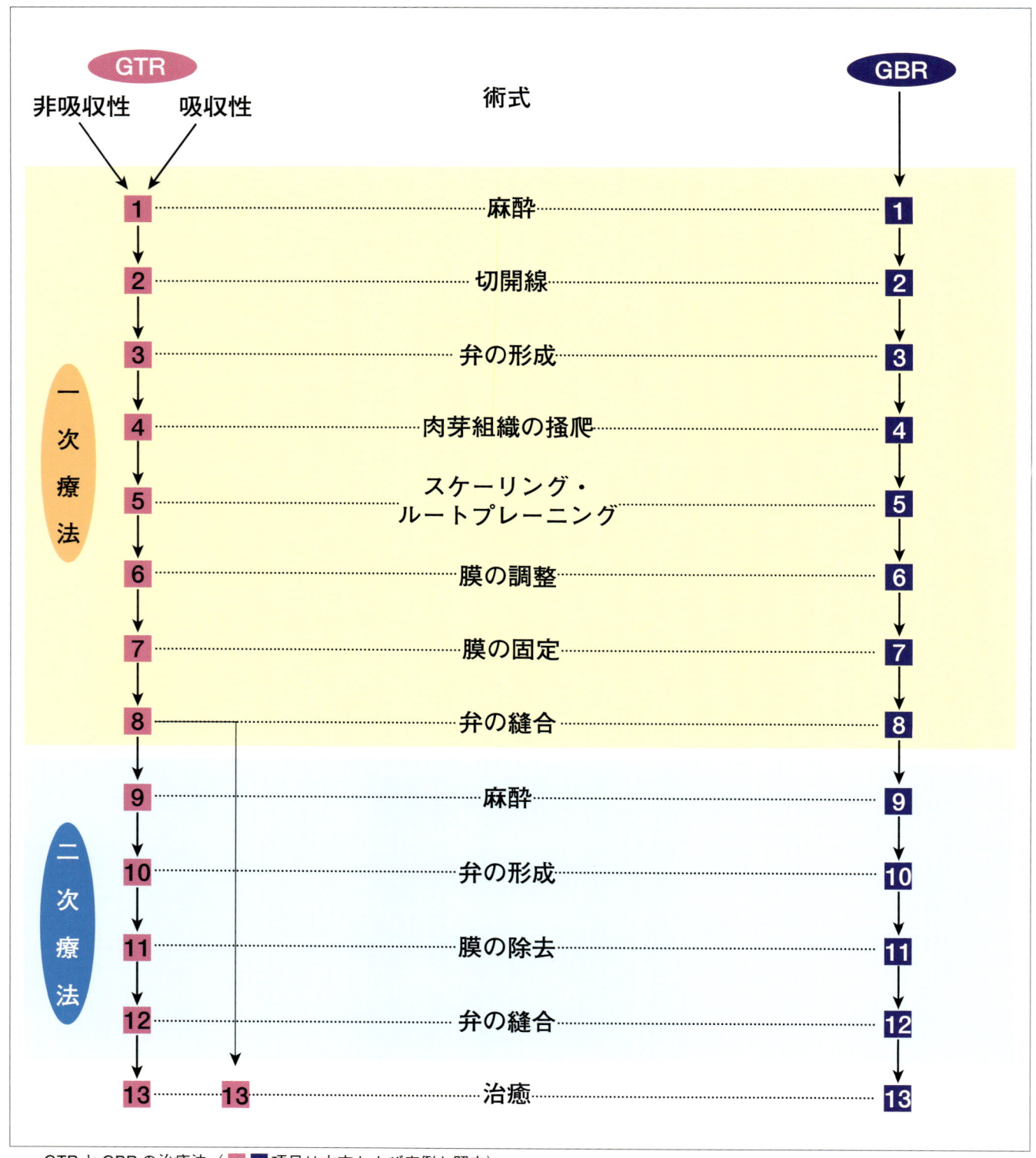

GTR		術式	GBR
非吸収性	吸収性		

一次療法
1. 麻酔
2. 切開線
3. 弁の形成
4. 肉芽組織の掻爬
5. スケーリング・ルートプレーニング
6. 膜の調整
7. 膜の固定
8. 弁の縫合

二次療法
9. 麻酔
10. 弁の形成
11. 膜の除去
12. 弁の縫合
13. 治癒

GTRとGBRの治療法（■■項目は本文および症例と照応）

1）GTR と GBR の理論

再生療法の代表的な療法として，Guided Tissue Regeneration（GTR）と Guided Bone Regeneration（GBR）が挙げられる．これらの療法は，1970年代に基礎的研究がNymanらによって行われ，1982年ヒトで初めてGTRが成功し，1988年にGBRが行われた．これらの療法は，期待する治癒能力を有する細胞（例えば，GTRでは歯根膜由来細胞，GBRでは骨芽細胞）を手術野に再生，増殖させ，一方，治癒に不必要な細胞（例えば歯肉上皮細胞や歯肉結合組織細胞）が手術野に侵入するのを阻止し，期待する治癒を獲得する手術法である．

GTR

適応症
① 2度の根分岐部病変
② 垂直性骨欠損（二・三壁性骨欠損）
③ 歯肉退縮症例

禁忌症
① 残存歯根膜組織が極端に少ない骨欠損
② 水平性骨欠損

GBR

適応症
① 局所の骨欠損部
　抜歯窩および部分的骨欠損
② インプラントに関連した骨欠損部
　間隙骨欠損，穿孔型骨欠損，抜歯即時型骨欠損

2）GTR と GBR に用いる膜

GTR 用膜

（1）非吸収性膜

主成分は expanded polytetrafluoroethylene（e-PTFE）である．非吸収性膜はカラー部とスカート部よりなり，膜を歯に固定した際，カラー部は歯面に密着し，上皮組織が侵入するのを防止する役割を果たす．スカート部の役割は，①膜と根面間のスペースメーキング，②歯肉上皮組織，結合組織が手術野へ侵入するのを防止することである（図1a）．

（2）吸収性膜

① 乳酸・グリコール酸共重合体膜（図1b）

組織内で加水分解を受け，乳酸とグリコール酸に分解，Krebs cycleによってCO_2とH_2Oで吸収される．GUIDOR®（BUTLER, USA），VICRYL®（J&J, USA），RESOLUT®（GORE-TEX, USA），ジーシー®（㈱ジーシー）．

② コラーゲン膜

組織内でコラゲナーゼ（分解酵素）により分解される．Parouguide®（Coletica, France），テッシュガイド®（高研）．

GBR 用膜

主成分は expanded polytetrafluoroethylene（e-PTFE）である．この膜は内側部（inner portion），外側部（outer portion）に分けられる．

内側部：骨増生部に位置し，骨増生に必要なスペースメーキングを行う．治癒に不必要な細胞が手術野に侵入するのを阻止する．

外側部：骨面に密着し，膜の手術野における安定を確保する．治癒に不必要な細胞が手術野に侵入するのを阻止する．

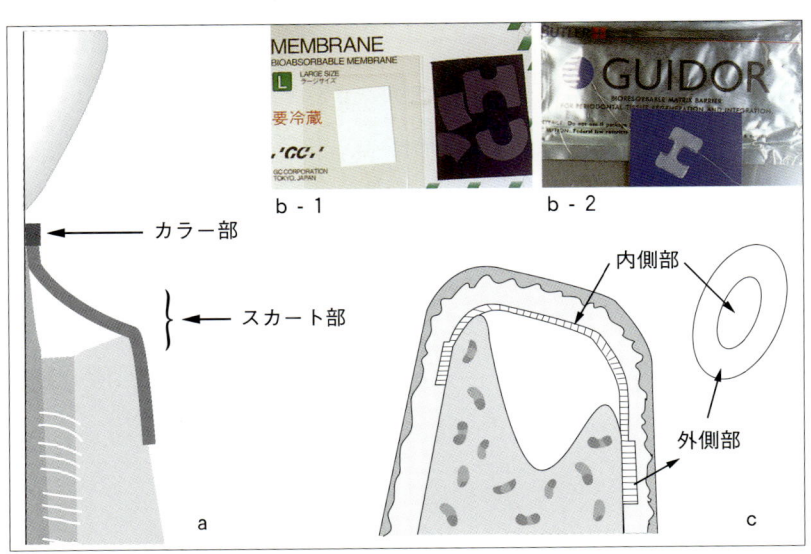

図1　GTR と GBR に用いる膜

非吸収性膜を用いたGTR法の術式

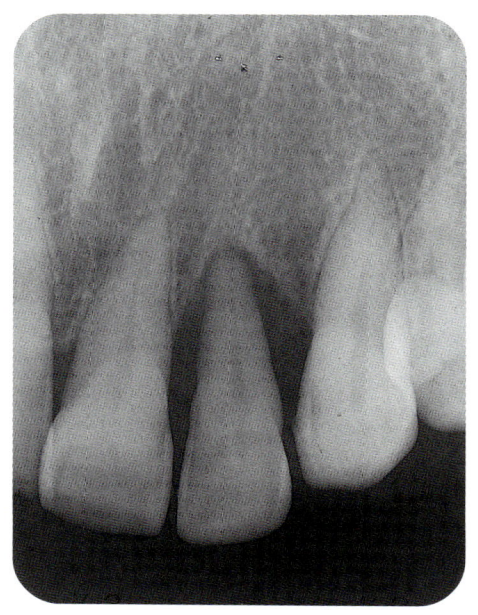

図2　術前X線写真．著しい歯槽骨の吸収が認められる．

0 術前の注意事項

外科手術の基本である術前の十分なプラークコントロールとスケーリング・ルートプレーニングが行われていること．

1 麻酔

GTRの手術の基本はフラップ手術であり，手術に際しては，手術野の唇，口蓋側歯肉部に十分な浸潤麻酔を行う．

2 切開線

GTRの内斜切開は，歯肉溝切開を行い，特に歯間乳頭部の歯肉は十分に保存するために，歯冠に沿わせるように切開線を入れる（図3，4）．

3 弁の形成

歯肉弁は粘膜骨膜弁で十分に剥離する．このことにより，骨面が露出し，骨欠損形態を十分に把握することが可能となる．さらに，膜を十分に被覆するために，MGJより根端側で粘膜弁を形成する骨膜減張切開が必要である．

4 肉芽組織の掻爬

骨面及び骨欠損内を満たしている不良肉芽組織を，鋭匙や有窓鋭匙によって除去する．不良肉芽組織を除去することによって手術野が止血状態となる．

5 スケーリング・ルートプレーニング

手術野が明視野であるので疾患の原因である歯根面上のプラーク，歯石，病的セメント質，取り残しの不良肉芽組織を除去し，骨欠損形態を明示する（図5，6）．

6 膜の調整

骨欠損部を膜で被覆する場合，膜の大きさはできる限り最小限にする．このことにより，膜を歯肉で覆うことが容易，膜を覆った歯肉弁の退縮が少ないなどの利点がある．骨欠損部を覆う場合に，必ず骨縁より3〜4mm越えて骨面を覆うことが大切である．また，膜におけるカラー部はCEJより根端側に設定する．

7 膜の固定

唇側近心部でまず膜を貫通し，中切歯の近心部隣接面を通過させ，口蓋側に縫合糸をまわす．次に縫合糸を膜の口蓋側近心部より唇側方向に通し，再び中切歯の近心隣接面を通して，元の位置に戻し，唇側近心部で縫合する（図7，8）．

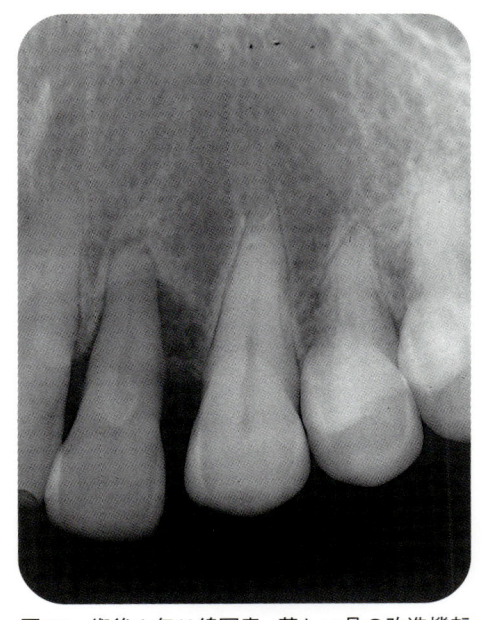

図15 術後1年X線写真．著しい骨の改造機転が認められる．

8 弁の縫合

歯肉弁の縫合は，最初に膜を応用した部位から開始する．最後に縦切開を行った場合には，この部の縫合を行う．単純縫合を行った場合，歯肉弁にテンションが加わる場合には骨膜減張切開を行い，歯肉弁を歯冠側に移動させる．この際の縫合は，垂直マットレス縫合法と単純縫合法を組み合わせると良い（図9，10）．

9 麻酔

術後6週目に膜の除去を行う．膜の除去の際には十分な麻酔を行う必要がある．

10 弁の形成

膜に達するように歯の近心部と遠心部に小さな切開を加える．次に唇側歯肉弁を把持し，膜に付着している歯肉弁内側のコラーゲン線維をメスで切断し，歯肉弁を剥離，翻転する．

11 膜の除去

歯に固定した膜が完全に露出したことを確認．外科鋏で縫合部を切断．次にピンセットで膜を把持し，再生した組織から注意して膜を除去する．その後，剥離，翻転した歯肉弁内側の歯頸部付近の上皮を取り除くために鋭匙で掻爬する（図11，12）．

12 歯肉弁の縫合

歯肉弁を縫合する場合，再生した組織を歯肉弁で被覆する．まず，最初に再生した組織部より縫合をする．その後，隣接歯間乳頭部，縦切開部を行う．

13 治癒

術後1年．一部歯肉退縮を生じているが，健康な歯肉を保持している．X線写真で明らかな骨の改造機転を認める（図13～15）．

§1. 進みゆく歯周治療

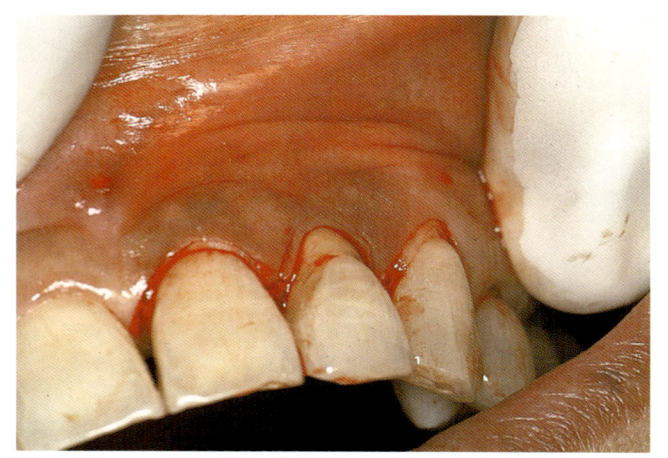

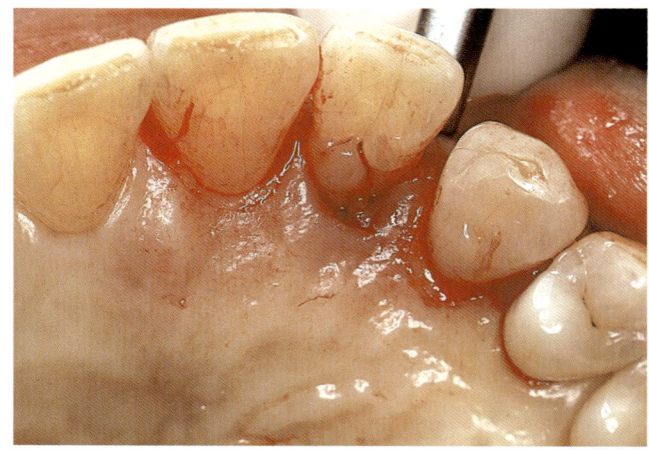

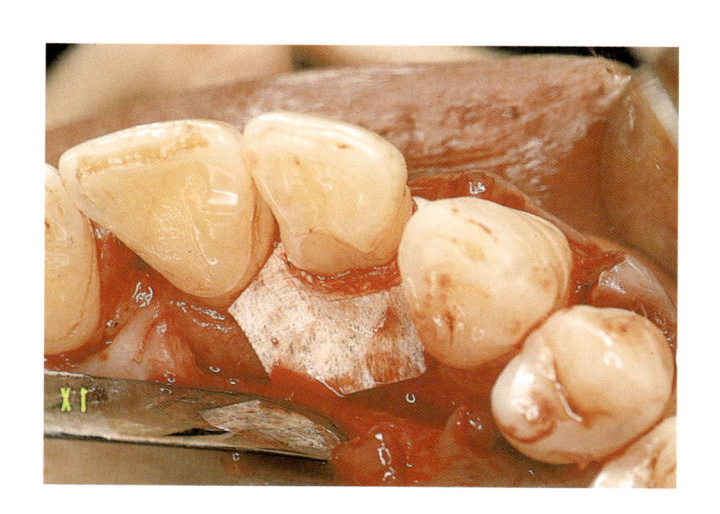

図3（左），4（右） 2 の切開線．唇側，口蓋側歯肉部に歯肉溝切開を行う．

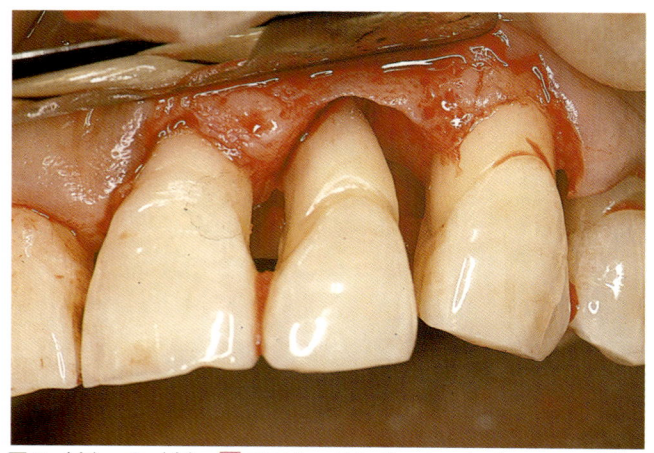

図5（左），6（右） 5 のスケーリング・ルートプレーニング後．

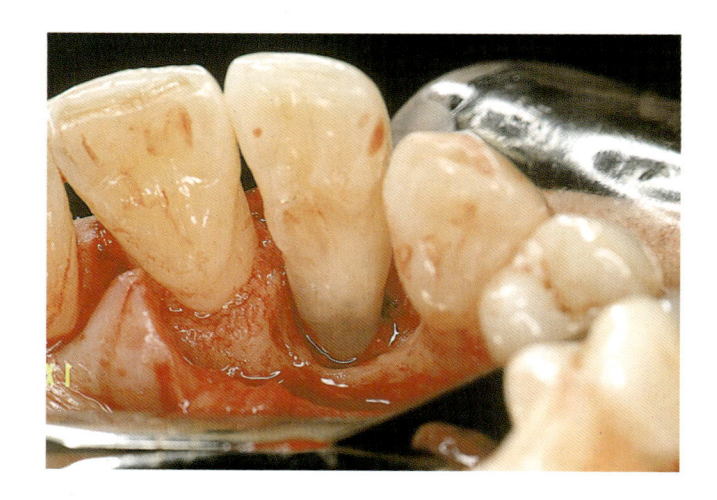

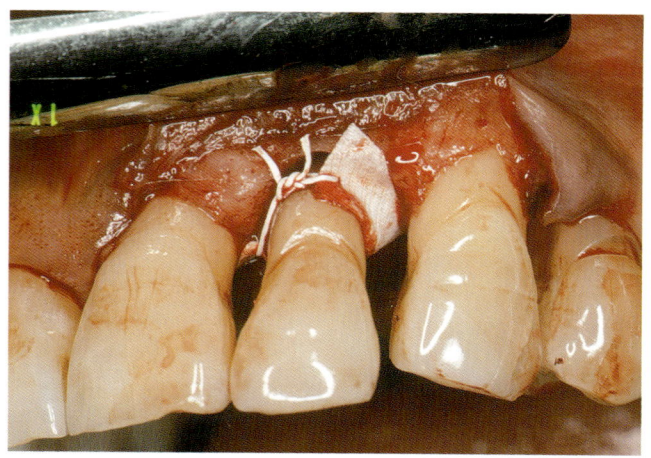

図7（左），8（右） 7 の手術野の歯に膜を固定する．

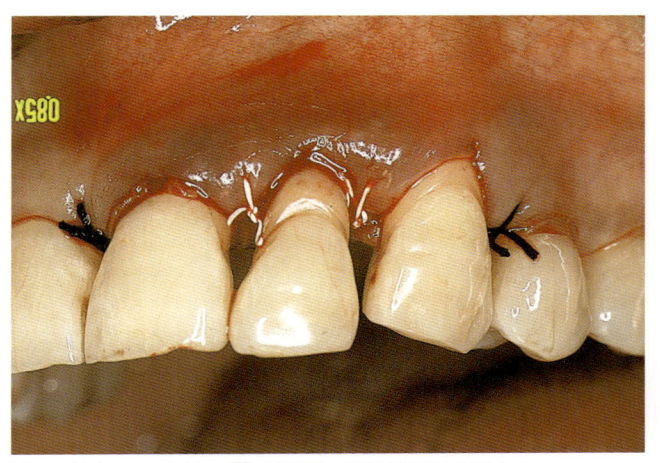

図9（左），10（右）　 8 の唇側，口蓋側歯肉を縫合する．

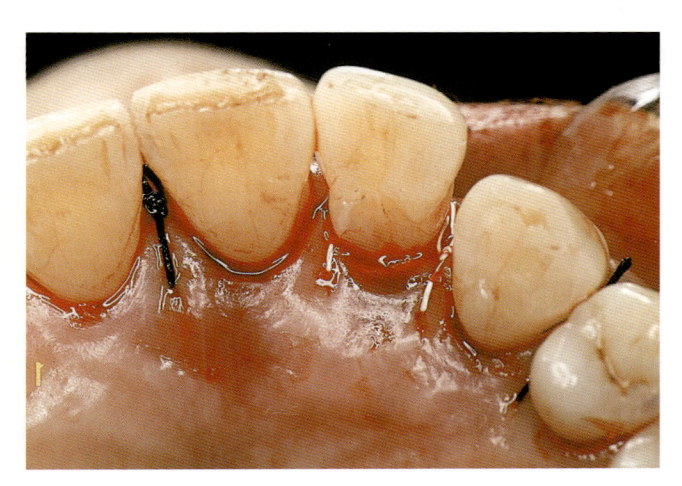

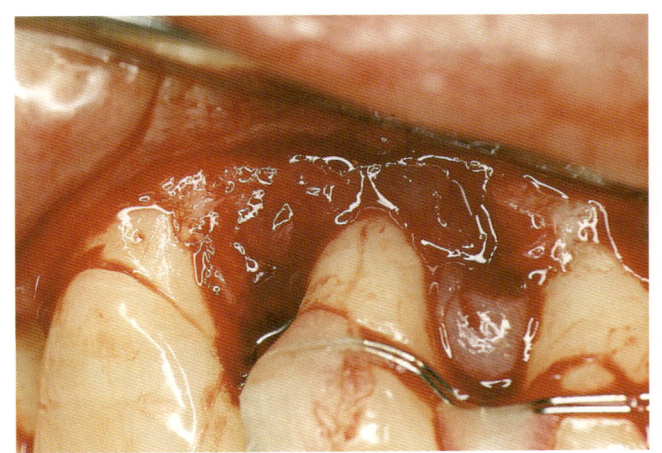

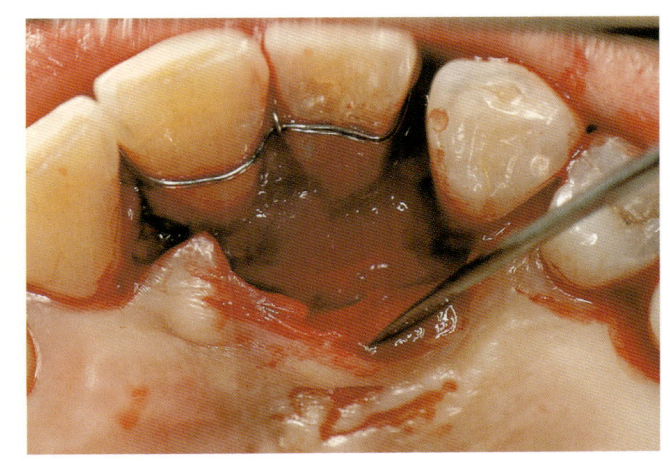

図11（左），12（右）　 11 の膜の除去．術後4週．唇，口蓋側の骨欠損部に新生組織が再生，増殖している．

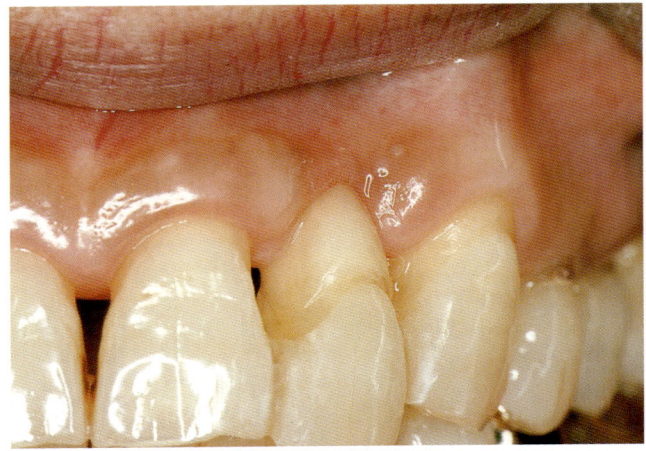

図13（左），14（右）　 13 の術後1年．健康な歯肉が認められる．

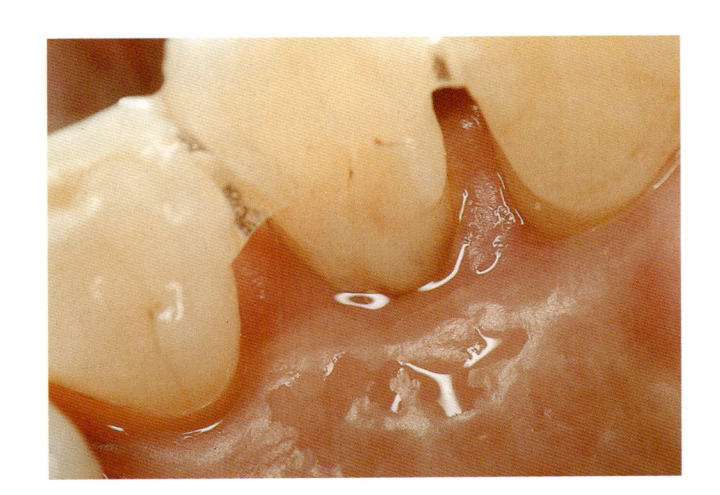

吸収性膜を用いたGTR法

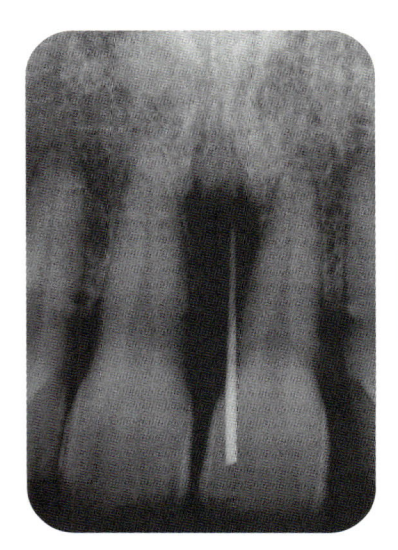

図3 術前X線写真．ガッタパーチャポイントを挿入し，骨欠損形態を確認．

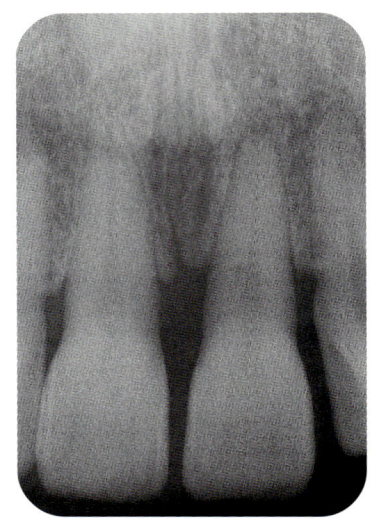

図12 術後1年X線写真．明らかに骨の改造機転が認められる．

5 スケーリング・ルートプレーニング

この症例では，$\underline{1|}$口蓋側近心部に深い垂直性骨欠損を生じていた（図1，2）．

6 試適膜の調整

吸収性膜のシステムで **1**〜**5** まで非吸収性膜同様に処置する．そして，次に試適膜の調整を行う．骨欠損部を試適膜で被覆する場合，試適膜の大きさは最小限にする．骨欠損部を覆う場合，骨縁より3〜4mm越えて骨面を覆うことが大切である（図4，5）．

6 吸収性膜の調整

調整の完了した試適膜に合わせて吸収性膜の試適を行う．調整の完了した試適膜を吸収性膜上に置き，試適膜に合わせて外科鋏で調整する．この際，試適膜に一致させて切り出すことが重要である（図6）．

7 吸収性膜の歯への固定

膜の歯への固定には吸収性縫合糸を用いて行う．唇側近心部で膜を貫通し，次に吸収性膜の遠心部を貫通し，再び近心側部の元の位置に戻し，唇側近心部で縫合する．吸収性膜に縫合糸を貫通させる場合，貫通部は膜の切端部より1〜1.5mm離す（図7）．

9 歯肉弁の縫合

歯肉弁の縫合は，非吸収性縫合糸を用いて行う（図8，9）．

13 治癒

術後1年．歯肉の退縮も認められず，健康な歯肉を保持している．X線写真で明らかな骨改造機転を認める（図10〜12）．

第3章 新しい歯周治療

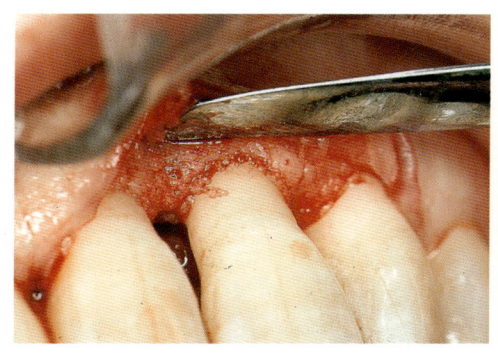

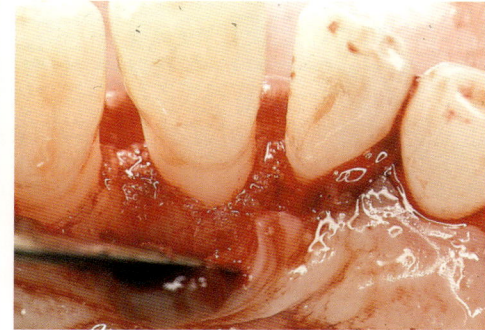

図1，2 ⑤のスケーリング・ルートプレーニング．口蓋側近心部に深い垂直性骨欠損を生じていた．

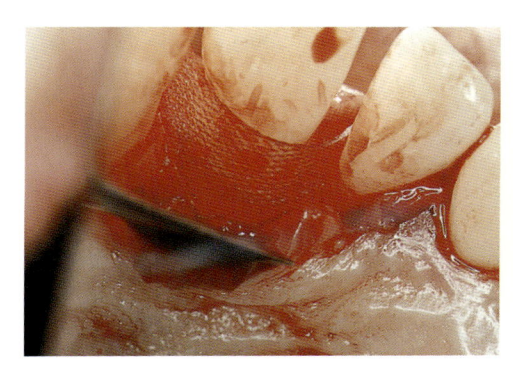

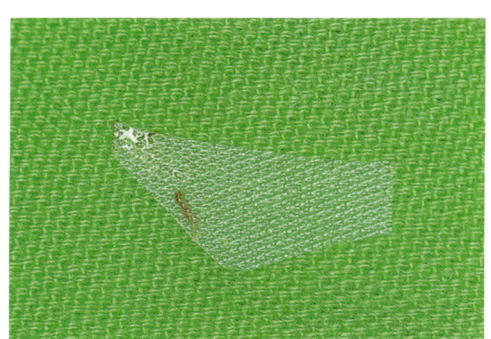

図1｜図2

⑥の膜の調整．
図4　試適膜の調整を行う．
図5　調整の完了した試適膜．

図4｜図5

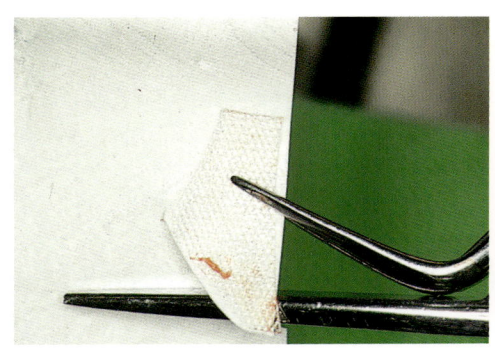

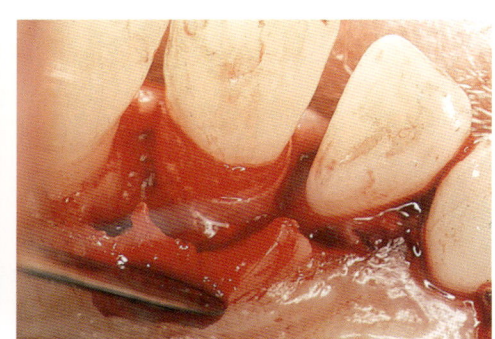

図6　調整の完了した試適膜に合わせて吸収性膜の調整を行う．
図7　吸収性膜が口蓋側骨欠損部を被覆している．

図6｜図7

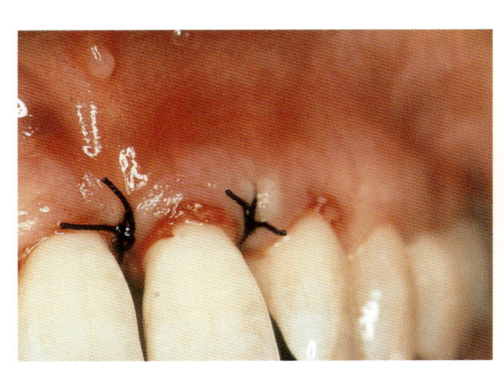

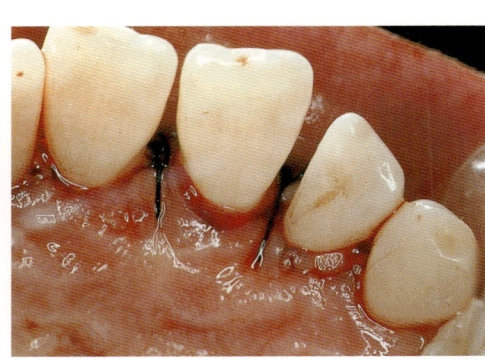

図8，9　⑦の膜の固定．歯に固定した吸収性膜は完全に歯肉弁で覆う．

図8｜図9

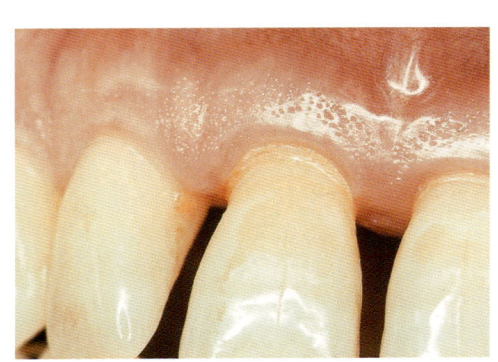

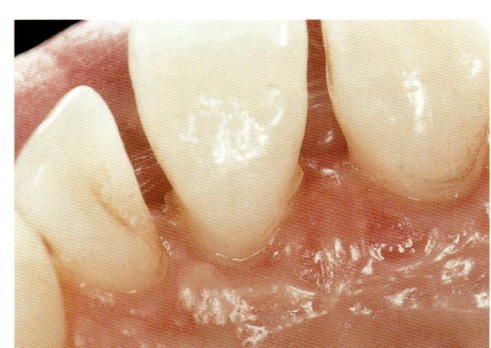

図10，11　⑬の治癒．術後1年．健康な歯肉が認められる．

図10｜図11

81

GBR法の術式

1 麻酔

GBRでは，十分な麻酔効果を生じさせるために頬側および口蓋側歯肉部に十分な量の浸潤麻酔を行う（図2）．

2 切開線

両隣在歯歯頸部に対しては，歯肉溝切開を行う．歯槽骨部に対しては，やや口蓋側に歯槽頂部切開を行う（図3）．

3 弁の形成

歯肉弁は粘膜骨膜弁で十分に剥離する．したがって，骨面が露出し，骨面の状態を十分に把握することが可能となる．さらに，膜を十分に被覆するために，各弁の根端側では粘膜弁を形成する骨膜減張切開を行う（図4，5）．

4 スペースメーキング

GBR法では，特に骨芽細胞を誘導すべくスペースの確保が重要である．この症例のように，まったく骨壁が存在しない部位でのスペースメーキングがしばしば要求される．このキットは，スペースメーキングのためのシステムである．このシステムには，スペースメーキング用ビス（長目のビス）がある．この症例でのスペースメーキング法としては，まず星印の位置にスペースメーキング用ビスを2本設置する（図6，7）．

6 膜の調整

内側部がスペースメーキング部，外側部が骨面部に一致するように膜の調整を行う．すなわち，スペースメーキング部は長目のビスに合わせ，骨面部は少なくとも4～5mm被覆するように外側部を調整する（図8）．

7 膜の固定

膜を骨面に密着，固定する必要がある．膜は口蓋側骨面よりスペースメーキング部を覆い，頬側骨面に固定する．口蓋側骨面への膜の固定は口蓋側歯肉が厚いので比較的容易である．頬側部の骨面には，メンフィクス®の膜固定用ビスを用いて，しっかりと骨面に膜を固定する（図9）．

8 弁の縫合

歯肉弁の剥離は，粘膜骨膜弁と減張切開による粘膜弁で形成されている．そして，あらかじめ膜の完全な被覆が可能であることを確認する．弁にテンションが加わる場合には，さらに減張切開の範囲を拡大する．弁の縫合は，まず垂直マットレス縫合法を行い，次に歯冠部は単純縫合法を行う．そして，最後に縦切開部の縫合を行う（図10，11）．

9 麻酔

術後6カ月目に膜の除去を行う．膜の除去の際には十分な麻酔を行う必要がある．

10 弁の形成

膜に達するように，歯槽骨部より口蓋側寄りに設定した歯槽骨頂切開線を入れる．次に唇側歯肉弁をピンセットで把持し，膜と歯肉弁内側のコラーゲン線維の切断，唇側歯肉弁を剥離，翻転，膜を露出させる．同様にして口蓋側歯肉弁の剥離，翻転を行う（図12）．

11 膜の除去

唇側面膜上のビスを除去し，膜をピンセットで把持，骨面上部の膜を剥離，再生した骨組織を損傷させないように膜を持ち上げ除去する．次にスペースメーキング用ビスを除去する（図13）．

12 弁の縫合

再生した骨組織を唇側および口蓋側歯肉弁で完全に覆う．そして，両側の歯肉弁を縫合する．

13 治癒

術後9カ月．術前と比較して明らかに歯槽堤の幅が骨再生によって増している（図14）．

第3章 新しい歯周治療

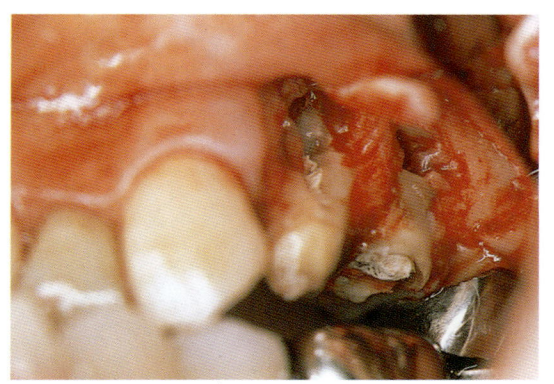

図1 抜歯前の状態. |4 5 が残根状態である.

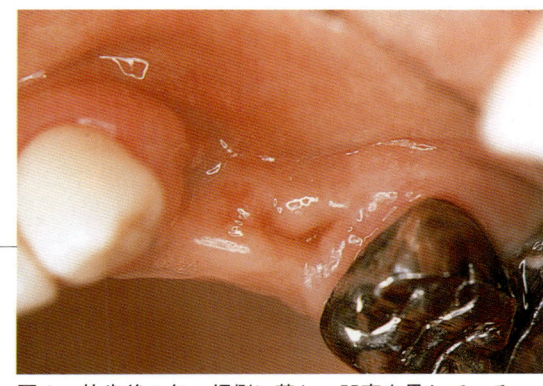

図2 抜歯後1年. 頬側に著しい凹窩を呈している.

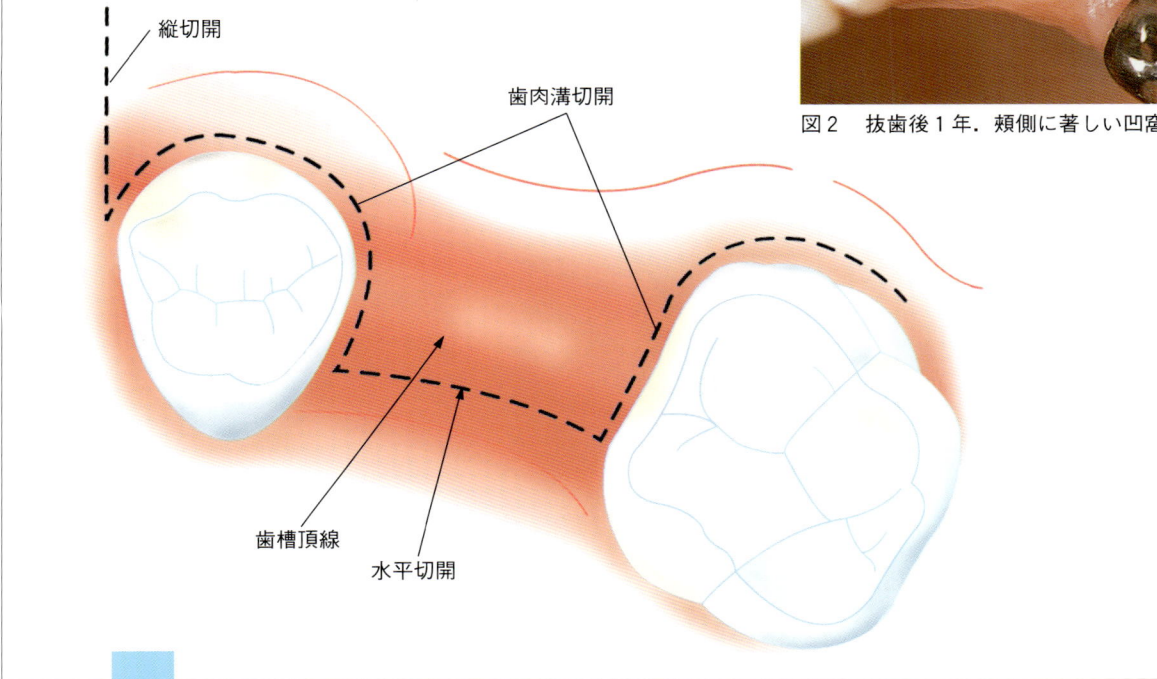

図3 本症例に用いた切開線の模式図.

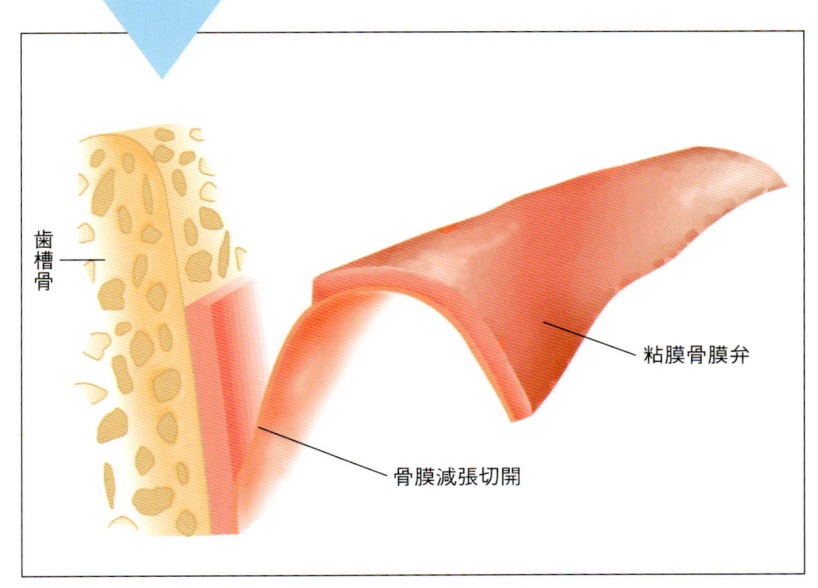

図4 **2**の切開線. 弁の形成に用いた粘膜骨膜弁と減張切開線.

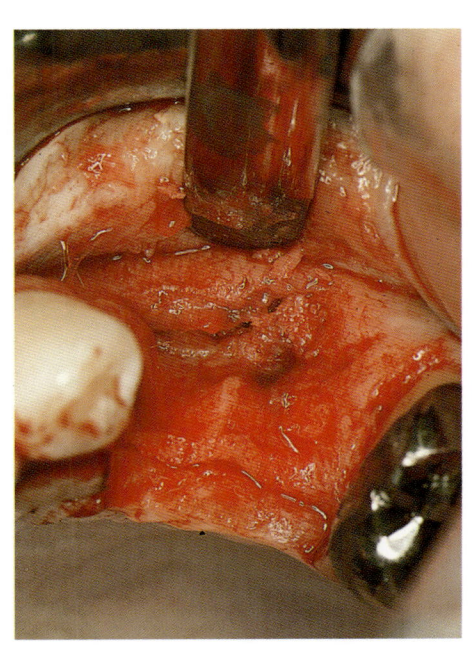

図5 **3**の弁の形成. 歯肉弁を剥離, 翻転し, 骨欠損形態を確認する.

83

§1. 進みゆく歯周治療

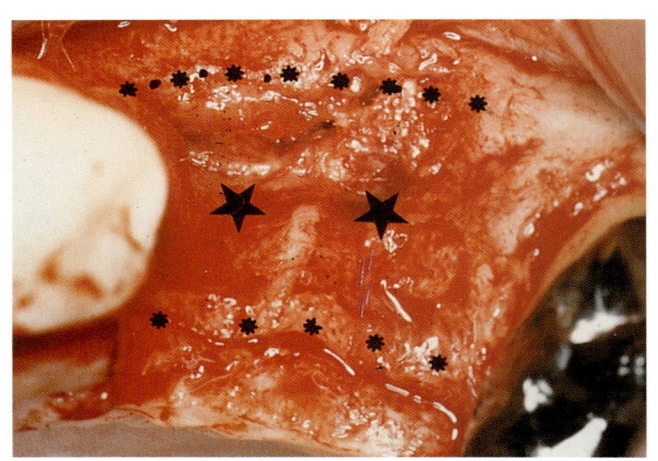

図6　星印の位置に長目のビスを埋入する．

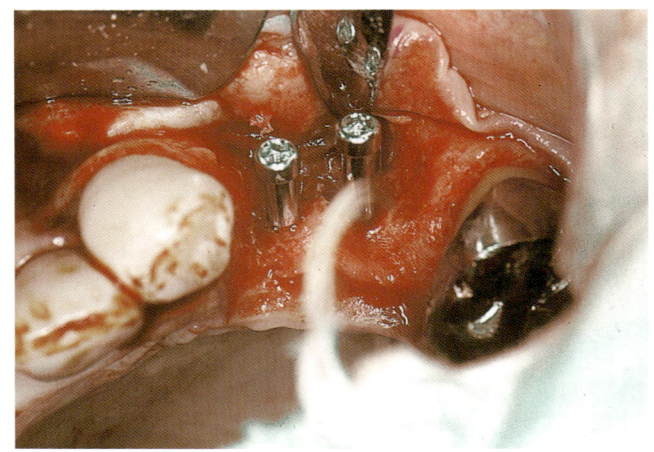

図7　スペースメーキング用ビスを埋入した．

膜固定用ビス

スペースメーキング用ビス

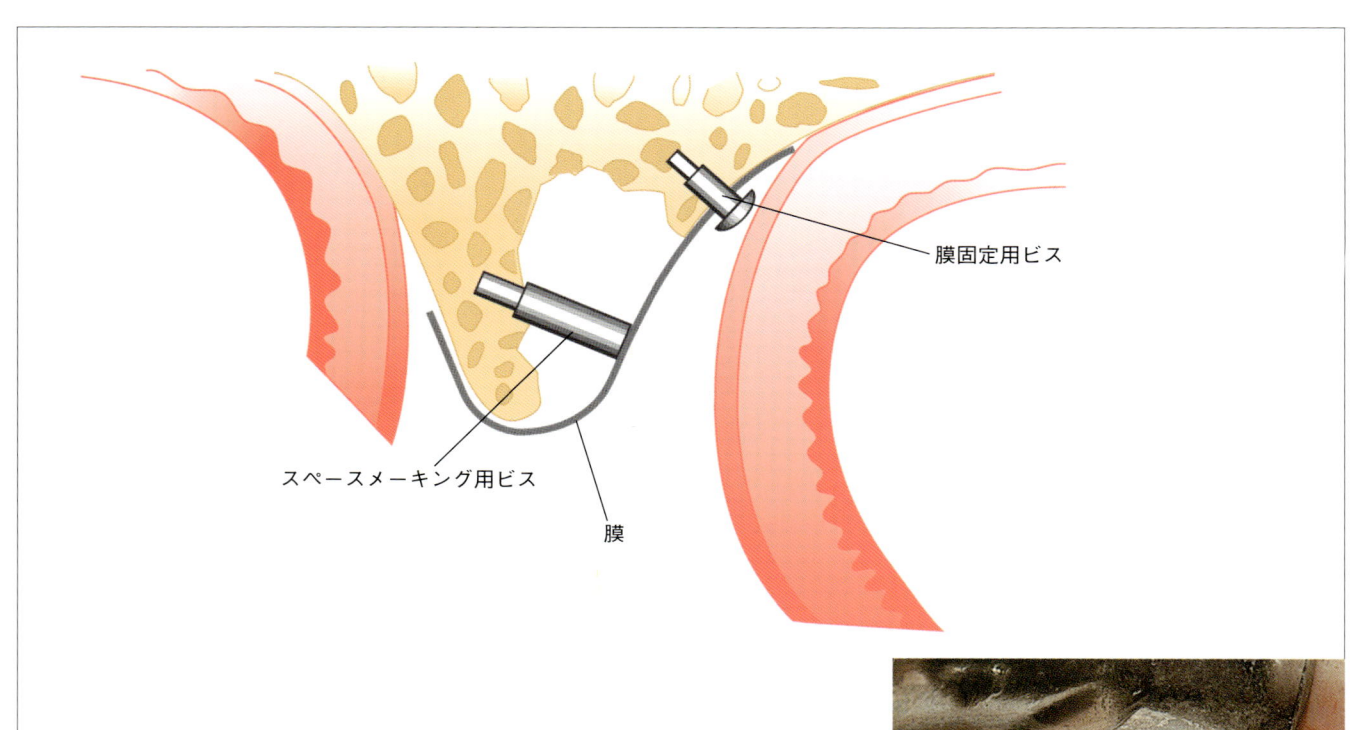

膜

図8　6 の膜の調整．膜の調整模式図．

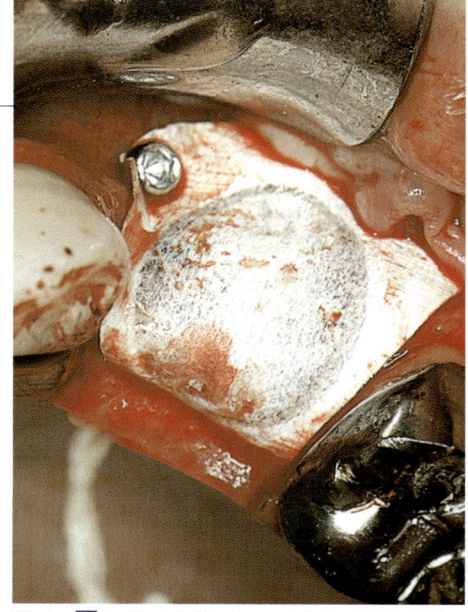

図9　7 の膜の固定．頬側の膜は，ビスを用いて骨面に固定する．

第3章 新しい歯周治療

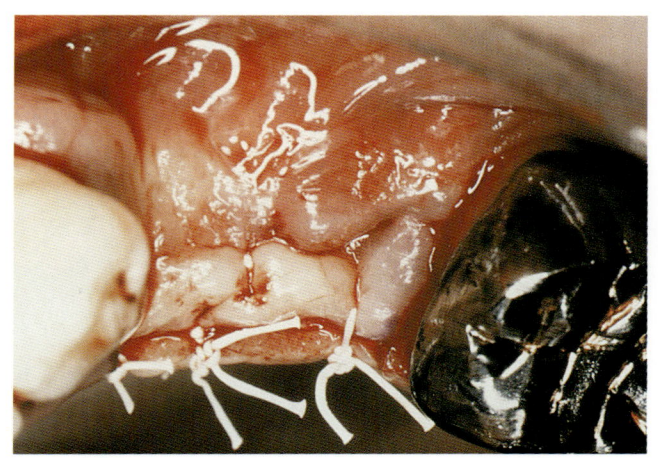

図10 8 の弁の縫合．垂直マットレス縫合法と単純縫合法の両者を用いると良い．

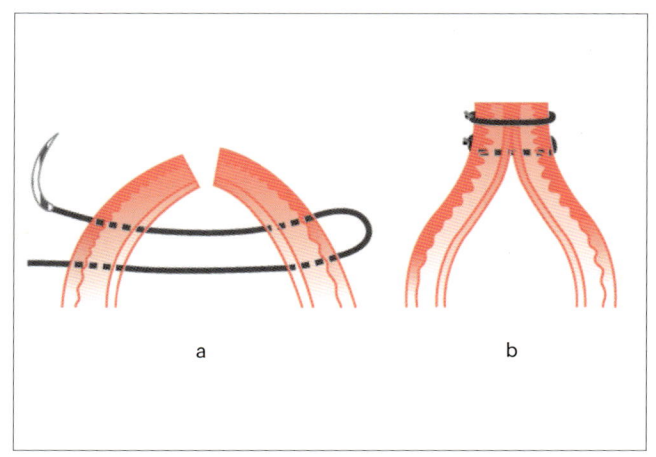

図11 頬，口蓋側歯肉弁を縫合する．

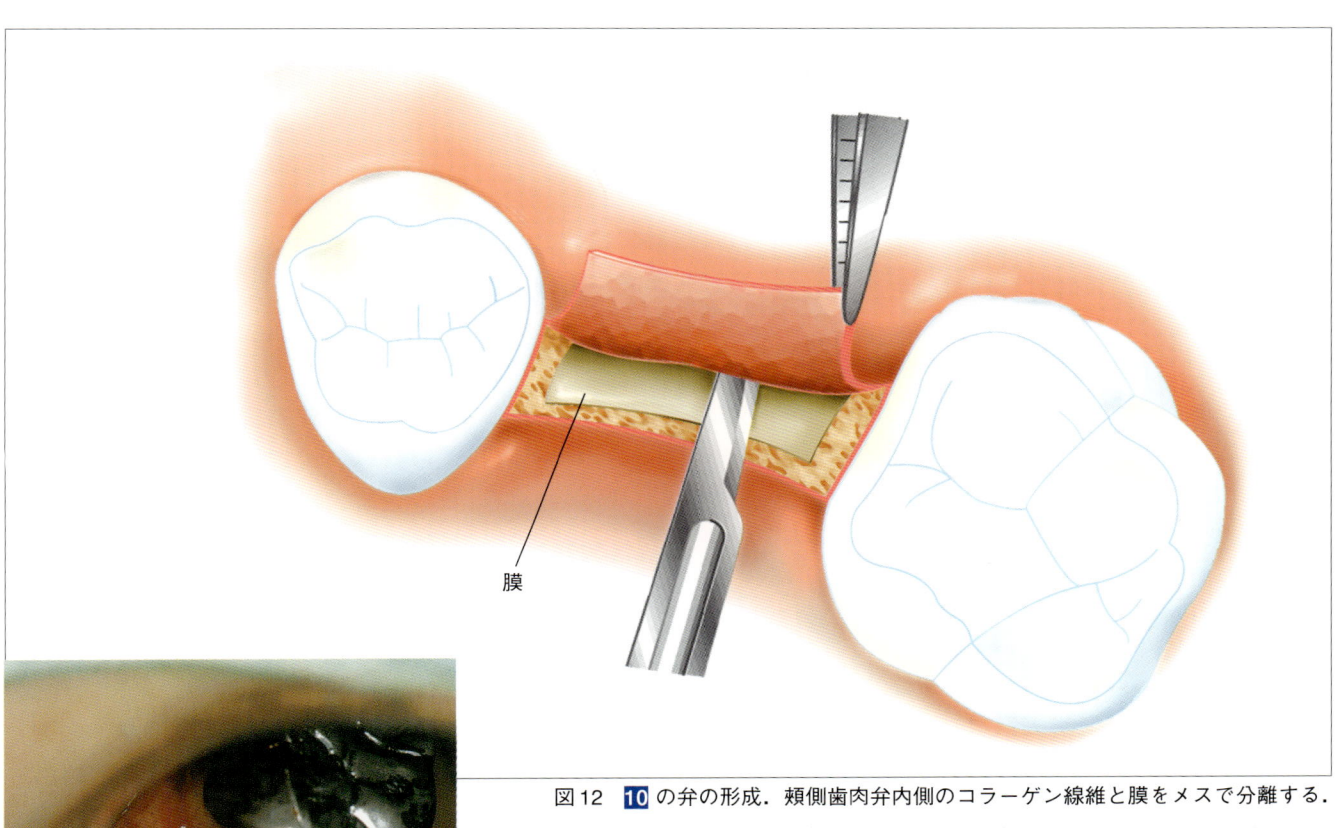

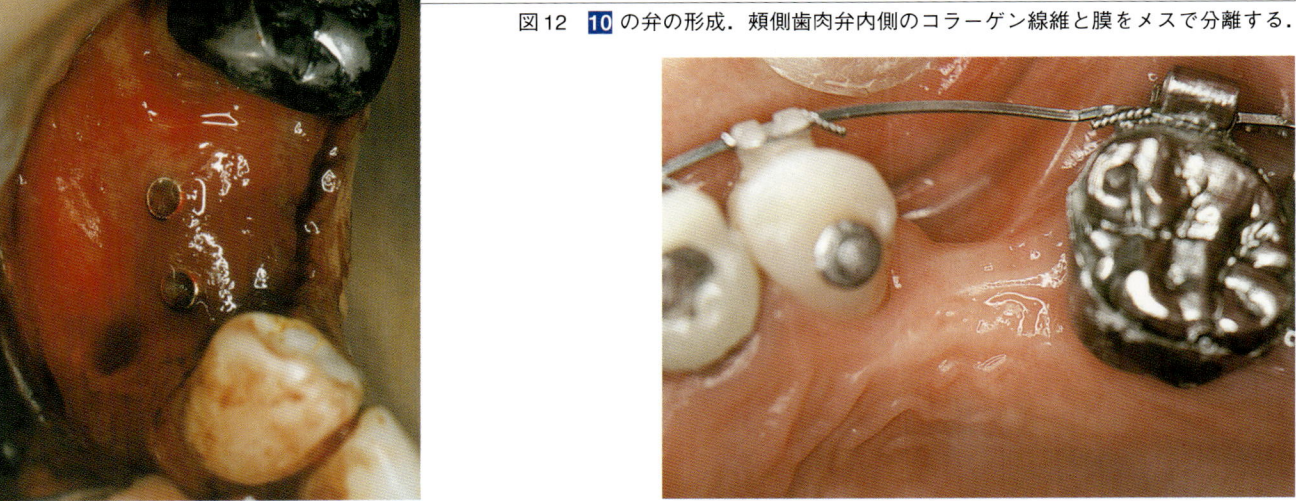

図12 10 の弁の形成．頬側歯肉弁内側のコラーゲン線維と膜をメスで分離する．

膜

図13 11 の膜の除去．術後6カ月．膜を除去した．骨様組織が再生，増殖している．この後，長目のビスを除去する．

図14 13 の治癒．術後9カ月．頬側に明らかな骨増生をきたしている．

(山田 了)

85

§1. 進みゆく歯周治療

2 成長因子を用いた治療法

歯周組織の再生は歯周治療の最終的な目的で，それは歯周疾患により喪失した歯周組織付着器官，つまり歯根膜，歯根膜組織が失われた歯根面に，コラーゲン線維が埋入したセメント質，および歯槽骨を再生させることである．こうした治癒形態をめざして，長年多くの研究が行われてきた．現在，再生治療法と考えられるものは，

①自家骨，他家骨などの骨移植ならびに人工骨の補填
②クエン酸やテトラサイクリンなどを用いた根面処理
③組織再生誘導法（guided tissue regeneration，GTR 法）
④成長因子の応用

などである．このうち最も新しく，これからの研究が待たれるものは，④の成長因子の応用である．

1）成長因子とは

成長因子とは，走化性，分化，増殖，および細胞外基質タンパク質の産生など，細胞の様々な変化を刺激するポリペプチドの総称である[1]．個体の発生段階から，非常に多くの成長因子が，細胞の機能を複雑に制御していると考えられている．したがって，歯根膜細胞の分化，増殖および細胞外基質の合成ならびにセメント芽細胞および骨芽細胞の分化，増殖などが歯周組織の再生には必要であると考えられるため，歯周組織再生療法へ様々な成長因子を応用することが試みられている．しかし，成長因子の機能は，細胞の種類，因子の濃度，組み合わせなどにより様々な変化を示すため，生体内での応用は十分な研究成果に基づかねばならない．

1980年代後半から，成長因子の歯周組織再生療法への応用が試みられてきた．それは，上皮成長因子（epidermal growth factor，EGF），血小板由来成長因子（platelet-derived growth factor，PDGF），インスリン様成長因子-1（insulin-like growth factor-1，IGF-1），腫瘍化成長因子-β（transforming growth factor-β，TGF-β），塩基性線維芽細胞成長因子（basic fibroblast growth factor，bFGF），骨誘導因子（bone morphogenetic protein，BMP）などである．Lynchらは，EGF，PDGF，IGF-1，TGF-β，FGFを創傷治癒の過程で適用したとき，単独ではTGF-βが結合組織や血管の新生が最も良く，併用した場合にはPDGFとIGF-1との組み合わせが最大のコラーゲン増加を示したことを報告した[2]．その後，Lynchらは，自然発症のイヌ歯周組織欠損にPDGFとIGF-1とを適用した結果，成長因子で処置した実験側では新生セメント質および新生骨形成が有意に増加したと報告した[3,4]．また，Rutherfordらは，サルの実験的歯周組織欠損にPDGFとIGF-1を適用して同様な結果を報告している[5]．

骨芽細胞への分化を促進し，強力な骨形成作用を有すると考えられているのが骨誘導因子（BMP）である．そのため，現在では，歯周外科領域，口腔外科領域，整形外科領域で研究が進められており，歯周組織再生療法のみならず骨欠損に

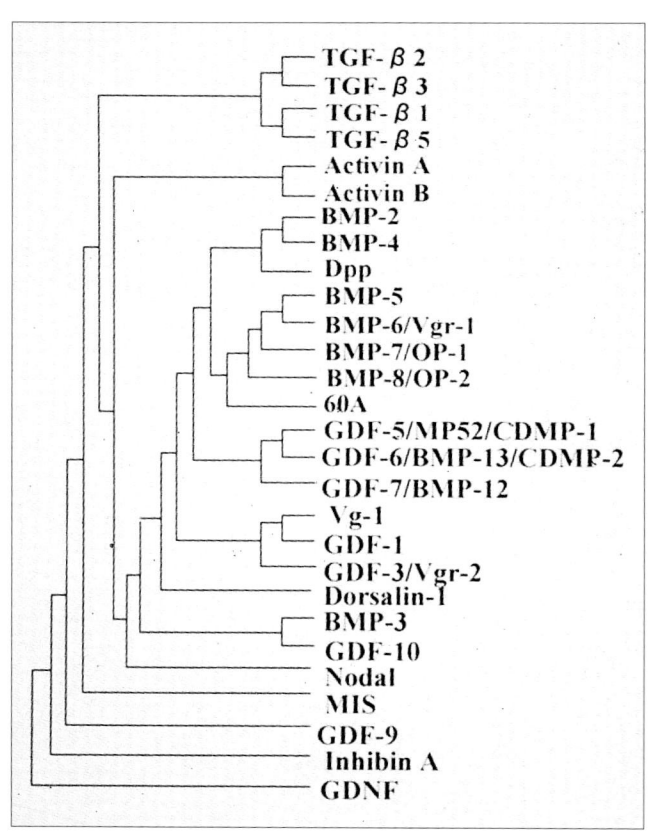

```
├─ TGF-β2
├─ TGF-β3
├─ TGF-β1
├─ TGF-β5
├─ Activin A
├─ Activin B
├─ BMP-2
├─ BMP-4
├─ Dpp
├─ BMP-5
├─ BMP-6/Vgr-1
├─ BMP-7/OP-1
├─ BMP-8/OP-2
├─ 60A
├─ GDF-5/MP52/CDMP-1
├─ GDF-6/BMP-13/CDMP-2
├─ GDF-7/BMP-12
├─ Vg-1
├─ GDF-1
├─ GDF-3/Vgr-2
├─ Dorsalin-1
├─ BMP-3
├─ GDF-10
├─ Nodal
├─ MIS
├─ GDF-9
├─ Inhibin A
└─ GDNF
```

図1　TGF-βスーパーファミリーの分子系統樹（文献6より引用改変）

対する骨再生療法の1つとして注目を集めている．

1965年にUristらは，筋肉内や皮下といった骨組織以外の組織中で，異所性の骨形成を誘導する物質が骨基質中に存在することを報告した[7]．その物質は骨誘導因子（BMP）と命名されたが，その本体が明らかになったのは1988年のことであった．Wozneyらは，ヒトBMPの遺伝子クローニングに成功し，その一次構造を明らかにした[8]．その後，研究が進み，現在では10数種類のBMP遺伝子の構造が解明され，今後さらに増えていくものと考えられる（図1）．

こうして現在では，遺伝子工学的に合成されたヒトの骨誘導因子（recombinant human bone morphogenetic proteins：rhBMPs）が作製され，臨床応用に向けて研究が進められている．

こうした遺伝子工学的に合成された骨誘導因子の中でも，rhBMP-2（recombinant human bone morphogenetic protein-2）は単独での骨誘導活性が高く，量産可能なため，rhBMP-2による歯周組織再生の研究が近年報告されてきた．石川らは，イヌの3壁性骨欠損を伴う歯周組織欠損にrhBMP-2を埋植した場合，新生骨および新生セメント質の形成が促進することを示した[9]．また，Sigurdssonらは，イヌの外科的に作製した水平性骨欠損において，rhBMP-2が新生骨および歯根膜組織の再生を有意に促進することを示した[10]．また，BMPファミリーに属するrhBMP-12（growth / differentiation factor-7）に靭帯様組織誘導能が認められており，歯根膜組織の再生に対して，後述のエナメルマトリックスタンパク質とともに今後の研究成果が待たれる．

2）rhBMP-2の歯周組織再生療法への応用

歯周組織再生治療法の中でも，組織再生誘導法（GTR法）によって良好な臨床例がいくつか報告されている．しかし，外科処置の手技が困難で，膜の露出，汚染等の問題も多い．さらに，組織再生誘導法では適応症が限られ，水平性骨欠損や，貫通型の根分岐部病変を伴う歯周炎において，良好な結果を得ることは困難といわれている．

近年，骨形成因子（BMP）を用いた骨再建，骨再生の研究が進み，リコンビナントヒトBMP（rhBMP）の入手が可能となった．その中でも，現在単独での骨誘導作用が確認され，量産可能なrhBMP-2は，動物実験において良好な歯周組織再生を示し，将来の臨床応用が期待されている．

ここでは，rhBMP-2による再生治療の将来像として，歯周組織再生療法およびインプラント周囲組織再生療法においてrhBMP-2を適用した動物実験の例を紹介する．

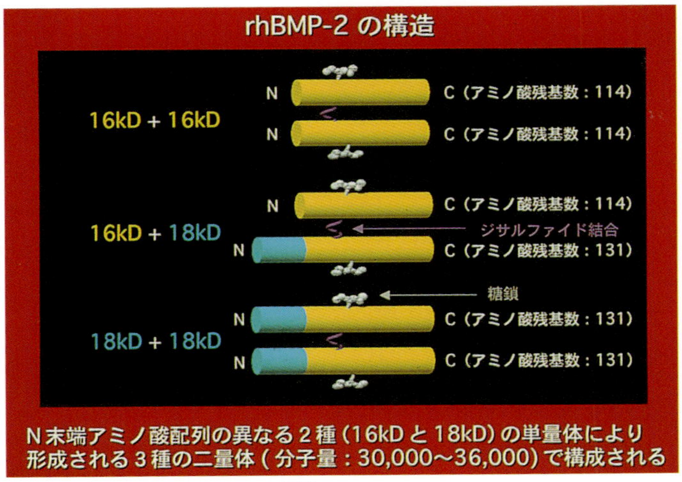

図2　使用したrhBMP-2の構造

3）水平性骨欠損を有する歯周組織欠損に対するrhBMP-2の応用[11]

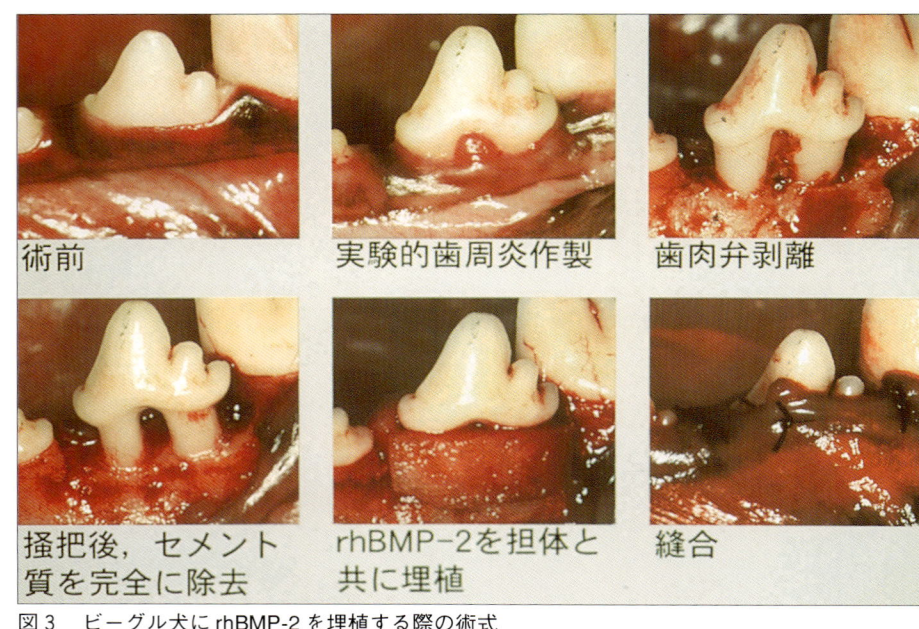

図3　ビーグル犬にrhBMP-2を埋植する際の術式

（術前／実験的歯周炎作製／歯肉弁剝離／搔把後，セメント質を完全に除去／rhBMP-2を担体と共に埋植／縫合）

（1）ビーグル犬にrhBMP-2を埋植する際の術式

ビーグル犬の第二前臼歯周囲に実験的歯周炎を惹起させた後，全層歯肉弁を剝離してルートプレーニングを行った．水平性骨欠損のため，従来の方法では再生治療は望めない．この欠損に，rhBMP-2を担体とともに埋植し，埋植物を完全に覆うように歯肉弁を縫合した．下段中央の写真で，歯根周囲に巻き付けたスポンジ状のものが担体で，ここではポリ乳酸ポリグリコール酸共重合体ゼラチンスポンジを用いた．この担体にrhBMP-2が吸着されている．

	例数	根分岐部の露出有り	根分岐部の露出無し
rhBMP-2を埋植した群	12	1	11
担体のみを埋植した群	12	9	3

図4　12週後の口腔内写真（根分岐部の露出有り／根分岐部の露出無し）

（2）12週後の口腔内写真

rhBMP-2埋植12週後の口腔内写真，および根分岐部の露出例数を示す．rhBMP-2を埋植した群では12歯中11歯で，根分岐部の肉眼的な閉鎖が観察された．一方，対照の担体のみを埋植した群では12歯中9歯で，下段左の写真のように根分岐部の肉眼的露出がみられた．根分岐部の解剖学的形態が，イヌとヒトではかなり異なるので，実際の臨床における根分岐部病変の閉鎖率に関しては，今後の臨床研究の結果を待つ以外にない．しかし，この結果から，高度の分岐部病変に対しても，rhBMP-2の埋植が効果的である可能性がうかがえる．

第3章 新しい歯周治療

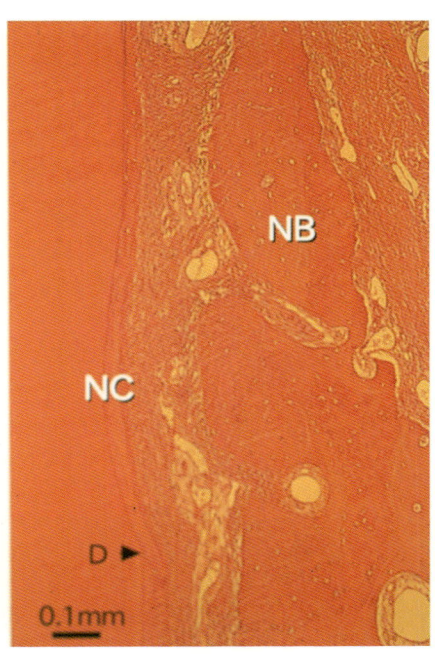

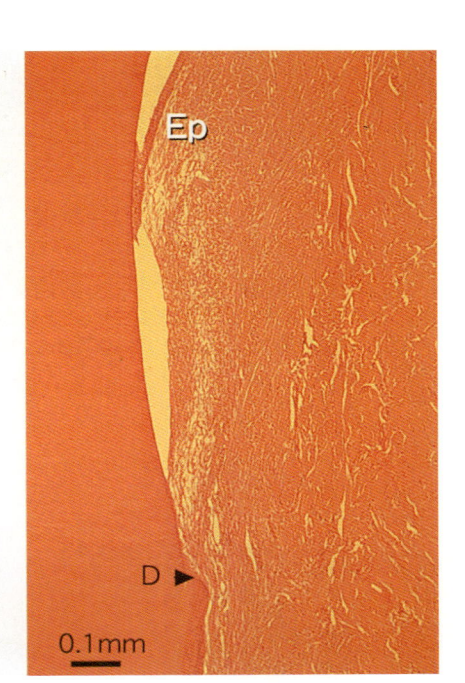

(3) rhBMP-2 埋植12週後の組織像

rhBMP-2を埋植12週後の組織像．図5左は頬舌断全体像．図5右は図5左の枠内の強拡大．rhBMP-2を埋植した部位では，欠損底部（D）より歯冠側に新生骨（NB），新生セメント質（NC）が観察される．根面に形成された新生セメント質と高さが増加した新生骨の間には歯根膜組織が形成されている．すなわち，水平性骨欠損を伴う歯周組織欠損においても，付着の高さが増加することが示された．

CEJ：セメント・エナメル境
BC：新生骨の骨頂

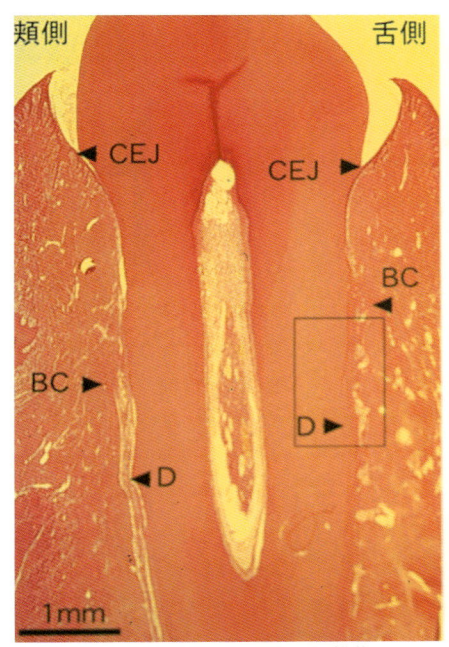

図5　rhBMP-2埋植12週後の組織像

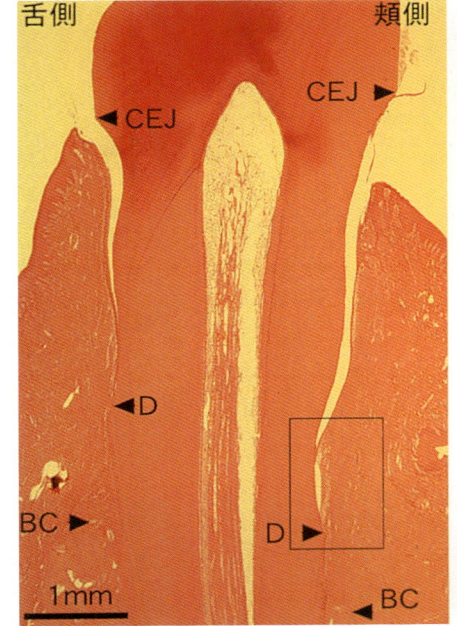

(4) 担体のみ埋植12週後の組織像

担体のみ埋植12週後の組織像．図6左は頬舌断全体像．図6右は図6左の枠内の強拡大．担体のみを埋植した群では，上皮（Ep）が根面に沿って根尖側に増殖している像が観察され，欠損底部（D）付近まで達している．新生セメント質，新生骨の形成は観察されず，骨頂（BC）の位置は欠損底部の根尖側であった．

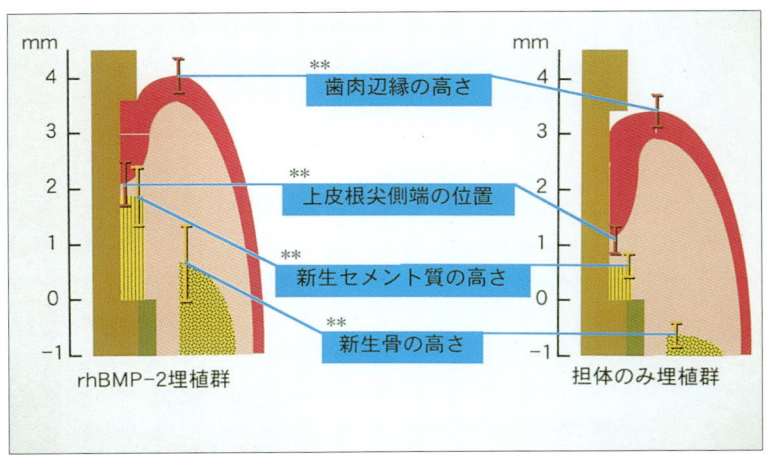

図6　担体のみ埋植12週後の組織像

(5) 組織計測結果

ビーグル犬6頭における組織計測の結果．組織標本上で，歯肉辺縁の高さ，上皮根尖側端の位置，新生セメント質の高さ，新生骨の高さを計測したところ，いずれもrhBMP-2埋植群の方が担体のみ埋植群に比べて有意に大きな値を示した．このことから，rhBMP-2の埋植術が，水平性骨欠損を伴う歯周組織欠損においても，歯周組織の再生を促進することが示された．

図7　組織計測結果．バー：平均値±標準偏差．**：$p<0.01$，t検定（対応あり），n=6

4）インプラント周囲骨欠損に対するrhBMP-2の応用

インプラント埋入手術を行う際，裂開型の骨欠損がインプラント周囲の一部にある場合はguided bone regeneration法（GBR法）を用いて対処することが可能であるといわれている．しかし，骨量が不足している部位や，下顎管近接部位，上顎洞底近接部位等では，十分な長さのフィクスチャーを埋入することが困難な場合がある．目的とする長さのフィクスチャーを骨内に先端のみ埋入し，骨に埋入できなかったフィクスチャー上部に新生骨を形成させることができれば，インプラント治療の適応症も広がることが予想される．このような状況を想定し，rhBMP-2を用いてインプラント周囲の骨量増加を達成させることを目的に動物実験が行われている．

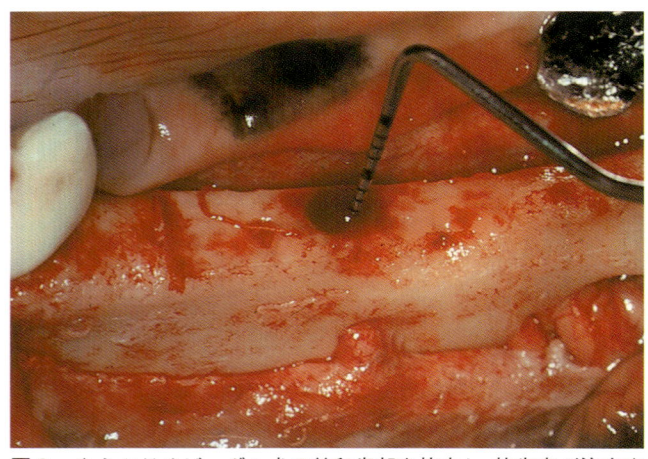

図8　あらかじめビーグル犬の前臼歯部を抜去し，抜歯窩が治癒するまで十分な期間を経過させた．粘膜骨膜弁を剥離し，歯槽頂部をわずかに削除して平坦にした後，インプラント埋入窩を形成した（深さ約5 mm）．

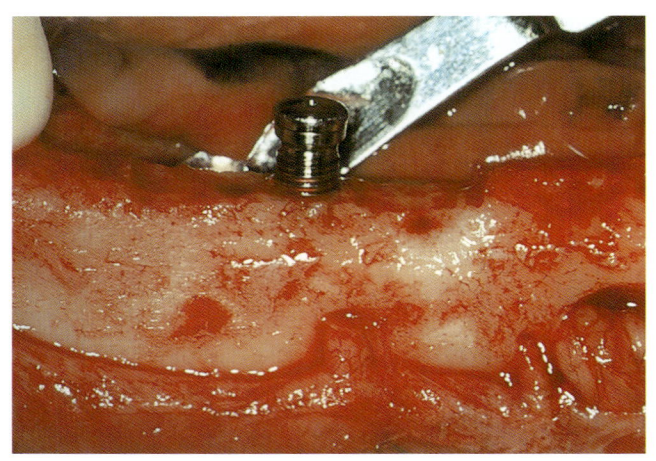

図9　長さ10mmのフィクスチャーをその半分の長さまで骨内に埋入し，初期固定が得られたことを確認した．

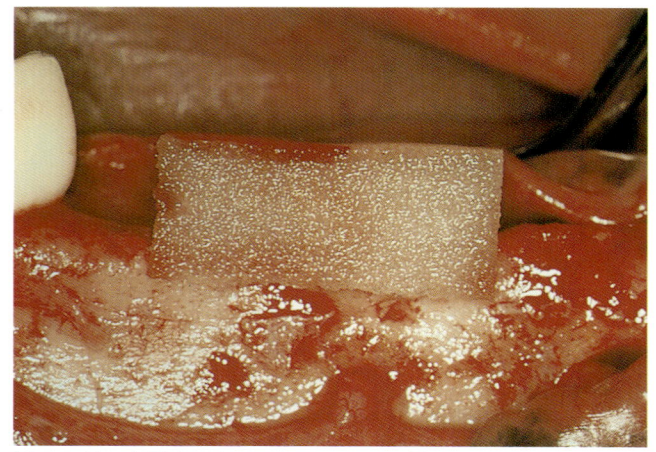

図10　骨から露出したフィクスチャーの周囲に，rhBMP-2と担体（ポリ乳酸ポリグリコール酸共重合体ゼラチンスポンジ）を埋植した．

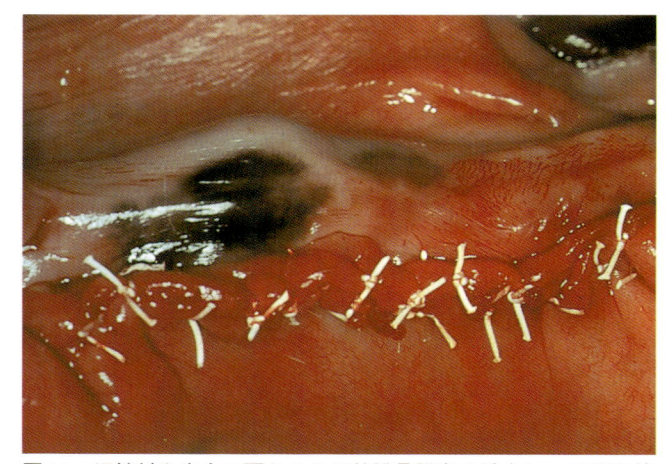

図11　埋植材を完全に覆うように粘膜骨膜弁を縫合し，12週の治癒期間を経過させた．

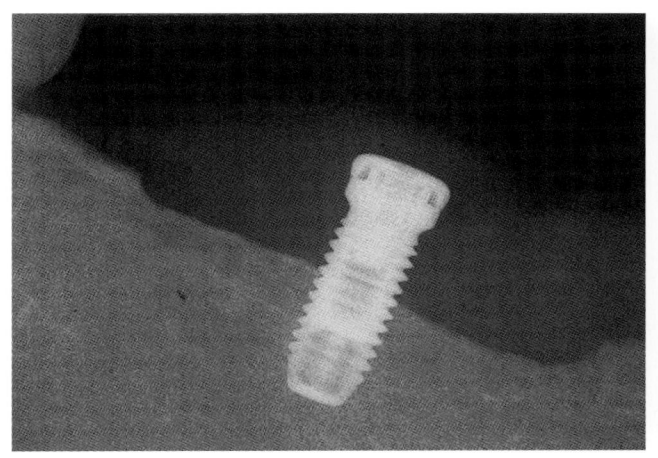

図12 インプラント埋入,およびrhBMP-2埋植直後のX線写真.フィクスチャーが歯槽頂から大きく突き出していることが分かる.

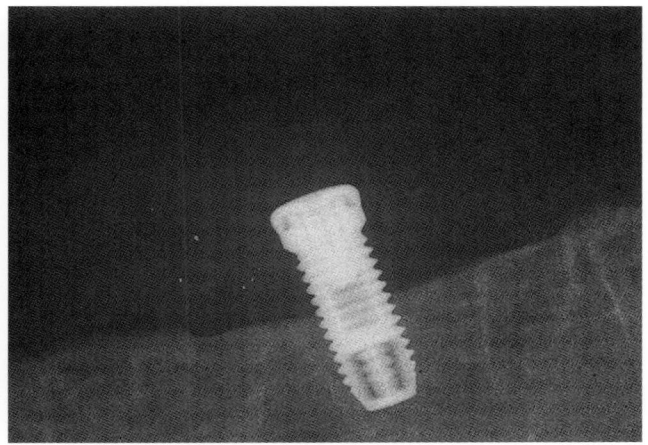

図13 インプラント埋入,および担体のみを埋植した部位の術直後のX線写真.実験群と同様に,フィクスチャーが歯槽頂から大きく突き出している.

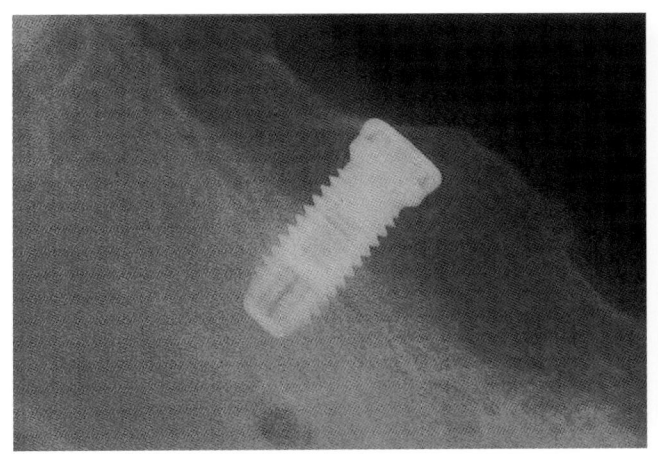

図14 インプラントおよびrhBMP-2埋植12週後のX線写真.骨外に露出していたフィクスチャー周囲に新生骨が形成されていることを示す不透過像が観察される.

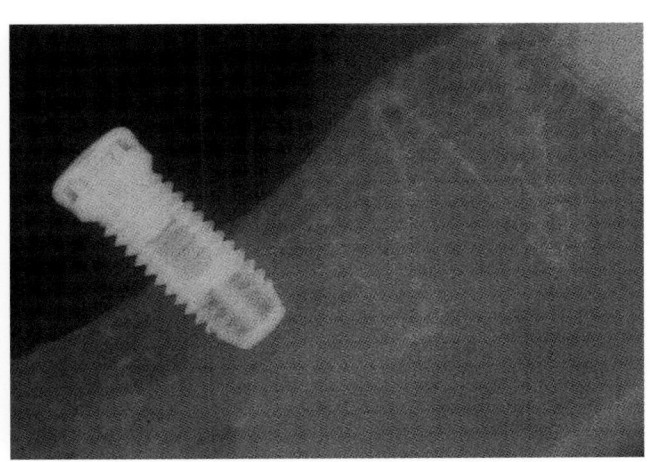

図15 インプラントおよび担体のみ埋植12週後のX線写真.新生骨形成は認められず,フィクスチャー周囲には依然X線透過像が観察される.

　以上より,rhBMP-2を用いることによって,十分な骨がない症例においても,インプラント埋入が可能となることが予想される.今後,フィクスチャー周囲と骨との結合に関する組織学的検討,新生骨が長期にわたって維持できるか否か,フィクスチャーに負荷を加えた場合に新生骨が吸収されないかどうかなど,さらなる検討が必要であろう.rhBMP-2に関しては臨床応用が行われる日も間近いと思われる.

5）エナメルタンパク質を用いた歯周組織再生療法

歯周組織再生治療法の中でも，最も予知性が高いと考えられている guided tissue regeneration（GTR，組織再生誘導法）で再生された新生組織，特に新生セメント質は，主に細胞性セメント質であり，本来の構造（歯の発生学に基づいたセメント質の構造）を再生していないのではないかといわれている[12]．そこで，歯周組織の再生を期待する新しい方法として，歯根の発生学的形成時に起こる事象を解析する試みがなされた．

歯根象牙質，セメント質は，次のようにして形成される．象牙芽細胞による象牙質の形成と石灰化，ならびにエナメル芽細胞によるエナメル基質の分泌と石灰化によるエナメル質形成により歯冠形態がほぼ完成に近付くと，歯根象牙質の形成へと進行する．エナメル質の形成が歯頸部付近に達すると，内外エナメル上皮細胞が癒合しヘルトビッヒ上皮鞘が形成され，根尖に向かって増殖する．このヘルトビッヒ上皮鞘は，歯根象牙芽細胞を分化誘導し歯根象牙質を作る．歯根象牙質が形成されていくと，ヘルトビッヒ上皮鞘は分裂増殖しなくなり，その細胞間結合が弱まり，歯小嚢の未分化間葉細胞が細胞間隙に入り，セメント芽細胞に分化する．上皮細胞はコラーゲン線維に囲まれて線維束中に埋め込まれ，マラッセの上皮遺残となる．このとき，ヘルトビッヒ上皮鞘はエナメルマトリックスタンパク質を分泌しており，このタンパク質が歯の発生時に無細胞性セメント質の産生に関与する[13]．つまり，エナメルマトリックスタンパク質は，歯根象牙質上のセメント質形成に重要な役割を果たしていることが見出された．歯周治療における真の歯周組織の再生には，シャーピー線維に富んだ無細胞性非固有線維性セメント質（acellular extrinsic fiber cementum）と，そのセメント質に埋入し，機能的に走行したコラーゲン線維を伴う新生歯根膜，およびそれに付随した新生歯槽骨が必要とされている[14]．

エナメルマトリックス由来タンパク質は，主にアメロジェニン（90％）で，その他としてはプロリンリッチ非アメロジェニン，タフテリン，血清タンパク質，唾液タンパク質などである[15]．

スウェーデンで臨床応用をめざして開発研究されたエナメルマトリックスタンパク質は，エナメルマトリックスデリバティブ（市販製剤名：エムドゲイン®，Emdogain，BIORA AB, Malmo, Sweden）と呼ばれ，吸収性埋植材で疎水性のエナメルマトリックスタンパク質凝集体である．粘貼性をもたせるために，プロピレングリコールアルジネートとともに用いる．

Heijl[16]は，矯正治療のため要抜去と診断された⊥の頬側に骨欠損を作製し，エムドゲイン®を塗布した4カ月後の歯周組織の再生を組織学的に観察した結果，象牙質上にしっかり結合した無細胞性非固有線維性セメント質の形成を報告した．また，新生歯根膜のコラーゲン線維は機能的に配列し，新生セメント質，新生歯槽骨に埋入していた．

Heijlら[14]は，改良ウィドマンフラップ手術時にエムドゲイン®を併用した場合の効果について報告している．実験群ではフラップ手術時にエムドゲイン®を併用し，対照群ではプラセボとしてプロピレングリコールアルジネートのみを使用した．1壁性および2壁性骨欠損を有する33人の患者を用いた．その結果，臨床的アタッチメントの獲得量は，8カ月後で2.1mm（実験群）と1.5mm（対照群），16カ月後で2.3mm（実験群）と1.7mm（対照群），36カ月後で2.2mm（実験群）と1.7mm（対照群）であり，統計学的に有意な差が認められた．また，X線写真上での骨レベルは，実験群では36カ月にわたり増加し続けたが，対照群では手術時とほぼ同程度であった．

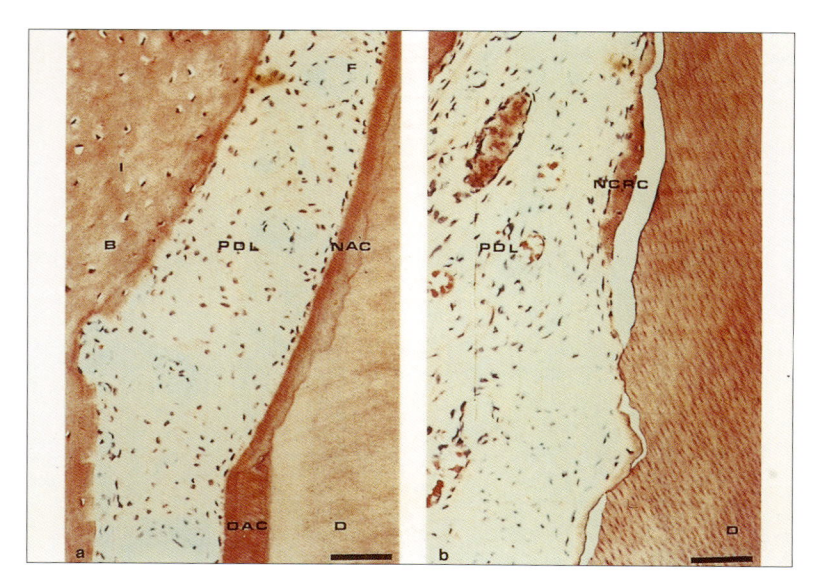

図16 サル切歯を抜歯し，根面に欠損を作製し，再植した．
左：根面の欠損にエナメルマトリックスを適用して再植後8週の組織像．欠損は無細胞性のセメント質で被覆されている．
右：欠損に何も処置せずに再植後8週の組織像．欠損表面には細胞性の硬組織が若干観察されるのみである．
バー：100μm．D：象牙質．OAC：元の無細胞性セメント質．NAC：新生した無細胞性セメント質．NCRC：新生した有細胞性の修復セメント質．PDL：歯根膜．B：骨．（文献13より引用）

6）エムドゲイン®適用の実際

　他の歯周組織再生治療と同様，エムドゲイン®を適用する場合にも症例選択は重要である．患者選択については，歯周外科手術・他の歯周組織再生手術と同様に，喫煙・糖尿病等の全身的なリスクファクターの無い患者を選択すべきであるといわれている．もちろん，口腔清掃状態が良好であることは重要である．組織再生誘導法と異なり，歯周炎による高度の骨吸収を伴う症例も，エムドゲイン®の適応症であるといわれている．ただし，本材を使用することに慣れるまでは，骨欠損の入口が狭い2〜3壁性の骨欠損，2度以下の分岐部病変を適応症の中心に考えることが望ましい．

　以下に歯周組織再生手術の術式を示す．

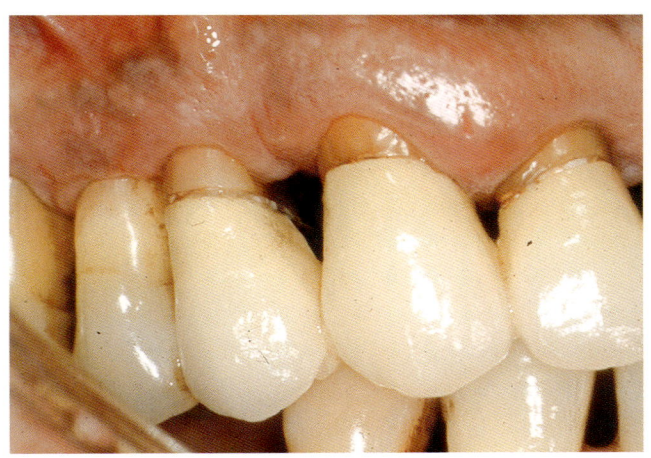

①図17は，エムドゲイン®による歯周組織再生手術を行う可能性があると判断した症例の術前写真である．組織再生誘導法の手術のときと同様，縫合時の創面の初期閉鎖を考慮して切開を加え，粘膜骨膜弁を剥離する．骨欠損内の炎症性肉芽組織を完全に除去し，露出歯根面を丁寧にルートプレーニングする（図18）．

②この際，骨欠損の範囲がおおよそ判明し，確実にエムドゲイン®を使用することが決まった時点で材料を混和する．液状の担体であるプロピレングリコールアルジネート（PGA）を，バイアルから18ゲージ程度の太めの針をつけたシリンジで吸い取り，主にエナメルマトリックスタンパクが入った別のバイアルに注入する．この際，PGAをすべてシリンジで吸い取ろうとすると気泡が混入しやすいので，多少PGAがバイアル内に残ったとしても，なるべく気泡を混入しないように注意すべきである．同様に，混和の際もゆっくりとバイアルを回して撹拌し，気泡が入らないように注意する．室温や材料保管時の温度にもよるが，混和には15分程度かかるので，それを考えて早めに混和を開始することが手術時間を無駄にしないために必要である．

③材料が混和されたところで，シリンジに材料を吸い取り，投与の準備をする．物理的な清掃が終了した根面には，スメア層を除去するために酸，またはEDTAで根面処理を行う．ただし，本邦においてはEDTAを使用することが認められていないため，多くの場合は37％リン酸を用いる．エムドゲイン®の入ったシリンジ，根面処理材，洗浄用の生理的食塩水，吸引チップをすべて準備してから，実際の投与操作に入る．欠損内を生理的食塩水で洗浄し，止血を確認してから，根面処理材を根面に

図17　エムドゲイン®による歯周組織再生手術を行う可能性があると判断した症例の術前写真．

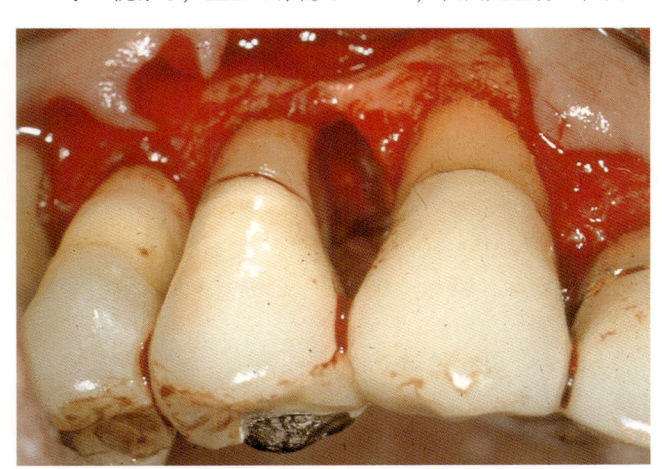

図18　粘膜骨膜弁剥離後，骨欠損内の炎症性肉芽組織を完全に除去し，露出歯根面を丁寧にルートプレーニングする．

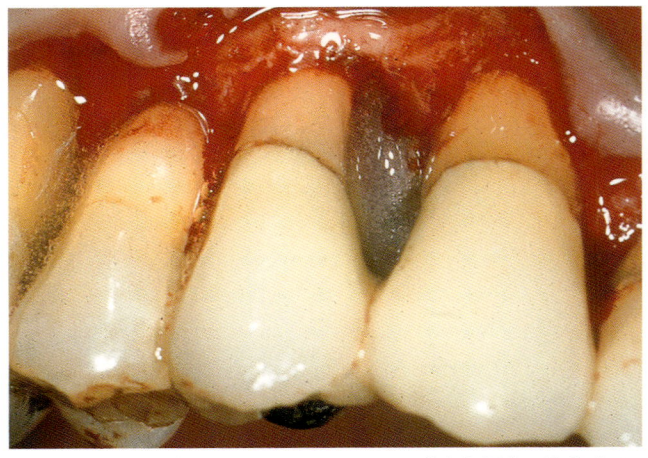

図19　根面処理後，混和したエムドゲイン®を欠損内に注入する．

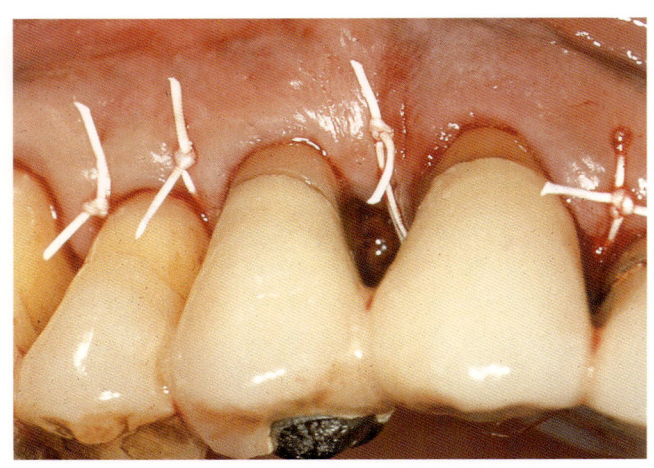

図20　エムドゲイン®注入後，直ちに粘膜骨膜弁を縫合する．

塗布する．37％リン酸の場合は約15秒作用させる．15秒後，術者は片手に洗浄用の生理的食塩水の入ったシリンジを，もう一方の手にエムドゲイン®の入ったシリンジを持ち，十分な量の生理的食塩水で根面処理剤をすべて洗い流す．

④術者はエムドゲイン®の入ったシリンジの針の先端を欠損底部に挿入し，洗浄中の生理的食塩水を止めると同時にエムドゲイン®を注入する．こうすることによって，根面処理後の歯根面に，エムドゲイン®が最初に到達することができる（図19）．エムドゲイン®を注入するタイミングが遅れると，根面処理後の歯根面に血液が付着し，エナメルマトリックスタンパクが根面に吸着しにくくなるといわれている．エムドゲイン®注入時も，できる限り気泡を混入させないことが重要である．

⑤注入後は直ちに粘膜骨膜弁を縫合する（図20）．もし可能であれば，根面処理を行う前に，あらかじめ縫合糸を粘膜骨膜弁に通しておき，注入後になるべく早く弁を閉じられるようにする．創面の閉鎖を確実にするために，垂直マットレス縫合を行うことが望ましい．

図21は，頰側および遠心に高度の骨吸収のある症例の骨欠損写真である．図22は同症例の10カ月後の口腔内写真，図23は術前術後のX線写真である．

こうした歯の発生期の事象を解析した新しい歯周組織再生治療法が開発，臨床応用されてくると，適応症に応じた処置法の選択肢が広がり，従来再生が不可能と思われていた重度の歯周炎でも，治療可能となる日が近付くであろう．

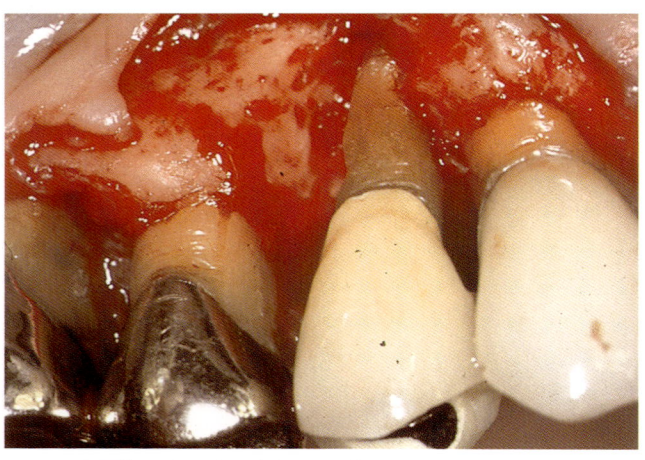

図21　上顎第一小臼歯の遠心および頰側に高度の骨吸収がある症例．エムドゲイン®を適用した．

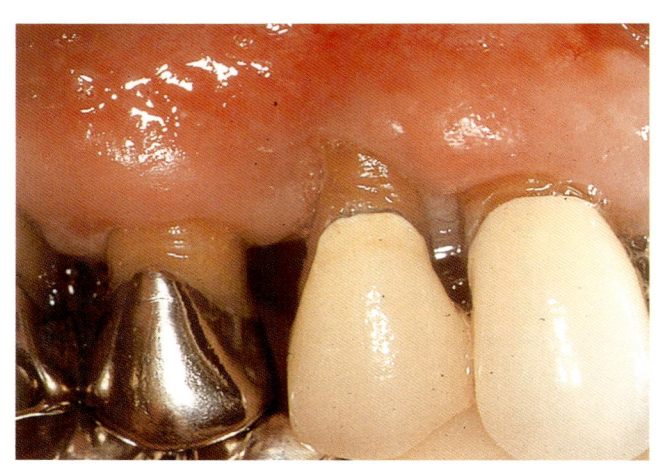

図22　エムドゲイン®適用後10カ月の口腔内写真．大きな歯肉退縮は認められない．

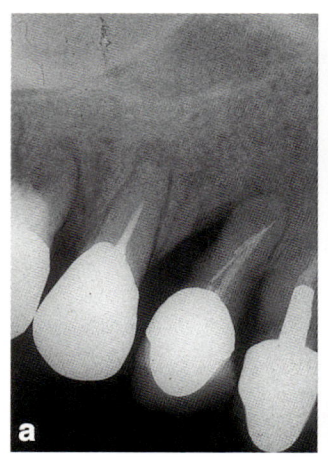

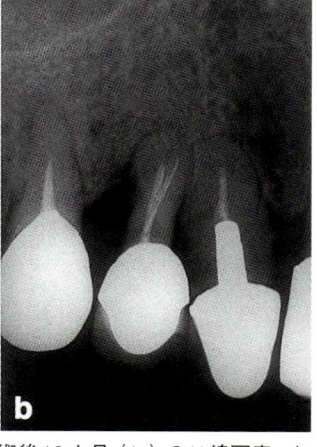

図23　同症例の術前（a）および術後10カ月（b）のX線写真．わずかではあるが新生骨の形成が認められる．

（小田 茂／木下 淳博／石川 烈）

参考文献

1) Terranova, V. and Wikesjo, U.M.E. : Extracellular matrices and polypeptide growth factors as mediators of functions of cells of the periodontium. J. Periodontol. (58) : 371-380, 1987.
2) Lynch, S.E. et al. : Role of platelet-derived growth factor in wound healing : Synergistic effects with other growth factors. Proc. Natl. Acad. Sci. (USA) (84) : 7696-7700, 1987.
3) Lynch, S.E., Williams, R.C., Polson, A.M., Howell, T.H., Reddy, M.S., Zappa, U.E. and Antoniades, H.N. : A combination of platelet derived and insulin like growth factors enhances periodontal regeneration. J. Clin. Periodontol. (16) : 545-548, 1989.
4) Lynch, S.E., deCustilla, G.R., Williams, R.C., Kinisty, C.P., Howell, T.H., Reddy, M.S. and Antoniades, H.N. : The effects of short-term application of a combination of platelet derived and insulin like growth factors on periodontal wound healing. J. Periodontol. (62) : 458-467, 1991.
5) Rutherford, R.B., Nietrash, C.E., Kennedy, J.E. and Charette, M.F. : Pletelet derived and insulin like growth factors stimulate regeneration of periodontal attachment in monkeys. J. Periodont. Res. (27) : 285-290, 1992.
6) 土居眞樹：骨形成蛋白（BMP）と骨疾患．THE BONE 9 (3)：51-63, 1995.
7) Urist, M.R. : Bone : Formation by autoinduction. Science (150) : 893-899, 1965.
8) Wozney, J.M., Rosen, V., Celeste, A.J., Mitsock, L.M., Whitters, M.J., Kriz, R.W., Hewick, R.M. and Wang, E.A. : Novel regulators of bone formation: molecular clones and activities. Science (242) : 1528-34, 1988.
9) Ishikawa, I., Kinoshita, A., Oda, S. and Roongruangphol, T. : Regenerative therapy in periodontal diseases. - Histological observations after implantation of rhBMP-2 in the surgically created periodontal defects in adult dogs. - Dent. Japan (31) : 141-146, 1994.
10) Sigurdsson, T.J., Lee, M.B., Kubota, K., Turek, T.J., Wozney, J.M. and Wikesjö, U.M.E. : Periodontal repair in dogs : Recombinant human bone morphogenetic protein - 2 significantly enhances periodontal regeneration. J. Periodontol. (66) : 131-138, 1995.
11) Kinoshita, A., Oda, S., Takahashi, K., Yokota, S. and Ishikawa, I.: Periodontal regeneration by application of rhBMP-2 to horizontal circumferential defects created by experimental periodontitis in beagle dogs. J. Periodontol. 68 (2)：103-109, 1997.
12) Araujo, M., Berglundh, T. and Lindhe, J. : The periodontal tissues in healed degree III furcation defects. An experimental study in dogs. J. Clin. Periodontol. (23) : 532-541, 1996.
13) Hammarstrom, L. : Enamel matrix, cementum development and regeneration. J. Clin. Periodontol. (24) : 658-668, 1997.
14) Heijl, L., Heden, G., Svardstrom, G. and Ostgren, A. : Enamel Matrix Derivative (EMDOGAIN™) in the treatment of intrabony periodontal defects. J. Clin. Periodontol. (24) : 705-714, 1997.
15) Brookes, S.J., Robinson, C., Kirkham, J. and Bonass, W.A. : Biochemistry and molecular biology of amelogenin proteins of developing dental enamel. Arch. Oral Biology (40) : 1-14, 1995.
16) Heijl, L. : Periodontal regeneration with Enamel Matrix Derivative in one human experimental defect. A case report. J. Clin. Periodontol. (24) : 693-696, 1997.

§2. 疾患別歯周補綴

1) 歯周補綴とは

歯周補綴とは『中等度から重度の歯周疾患に罹患し，進行性でしかも不可逆性の動揺歯を多数に有する患者を健康な状態に回復させるためのすべての治療法を総合した高度な技法である』とRosenbergは定義している[1]．また一方では，『重度の歯周疾患の治療に際して，不可欠な歯周および補綴の一連の術式を歯周補綴とよぶ』と具体化する学者もいる[2]．

極度に歯周炎が進行している場合は，より慎重にかつ高度な技術を歯周治療に実施する必要がある．補綴治療も従来の欠損補綴処置よりも，大変難易度が上がる．また重度の歯肉歯槽粘膜の問題点がある場合においても，最終補綴処置の適切な実施が歯列の生理的形態や機能に大きな影響を与える．特に審美性を回復させる場合に，歯肉歯槽粘膜の問題点の解決は重要となる．これら一連の処置を実施する際に，歯内治療や矯正治療，また口腔外科治療，さらにインプラント治療などが関連して行われることもある．

すなわち，歯周治療と補綴治療を併せて実施する際，歯列および各歯の生理的形態や機能を回復させ，かつ長期間にわたって安定を図ることが重要である．

症例1 → 100〜104ページ

2) 歯周補綴の成功の要因

歯周補綴の予後を高めるには次のような要因が考えられる．
①歯周補綴の成功の鍵は，術者が正しい診断能力，知識，そして技術を兼ね備えていること．
②治療を実施する際の原則として，知りうるすべての病因を鑑別し，その原因をできるかぎり除去すること．
③治療に際して十分に説明を行い，患者の治療に対する理解や協力を得ること．
④すべての病因が明らかなほど，予後はより予知性の高いものとなる．
⑤一般に病因は局所的な要因であるが，全身的病因の影響が明らかな場合は予後を判定しやすい．
⑥全身的病因が不明確な症例では，適切な診断法に基づく評価を徹底して実施する必要がある．
⑦宿主の抵抗力または免疫の要因は，多くの困難な治療に関する問題解決策を示唆することがある．
⑧重度な状況であっても病因が鑑別されている症例は，軽度であっても病因が不明の症例よりも予後は良好である．
⑨歯周炎は進行性であるため，予後の判定に際しては患者の年齢が極めて重大な影響を及ぼす．

このような要因に基づいて歯周炎罹患歯の歯周治療と補綴処置を実施することが大切である．

3) 歯周補綴症例の特徴

歯周補綴を必要とする患者は，一般的に中等度から重度の歯周炎に罹患しているため，形態的にもまた機能的にも，様々な問題点を持っている．歯周補綴症例に共通する問題点として，次のようないくつかの所見を併せ持つのが通例である．
①中等度から高度の歯周組織の喪失
②角化付着歯肉の喪失や先天的欠如
③臼歯部の咬合崩壊や病的な歯の移動
④残存歯の歯冠歯根比の逆転
⑤欠損歯，特に欠損部歯槽堤の著しい吸収
⑥歯周炎や咬合性外傷の原因となる不適当な補綴物の存在
⑦根分岐部の歯周炎による破壊
⑧歯間鼓形空隙の形態的変化と根の近接の問題点
⑨歯根の露出による知覚過敏症や根面齲蝕
⑩歯周病が進行したために引き起こされる審美性の不良
⑪歯の移動や歯周組織の喪失に伴う，安定した咬合の欠如による咀嚼不良
⑫臨床歯冠長の増大（支台歯形成が難しく，特に形成時に歯髄露出が起こりやすい．また，平行性を保つことが困難である）

以上のような多くの問題点の解決や改善を，歯周補綴の成功の要因に基づいて正しく施行することが必要である．

4）歯周補綴の目的

　歯周補綴患者の症状や所見は先述のように多数の問題点を持っているので，歯周治療や補綴治療以外にも歯内治療や矯正治療（MTM），抜歯治療，そして場合によってはインプラント治療などの総合的な技術が必要である．また，一般に治療期間が長くなるので，その理由や治療内容を十分患者に理解させ，患者の協力を得ることが大切である．歯周病学的見地に立った治療目的は，最終補綴物を装着する歯周環境を健全に回復し，歯周炎の再発や悪化を防ぐ最大の努力をすることにある．一方，補綴学的見地からの治療目的は，歯列の生理学的形態と機能を回復することである．しかし近年，患者はより美しくなりたいという審美性を希望する傾向にある．そのために審美性を考慮した審美歯周外科とともに審美補綴の技術がさらなる目的として加えられる．

　　　　　　　　　　　　　症例2 → 104〜105ページ

5）歯周治療時の要点

（1）局所的病因子の除去や改善

（2）モチベーション

　治療期間中，また治療後も，持続してプラークコントロールを最適に行うようモチベーションする．そして，患者の治療協力者としての認識を高める．

（3）患者と歯周組織の反応を継続して評価

（4）歯周ポケットの除去や改善

（5）歯肉および骨の生理的形態の回復

　特に審美性を考慮する場合は，前歯部における顎堤の異常や問題点の改善を行う．
　重度歯周炎や，外傷等で抜歯せざるを得なくなった場合など，ポンティック部の歯槽堤が著しく吸収してしまうことがある．このような歯槽堤の吸収形態は，主としてAタイプ：唇舌的吸収，Bタイプ：歯冠－根尖方向の垂直的歯槽堤吸収，そしてこの両者の複合型：Cタイプの3つに分類される[3]．吸収した歯槽堤の形態を修正するためには，以下のような外科術式がある[4]．
　①上皮除去有茎結合組織移植（ロール法）
　②上皮下結合組織移植
　③アンレータイプ全層歯肉遊離移植
　④ハイドロキシアパタイト移植
　⑤GTR法（骨移植を併用，または併用しない）
　これらの術式は，術者の好みもあるが，各術式の利点と欠点を十分理解した上で症状に応じて最適な術式を選択する必要がある．その中でも最も広く普及しているのが，上皮下結合組織移植術である．　症例3 → 106〜108ページ

（6）支台歯となる部位の角化付着歯肉の確保

　審美的な補綴物を前歯部に実施する際には，一般にマージンを歯肉縁下に設定することが多い．MaynardとWilsonは，マージンを歯肉溝内に設定する場合は2mmの遊離歯肉と3mmの付着歯肉よりなる5mmの角化歯肉の幅が必要であるといっている．また，歯肉溝に挿入したプローブが薄い辺縁歯肉を透かして見えるような場合は，たとえ角化歯肉があっても歯肉溝内にマージンを設定することは賢明でないと示唆している[5]．Chicheは3mmの角化歯肉の幅で十分であるが，最低1mmの付着歯肉は必要であるといっている[4]．筆者らは，経験から最低2mmの角化付着歯肉が必要であると考えている．角化付着歯肉の不足や欠如，あるいは幅はあっても質的に薄いといった問題がある患者の歯肉溝内に修復物マージンを設定する場合は，前処置として歯肉移植や結合組織移植を行い，十分な幅の角化付着歯肉を獲得する必要がある．

　　　　　　　　　　　　　症例4 → 108〜109ページ

（7）根分岐部病変の改善

　歯周治療，歯内治療，また補綴治療の併用により根分岐部病変を改善する．

（8）リコールとメインテナンス

　リコールとメインテナンスを習慣付け，健全な歯肉の維持ができるように，すなわちプラークコントロールしやすい歯周環境をつくる．

（9）露出歯根の被覆や審美性を阻害する環境を改善

6）補綴治療時の要点

（1）生理的咬合関係を作り，悪習慣をコントロール

（2）動揺歯の固定

　重度の歯周炎では歯周組織の破壊が著しく，歯の動揺や欠損などを伴っている場合が多いため，概して二次性の咬合性外傷が存在する．また，長期間放置された歯周炎であればあるほど咬合崩壊が進んでいることが多く，咬合高径の低下が見られる．このような場合は，まず暫間固定を行って二次性咬合性外傷を取り除く必要がある．このとき，固定装置が口腔清掃を阻害しないことが大切である．次に歯周治療を完了し，永久固定に移行する場合が一般的である．この時点での永久固定の必要性についての診断基準としては次の点を考慮する．
　①著しい歯槽骨の吸収のため歯の動揺が持続的に見られる場合
　②咀嚼や咬合時に動揺による不快感や痛みを訴える場合
　③歯根膜腔の拡大の改善がX線的に見られず，咬頭嵌合位で歯の動揺がある場合

（3）永久固定時の注意点

　①咬合力は歯軸方向にできるだけ加わるようにし，中心位で安定した両側性の咬頭嵌合位を作り上げる．
　②補綴歯咬合面の頬舌側幅径を小さくし，1回の咀嚼時に加わる咬合力を小さくする．
　③咬頭嵌合位で下顎運動を自由に行えるようにする．すなわち，前方および側方運動時に臼歯に離開を与える．
　④広範囲に上下の咬合関係を修正して補綴する症例は，術前の咬合高径が一般に低くなっていることが多いので，暫間補綴物を作製して経時的に咬合を挙上し，経過をみる．
　⑤咬合性外傷の症状やその他の不快症状の発現の有無，審美性，歯頸部の清掃性，歯周組織の反応について経過観察を行う．
　⑥暫間補綴物は永久補綴物製作のための青写真とする．

（4）オーラルヘルスケアへの配慮

　歯間鼓形空隙，接触点，クラウンマージンの適合，そして歯冠形態を正しく作ることで，歯周組織の健康とプラークコントロールしやすい状況をつくる．

（5）欠損歯と不適当な修復物を回復

（6）失われた上下顎間距離の回復

（7）審美性の回復

　初期から中等度の歯周炎では，ある程度満足の行く所まで歯周補綴によって改善することができるが，歯周炎が重度に進行した場合，最も困難と考えられる点は審美性の回復である．この問題点を解決するためには，正しい診断の下に適切な審美修復を実施する必要がある．そのためには以下のような審美性に関する種々の因子を熟知し，患者1人1人の個性美を表現する必要がある．

A．審美性に関する因子
　a．歯肉の審美
　　①歯肉の色調（炎症の有無，色素沈着など）
　　②歯肉の形態（辺縁歯肉の形態や位置，歯間乳頭の形態，付着歯肉の幅）

　b．歯の審美
　　①歯の形態（顔面や歯列内での大きさ）
　　②歯の位置（歯列との調和）
　　③歯の見え方（スマイルラインや口唇からの歯の露出度）
　　④歯の色調
　　⑤歯の表面性状

　さらに審美修復を考える場合には，歯周治療の開始時に最終補綴物のデザインを考慮した治療計画を企てるべきである．そのためには診査，診断に際し，歯の形態や色調のみにとらわれることなく，先に述べたように歯肉の審美性も含め，顔面との関係や口唇との関係など広く総合的に取り組むことが不可欠である．また，長期的な成功の鍵を握るのは，歯周処置と補綴処置を実施する際に，生物学的および解剖学的な配慮を行うことである．そのためには，補綴処置前に審美的な歯肉をできるかぎり確立することが重要である．

B．支台歯形成

　審美性を考慮した支台歯形成で最も重要なのはマージンの位置の設定である．歯周病学的見地では，マージンは歯肉縁上にすべきである．しかし，多くの人はスマイル時に上顎前

歯の歯頸部が露出するので，前歯での支台歯マージンの位置は歯肉溝内に設定したほうがよい場合が多い．しかし，ポケット除去や改善手術を実施した場合，特に臨床歯冠延長術などを行う場合は生物学的幅径[6]を十分理解し，歯槽骨頂上に健全な歯質を3mm以上確保すべきである．必要以上に歯肉縁下にマージンを設定すると，生物学的幅径を破壊し，最終補綴物の装着後，次第にポケットの深化や付着の喪失が起こることがあるので注意を要する．

歯周外科手術後，5～6カ月経過すると，歯肉溝はほとんど再生し安定する．よって長期的なプロビジョナルレストレーションを早期に必要とする場合は，マージンの位置を歯肉縁上に設計すべきである．止むを得ず早期に最終補綴物を装着せざるを得ない場合であっても，術後最低8～10週間は待つべきである．この場合，できるだけ辺縁歯肉に損傷を与えないよう支台歯形成を行う．マージンの位置は歯肉辺縁に設定する．その結果，印象採得が容易になり，技工操作も行いやすい．補綴物装着後，辺縁歯肉の成熟に伴い，修復物のマージンは次第に歯肉縁下に隠れる．よって最終的には満足のいく審美性を回復できる．

症例5 → 110ページ

また，審美的かつ機能的にも満足できる補綴物を作製するために必要な支台歯の形成量は，頬側歯頸部で約1.5mm以上である．しかし，重度歯周炎の治療後は臨床歯冠長が長くなっているため，生活歯のまま形成を行うのは難しいことが多い．そのために歯内治療を行わざるを得ないこともある．また，咬合面の削除量は強度的には最低1.5mmは必要である．審美的な面から咬合面をポーセレンで覆う場合は，2mmの削除量を確保することが望ましい．隅角部の形成時に注意すべき点は，歯根唇面と隣接面との間の形成量が不足しやすいことである．そうしてでき上がった補綴物はオーバーカントゥアーになるため，歯肉に炎症を引き起こしやすく，かつ審美性を満足させることができない．

a．印象採得と歯肉圧排

精密な印象採得を行うには，歯肉を支台歯形成限界部から離し，かつ滲出液などを排除してマージンラインを明示しなければならない．また，形成限界より根尖側の歯肉と根面との間に印象材のためのスペースを確保する必要がある．この目的を達成するためには，適切な太さの圧排コードを選択し，歯肉溝内上皮や付着を損傷させない適切な圧と器具で圧排することが重要である．

印象の精度は印象材の種類や方法によって多少異なる．現在一般に用いられている印象材は，材質的に寒天，寒天とアルジネートの連合，シリコンラバー，ポリサルファイドラバーなどがある．重度歯周炎のため動揺がある歯を印象採得すると，印象時の圧力で支台歯が移動することがあるので，無圧下で採得できる印象材（寒天など）が本来適している．しかし，長い支台歯，強いアンダーカット，根分岐部の露出などで印象材がちぎれることがあるので，主としてシリコンラバーを用いることが多い．動揺が著しい多数の支台歯を同時に採得する場合は，個人トレーを作製して，できるだけ無圧下で作業を行うよう心掛ける．シリコンラバーは寸法安定性が比較的高く，永久歪が小さいという長所を持つ．

b．最終補綴物の形態

プロビジョナルレストレーションは最終補綴物の青写真であり，また道標でもある．歯周治療終了後，歯肉の形態が安定した時点でプロビジョナルレストレーションに修正を加え，術者，患者双方の満足が得られてから，最終補綴物の作製に入る．よって最終補綴物は，プロビジョナルレストレーションと近似した形態となる．

症例6 → 111ページ

歯周補綴では，審美性と同時に清掃性の役割をより重視する必要がある．清掃性を重視したプロビジョナルレストレーションの作製に当たっては，歯頸部の形態（エマージェンスプロファイル），歯冠部のカントゥアー，ポンティックの形態ならびに歯間鼓形空隙の形態等を考慮する必要がある．また，審美性の回復に当たっては，特に上顎前歯部の形態とバランスを考える．前歯切端の位置はスマイルライン，上唇の張り具合，発音などによって決定する．こうしてでき上がった最終的なプロビジョナルレストレーションを有効に利用することによって，1人1人の口腔内と融和し，美と機能を兼ね備えた最終補綴物が作製される．

§2. 疾患別歯周補綴

症例1 極度に進行した重度歯周炎に歯周補綴を試みたケース

初 診 時：36歳，女性（2児の母親）

主　　訴：絶対に入れ歯にしたくない，なんとか歯槽膿漏の治療をしてほしいとのことで，他医院からの紹介により来院．

初診時の口腔内所見：炎症が著しく数カ所歯槽膿瘍が見られたので，全身的な疾患，特に糖尿病の可能性を疑い，内科医受診を勧めた．内科医の検査結果報告では特記すべき全身的疾患はなかった．

診　　断：成人性歯周炎の重度型あるいは急速進行性歯周炎を考えた．プロービングデプスが深く，骨吸収は著しいなど典型的な歯周崩壊の症状をいくつも持っていた．

予　　後：短期的予後（5年）は不良で，長期的予後（10年）は絶望的であった．しかし，どうしても義歯にはなりたくないとの強い希望があったので，義歯ではない最終補綴治療計画を企てた．

治療方針：徹底的な局所因子の除去と咬合の回復に焦点をしぼって治療を開始した．患者は治療に協力的で，モチベーションが容易であった．治療が長期間になることも十分に理解できた．

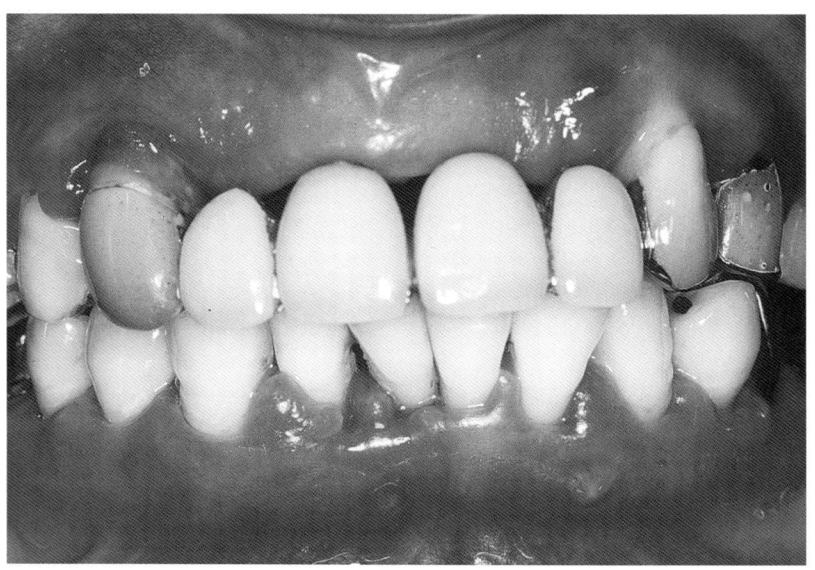

図1a　正面観：初診時より4日後の口腔内所見．歯肉の炎症が顕著である．この日に多発性の急性歯槽膿瘍があったので，合成ペニシリン系の抗生物質1,000mg/日を3日間投与した．

第3章 新しい歯周治療

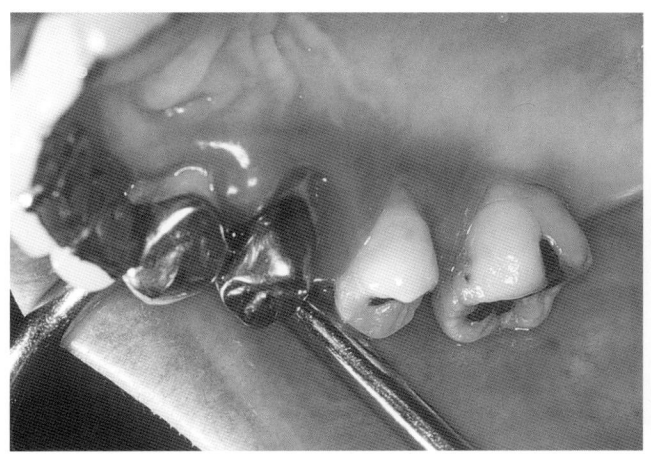

図1b 左側口蓋面観

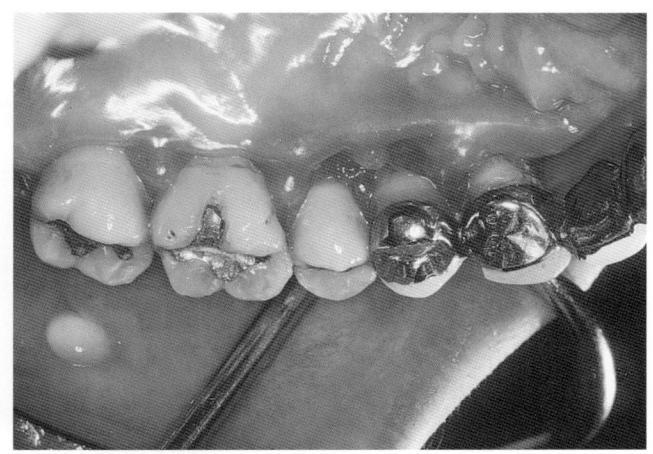

図1c 右側口蓋面観

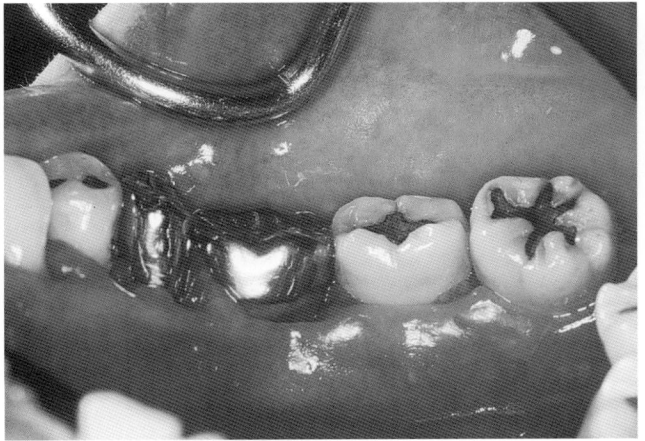

図1d 左側舌側面観

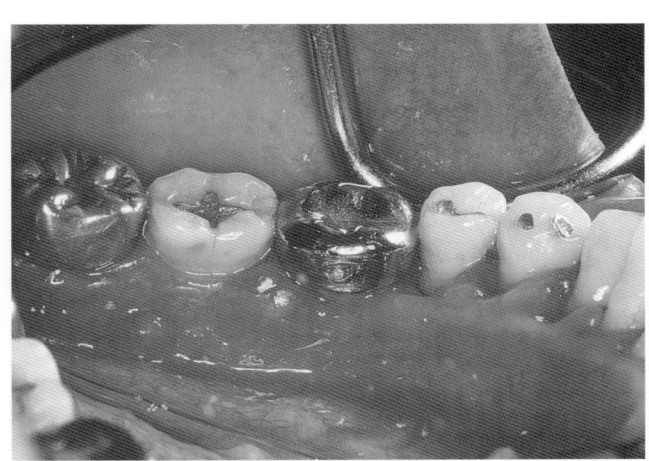

図1e 右側舌側面観

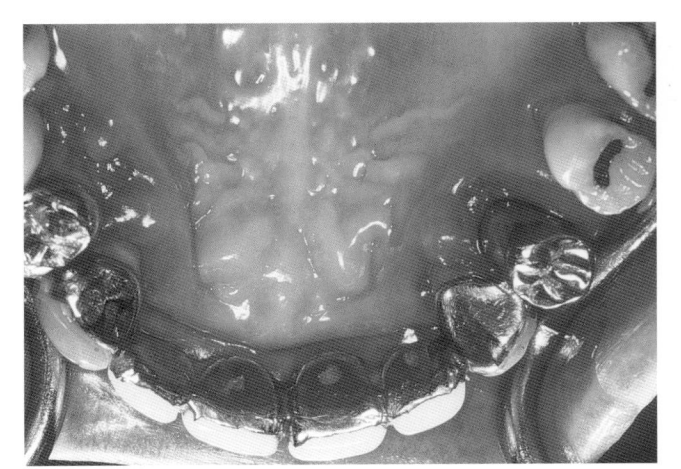

図1f 上顎咬合面観

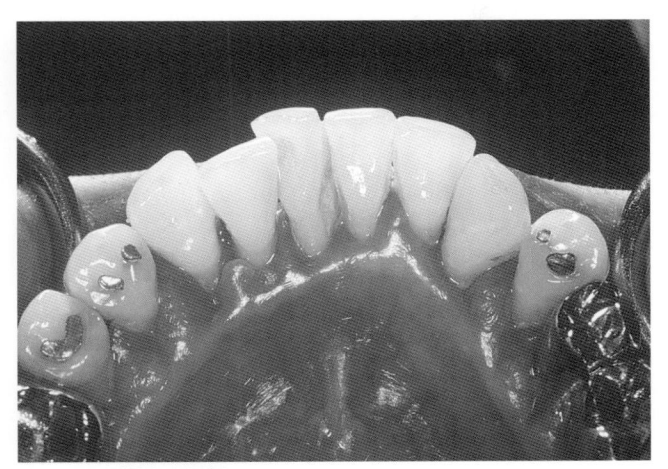

図1g 下顎咬合面観

図1a〜g 初診時より4日後の口腔内所見

§2. 疾患別歯周補綴

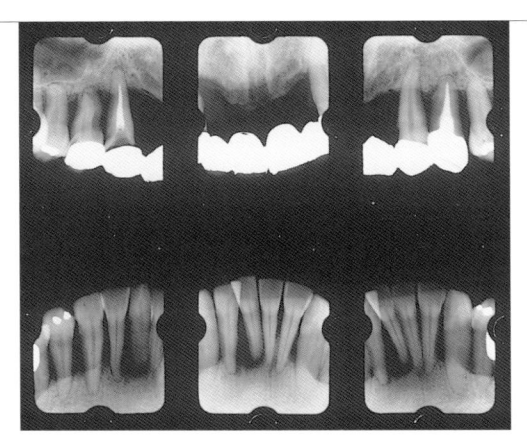

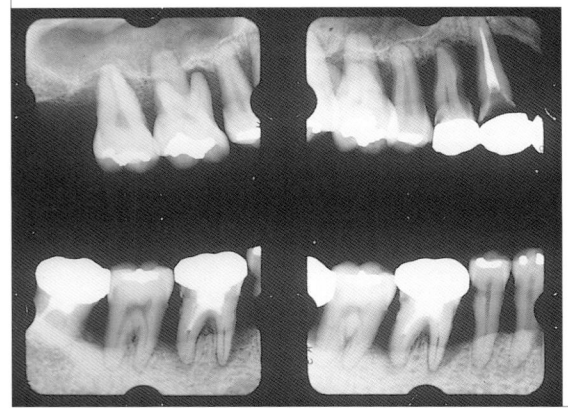

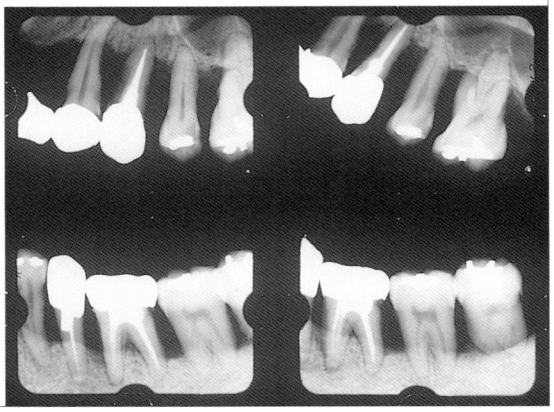

図2 初診時のX線所見．
上下顎とも全体的に根尖部までにおよぶ骨吸収が見られる．特に 4| と |1 は，根尖まで歯槽骨が吸収しているのが明らかである．

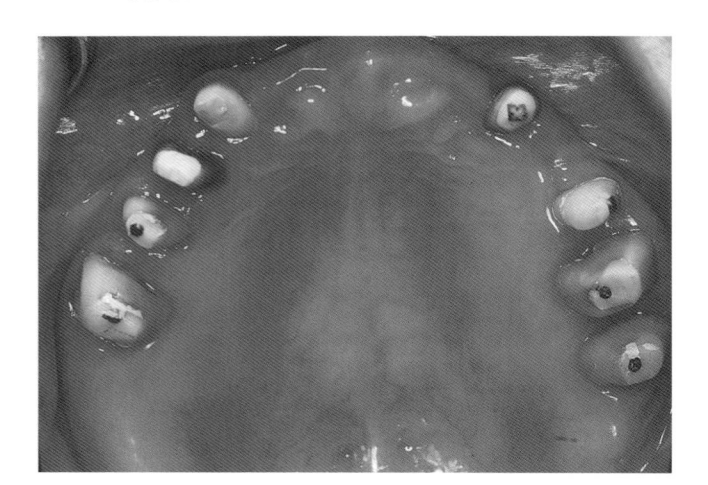

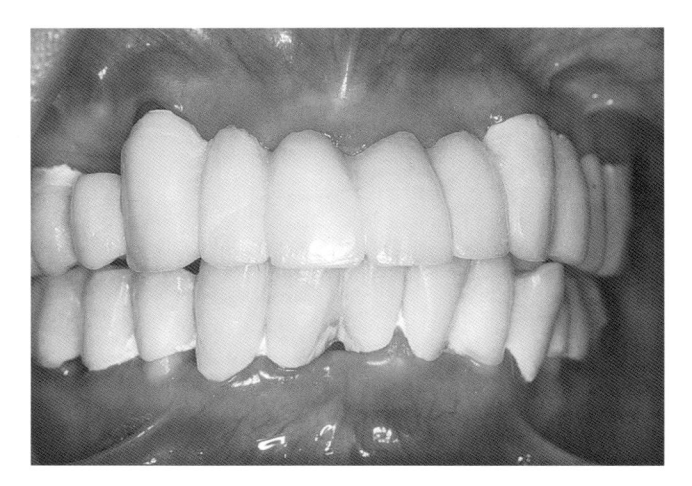

図3	図4
図5	

図3 初診時より6カ月後の上顎口腔内所見．
プロビジョナルレストレーションのための支台歯形成を行った．

図4 初診時より7カ月後の口腔内所見．
上下顎ともにプロビジョナルレストレーションを装着した．初診時の咬合高径より咬合挙上を行った．この時点で初期治療は完了している．患者の同意の下に 4| と 8|8 の抜歯を行った．その後，歯周外科処置に移行した．手術中には歯の脱臼が起こらないように注意をしながら，full thickness flap surgery を行った．

図5 歯周補綴終了時より3年後の口腔内所見．
初診時より約4.5年経過している．

第3章 新しい歯周治療

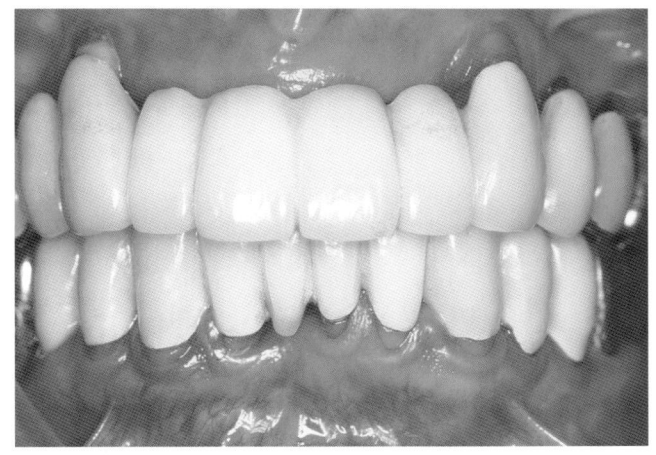

図6a 正面観

図6a〜g 初診時より13年8カ月後の口腔内所見.
全体的にプラークコントロールも良好で,プロービングデプスはほとんど健康の範囲内である.また,歯肉の炎症も初診時に比較すると著しい改善がみられる.

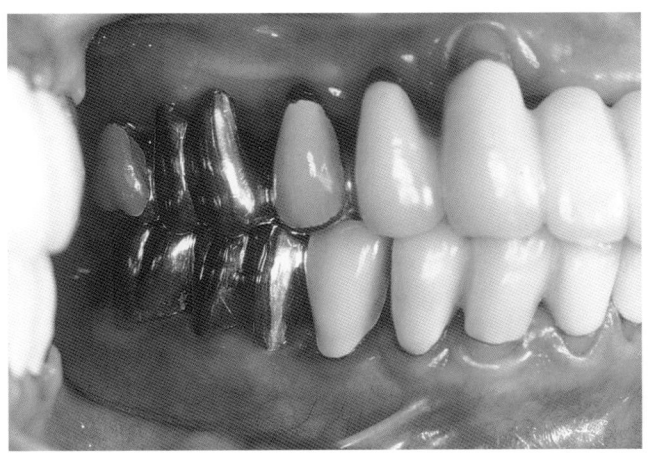

図6b 左側方面観

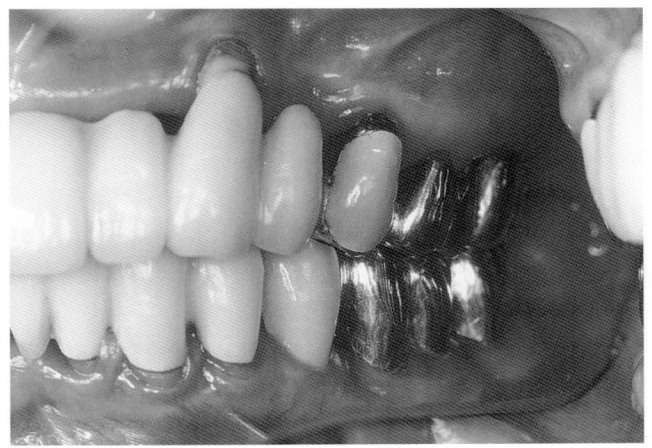

図6c 右側方面観

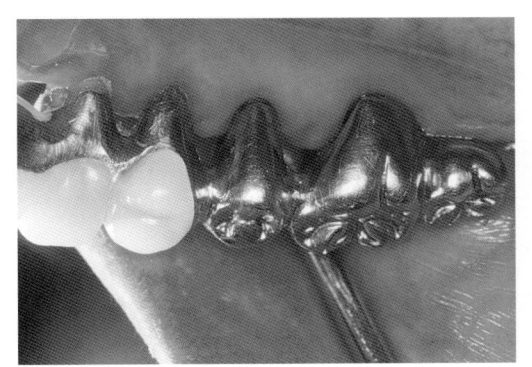

図6d 左口蓋面観

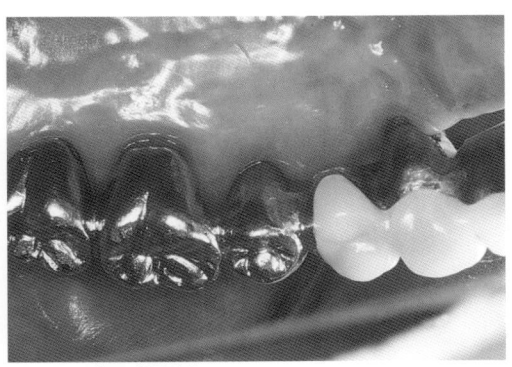

図6e 右口蓋面観

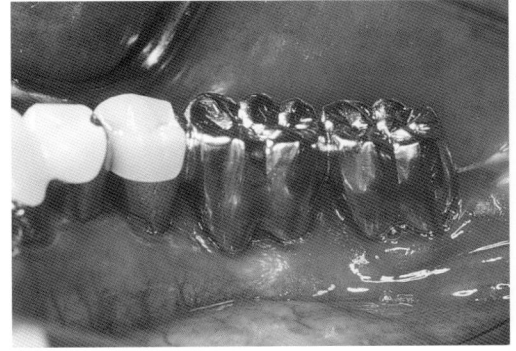

図6f 左舌側面観

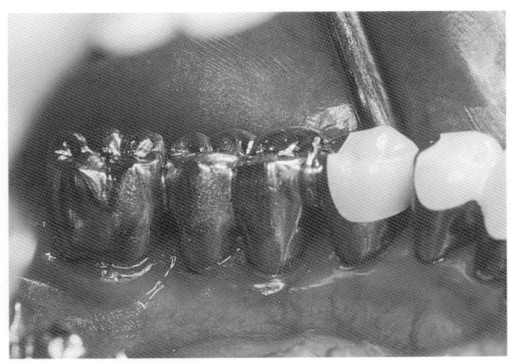

図6g 右舌側面観

103

§2. 疾患別歯周補綴

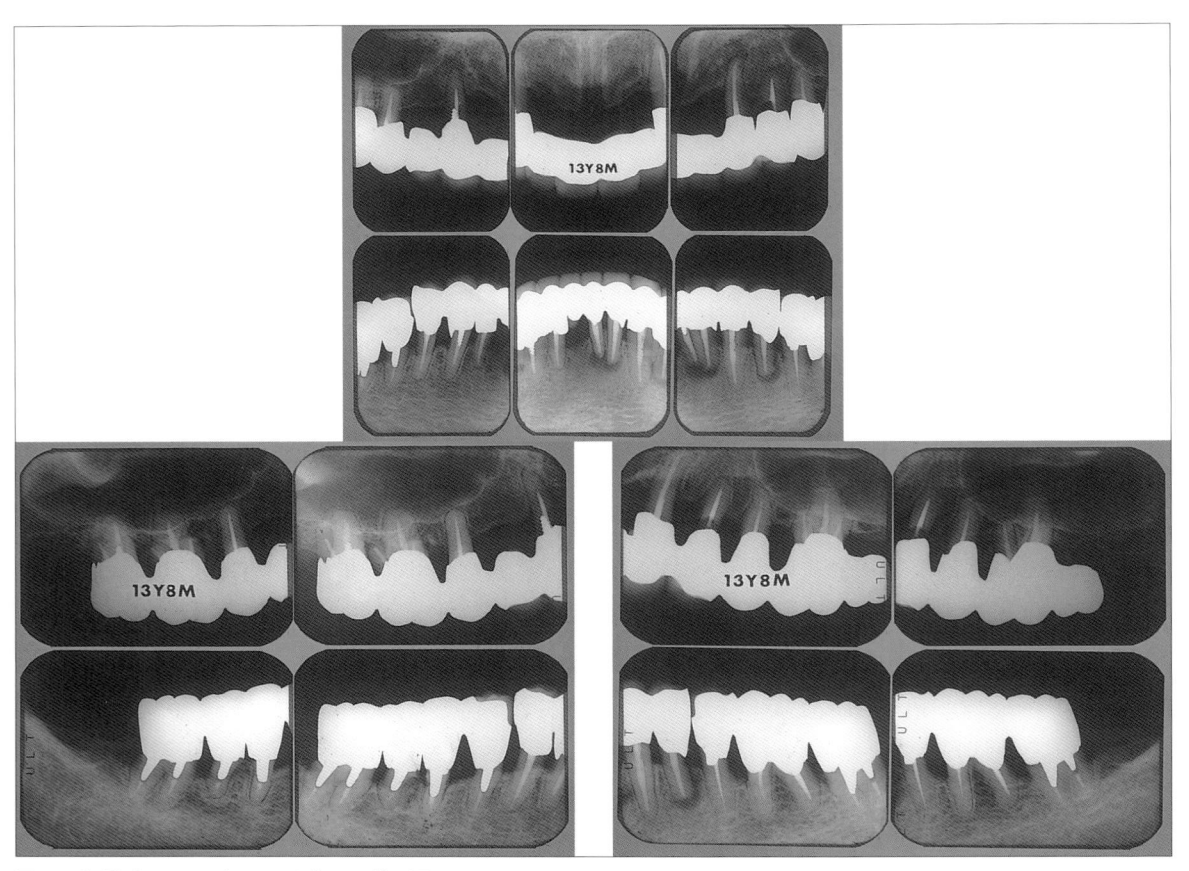

図7　初診時より13年8カ月後のX線所見．
初診時の骨吸収に比較して，全体に歯槽骨は増骨したように見られる．初診時に比べ歯根膜腔の拡張もなく一定で，歯槽白線も再現している．この症例は，患者の治療に寄せる関心が高く，かつ協力的で理解があったことがこのような予想以上の結果をもたらしたと考えられる．また，歯周治療も補綴治療も極めて難易度が高いことは事実であるが，原則としては基本に忠実に処置を行うことである．

症例2　重度歯周炎のため上顎中切歯の正中離開が引き起こされた患者に，歯周治療終了後にMTMを実施することによって審美性を改善．

初診時　：66歳，女性
主　訴　：疲れたときに歯肉が腫れるという主訴で来院した．
治療経過：初期治療を初診日より2カ月後に終了した．再評価の結果，全顎にわたってfull thickness apically positioned flap surgeryを実施した．補綴処置は，患者の希望で全顎にわたってやりかえた．術前の臼歯部の咬合崩壊による咬合高径の低下が見られた．また，下顎前歯による上顎前歯のつきあげも明らかであったので，咬合挙上を行い最終補綴物を装着した．

図8a～c　初診時より2カ月後の口腔内所見．
1|1の正中離開が著しい．臼歯部の咬合高径が低くなっているため，前歯では過蓋咬合が明らかである．

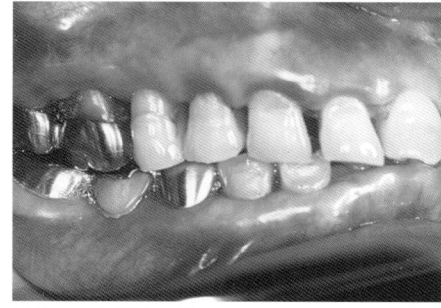

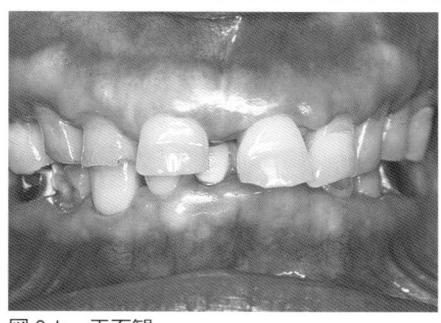

図8a　左側方面観　　　図8b　正面観　　　図8c　右側方面観

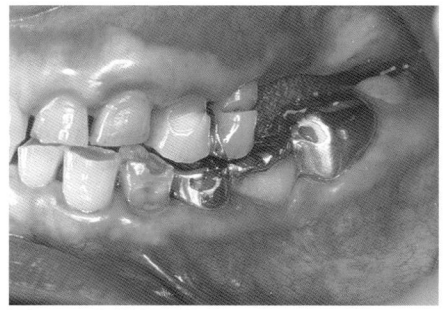

第3章 新しい歯周治療

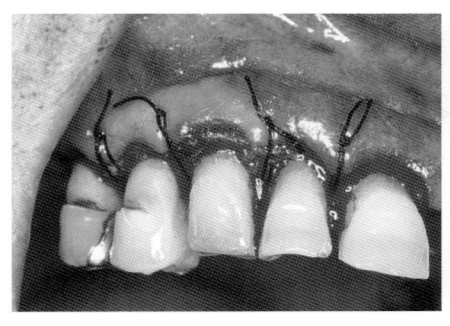

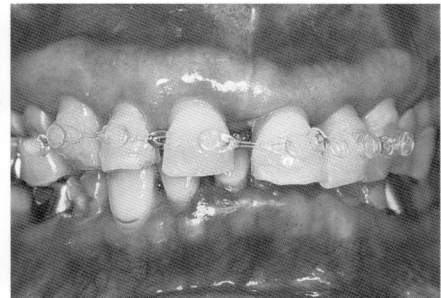

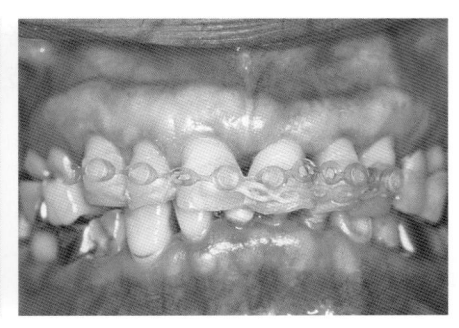

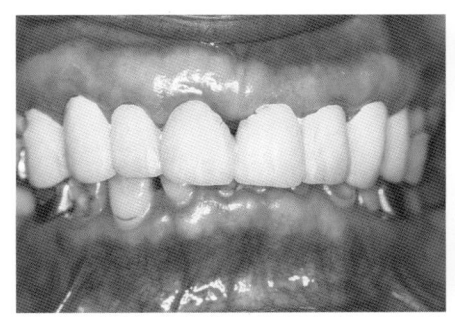

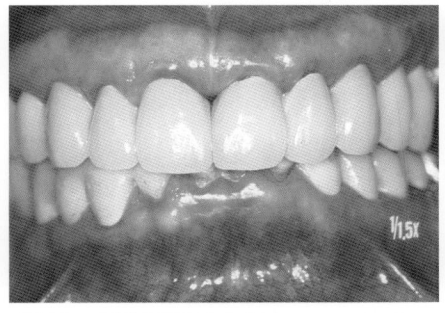

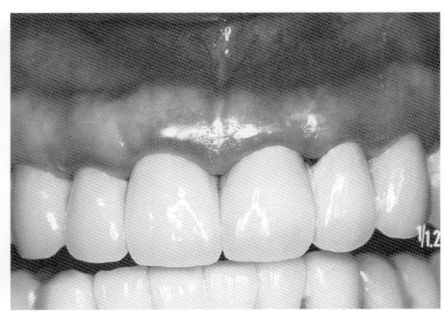

図10	図11	図12
図13	図14	図15

図10 上顎右側の full thickness apically positioned flap surgery を行った。術後の審美性を考慮して、左右側の前歯部歯頸線を合わせるために歯肉弁を根尖側に移動させ、歯周ポケットの改善を行った。

図11 MTMによる矯正治療の開始時の所見。正中離開の改善とともに左側中切歯の圧下も試みた。

図12 MTM終了時の所見。約2カ月で矯正治療を終了した。

図13 MTM終了後約2カ月後。テンポラリークラウンによる連結を行った。その後、プロビジョナルレストレーションに置き換え、審美性の改善を確認して最終補綴物へと移行した。

図14 最終補綴物を装着して1カ月後の口腔内所見。支台歯形成時のマージンの位置は歯肉縁下0.1mm程度に設定した。

図15 最終補綴物を装着して約6年後の所見。上顎前歯部の歯肉の炎症も少なく、患者のプラークコントロールが良好であることが明らかである。また、修復物のマージンも歯肉溝の成熟とともに歯肉縁下に隠れ、審美的にも満足できる。

図9	図16

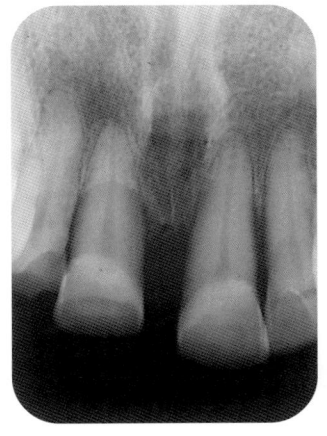

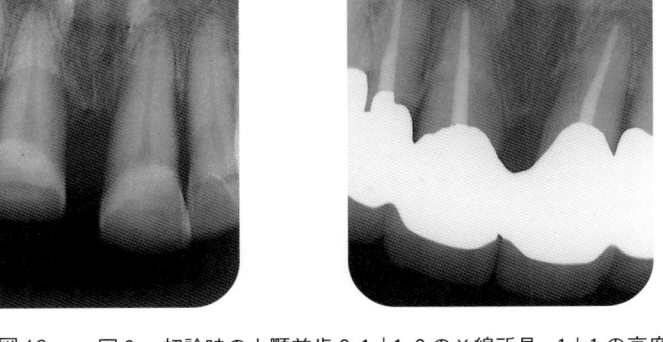

図9 初診時の上顎前歯 2 1｜1 2 のX線所見。1｜1 の高度な骨吸収像が明らかである。前歯部の臨床歯冠長が長くなっている。

図16 初診時から7年後のX線所見。骨の改善が著明である。歯根膜の拡張は図9に比べてまったく見られず、改善が著しい。金属焼き付けポーセレンによる固定を行うために歯内治療を行った。この患者は治療前は肩こりや片頭痛がかなりひどかったが、プロビジョナルレストレーションを用いて少しずつ咬合高径の挙上を実施したところ、それらの症状も改善した。

§2. 疾患別歯周補綴

症例3 重度歯周炎による抜歯後，歯槽堤が吸収し，固定性ブリッジのポンティック相当部が著しく不良になったため，上皮下結合組織移植術を応用して改善．

初診時　：69歳，女性

主　訴：悪いところは全部治してほしいということで来院．全身的な病歴として特記すべき疾患は見られなかった．

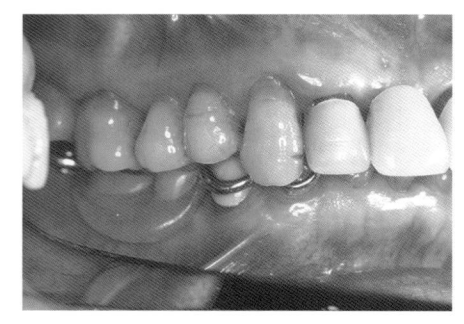

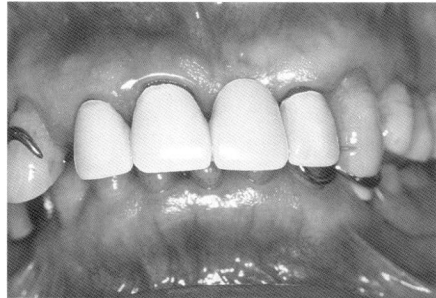

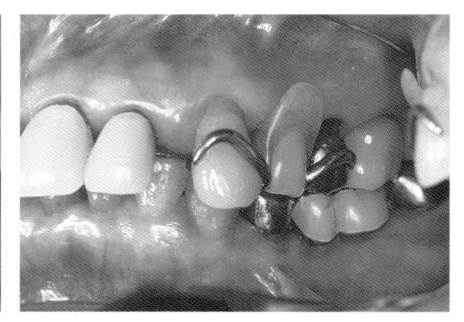

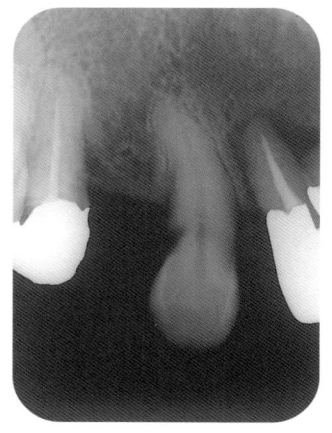

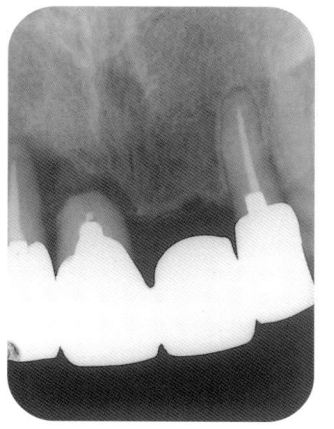

図17a	図17b	図17c
図17d	図17e	

図17a～e　初診時の口腔内所見と上顎前歯部のX線所見．<u>2|</u>は根尖部まで及ぶ骨吸収が見られる．上顎に局部床義歯を装着していたがあまり咀嚼できないので，固定性ブリッジで仕上げてもらいたいという希望が強かった．図17d，eで明らかなように，<u>2|</u>は予後不良のため抜歯を行う治療計画を企てた．

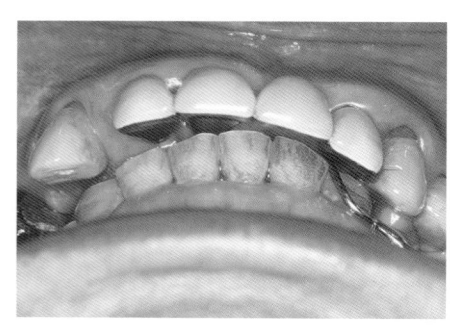

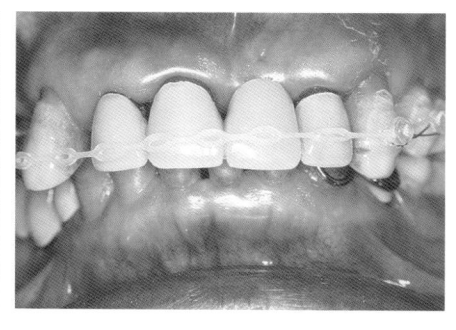

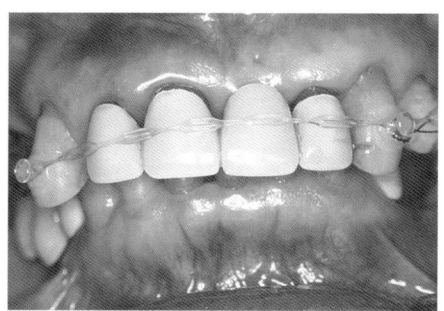

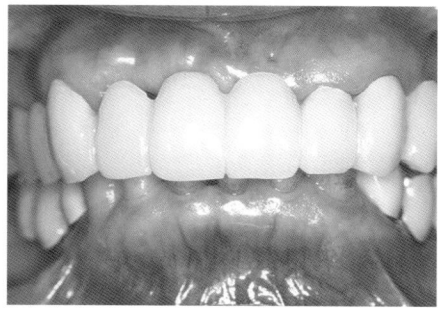

図18	図19	図20
図21		

図18　初期治療時に咬合挙上を行った．
図19　<u>3|</u>が遠心側かつ頰側に転位しているので，MTMを行った．
図20　MTM開始後約1カ月後の所見．<u>3|</u>は図18に比べかなり改善している．
図21　<u>5+6</u>のプロビジョナルレストレーションを作製し仮着した．<u>2|</u>の抜歯窩の治癒を待つ間に，下顎の歯周外科治療を行った．

第3章 新しい歯周治療

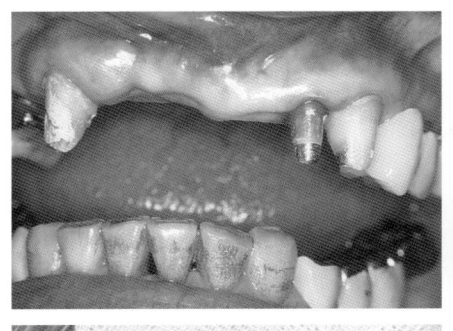

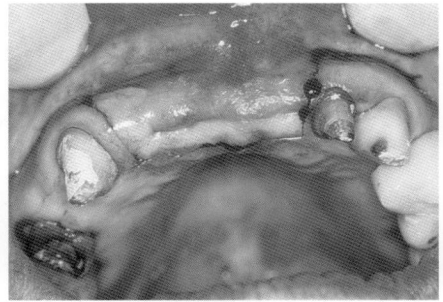

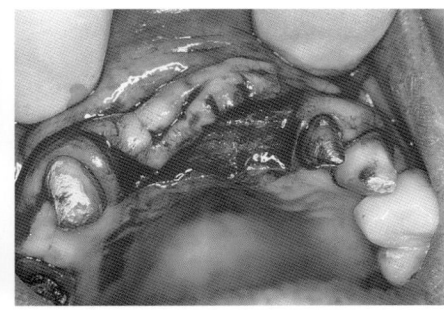

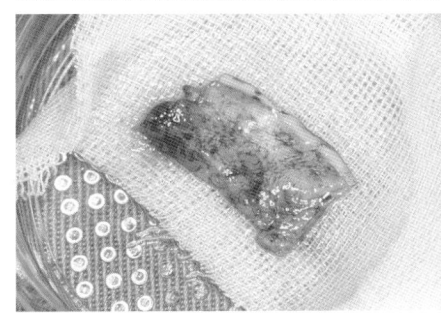

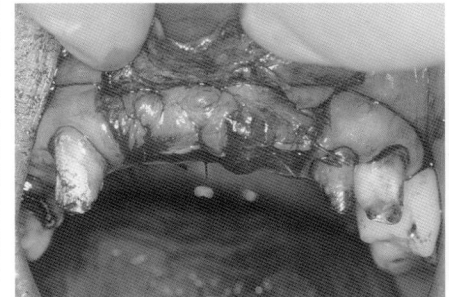

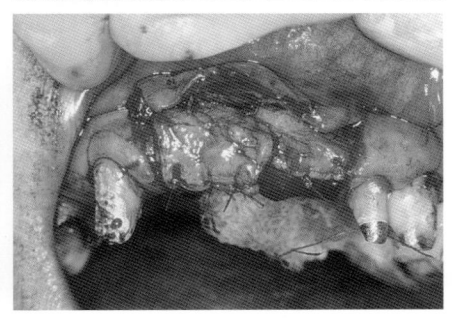

| 図22 | 図23 | 図24 |
| 図25 | 図26 | 図27 |

図22 　2 1｜の抜歯による歯槽堤の吸収が著明である．
図23 上皮下結合組織移植術の移植床の台形状の切開が完了した．切開は歯槽頂に平行で，歯槽頂より約5 mm口蓋側よりメスを入れ，partial thicknessで唇側に向かって剥離を行った．
図24 歯肉弁は，歯肉歯槽粘膜移行部を越え口腔前庭基底部に達するまで，partial thicknessで剥離した．すなわち，十分に減張を得られるところまでフラップを形成した．
図25 1つ目の移植片を右側口蓋側より一部上皮をつけて切除した．
図26 吸収性の縫合糸で1つ目の移植片を固定した．
図27 2つ目の移植片を最初の移植片の上に重ねて縫合した．この2つ目の移植片の移植により，歯冠側および頰舌側の歯肉のさらなる増大が期待できる．

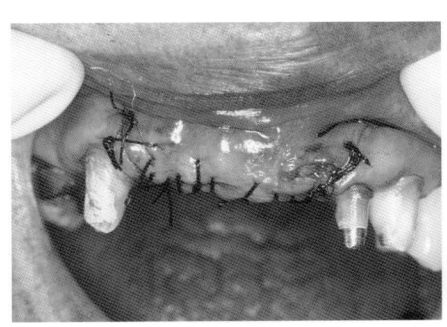

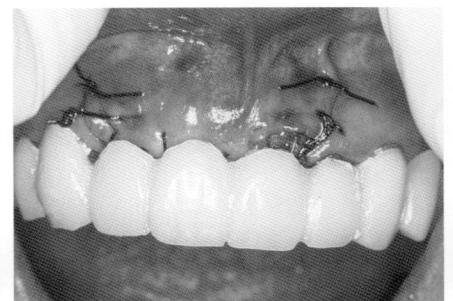

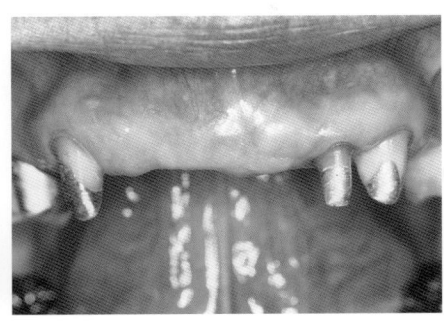

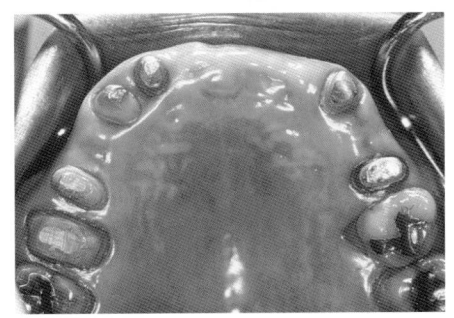

| 図28 | 図29 | 図30 |
| 図31 | | |

図28 二重の移植片を台形状歯肉弁で被覆した．部分層弁と受容側からの十分な血液供給により移植片は生存できる．縫合は4-0絹糸を用いた．
図29 プロビジョナルレストレーションの試適．歯槽堤の高さと隣接歯の歯頸部辺縁の位置が調和している．
図30 印象採得時の所見（移植後4カ月）．術前（図22）に比べ歯冠側への改善が著しい．最終支台歯形成は約1カ月前に完了している．
図31 術後4カ月，印象採得時の口蓋側の所見．唇舌的な幅も十分に改善しているのが見られる．

107

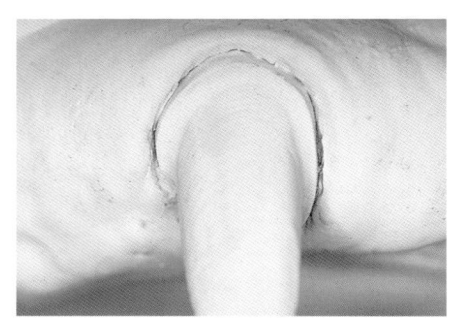

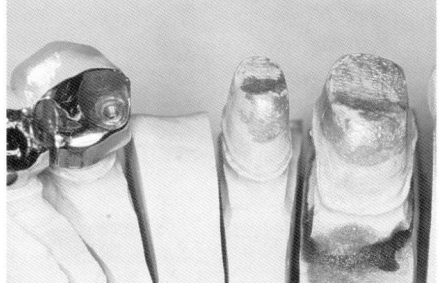

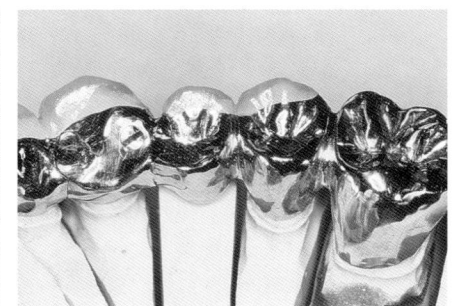

| 図32 | 図33 | 図34 |
| 図35 |

図32 ③|の石膏模型の拡大図. 頬側マージンの形成面がくっきりと見える.
図33 ⑤④③②１|１②③④⑤⑥ の平行性が確保できないためにアタッチメントを利用した. |３ の自家製アタッチメントのネジと|２ と|３ のfemale部のグルーブが見られる.
図34 |３と|４ ５ ６部分のアタッチメント試適を完了した図. アタッチメントはきれいに適合している.
図35 最終補綴物を装着した所見. 術前（図17a～c）に比較して，審美的にも満足いく改善が見られる. また，咬合高径も改善している.

症例4 上下前歯部において角化付着歯肉が先天的に欠如している患者に，遊離歯肉移植術を行った後，審美的補綴治療を実施.

初診時 ：19歳，女性

主　訴：歯肉の退縮による上下前歯部の歯根露出を治療してほしいと来院. 全身的病歴としては特記すべき疾患はなかった.

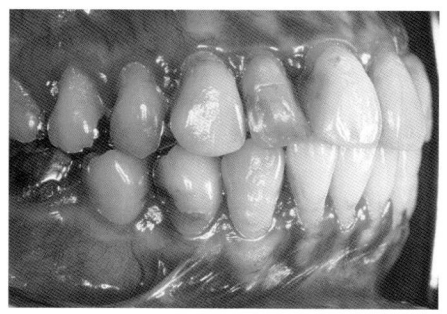

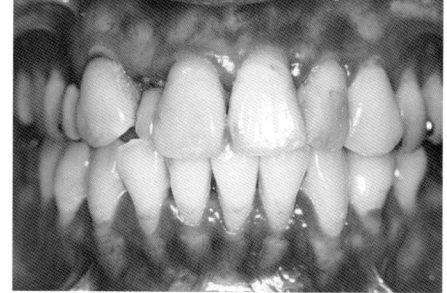

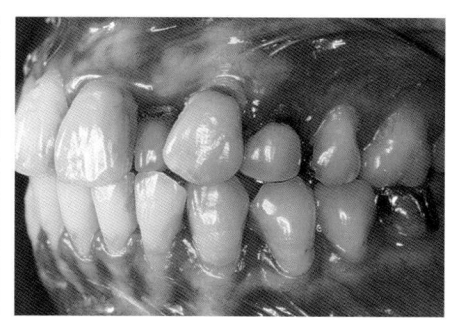

図36a　　　　　図36b　　　　　図36c

図36a～c　初診時の口腔内所見.
前歯部は粘膜がほとんど歯頸部まで被覆し，角化上皮が欠如している. また，歯根上の歯肉は極めて薄いことが明白である. プラークコントロールが悪いため炎症が著明である.

第3章　新しい歯周治療

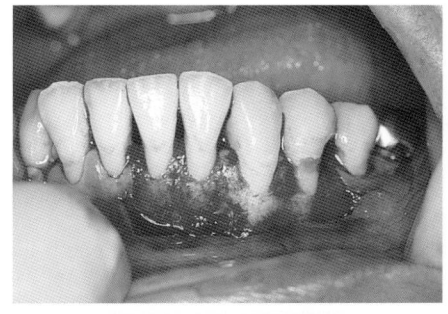

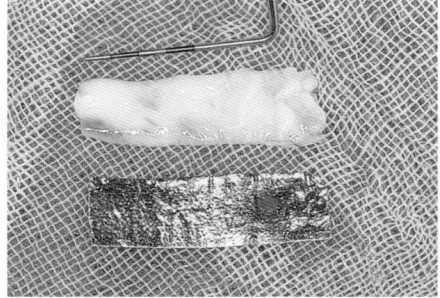

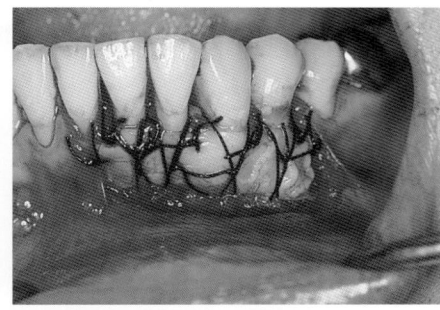

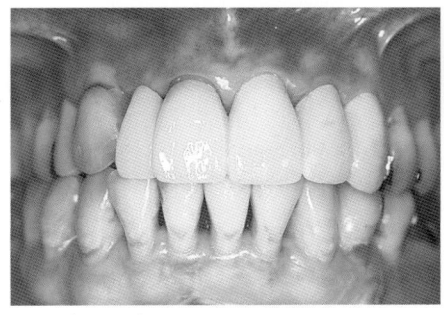

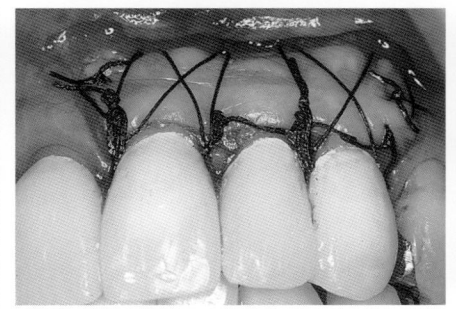

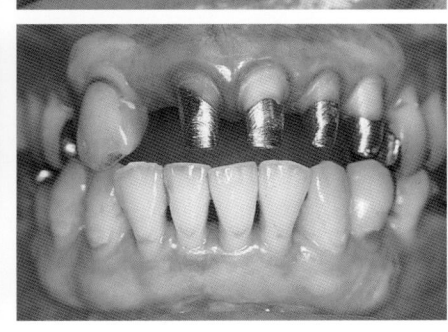

図37｜図38｜図39
図40｜図41｜図42

図37　|1—4 の部位に遊離歯肉移植を行うための移植床が完了．角化歯肉が欠如している歯間乳頭，辺縁歯肉の上皮を切除した．このことによって移植片の角化上皮が歯間乳頭や辺縁歯肉に新生され，審美的にも満足できる同一色調の角化歯肉が形成される．

図38　移植片を切除し，取り出した．移植片の厚みは約0.8～1 mm程度で採取した．

図39　移植片を移植床に移植し，4-0絹糸で縫合，固定を行った．

図40　4—4 の遊離歯肉移植後6カ月経過した所見．
上顎は 2| を患者の希望により抜歯，その後 2①|①②③ のプロビジョナルレストレーションを作製し仮着した．

図41　|1 2 3 の遊離歯肉移植術を終了した所見．
下顎と同様に，歯間乳頭ならびに辺縁歯肉の上皮はすべて切除した．また，3 2 1| 部位もこの所見の約2カ月前に移植手術を行った．

図42　上顎前歯部歯肉移植手術後4カ月目の所見．
最終補綴物のための支台歯形成を終了した．補綴物のマージンは辺縁歯肉頂に設定した．下顎前歯部は移植後1年経過している．健康な厚みのある角化付着歯肉が獲得された．

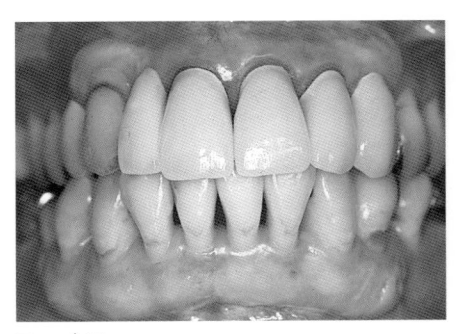

図43｜図44

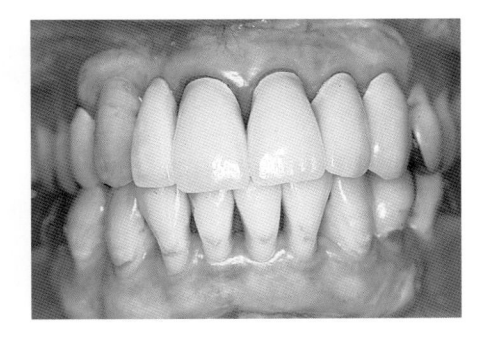

図43　最終補綴物装着後2カ月の所見．
修復物のマージンは歯肉縁に見られる．しかし，経年的に最終補綴物のマージンはクリーピングアタッチメント現象によって歯肉溝内に隠れる．歯肉辺縁部のエマージェンスプロファイル（立ち上がり）は，天然歯の歯根形態に似せてフラットに仕上げた．

図44　最終補綴物装着後6カ月の正面観．
図43に比べ，クリーピングアタッチメント現象が起こりつつある．歯肉には炎症は認められず，プラークコントロールが良好であることが確認できる．またクリーピングアタッチメント現象で，|1 2 3 の金属焼き付けポーセレン冠のマージンは歯肉溝に隠れつつある．

109

§2．疾患別歯周補綴

症例5 上顎前歯部に生物学的幅径を考慮した歯周外科手術を行った後,最終的な補綴治療を早期実施．

初診時 ：27歳，健康な男性

主　訴：3⏌の治療ならびに旧補綴物のやりかえをしてほしいと来院した．全体的には軽度の歯周炎であった．

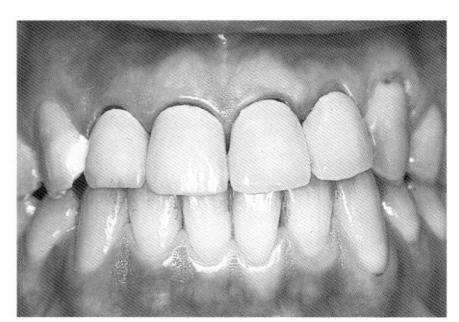

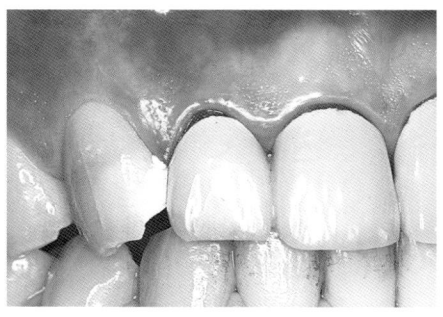

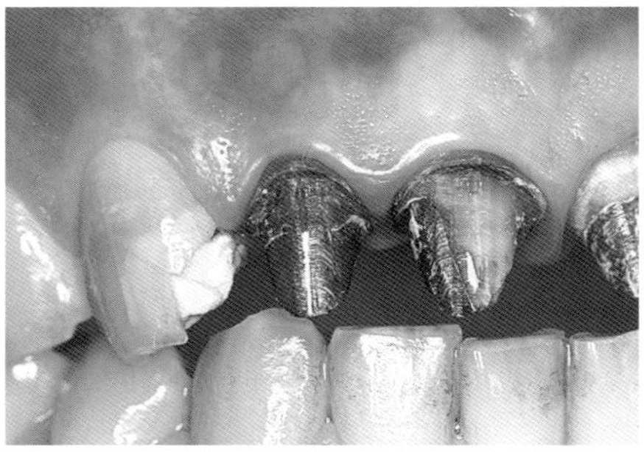

| 図45 | 図46 | 図47 |

図45　初診時より3カ月後の正面観．
図46　3 2 1⏌の拡大所見．
歯肉の炎症は初期治療により改善している．特に，プラークコントロールとスケーリング・ルートプレーニングを入念に実施した．
図47　2 1⏋1 2の旧補綴物を除去したところ．4本とも二次齲蝕がマージン形成面で起こっているのが明らかである．一部は齲蝕が歯肉縁下にまで進行しているのが分かる．

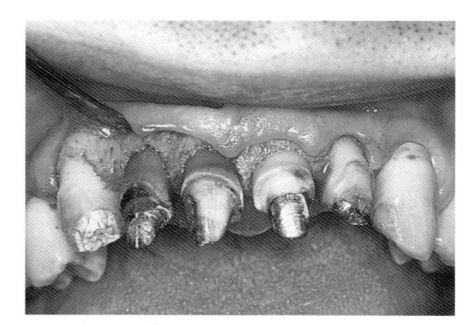

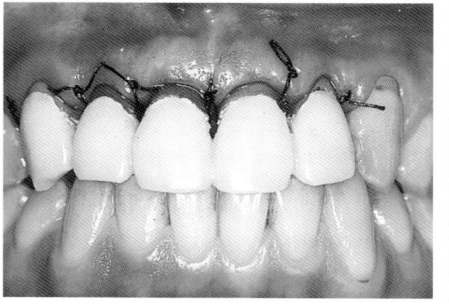

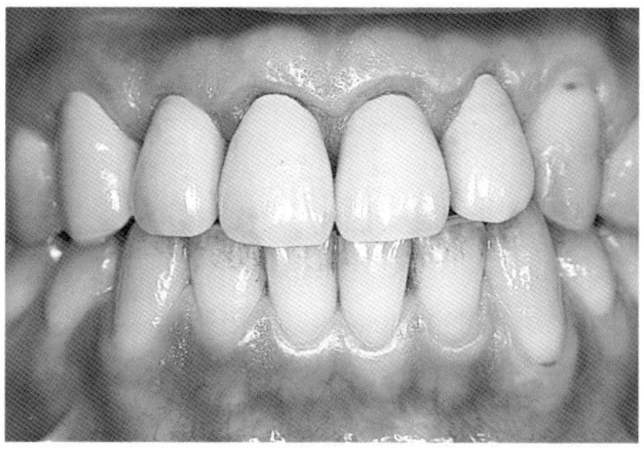

| 図48 | 図49 | 図50 |

図48　full thickness flap surgery を行い，歯槽骨切除ならびに骨整形を完了した所見．
3 2 1⏋1 2の最終的な歯肉辺縁の位置を考えながら骨切除を実施した．このとき，健全歯質を骨縁上に3 mm以上確保することが重要である．
図49　full thickness flapを根尖側に移動させて縫合を完了した．プロビジョナルレストレーションのマージンの位置に比較すると，明らかに歯肉弁は根尖側に移動している．
図50　術後10週目の所見．最終補綴物のマージンはこの時点では歯肉縁であるため，歯肉溝内には隠れていない．

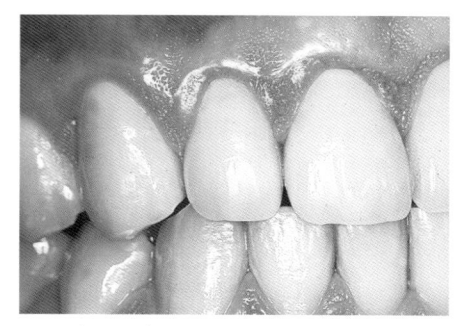

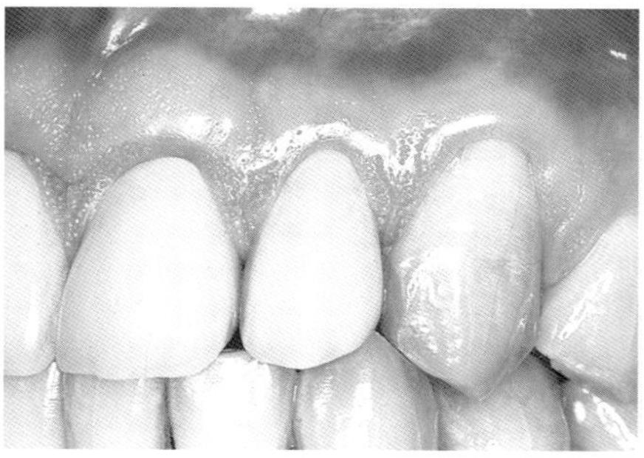

| 図51 | 図52 | 図53 |

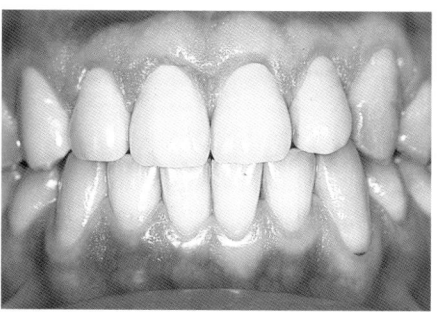

図51　メインテナンス時の3 2 1⏌の拡大所見．
図52　メインテナンス時の正面観．
図53　メインテナンス時の⏋1 2 3の拡大所見．
最終補綴物を作製して約5年経過している．図51に比較するとマージンは歯肉溝内に隠れ，審美的に満足できる状態を維持している．術前（図45〜46）のクラウンカントゥアーはオーバーカントゥアーであったが，最終補綴物はその問題点を完全に改善し，ポーセレンの色調も術前と比較し天然歯の色調と十分に調和している．

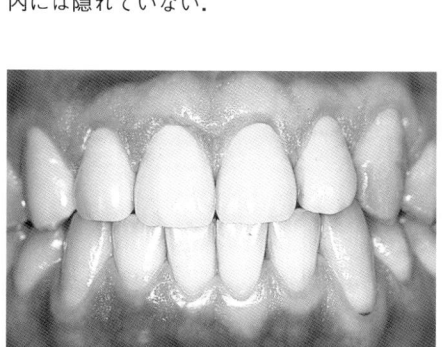

第3章 新しい歯周治療

症例6 プロビジョナルレストレーションを模倣して（青写真として）最終補綴物を作製.

初診時　：55歳，男性

主　　訴：5 6 部位の自発痛で来院した．全身的な病歴として特記すべき疾患は見られなかった．

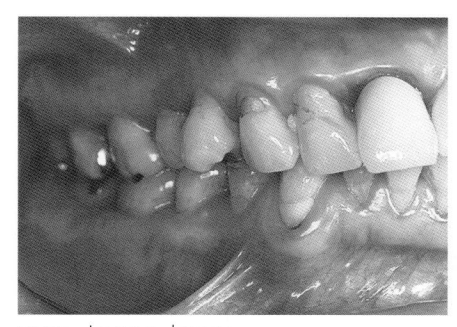

| 図54a | 図54b | 図54c |

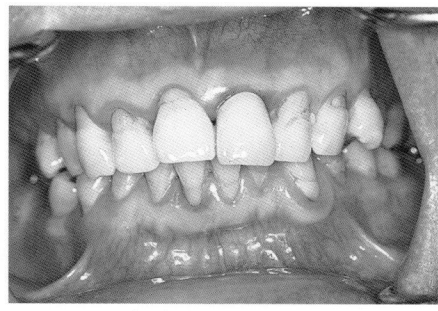

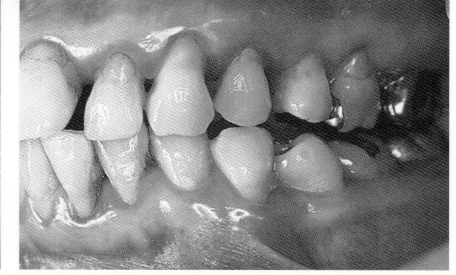

図54a〜c　初診時の口腔内所見．
全体的に炎症所見が見られる．歯頸部にはコンポジットレジンによる充填が見られ，歯根露出も著明である．初診時のPCRは87％であったが，口腔清掃指導とともに次第に改善し，初診時より2カ月後にはPCRは13％と，非常にプラークコントロールが上達した．初診時よりスケーリングとルートプレーニングを約3カ月間行い，再評価後上顎は全顎にわたってfull thickness apically positioned flap surgeryを行った．また，その間に患者の同意を得て，予後不良の歯 7 4 | 1 5 6 の抜歯を行った．

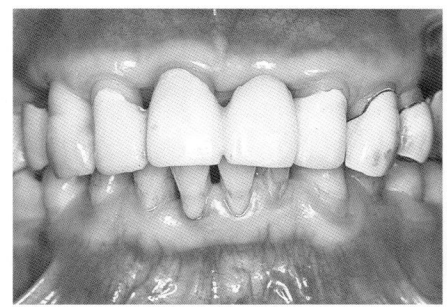

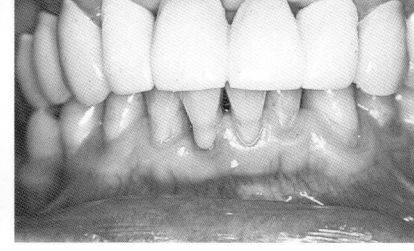

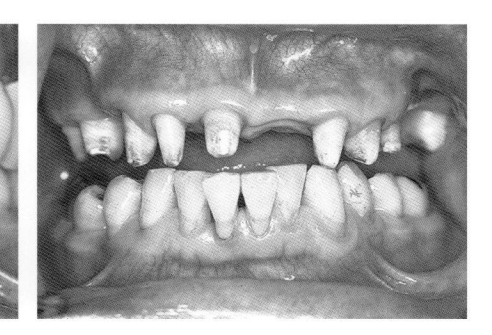

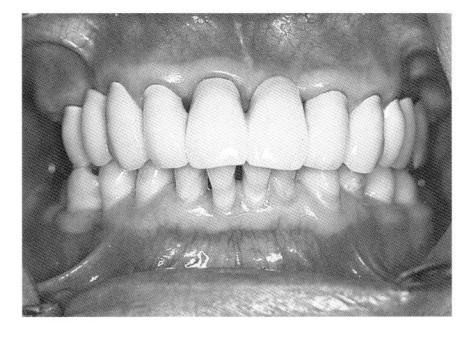

| 図55 | 図56 | 図57 |
| 図58 |

図55　最初のプロビジョナルレストレーションのマージンは歯周外科手術後間もないため，歯肉縁上に設定した．歯肉溝の成熟を妨げないために，マージンを縁上に設定することが重要である．
図56　最終的なプロビジョナルレストレーションを仮着して，審美性や発音，咀嚼機能を確認し，患者の承諾を得たので最終補綴物へと移行した．
図57　印象採得時の口腔内所見．個人トレーを作製し，インジェクションタイプのみで印象採得を行った．
図58　セメント合着6カ月後の所見．図56と比較しても分かるように，形態的にはほとんど見分けがつかないほどそっくりに複製されている．

（船越　栄次／木村　英隆／吉田　茂／牧　幸治／野々下　信幸／宮本　玲子／山下　素史）

参考文献

1) Rosenberg, M.M.：ワールドプラクティカルペリオドントロジー（3）カラーアトラス歯周補綴：歯周基本治療．（山岡昭監修，松本健，大口弘和訳）：55-105, クインテッセンス出版, 東京, 1988.
2) Amsterdam, M.：Periodontal prosthesis:Twenty-five years in retrospect. Alpha Omegan, Dec, 1974.
3) Allen, E.P., Gainza, C.S., Farthing, G.G. and Newbold, D.A.：Improved technique for localized ridge augmentation. A report of 21 cases. J.Periodontol. (56)：195-199, 1985.
4) Chiche, J.G. and Pinault, A.：Esthetics of anterior fixed prosthodontics. 177-198, Quintessence Publishing Co, Int, Illinois, 1994.
5) Maynard, J.G. and Wilson, R.D.K.：Physiologic dimensions of the periodontium significant to the restorative dentist. J. Periodontol. (50)：170, 1979.
6) Gargiulo, A.W.,Wenty, F.M. and Orban, B.：Dimensions of the dentogingival junction in humans. J. Periodontol. (32)：261,1961.

§3. DDS療法

歯周炎の原因は歯周ポケット内に存在する細菌である．したがってスケーリング，ルートプレーニング等の機械的な原因除去に加えて，抗菌性薬剤の使用がその治療，予防に有効であると考えられる．近年医学領域において，抗癌剤などの薬剤を生体内局所で徐々に放出させるドラッグデリバリーシステム（DDS）の開発が進められている．本章では，DDSを歯周炎治療薬に応用した抗菌剤配合徐放性歯周ポケット挿入剤について紹介する．

1）歯周ポケット内細菌叢の常在細菌から歯周病原性細菌へのシフトが歯周炎の活動性に影響を及ぼす

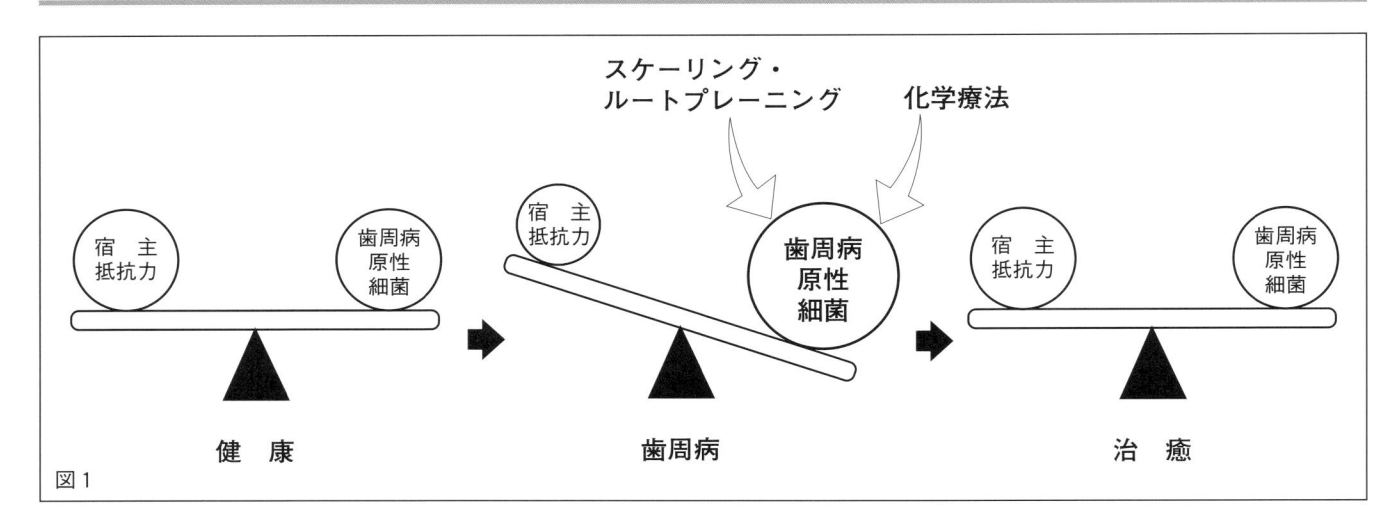

図1

歯周炎は活動期と休止期を繰返しながら進行していく疾患である．活動期は，歯周ポケット内細菌叢が常在細菌から嫌気性細菌を含む歯周病原性細菌へとシフトしたり，生体の抵抗性が低下することによりもたらされる．そこでこの細菌叢のシフトが起こらないようにコントロールし，歯周炎が活動期に移行するのを防ぐことが重要である．その手段として従来からスケーリング・ルートプレーニングが行われてきているが，化学療法を併用することでさらに大きな効果が期待できる．

2）歯周ポケットからの細菌の駆逐にはスケーリング・ルートプレーニングによる機械的除去が不可欠である

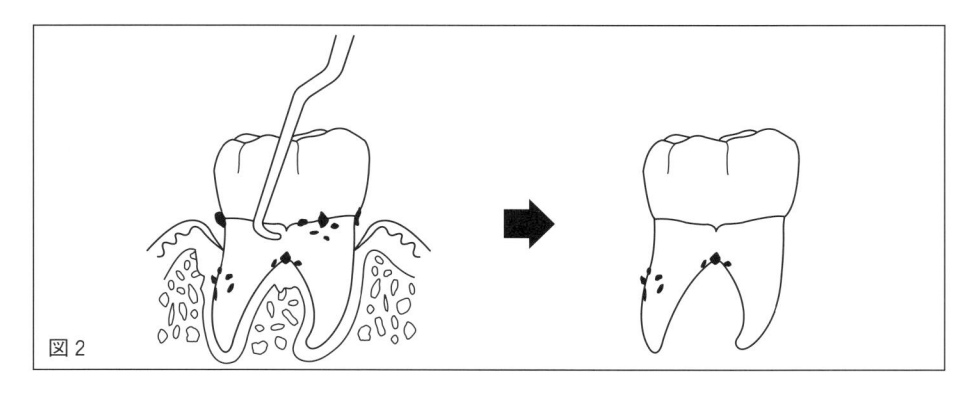

図2

歯周ポケット内細菌の駆逐を抗菌剤のみで行うことは，理論上可能であるかに思われる．しかしながら，歯肉縁下歯石ならびに病的歯根表面に存在する細菌は，生体内の免疫系あるいは体液の循環の影響を受けにくい位置に存在することから，機械的にこれらを掻爬するステップが治療上どうしても不可欠となる．すなわち，化学療法はあくまでも細菌の機械的除去の補助手段として用いられるべきものである．

第3章 新しい歯周治療

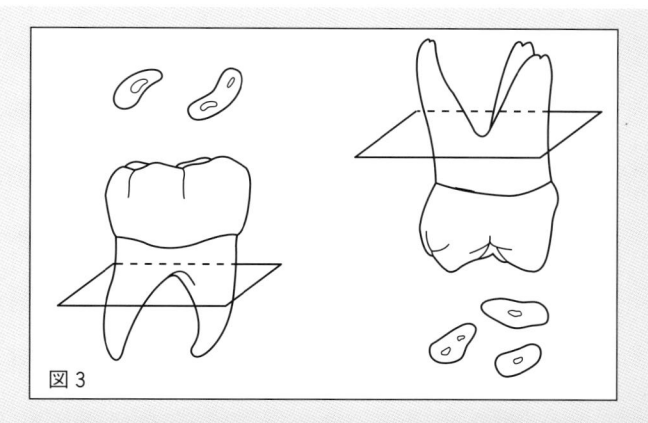

図3

● 専用の器具を用いても完全な細菌の機械的除去が困難な部位が存在する：根分岐部

グレーシーキュレットや各種スケーラーなどの除石やルートプレーニングのために開発された器具は，様々な根面形態に対応できるように設計されている．しかしながら，こういった器具を用いても，どうしても機械的掻爬の困難な部位が存在する．図3に上下顎大臼歯の根分岐部および根面の形態を示す．非明視下でこれらの部位に付着したプラークや歯石を完全に除去することは，ほとんど不可能に近い．

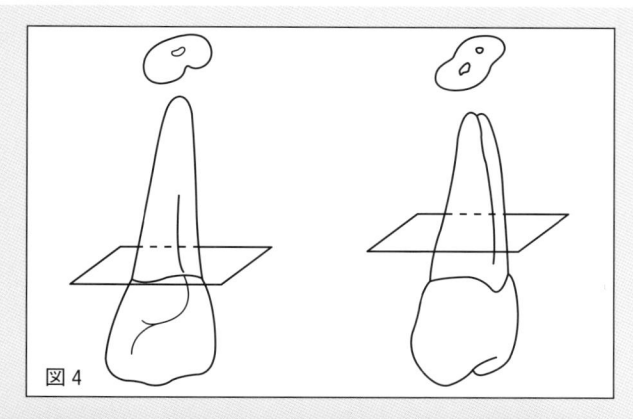

図4

● 専用の器具を用いても完全な細菌の機械的除去が困難な部位が存在する：複雑な根形態

上顎小臼歯や下顎前歯などの近遠心的に圧平された歯は，歯根部隣接面に深い溝を有することが多い．また，上顎側切歯は斜切痕と呼ばれる解剖学的形態をとることが多く，基底結節を貫いて口蓋側の歯根にまでグルーブが伸びることもある．グレーシーキュレットの先端の彎曲は，理論上そういった場所にも対応できるように設計されているが，現実には非明視下でのルートプレーニングでは，歯石や病的歯質の取り残しが起こり得ることは否めない．（図4）

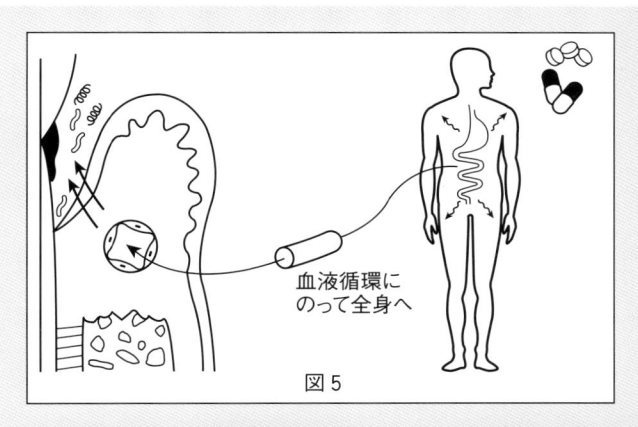

図5　血液循環にのって全身へ

● 全身投与による抗菌剤の投与は，副作用，耐性菌の出現などの問題を生じる可能性がある

化学療法剤の投与方法は，経口による全身投与と局所投与に大別される．全身投与のケースとしては，欧米において歯周ポケット内に滲出することで知られる抗菌剤テトラサイクリンを，若年性歯周炎や難治性歯周炎患者に経口投与して成果を上げている．しかしながら，経口投与の場合，消化管で吸収された後に血中に移行し，炎症歯周組織に到達するため，関係のない組織，臓器に副作用を生ずる可能性は否定できない．また，歯周ポケット内での有効薬剤濃度を維持するために，多量で長期間にわたる抗菌剤服用が必要となるので，耐性菌の出現に対する考慮も必要となる．（図5）

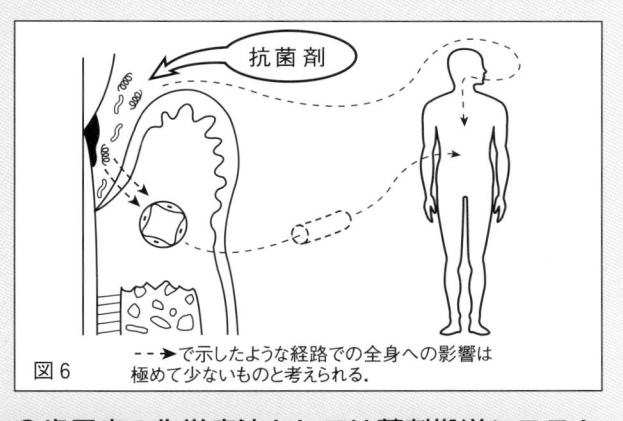

図6　抗菌剤
---→で示したような経路での全身への影響は極めて少ないものと考えられる．

● 歯周病の化学療法としては薬剤搬送システム（ドラッグデリバリーシステム）を利用した歯周ポケットへの局所化学療法が望ましい

抗菌剤を歯周ポケットに直接局所投与した場合，副作用などの全身に及ぶ影響はほとんど除外できる．この際，長期間歯周ポケットに薬剤をとどまらせ，1回の投与で有効濃度を長期間維持できるような徐放性の薬剤搬送システム（ドラッグデリバリーシステム）を利用した局所化学療法の確立が望まれている．（図6）

§3. DDS療法

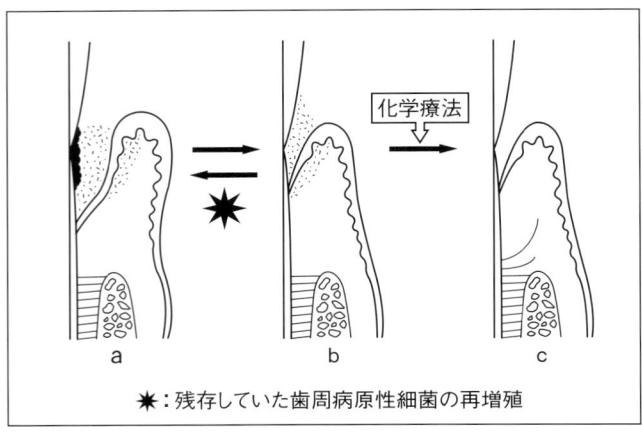

図7 A

★：残存していた歯周病原性細菌の再増殖

● 歯周治療における局所化学療法の位置付け
　―歯周基本治療に局所化学療法を応用する場合―

　図aに初診時の歯周ポケットの状態（活動性病変）を示す．先に述べたように，スケーリング，ルートプレーニングを行っても歯周病原性細菌の完全除去が期待できない場合がある（図b参照：休止病変）．このような場合には，機械的除去療法に加え局所化学療法を併用することにより，図cのように同部の不活性化を誘導することが期待される．

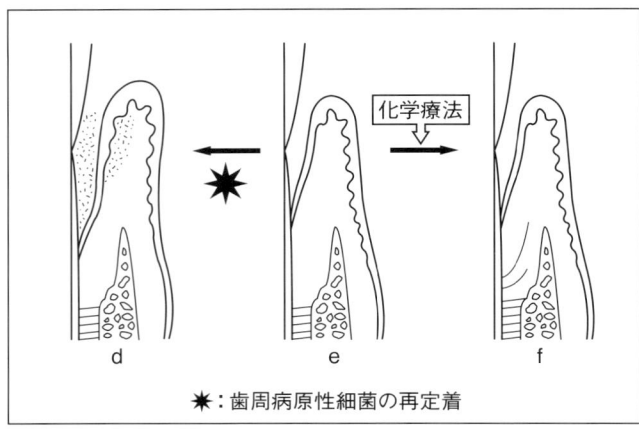

図7 B

★：歯周病原性細菌の再定着

● 歯周治療における局所化学療法の位置付け
　―歯周基本治療後に残存した歯周ポケットに局所化学療法を応用する場合―

　歯周基本治療後に歯周ポケットが残存する場合がある（図e）．このような場合は通常，歯周外科療法が適応されるが，何らかの理由によりポケットを残したままメインテナンスを行う必要が生じた場合には，いくらプラークコントロールに留意しても，図dのように再び活動性病変が形成される可能性が高い．そこで，残存した歯周ポケットに局所化学療法を適応することで，歯周ポケット内を常在細菌が優位な細菌叢に保ち，病変を不活化させた状態（図f）で維持することが期待できる．

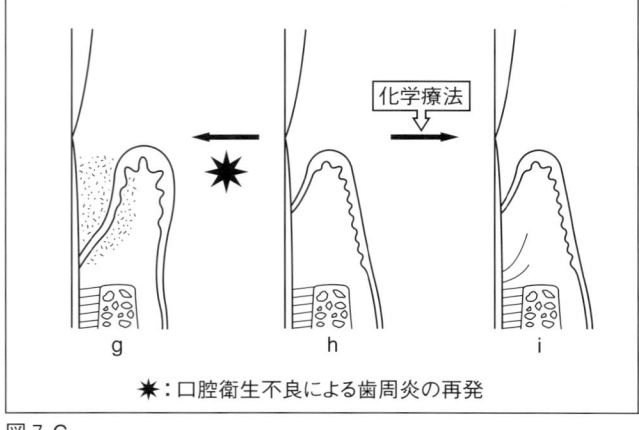

図7 C

★：口腔衛生不良による歯周炎の再発

● 歯周治療における局所化学療法の位置付け
　―歯周外科処置後のメインテナンスに局所化学療法を応用する場合―

　歯周外科処置により歯周ポケットが除去された状態を図hに示す．この状態で十分なプラークコントロールがなされなければ，歯肉溝への歯周病原性細菌の再定着，増殖による歯周炎の再発が惹起されることとなる（図g）．このような歯周外科処置後のメインテナンスに局所化学療法を併用することにより，同部の不活性化が維持される（図i）．

消毒剤	ポビドンヨード
	セチルピリジニウムクロライド（CPC）
	塩化ベンゼトニウム
抗菌剤	テトラサイクリン系
	・テトラサイクリン
	・ミノサイクリン
	ニューキノロン系
	・オフロキサシン
	・スパルフロキサシン

● **歯周治療における局所化学療法に用いられる抗菌剤とその概念**

歯周炎は歯周ポケット内細菌による感染症であるが，細菌総量の影響を強く受けるものなのか（非特異細菌感染説），特定細菌の感染によるものなのか（特異細菌感染説），いまだ十分な結論が得られていない．化学療法剤は，非特異的に作用する消毒剤と，特異細菌に選択的に作用する抗菌剤とに大別され，非特異細菌感染説に立てば消毒剤が，特異細菌感染説に立てば，常在細菌には影響を与えずに歯周病原性細菌に対するスペクトルを持った抗菌剤が最適である．このような抗菌剤を，歯周ポケット内においてできるだけ長期間にわたり有効濃度を維持して投与するために，ドラッグデリバリーシステムを応用した徐放性薬剤の開発が望まれている．（上表）

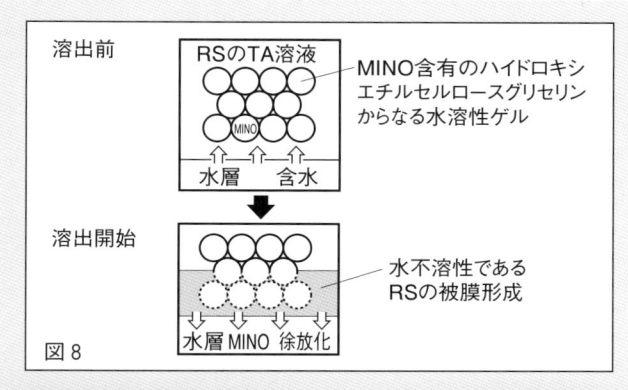

● **徐放性薬剤の開発状況：テトラサイクリン系抗菌剤**

テトラサイクリン系薬剤をペーストに含有させ，シリンジにて歯周ポケットに応用する製剤が開発されている．本製剤は塩酸ミノサイクリン（MINO）を含有しており，水溶性高分子ハイドロキシエチルセルロースとグリセリンからなるゲルに塩酸ミノサイクリンを溶解してアミノアルキルメタクリレートコポリマー（RS）のトリアセチン（TA）溶液を混合したものである．RSのTA溶液が歯肉溝滲出液と接触すると，TAは少量の水と相溶するので不溶性であるRSの被膜が形成され，水溶性ゲル中のMINOが徐放されると考えられている．（図8）

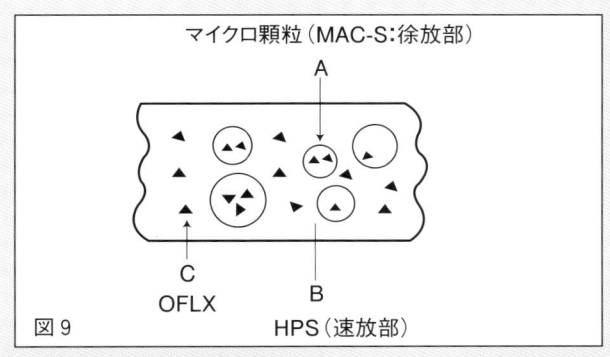

● **徐放性薬剤の開発状況：ニューキノロン系オフロキサシン製剤**

基剤がマイクロ顆粒である徐放部（A：メチルメタクリレートコポリマーS，MAC-S）と，ハイドロキシプロピールセルロース（HPS）からなる速放部（B）の二相構造を有しており，そのそれぞれにニューキノロン系のオフロキサシン（OFLX）を含有した板状フィルムが開発されている．歯周ポケット内で，まず速放部が，時間が経つにつれて徐放部が溶解して抗菌剤が放出され，長時間にわたって薬剤の有効濃度が維持されるという特徴を有する．（図9）

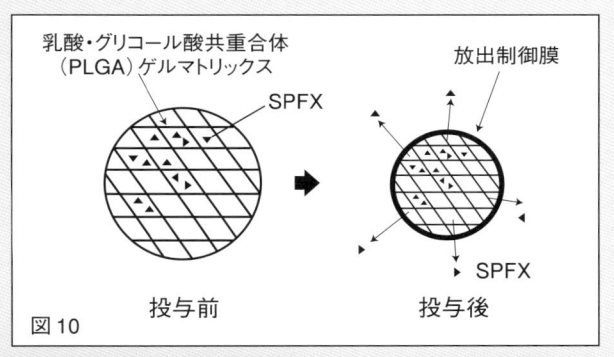

● **徐放性薬剤の開発状況：ニューキノロン系スパルフロキサシン製剤**

本製剤はペースト状の徐放性製剤で，担体として乳酸・グリコール酸共重合体（PLGA）を基剤としている．PLGA自身は固形状であるので，PLGAをクエン酸トリエチルに溶解し非水ゲル状にし，同製剤にスパルフロキサシン（SPFX）を含有させている．同製剤が歯肉溝滲出液と接触すると固相マトリックスが形成され，縮小すると同時に放出制御膜を形成する．この固相マトリックスが形成されるまでの期間には，多量のSPFXが歯周ポケットに放出され，投与直後に高いSPFX濃度が維持され，その後は形成された固相ゲルからSPFXが徐放性に放出される機構となっている．（図10）

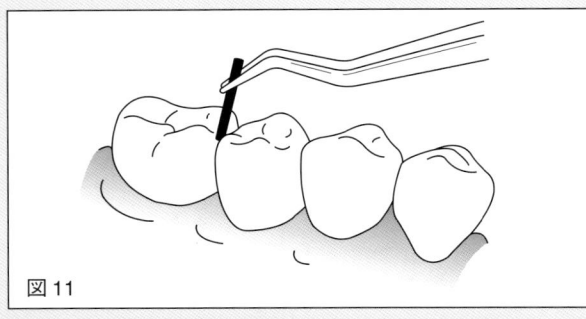

図11

●ストリップス状の歯周ポケット挿入剤-1

　生体内消失性の材料が開発されるようになり，除去操作が不要な点から，前述のように歯周ポケット内への抗菌剤の局所投与の基剤としてそのような材料が用いられるようになった．ストリップス状の製剤の場合，必要に応じて適当な大きさに切って応用でき，図11に示すようにピンセットで所定の歯周ポケット内に挿入したい深さまで確実に投与できる利点を有する．

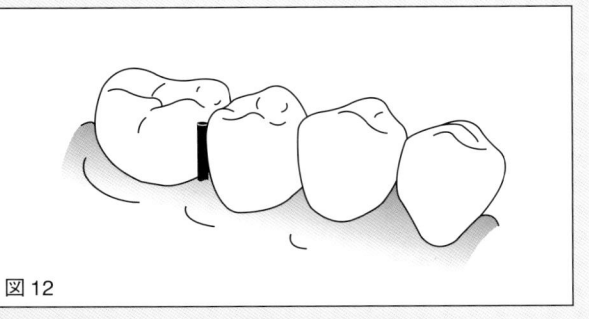

図12

●ストリップス状の歯周ポケット挿入剤-2

　ストリップス状の製剤の場合，図12のように歯周ポケット底部にまでストリップスを確実に挿入することができる．テトラサイクリンを本法により投与した場合，薬剤の歯周ポケット内での有効濃度は10日間維持されることが報告されている．徐放性担体である基剤にはアテロコラーゲンやメタクリレートコポリマー＋ハイドロキシプロピールセルロースなどが用いられている．

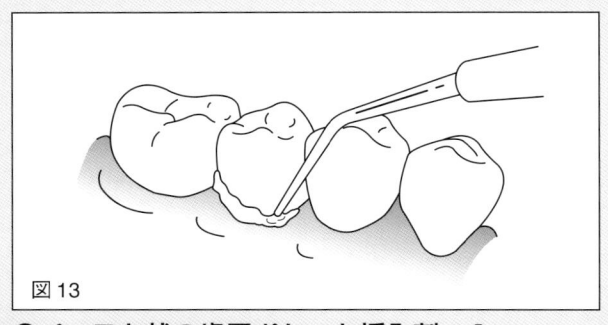

図13

●ペースト状の歯周ポケット挿入剤-1

　図13にペースト状製剤の一般的な投与方法を示す．本剤はシリンジにて歯周ポケットに応用するため，ストリップス状製剤に比べて操作性に優れる．そのため，どんな部位にでも適応できるという利点があるが，注入量の調節が困難であるという欠点がある．

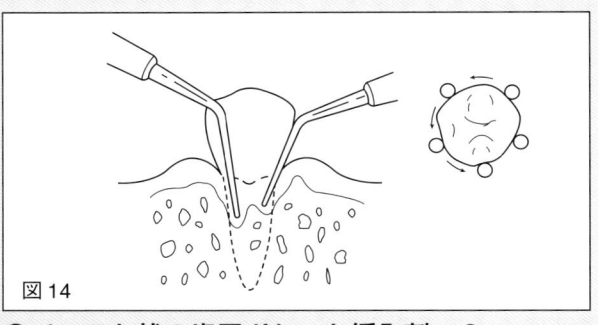

図14

●ペースト状の歯周ポケット挿入剤-2

　歯槽骨の吸収は均一に進行するわけではないので，歯周ポケットは複雑な形態を有することが多い（図14）．そこで，ペースト状の歯周ポケット挿入剤を投与する前に，あらかじめ歯の全周をwalking法にてプロービングすることにより，歯周ポケットの状態を把握しておくことが大切である．その後，シリンジ先端を歯周ポケット底部に挿入し，軽くシリンジを浮かせながらピストンを押し，薬剤をポケット内に注入する．そして，ポケットの形態に合わせて適宜シリンジを移動させ，全歯周ポケットに漏れなく薬剤を投与する．

（村上 伸也／岡田 宏）

参考文献

1) 北村正博ほか訳：歯周治療における抗菌剤の利用．195-209，クインテッセンス出版，東京，1997．
2) 石川　烈ほか編：歯周病学．223-229，永末書店，京都，1996．
3) 北村正博ほか：スパルフロキサシン配合徐放性歯周ポケット挿入剤の歯周治療への応用．日歯保存誌（38）：1517-1526，1995．
4) 岡田宏ほか：オフロキサシン配合徐放性歯周ポケット挿入剤（PT-01）の歯周治療への応用．日歯保存誌（30）：1141-1155，1988．

§4. インプラント療法

1 インプラントの実際

1. 診査

歯周疾患に対する診査と同様に全身疾患，既往歴，歯科既往歴等が考慮されることは当然のことであり，インプラント治療が開始される前には感染を防止するため歯周疾患のコントロールが完了していなければならない．また，リスクファクター等に関しても配慮する必要があると思われる．
局所に対するインプラント治療固有の診査としては，軟組織及び硬組織の診査を行う必要がある．

(1) 軟組織に対する診査

軟組織に対する診査は厚みおよび付着歯肉と口腔粘膜の量および形態であり，これを参考に一次手術時のフラップのデザイン等が決定される．歯肉が薄い場合にはカバースクリューの口腔内露出が起こりやすいので，これに対する配慮が必要となるし，付着歯肉が少ない場合は術後のアバットメントの周囲は付着歯肉で囲まれることが好ましいと考えられるので，一次，二次手術を通して目的を達するための軟組織のマネージメントが必要となる．軟組織の厚みを計るためにはボーンサウンディングが行われることもある．

(2) 硬組織に対する診査

硬組織に対する診査は，骨の量および形態ならびに骨質に対する情報を収集することにある．インプラントの長期安定のためには，なるべく密度の高い骨の中に長いフィクスチャーをなるべく多数，理想的な位置，角度で植立する必要がある．

パノラマX線写真，セファロ，デンタルX線写真，X線断層撮影写真等により骨の量，形態および密度を診査する．加えて下顎神経等の損傷してはならないものの位置を確認し，前歯部においては審美性をも考慮して，フィクスチャーの長さおよび本数を決定する際の参考とする．また，骨密度や皮質骨の厚みを調査するため，細いドリルにより事前に骨を穿孔することもある．

X線はスキャナーによりデジタル化してパソコンに取り込み，撮影による歪みを補正して，デスクトップ上で作業を行う方法もある．

(3) 咬合器に装着された模型による診査

対咬関係，植立スペースによる本数の決定，前歯部においては審美性をも考慮し，口腔内診査およびX線診査によって得られた情報をもとに，フィクスチャーの本数及び植立位置角度の決定を行う．フィクスチャー間の距離は，最低限3mm必要なことが近年知られるようになった．植立スペースと本数の関係は，あらかじめ表計算ソフトにその情報を入力しておくと便利である．

以上の診査によって得られた情報をもとにステントを製作する．

2．一次手術

なるべく衛生的な環境が望まれ，手術室の消毒に当たっては拭き掃除，その後の消毒液の散布が望ましい．
器具の滅菌は高圧蒸気滅菌で，またモーターのコード等や，プラスティック製のステントなど，高圧蒸気滅菌が不可能なものについてはガス滅菌を用いるとよい．
器具はオイフの上に整頓して並べ，使用しやすいようにしておく．
口腔内の清掃に関しては，通常の歯周外科手術を行う場合と基本的には同様である．
また，チタン製の器具に関しては，メタルコンタミネーションを防止するための配慮が必要である．

1）一次切開

　当初のインプラント治療では無歯顎のケースが主な対象であったため，歯肉頬移行部に一次切開線が設定された．もちろん顎堤が高度に吸収し，オトガイ孔が歯槽頂部付近に存在するような症例において，歯肉頬移行部に一次切開線を設定することは必要である．しかしながら，このような問題のない多くの部分欠損の症例に対して，同じように歯肉頬移行部に一次切開線を設定することは果たして合理性が高いのであろうか．口腔粘膜は，付着歯肉に比べ血管脂肪組織が多いため脆弱であり，出血のコントロールも弁の操作も困難で術後の浮腫や腫脹，血腫を起こしやすく，またそれに伴う術後の疼痛，不快感といった症状も起きやすいからである．また縫合を行う際にも，テンションをかけると弁が損傷を起こす可能性が高いので，歯周外科手術においてはなるべく付着歯肉内に切開線を設定するのが原則である．

　一次切開線を歯肉頬移行部以外に設定することにより，カバースクリューのヘッドが露出することをおそれる術者がいるかもしれない．しかしながら，適切な弁の扱いおよび減張切開により，カバースクリューのヘッド露出を防止することは可能である．

　舌側付着歯肉内に一時切開を設定することにより，以下のような利点があると考えられる．

①弁のリトラクトが容易で，頬粘膜に弁を縫合することにより，ミラーで簡単に手術野が確保できる．
②下顎では術中に弁を傷つけにくい．
③口腔粘膜に長い切開線を設定しないので，出血のコントロールが容易である．
④縫合が容易．
⑤切開が浅くてすむ．
⑥術後の浮腫や，腫脹，血腫が起きにくく，またそれに伴う術後の疼痛，不快感といった症状も起きにくい．

2）術式

①＃15cブレードでフィクスチャー埋入予定部より3mm舌側寄りに水平切開を入れる．歯肉歯槽粘膜移行部を越えて縦切開を加える．
②オルバンナイフで舌側より弁の剥離を行う．
③剥離した弁の近心部および遠心部の2カ所を頬粘膜と縫合し，ミラー等による頬粘膜のリトラクトを行うと弁のリトラクトも連動して行えるようにする．
④通法に従ってインプラントを埋入する．
⑤弁を無理やり引っ張らなくても，切開の位置を越えて5mm程度オーバーラップが可能な程度に，頬側部に減張切開を入れる（図17）．
⑥縫合を行う．

3) 術後に発生する不快事項

①浮腫
②後出血，血腫
③骨の熱傷
④術後感染
⑤神経の損傷

これらの不快事項への対処は十分に行われなくてはならない．浮腫，後出血，血腫を防止するためには術中の軟組織の取り扱いや，切開線のデザインに配慮が必要である．また下顎において，下顎骨底部を穿孔し維持を求めるような症例では，穿孔後に軟組織をドリルによって損傷すると内出血を起こし，血腫ができる可能性が高いので注意が必要である．

神経の損傷に対しては，X線により十分な位置関係の確認が行われなくてはならない．下顎神経に対しては，術中ドリルを入れてX線撮影を行い，ドリル先端から神経までの距離を確認して，長さの選定をすることもある．

術後の感染に対する配慮は通常の歯周外科処置と変わらない．しかしながら，カバースクリューが露出した場合などは，消毒の間隔を短くし監視を強めるべきであろう．

4) ドリリング時の発熱に対する対処

ドリリング時の発熱に対する要因としては以下のことが考えられる．

①窩洞の深さ
②バーの鋭さ
③ドリルのスピードおよびトルク
④ドリルに加える圧力
⑤ドリルを押しつける時間，持続的か間欠的か
⑥冷却方法
⑦切削片の排出路

Erikssonらによると，骨は47℃で1分間熱せられると発育障害を起こすことが報告されている．また，ドリリングの際過度の発熱を起こすと，骨の壊死が起こりインテグレーションが得られないことはよく知られている．したがって，発熱は最少限に抑える配慮が必要になる．長いフィクスチャー埋入時には，新しいよく切れるドリルを使用して，あまり強い力で押しつけないように，ドリルの上下動を行いながら，十分に注水して冷却し，切削片もよく洗い流しながら行うことが必要となる．

5) バイコーチカルにフィクスチャーを埋入する

フィクスチャーのネック部および先端を皮質骨に止めることは，フィクスチャーの初期固定および長期安定のためにも重要であると考えられる．特に下顎臼歯部の場合，フィクスチャーの先端は舌側の皮質骨にアンカーするとよい．

〈術式〉

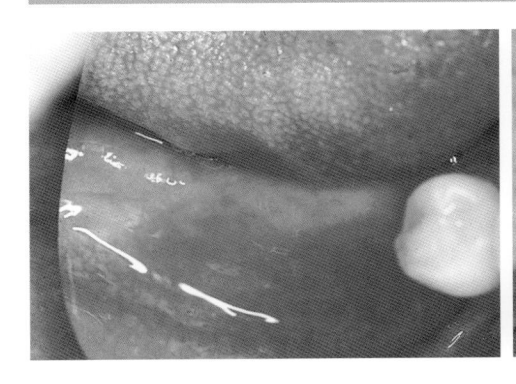

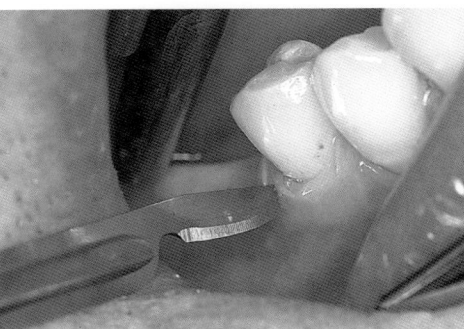

図1 術前，下顎神経の知覚を残すため，原則として伝達麻酔は行わず浸潤麻酔単独で行う．
図2 切開線は付着歯肉内カバースクリュー装着予定位置より3mm舌側寄りに設定するのを原則とし，舌側切開に連続して歯槽頂を越え歯肉歯槽粘膜境を越える縦切開を入れる．

図1｜図2

§4. インプラント療法

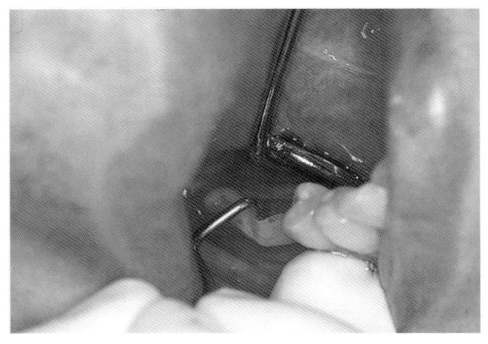

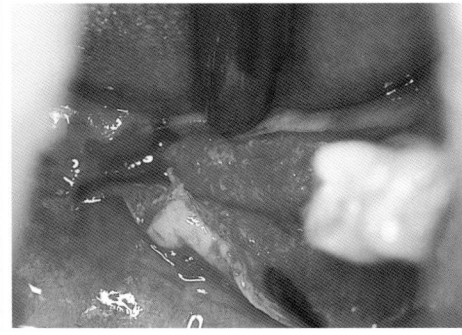

図3	図4
図5	図6
図7	図8
図9	図10
図11	図12

図3　歯肉弁を頬側に剥離翻転する．
図4　歯肉歯槽粘膜境を越えて翻転し，十分な視野確保が行えるようにする．

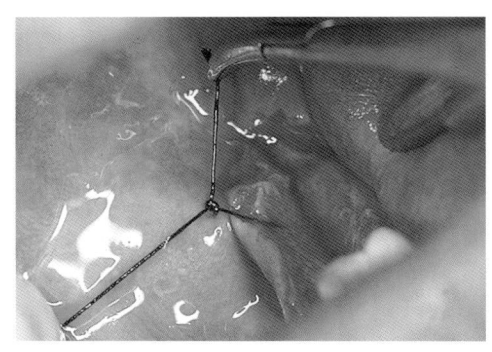

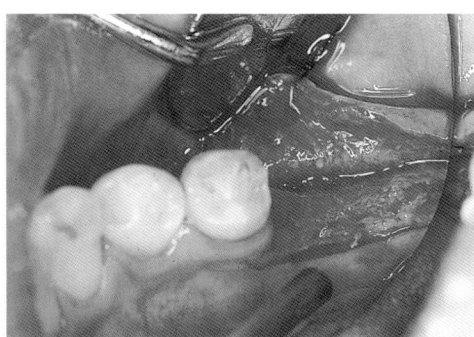

図5　頬粘膜と歯肉弁とを縫合する．
図6　ミラーで頬粘膜をリトラクトするだけで，手術野の確保が容易に行える．

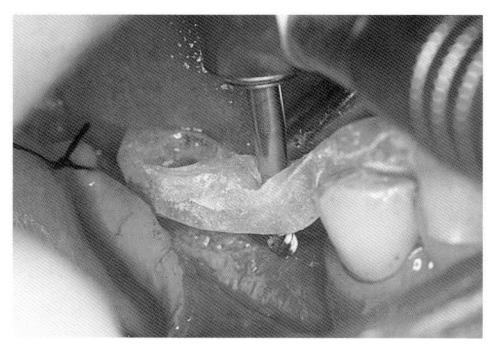

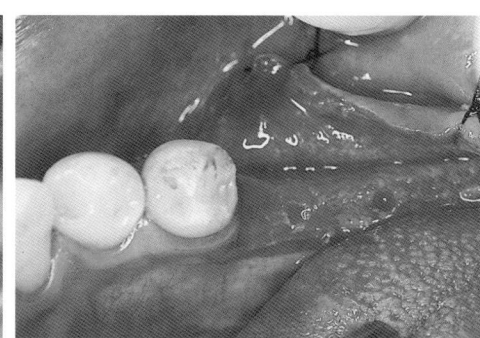

図7　ステントを装着し通法に従い，ラウンドバーで埋入位置の中心を決定する．
図8　ラウンドバーにより付けられた印を目安に，インプラントの近接が起こらないか確認した後，ラウンドバーにて皮質骨を貫通させる．

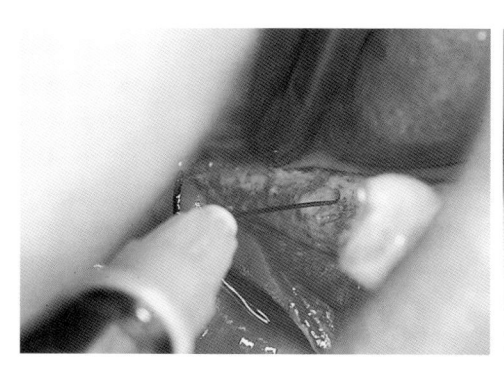

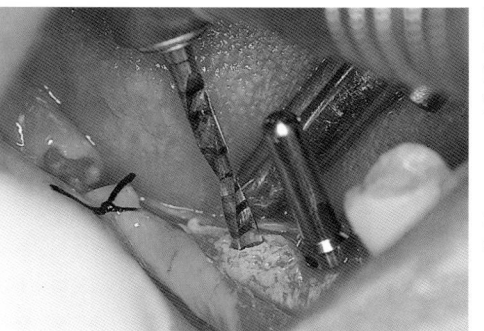

図9　ラウンドバーにより開けられた孔より骨内麻酔を行う．
図10　2mmのツイストドリルで所定の長さまでドリリングを行う．このとき，挿入可能な範囲でなるべく長いドリルを使用した方が角度の確認を行いやすい．また，ドリリングの際に骨質の状態を触知し，情報を得ることは極めて重要である．骨質の状態を触知できるようにするためには，手術に対する熟練度を増すとともに，よく切れるドリルの刃を使用することが望ましい．

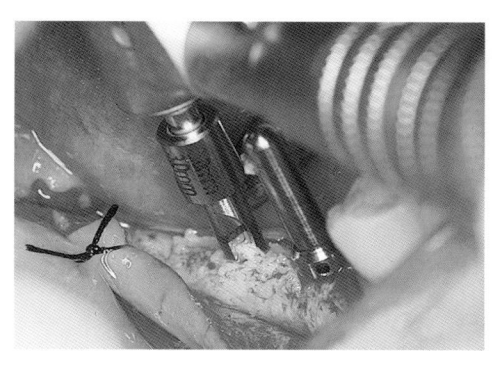

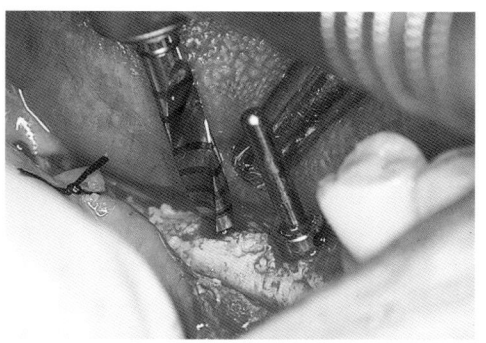

図11　通法に従い，パイロットドリルで3mmのドリルのためのガイドを開ける．なお，ドリルはすべて注水下で冷却して使用される．
図12　3mmのドリルで孔を拡げる．この際ドリルがぶれて孔が拡大しないように注意する．入口の皮質骨が薄い症例の場合，ドリルの先端が硬い皮質骨に当たるとドリルがぶれやすいので要注意である．

第3章 新しい歯周治療

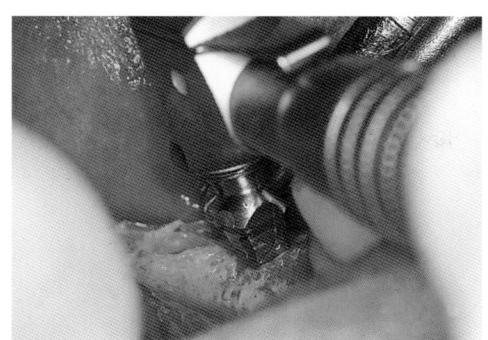

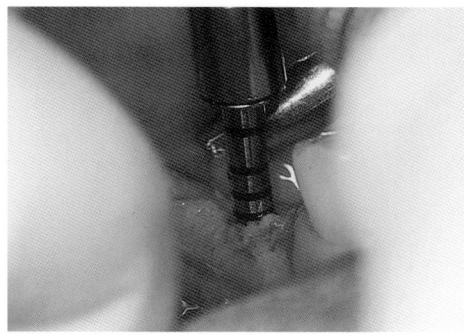

図13 カウンターシンクを形成する．
図14 タップを切る．骨の密度によりタップを切る長さを調整すると，良好なフィクスチャーの初期固定を得ることができる．上顎などで海綿骨が多く非常に骨が柔らかい場合，タップを切る必要はない．一方，下顎前歯部などで，顎堤の吸収が著しい症例では骨が硬いことが少なくない．このような症例では，規定の長さまでタップを切ることが必要である．この中間の骨の硬さの症例では，埋入するフィクスチャーの長さも考慮し，1/2，1/3といった具合にタップを切る長さを調整する．なお，この作業には熟練が必要である．

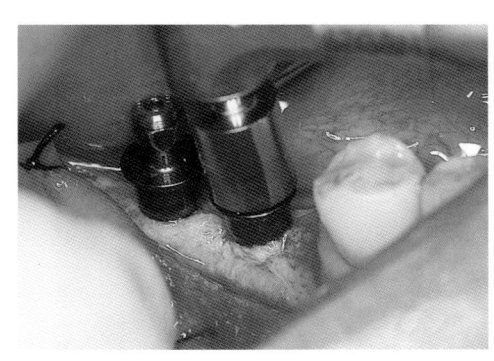

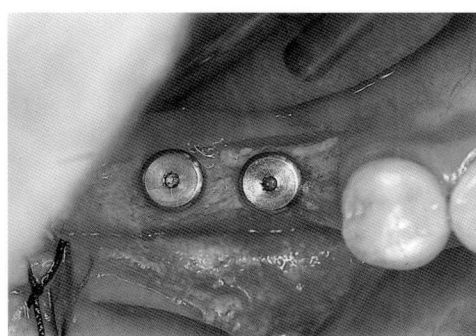

図15 フィクスチャーを埋入する．この際フィクスチャーが，唾液等により汚染されることは絶対にあってはならない．十分な注意が必要なステップである．角度に注意しながら，モーターがストップするまで埋入をする．モーターがストップした時点でスレッドが2コマ以上残っている場合，レンチで無理に締めると螺子山を壊してしまうので注意が必要である．このような場合には，タップをもう少し深く切り足し再度埋入作業を行うべきであろう．
図16 カバースクリューの装着．カバースクリューは十分に締める必要がある．これが緩むと軟組織が埋入し，アバットメント連結時にフィクスチャー周囲の軟組織除去といった余分な作業が増えることになる．

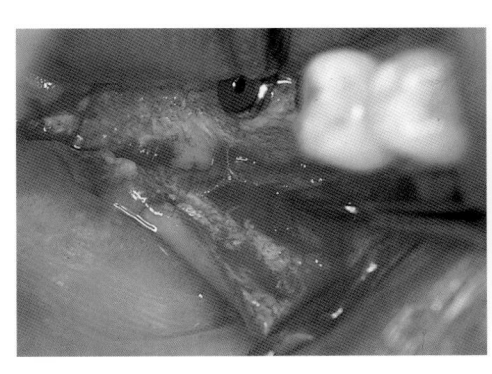

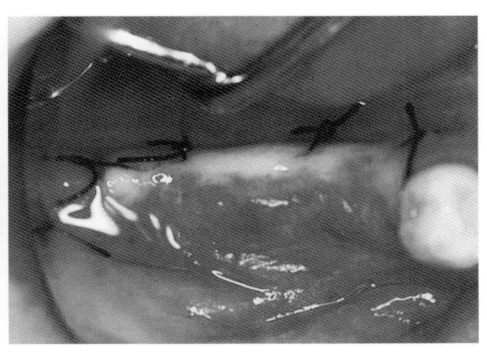

図17 減張切開を入れる．カットバックインシジョンは，弁に対する栄養の供給が不良になるので用いるべきではない．
図18 縫合を行う．

図13	図14
図15	図16
図17	図18

3. 二次手術

　従来二次手術時には，フィクスチャーの上の軟組織をパンチアウトする方法が用いられてきたが，この方法を採ると頬側に付着歯肉がまったくなくなってしまうことが少なくない．

　付着歯肉の必要性に関しては様々な意見があり，スウェーデンにおける長期間の疫学調査を引き合いに出して必要が無いという人がいるかもしれない．しかしながら，その存在が悪影響を与えるという意見は皆無であり，付着歯肉が存在した方がより清掃が行いやすくなるケースが存在することも事実である．仮に必要が無いと考えた場合，追加の手術が不必要で患者さんの苦痛も同程度の場合には，付着歯肉を確保する術式をとるのか，それとも付着歯肉を喪失させてしまう術式をとるのであろうか．

　合理的に考えるに，歯肉弁根尖側移動術等で付着歯肉の確保が可能な時は，二次手術時においてこれを同時に行うべきであると考える．

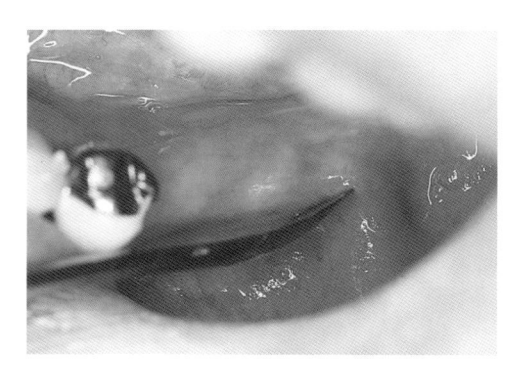

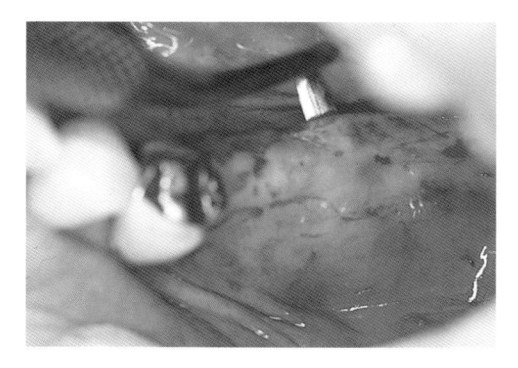

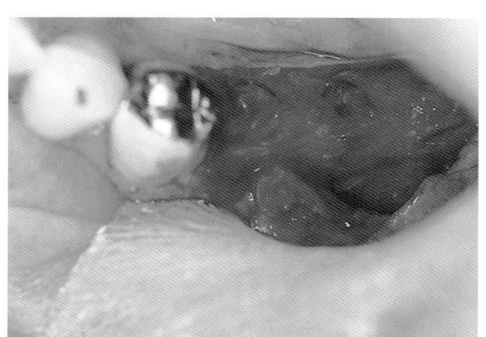

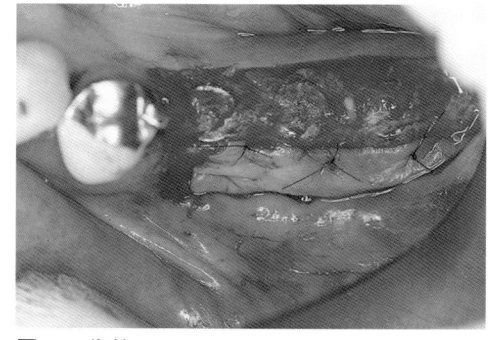

| 図19 | 図20 |
| 図21 | 図22 |

図19　術前
図20　カバースクリューの1mm程度舌側と思われる位置にベベルインシジョンを入れ，部分層弁にて頬側に剥離する．
図21　歯肉粘膜境を越えて弁を作成する．
図22　根尖側に移動した後，骨膜に縫合する．なお，歯肉が極端に厚い場合には，この際内側をそぎ落とし厚みの調整を行う．

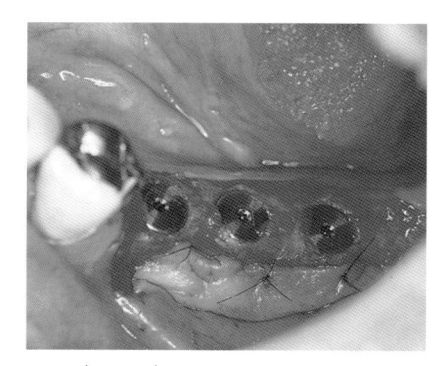

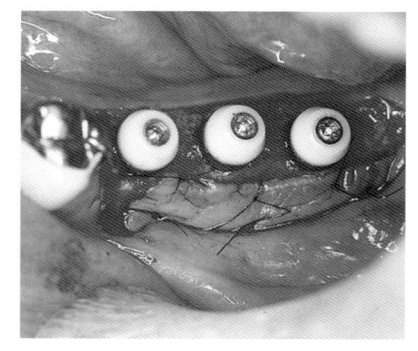

| 図23 | 図24 | 図25 |

図23　結合組織を穿孔し，カバースクリューを露出させる．
図24　カバースクリューを除去し，フィクスチャーの上に組織が被覆していないことを確認する．もしあれば，フィクスチャーを傷つけないように慎重に除去してアバットメントを接合する．接合状態は肉眼で隙間のないことを確認する．
図25　通法に従いヒーリングキャップを装着し，必要であればパックをする．

4．メインテナンス

メインテナンス時には，①歯肉退縮，②インプラントの動揺，③インプラントの破折，④インプラント周囲炎といった問題が生じる可能性がある．

一度インテグレーションを獲得したインプラントが失敗に陥る原因の多くは，細菌による感染，いわゆるインプラント周囲炎およびインプラントに対する負担過重が考えられる．インプラント周囲炎に罹患すれば，インプラントの周囲歯肉に炎症が起こり，歯肉退縮が起こったり，骨が吸収してやがてはインプラントの動揺が起こり，インプラントは機能しなくなる．また，負担過重になれば，短期間にインプラントの動揺が起こる可能性があるし，インプラントが破折するかもしれない．

インプラント周囲炎を予防するためには，クレンザブルなインプラント周囲の状態を確立し，患者および術者によるプラークコントロールを確立することが必要である．クレンザブルな状態を確立するためには，まず plaque accumulating factor（プラーク蓄積要因）の除去が行われなくてはならない．天然歯では不良補綴物，深いポケット，歯根近接（根分岐部の問題を含む），歯石，付着歯肉の欠如等が挙げられるが，インプラントにおいてこれらに対応するのが，不適切な上部構造の形態，深いペリインプラントサルカス，インプラントの近接植立，付着歯肉の欠如であり，可能な限りこれらの要因はインプラントの処置の設計段階より考慮され，排除される必要がある．

1）ホームケア

インプラントは齲蝕に罹患することはないので，原則として疾患予防のために歯冠部をブラッシングする必要は直接的には認められない．プラークをコントロールすべき場所はアバットメントネック部およびペリインプラントサルカス内である．上顎前歯部等審美性が強く要求される部位を除いて，インプラント間つまり近心および遠心は歯間ブラシにより管理するのが合理的であろう（図26）．また頰舌側に関しては，エンドタフトブラシを使用して1本ずつ刷掃するのも効果的である．

2）プロフェッショナルケア

（1）インプラント周囲炎に対するケア

プラスチックプローブによるペリインプラントサルカスおよび歯肉退縮の計測により，インプラントの付着レベルのモニターを行う必要がある（図27）．また，プラスチックスケーラーにより歯石の除去を行い，表面はプロフィラクシスを行う．

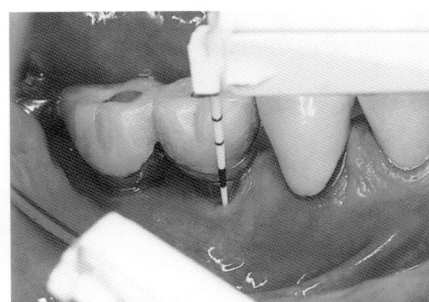

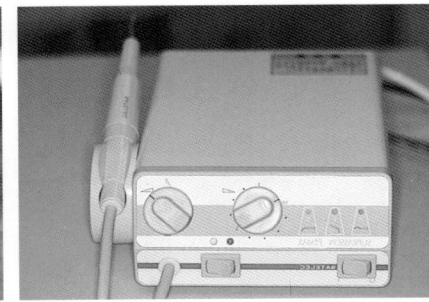

（2）インプラント表面に付着した歯石の除去に関して

チタン製のインプラントの表面には歯石が付着する．通常のメタルスケーラーはチタン表面を傷つけ，またメタルのコンタミネーションを起こすので使用することはできない．通常プラスチック製やチタン製の手用スケーラーを使用することになるが，効率的に歯石除去を行うのは困難である．そこで，プラスチック製のチップを用いた超音波スケーラーを使うと，効率よく歯石の除去が行える（図28，29）．

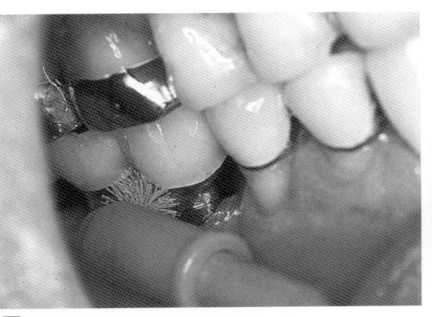

（3）咬合のチェック

天然歯の歯周疾患の治療および管理を行う場合，その解剖学的環境は初診時において術者の意思と関係なく確定されたものであり，その改善のためにポケットの除去を行ったり，矯正治療で歯の移動を行ったりしているのであるが，インプラント治療の場合，限られた範囲ではあるが，術者自らの意思で解剖学的環境を設計構築することが可能である．このような視点からも周到な診療計画が必須となる．

図26　図27　図28　図29

（廣瀬 哲之／鴨井 久一）

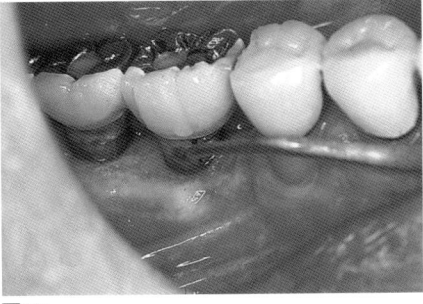

2 インプラントの咬合

1. 歯槽堤間の関係

インプラントに与える咬合を考える上で重要な項目の1つに、上下の歯槽堤間の関係がある。この関係については三次元的に評価すべきであるが、ここでは垂直的な距離、前後的位置関係、（臼歯部の）頰舌的位置関係の3方向に分けて論じる。

1）垂直的な距離

この決定要素は二者があり、下顎位〔咬合高径〕と、インプラントを植立する部位から対合歯までの距離（歯が失われた空間）である。

咬合高径は、何らかの理由によって明らかに問題になっている場合を除いて、原則として患者固有のものを尊重すべきである。失われた咬合高径を回復する場合には、様々な方法が試みられているが、試行錯誤によって不都合がないかどうかを確認しながら行われているのが現状で、科学的論拠に基づく決定的な測定法、評価法はない。

インプラントを植立する部位から対合歯までの距離（歯が失われた空間）については、まず対合歯列の咬合平面が適切であるか評価すべきである。特に、被植立部位から遠心に歯が存在しない場合は、咬合平面が見極めにくいので注意が必要である。対合歯の欠損によって挺出した上顎最後臼歯や、近心傾斜した下顎最後臼歯に惑わされてはいけない。一般的には、下顎臼歯部の咬合面の延長線は後臼歯三角の骨の上縁にほぼ一致する（図1～5）。

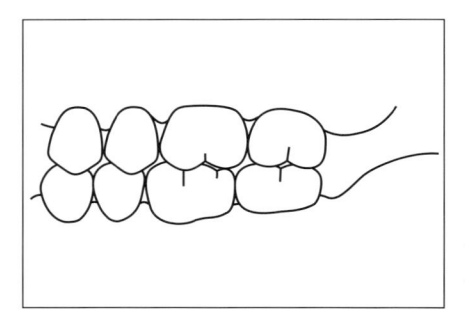

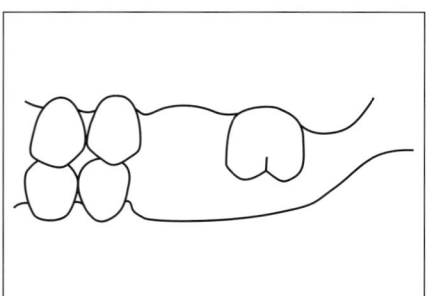

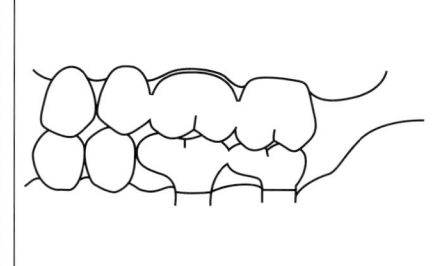

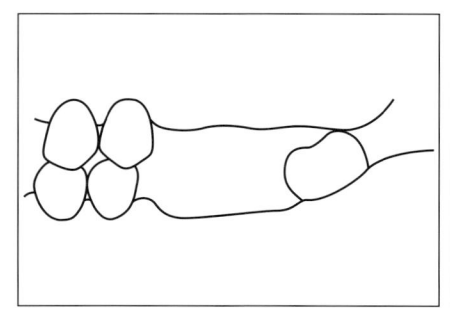

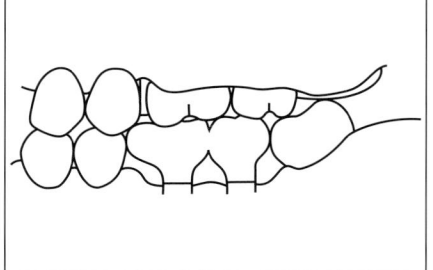

図1　適正な咬合平面をもつ歯列

図2　上顎第二大臼歯が挺出しているが、周囲の歯が欠損していると分かりにくい。

図3　図2の挺出歯の位置と形態をそのままにして、上顎にブリッジ、下顎にインプラント支持の修復物を製作するとこのようになる。
咬合平面が遠心に行くに従って下がっている。この図の外枠と、後臼歯三角部分を隠して、もう一度見てみるとよい。咬合平面の異常が認識できるだろうか。

図4　下顎第三大臼歯が近心傾斜し、かつ挺出している。歯のために後臼歯三角が分かりにくくなっている。

図5　挺出歯の位置と形態をそのままにして、上顎にパーシャル・デンチャー、下顎にインプラント支持の修復物を製作するとこうなる。咬合平面が遠心に行くに従って上がっている。不注意に処置を進めると、下顎の上部構造が完成し、上顎の義歯を作りはじめてからやっと異常に気付くことになる。上顎にパーシャル・デンチャーのためのスペースが確保できず、破損しやすい義歯となる。インプラントも第三大臼歯に惑わされて近心傾斜している。しかし、この図のパーシャル・デンチャーの部分を指で隠して眺めてみよう。咬合平面の異常が発見できるだろうか。

インプラント構造のために与えられる空間は，大きい方が適切な形態や咬合を付与しやすいが，この量が極端に大きくなると顎骨から上部に出た部分と顎骨に埋入された部分の比（クラウン／インプラント・レシオ）が大きくなって，インプラント体は側方圧に対して不利になる．空間が小さい場合は，上部構造に与える形態の融通度が低下して適切な咬合が与えにくく，また咬合面を構成するレジン，ポーセレン等の材料の破損を招きやすくなる．もし，上部構造に良好な形態を与える空間が不足する場合には，インプラントを植立する深さを犠牲にして歯槽骨の上縁を削除すべきかどうかを術前に検討すべきである（図6）．

図6　インプラントの長さが最大になるように顎骨を利用すると（左），クラウン／インプラント・レシオは小さく保てるが，上部構造の形態が犠牲になる．顎骨を削ってスペースを作ると（右），インプラントの細い頸部にも適合する形態が付与できるが，クラウン／インプラント・レシオが天然歯（中央）のクラウン／ルート・レシオよりも大きくなる．

2）前後的位置関係

前歯においては前後的位置関係が重要である．ことに上顎の前歯が切端咬合や過蓋咬合になる場合は注意が必要である．

切端咬合の場合，不用意に上顎に被蓋を与えることは，切端の破折を招く危険を増大する．咬合は左右の臼歯部で十分に支持されているべきであり，臼歯や他の前歯の磨耗に伴う負担の増加には常に注意を払い，前歯の切端や臼歯の咬合面に象牙質が露出しているときは，通常よりも短い検診，調整の間隔を設定すべきである．

過蓋咬合の場合，たとえそれが患者固有のものであっても，被蓋の量を減らすことを選択肢として検討すべきである．上顎前歯においては，過去に歯周組織が良好でなかった場合や，欠損していた期間が存在する場合，不適切な修復物が装着されていた場合は，下顎前歯の切端の生理的な磨耗が不足したり，歯が挺出しているかもしれない．臼歯部の歯牙配列に乱れがある場合にも，それが萌出期のものか後の変化（抜歯，不適切な形態の修復物，修復物の脱落，磨耗に伴う歯の移動）によるものかを問わず，被蓋が大きすぎるかもしれない．この場合には，何らかの方法によって上下または双方の切端の位置を変え，被蓋を減少させることが必要となる．漫然と過蓋咬合を再現すれば，切端材料の破折，上部構造本体の破断，アバットメントの破損などに至る可能性がある（図7）．

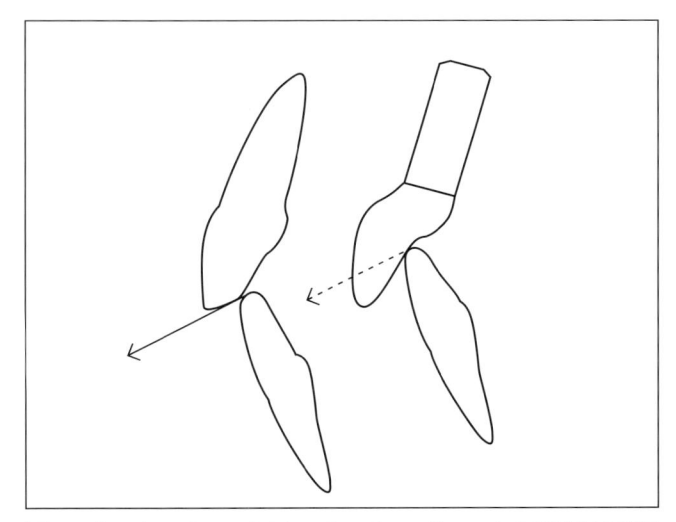

図7　左：オーバー・バイト，オーバー・ジェットの適切な天然歯の下顎の前方運動時には，下顎の切端は矢印の方向に移動する．
右：挺出した下顎を修正せずに上顎にインプラントを入れた場合．フィクスチャーは口蓋側に位置しがちであるので，問題はさらに助長され，形態の歪みと前方運動時の障害が発生する．

3）頰舌的位置関係

頰舌的位置関係については，おおむね天然歯と同様の関係を与えることを基準としてよいが，これが不可能な場合は何らかの工夫が必要となる．

位置関係が適切な場合，天然歯の場合に準じる．製作に当たっては，これに関連して機能的咬合面の縮小も必要に応じて検討される（図8，9）．

下顎が上顎に対して相対的に舌側に位置し過ぎる場合，下顎頰側咬頭の外斜面と上顎舌側咬頭の外斜面のみの接触になりがちであるが，この接触は歯に大きな側方圧をもたらすので，拮抗する2方向の接触（下顎頰側咬頭の内・外斜面または上顎舌側咬頭の内・外斜面）を確保すべきである（図10〜13）．もし叶わないときには，下顎頰側咬頭と上顎舌側咬頭が咬頭頂同士で接触する関係を与える．いずれの場合にもアバットメントの延長線（すなわちスクリュー・ホールの開口部）が，この両咬頭の中央に位置しやすいので，植立方向や構造の選択が修復物の咬合の付与に大きな影響をもたらす（図14〜17）．

上顎が下顎に対して相対的に舌側に位置し過ぎる場合は，歯冠の形態が不自然になる傾向が強まるが，致命的な咬合欠陥は生じにくい．むしろ軸面の豊隆が不適切になって，舌や頰粘膜の感触が悪くならないように注意を払って製作する．

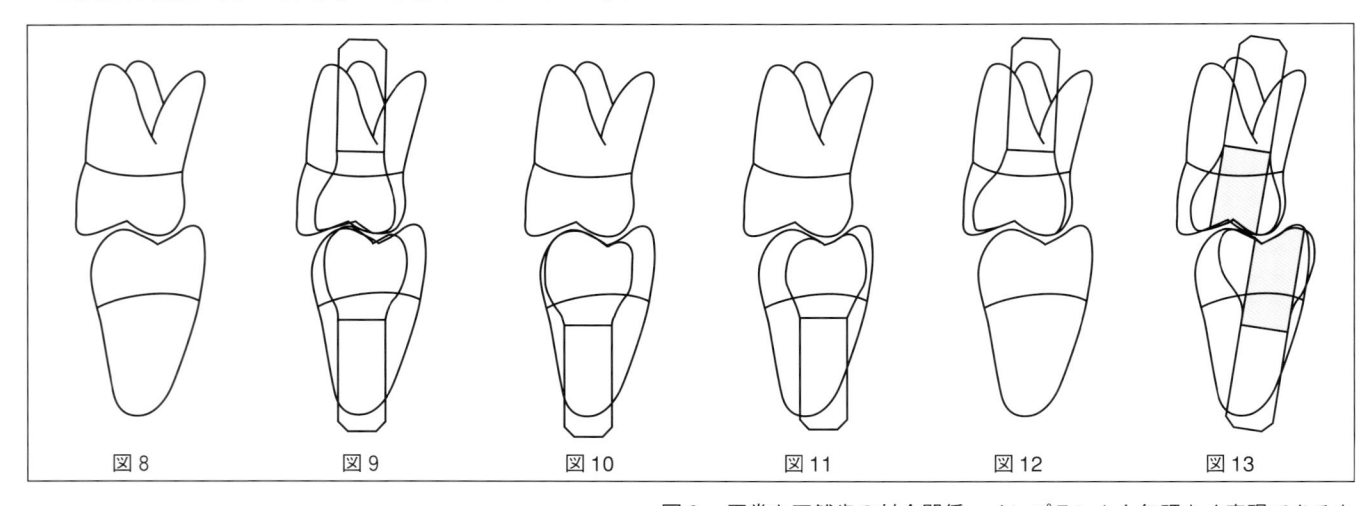

図8　正常な天然歯の対合関係．インプラントも無理なく実現できるなら，この関係をめざす．
図9　上下顎インプラント体が適切な位置にある場合の対合関係．
図10　下顎インプラント体がやや頰側に位置している場合の対合関係．
図11　下顎インプラント体がやや舌側に位置している場合の対合関係．
図12　上顎インプラント体が歯の位置にほぼ一致している場合の対合関係．
図13　フィクスチャー上部の位置は悪くないが，植立方向が悪い場合．歯冠形態が適切にとれず，咬合力も軸方向に伝えられない．

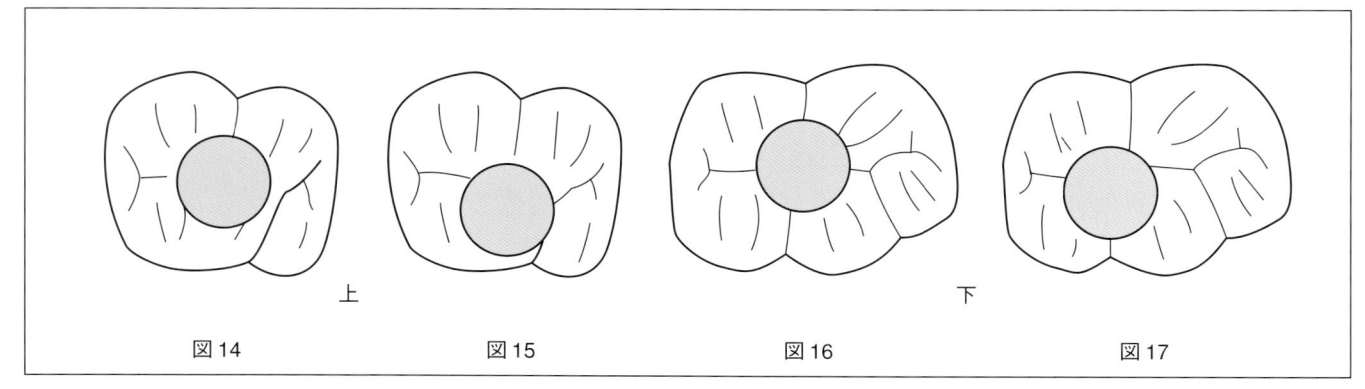

図14　上顎大臼歯咬合面のスクリュー・ホールの理想的な位置．咬合面の隆線（辺縁隆線，三角隆線）への影響が少ない．
図15　スクリュー・ホールが舌側に寄りすぎた場合．舌側半分に対合歯との接触が作りにくい．
図16　下顎大臼歯咬合面のスクリュー・ホールの理想的な位置．
図17　スクリュー・ホールが頰側に寄りすぎた場合．

2．咬合の評価

インプラントは歯の代用として機能させるために埋入される．そして，アバットメントの上には，支台歯形成をした歯と同じように修復物によって歯列が再現される．しかし，インプラントは骨の中で支持する構造そのものが歯とはまったく異なっていて，咬合に関して格別の配慮をしなければならず，さもなければ上部構造やアバットメントばかりか，フィクスチャーや骨にも破壊が及ぶことになる．それは，歯の場合には，歯根膜の存在により，想定したよりも大きい力が加わったとしても，短期的には歯槽窩内での歯根膜の弾性の範囲で，長期的には歯槽窩内面の骨の吸収，添加による歯の移動や動揺の増加が起こり，問題を回避する能力があるが，インプラントにはそれがないためにダメージを受けやすいからである．

1）インプラントを含む歯列に与える咬合の指針

128ページの指針はあくまでも参考に示すものであり，個々のケースにより与えるべき咬合は異なることもあり，主治医が検討した上で決定すべきである．望ましいのは，与えた咬合が異常をきたさないか，プロビジョナルレストレーションによって一定期間観察，確認することである．

また，対合歯が100％粘膜面負担のフル・デンチャーの場合は，デンチャー下の粘膜に過負荷をかけないことを最優先にするため，どの場合にも上下フル・デンチャーと同様の咬合を与えることとしている．

2）インプラントと歯との混在

・混合も受容

咬合の観点から述べると，インプラントの支持構造が歯と決定的に異なる点は，骨の中での動き，すなわち咬合による沈下と動揺である．オッセオインテグレーションによるインプラントの初期には，歯であれば周囲に存在して咬合圧を検知するといわれる歯根膜受容器が存在しないため，咬合圧の「かかりすぎ」による他の組織への損傷の可能性が指摘されたが，現在この懸念は否定されつつある．しかしながら，咬合力のすべてをインプラント体で負担する形態（歯が歯列内に存在しないか，あっても咬合に参加しない，すなわち垂直方向の咬合圧と前方側方運動時の誘導のすべてをインプラントの上部構造が担当する）が可能な症例は別として，歯とインプラントが混在する歯列においては圧力がかかると移動，沈下する歯と，ほとんど動かないインプラントにどのようにして咬合力を負担させるかが問題である．それは，咬合圧に対して顎骨の中でインプラントが歯と異なる沈下量を持つためである．

すなわち，歯は咬合圧によって歯槽窩内の組織が圧縮されて沈下するが，インプラントはほとんど沈下しないといってもよい．そこで，下顎が閉口して歯とインプラントとが同時に接触するように咬合を調整すると，さらに咬合圧がかかったときには歯が沈下して，インプラントのみに大きな圧力がかかる．また，咬合圧が大きくなったときに歯とインプラントとが同じ程度に接触するようにすれば，閉口時には歯のみにあたかも早期接触のごとき接触が発生してしまう．であるから――もちろん，今までにも歯周組織の状態によっては，歯のみの歯列にもこの問題が発生することはあったが――インプラントが存在することによって，健全で損傷のない歯周組織を持つ歯にも問題が発生する可能性がある．一方，インプラントに対して，期待されるよりも大きな咬合力が加わったとすると，動揺の少なさが許容量の少なさとなって問題発生の原因となる．歯であればたとえ早期接触があったとしても，少量の圧下や移動によって異常接触が吸収されてしまうことも考えられるが，インプラントにはこのような解決は期待できない．そのため，天然歯列であれば通常は無視できる程度の軽微な咬合異常も，インプラントやインプラント周囲組織を重大な破壊に至らしめるかもしれない．

それゆえ，歯とインプラントとが混在する歯列では，可能であるならば，どちらかのみで咬合圧を負担するように設定して修復物を作る方がよい．歯とインプラントとに圧力を分散させる方法は，インプラントを歯と同じ程度に沈下させないと実現できないが，現時点ではそのような構造は完成していない．

A：基本的な咬合は天然歯列に準じる．
B：偏心運動時にクロスアーチ・バランスを付与する．
C：基本的な咬合はフル・デンチャーに準じる．

（1）インプラントを含む歯列が天然歯とインプラントの混合歯列で，支持の主体が天然歯の場合

対合歯列が…
- 天然歯列の場合 ────────── A
- 天然歯とインプラントの混合
    - 支持の主体が天然歯 ────── A
- 天然歯とインプラントの混合
    - 支持の主体がインプラント ──── A
- インプラントのみの場合 ─────── A
- パーシャル・デンチャー
    - 支持の主体が天然歯 ────── A
- パーシャル・デンチャー
    - 支持の主体がデンチャー ───── B
- フル・デンチャー ────────── C
- オーバーレイ・デンチャー
    - （インプラント上のフル・デンチャー）── B*

咬合を支持しない天然歯に犬歯が含まれる場合は，周囲の他の歯で誘導させるか，クロスアーチ・バランスの採用を検討する．

＊対合歯列がオーバーレイ・デンチャーの場合には，デンチャー本体の沈下，移動，転覆などがなく，天然歯列と同様に扱ってよいなら，Aも適用できる．

（2）インプラントを含む歯列が天然歯とインプラントの混合歯列で，支持の主体がインプラントの場合

（上部構造が連続冠またはブリッジ・タイプ）
対合歯列が…
- 天然歯列の場合 ────────── A
- 天然歯とインプラントの混合
    - 支持の主体が天然歯 ────── A
- 天然歯とインプラントの混合
    - 支持の主体がインプラント ──── B
- インプラントのみの場合 ─────── B
- パーシャル・デンチャー
    - 支持の主体が天然歯 ────── A
- パーシャル・デンチャー
    - 支持の主体がデンチャー ───── B
- フル・デンチャー ────────── C
- オーバーレイ・デンチャー
    - （インプラント上のフル・デンチャー）── B*

咬合を支持しない天然歯に犬歯が含まれる場合は，周囲の他の歯で誘導させるか，クロスアーチ・バランスの採用を検討する．

＊対合歯列がオーバーレイ・デンチャーの場合には，デンチャー本体の沈下，移動，転覆などがなく，天然歯列と同様に扱ってよいなら，Aも適用できる．

（3）インプラントのみの歯列

（上部構造がブリッジ・タイプ）
対合歯列が……
- 天然歯列の場合 ────────── A
- 天然歯とインプラントの混合
    - 支持の主体が天然歯 ────── A
- 天然歯とインプラントの混合
    - 支持の主体がインプラント ──── B
- インプラントのみの場合 ─────── B
- パーシャル・デンチャー
    - 支持の主体が天然歯 ────── A
- パーシャル・デンチャー
    - 支持の主体がデンチャー ───── B
- フル・デンチャー ────────── C
- オーバーレイ・デンチャー
    - （インプラント上のフル・デンチャー）── B*

＊対合歯列がオーバーレイ・デンチャーの場合には，デンチャー本体の沈下，移動，転覆などがなく，天然歯列と同様に扱ってよいなら，Aも適用できる．

（4）オーバーレイ・デンチャー

（インプラント上のフル・デンチャー）
対合歯列が……
- 天然歯列の場合 ────────── B*
- 天然歯とインプラントの混合
    - 支持の主体が天然歯 ────── B*
- 天然歯とインプラントの混合
    - 支持の主体がインプラント ──── B*
- インプラントのみの場合 ─────── B*
- パーシャル・デンチャー
    - 支持の主体が天然歯 ────── B*
- パーシャル・デンチャー
    - 支持の主体がデンチャー ───── C
- フル・デンチャー ────────── C
- オーバーレイ・デンチャー
    - （インプラント上のフル・デンチャー）── C

＊義歯に転覆のおそれのないときには，Aも考慮する．

この問題は，インプラントと歯とが上部構造によって連結されたときに，より顕著になる．もし，修復物がインプラントによって強固に支持されていると，歯には咬合圧がほとんど伝わらなくなり，咬合圧の支持に歯が参加できない．このような環境では，歯の根尖側への移動が起こり，歯冠修復物との脱離が起こった報告もある．

また，インプラントのわずかな動揺，インプラント体や上部構造の咬合圧による撓みが起こるとすれば，歯のみが咬合圧によって沈下することも不可能ではないが，こうなると咬合圧が開放されたときに歯と歯冠修復物との間には引き離す力が毎回加わり，セメントの漏洩が起こる（図18～19）．これを防ぐために，歯の修復物とインプラントの上部構造とをキー＆キーウェイなどで可動的に固定する方法も試みられるが，可動装置を精巧に作れば作るほど，歯のみが圧下された場合にずれた部分が咬合圧の開放後も元に戻らず，次第に歯が歯冠修復物ごと根尖側に移動してしまう現象が発生する（図20）．

すなわち，咬合の観点からは，歯とインプラントとを上部構造によって連結する良好な方法は，いまだに確定していない．ゆえに良好な予後を期待する場合には，歯とインプラントとは別々の構造によって個別に咬合するように設計しなければならない．

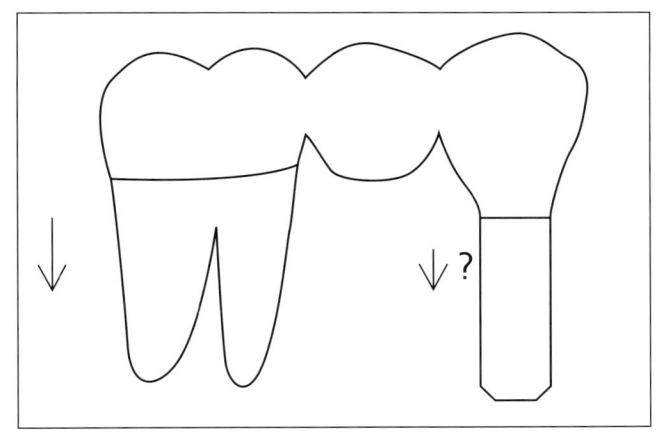

図18　連結された歯とインプラントとは，咬合圧を受けて互いに異なる沈下量を確保できるだろうか．

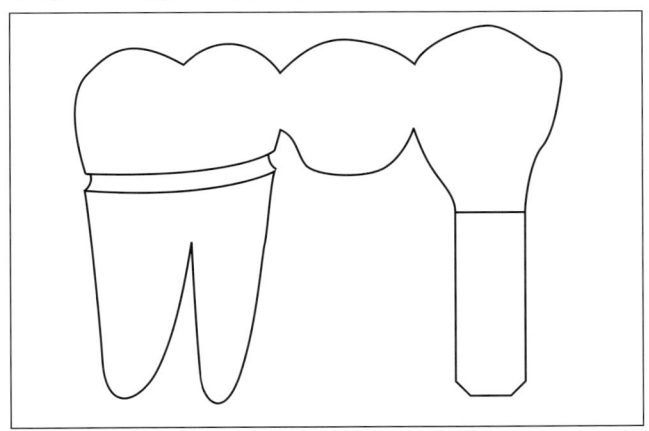

図19　咬合圧によって歯がインプラントよりも多く沈下すると，圧力の解放時に，修復物を歯から引き離す力が加わる．

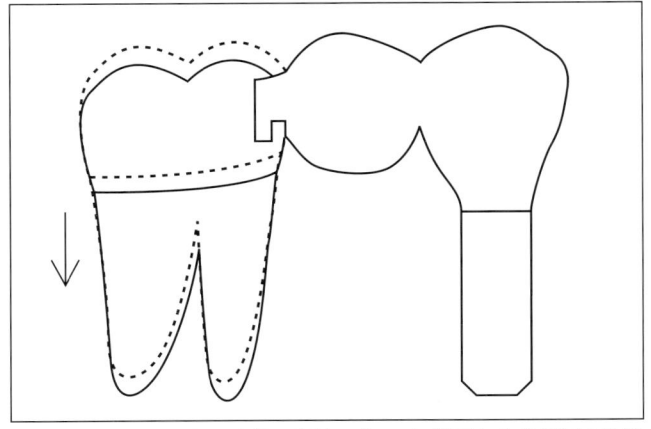

図20　キー＆キーウェイ部の摩擦によって，沈下した歯が元の位置に戻れず，次第に圧下されてしまう．

もちろん，この原則に従っていては設計が不可能になる場合も少なくない．例えば，上下とも前歯がすべて揃っていて臼歯部の支持がインプラントの場合や，片側の臼歯部が歯のみで支持され，反対側の臼歯部をインプラントのみで支持しなければならない場合などである．このような状況下にあっても，混在の悪影響を最小限にとどめるため，歯に支持される構造体とインプラントに支持される構造体との距離を，与えられた条件の範囲内で大きくすべきである．

歯とインプラントとが混在する歯列に与える咬合は，以下のようになると思われる．

歯とインプラントとを連結しない場合，双方が臼歯部で咬合圧を担うのであれば，歯が早期接触するような状態を避けなければならない．すなわち，歯とインプラントとを連結しない場合，軽い咬合力で上下歯列が接触したときに双方が同時に接触するように設計する．一方，歯とインプラントとを連結する場合にも当然，連結した上部構造が他の歯列の要素と同時に咬合するように製作しなければならない．

限られた研究，報告からいえることは，次の通りである．

◎同一歯列内においては可能な限り歯のみ，またはインプラントのみが咬合圧の負担と誘導の両者を担うべきである．

◎前記の条件が実現できないときは，同一セクスタントにおいて歯のみ，またはインプラントのみが咬合圧の負担と誘導の両者を担い，セクスタント間においては閉口時に歯が早期接触とならぬようにすべきである．

◎前記の条件も実現できないときは，ある程度の咬合力で噛んだときに歯とインプラントの双方に咬合圧が分散されるように調整する．

◎いかなる場合にも歯とインプラントとの連結は最後の選択とし，よりリスクが大きく，いまだに明らかになっていない問題が発生するかもしれないことを承知の上で行う必要がある．

◎歯とインプラントとを連結しても何ら異常がないとの報告もあるが，一般に認められるに至っていない．

◎いずれの設定を選択した場合も，インプラントの咬合に関しては確定的なことはほとんどない．ゆえに術者が個別の症例に対して理論的に考慮して決定を下し，予測できない問題の発生に備えた評価，検診体制が求められる．

3）メインテナンス時のチェックポイント

メインテナンス時の咬合に関するチェックポイントは，一般の修復物の場合と変わりはない．咬合面の磨耗による早期接触，干渉の発生，咬合位の変化による異常磨耗などに注意する．

① 咬合面に中心位早期接触がないか．

金属，レジンであれば，光沢のある面によって確認できる．

② 側方，前方運動時に干渉がないか．

中心位早期接触以外の接触面がないか調べる．2色の咬合紙を用意し，先に咬合させてから，前方，側方などへ運動させて印記する．次に，咬合紙の色を替えて中心咬合の位置だけを印記すると判別しやすい．

③ 咬合面が機能しているか．

咬合面に光沢があるか，歯石やプラークの付着がなかったかを調べる．

いかなる場合にも，対合歯と接触する部位が金属であれば光沢の発生，咬合紙による確実な印記が期待できるが，ポーセレンではこの2点を明瞭に確認するのが難しく，後方の咬合面への応用には格別の注意を要する．

（入江　一彦／鴨井　久一）

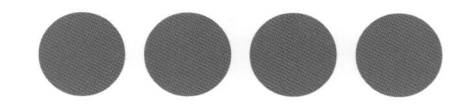

第4章
歯周治療の基礎

§1. 歯周治療の基本

§2. 歯周外科療法
1. 外科一般事項
2. 切除療法
3. 組織付着療法
4. 歯肉歯槽粘膜形成術

§3. 根分岐部病変の治療

§4. 咬合性外傷の治療

§1. 歯周治療の基本

1. インフォームドコンセント

1）インフォームドコンセントとは

　「元気の出るインフォームドコンセント，きいて安心，たずねて納得」は，1996年に厚生省が掲げたインフォームドコンセントに対する広告コピーである．この広告の「インフォームドコンセントとは…」の説明には，「医師、歯科医師など医療関係者の方々が病状や検査などについて，患者さんの質問にできるだけ丁寧にこたえ，理解，納得していただき，患者さんと前向きに治療をすすめていこうというもの．いわば，信頼の対話で，病気をより積極的に治していこうという考え方です．」とある．

　インフォームドコンセント（informed consent）は一般に「説明と同意」と訳されることが多い．「説明」とは，患者に対して医学上の立場から歯科医師（あるいは医師，薬剤師）が，疾病の状態（診査結果の開示）や治療内容，治療方法，治療効果，治癒予測，費用等を患者の性格を考慮して十分に説明することである．「同意」とは，主治医からの説明に基づいて，患者が自分の疾病とその程度を理解して，自分が受ける治療法を納得して受ける（ときには治療法を選択決定する）ことである．

　このようなことからも分かるように，インフォームドコンセントに対する発想は，世界医師会がヘルシンキ宣言（1964年）に基づいて，患者の人権尊重を医師の倫理規定に盛り込んだことに始まっている．

　したがって，インフォームドコンセントは術者向けではなく，患者に対して疾病の真実の開示，治療方法の提示，治療方法を自己決定させるための資料提供を目的としている．

　我が国における歴史では，1989年日本医師会の「生命倫理懇談会」において検討された後，1990年「説明と同意」として発表されたのが初めである．

　近年インフォームドコンセントの同意語として，インフォームドジャッジ（informed judge）あるいはセルフディシジョン（self decision），セルフジャッジ（self judge）なども用いられることがある．

2）信頼関係の確立

　歯科治療においても歯科医師は当然，診査結果に基づいた全体的な治療の進め方や個々の治療内容を患者にインフォームドし，患者のコンセントを得なければならない．しかし，現実問題として，個々の治療ごとに術者と患者間でこの作業が確立されているかどうかについては疑問がある．

　それは，これまでの歯科医療体質が，必ずしもインフォームドコンセントが確立されていなくても，歯科医師主導の治療で痛みがなくなる，腫れがなくなる，噛めるようになるなどのように症状がなくなることで，歯科医師側も患者側も納得して満足してしまうことが長く定着して来た歴史が，その一因となっているように思われる．このことは，医療現場での個人主義や，人権尊重主義に基づいた医療行為に対する契約が，必ずしも明確でない場合が少なくないことにも因っている．実際，治療に際して患者側からの「お任せします」という言葉はよく聞くことである．患者の，医療に対してはよく分からないので，一歩後退して口出ししないという姿勢の現れでもある．

　一般歯科治療における疾病の真実の開示は，患者側にとってもさほど深刻にならないが，歯を失わねばならない場合や悪性腫瘍の場合では，術者と患者間の相互に，術者の人格や技能，また患者の人権を尊重する姿勢が大切である．

　欧米社会のような発達した個人主義や人権尊重主義，契約主義などのような社会的な背景も大きく影響するが，医療を施す側と医療を受ける側との信頼関係が何よりも重要である．

3）インフォームドコンセント

インフォームドコンセントを実践するに当たっては，医療上の知識や技術だけではなく，術者の職業的倫理感や患者の人権についての広い理解も必要になる．しかし，これらについては，術者の人間性に依存している現状にまったく問題がない訳ではない．現状の歯学教育では明らかに不足しており，医療現場でのスタッフ教育がより必要であろう．

インフォームドコンセントは時間のかかる対話である．患者のための医療を考えるとき，いまとこれからの治療に術者と患者の対等な関係づくりが大切である．

この両者間の対等な関係づくりについては，双方が観念的に理解を示しても，特に術者側において具体的にどうしたらよいかが分からないために，ややもすると患者側への一方的な説明で終えてしまうことになりかねない．歯科治療におけるインフォームドコンセントの概念の導入が比較的新しいために，術者側の対応が大分遅れてしまっているためである．

これに比べて，患者側の意識と制度の方は，年々確実に進んでいる．この1つの現れが，厚生省が1997年12月改正医療法を発表して，「医師，歯科医師，薬剤師，看護婦らは医療を提供するに当たり，適切な説明を行い，医療を受ける者の理解を得るように努めなければならない」との条項を設けて，術者側に対して患者に情報を提供してインフォームドコンセント（十分な説明と同意）することを義務付けたことである．この改正医療法に基づいて，1998年3月施行に伴う通知の中でのキャッチフレーズは，「あなたが"いのちの主人公"，"からだの責任者"」「治療法を決めるのはあなたです」などである．

この通知は"医者にかかる10カ条"（表1）として患者主体の医療を主にまとめたものであり，治療を受ける際の具体的な術者への質問項目も記述している．その例として「どのような治療法ですか」「治療のスケジュールは？」「どのような変化が期待できますか」「その治療を受けないとどうなりますか」「ほかにどんな治療法がありますか」などが挙げられている．

このパンフレットをまとめた編者の1人は「医療をよりよい方向に変えるのは患者さん．そのために医療のあらゆる場面で積極的に質問することが大切です」と述べている．

制度が先行してしまってはいるが，歯科医療者側の認識と体制もまた急いで改善しなければならない．それには，制度の運営に当たって，患者への説明の時間的配慮や診療報酬との関係などの整備が必要であろう．

1． 伝えたいことはメモして準備
2． 対話の始まりはあいさつから
3． よりよい関係づくりはあなたにも責任が
4． 自覚症状と病歴はあなたの伝える大切な情報
5． これからの見通しを聞きましょう
6． その後の変化も伝える努力を
7． 大事なことはメモをとって確認
8． 納得できないときは何度でも質問を
9． 医療にも不確実なことや限界がある
10． 治療方法を決めるのはあなたです

表1　医者にかかる10カ条（1998.3　厚生省）

4）歯周病治療とインフォームドコンセント

前述したようにインフォームドコンセントは，自己の疾病の治療に対して，その治療目的，治療内容，治療方法，治療効果を主治医から説明を受け，その内容を十分理解した上で，治療法を自分で選択（あるいは同意）して治療を受けることである．

したがって，歯周治療におけるインフォームドコンセントは，単にプラークコントロールだけではなく，歯周治療の流れを全体としてとらえなければならない（表2）．

歯周治療の流れ全体にとって，患者は主治医に対して受動的な立場で存在している．これに対して，プラークコントロールは本来，自己の能動的行動として口腔清掃を行わなければならない．これは，プラークが歯周病の発症と進行の最大の原因であるがゆえに，患者が自己のプラークコントロール法を選択する余地はなく，歯周治療を開始するに当たって，誰もが拒否することができないからである．

プラークコントロールをインフォームドコンセントする場合には，何よりもまず患者に歯周病の原因を正しく教えることである．単純に歯ブラシの当て方や操作法を教えるだけでなく，歯周病におけるプラークコントロール（歯間ブラシやデンタルフロスの使用も含む）の役割と効果を十分に理解してもらった上で，それを個人の生活習慣の中でどのように位置付けるかを自己評価法も含めて，具体的に繰り返し習慣付けてやることである．

§1. 歯周治療の基本

> 1．歯周病であるか否か
> 2．罹患している歯周病の程度
> 3．歯周病の原因
> 4．歯周病は治るか否か
> 5．歯周病はどのように治るか
> 6．歯周病の治療法
> 　1）プラークと必須なプラークコントロールの効果
> 　2）歯周ポケットの治療法
> 　3）動揺歯の処置法と将来
> 　4）歯肉退縮の処置法と将来
> 　5）歯周病と噛み合わせ
> 　6）抜歯しなければならない歯の存在
> 　7）適応する外科処置の目的，方法，治癒形態
> 　8）患者自身の役割（自己診断の目安）
> 7．歯周病治療にかかる時間
> 8．歯周病治療にかかる治療費
> 9．歯周病治療後のメインテナンス法

表2　歯周病におけるインフォームドコンセントに関する項目

（宮下　元）

参考文献

1）太田和雄ほか編著：癌治療におけるインフォームド・コンセントの実践と検証．先端医学社，東京，1994．
2）読売新聞：医療ルネサンス，生へのハーモニー，インフォームド・コンセント．936-946, 1995年9月10日〜20日．
3）波平恵美子：インフォームド・コンセントは成立し得るか．日本歯科医師会雑誌 vol.43（4），1990．
4）星野一正：患者の意志の尊重．日本歯科医師会雑誌 vol.46（2），1993．
5）吉澤信夫：望ましいコミュニケーティド・コンセント．日本歯科医師会雑誌 vol.46（3），1993．
6）中村雄二郎：たてまえと本音の間で．日本歯科医師会雑誌 vol.46（4），1993．

2．プラークコントロール

1）はじめに

　歯周治療全体の流れの中で，プラークコントロールはその根幹をなす治療といわれている．歯周疾患の重症度の如何にかかわらず，最初に行うべき，また最初にクリアすべき治療ステップであって，歯周治療の成否を決める基本的な処置となっている．プラークコントロールは歯面に付着するデンタルプラーク（歯垢）をある一定レベルに抑制する処置である．プラークは歯肉縁上プラークと歯肉縁下プラークに大別される．前者は原則として患者自身が，後者はスケーリング・ルートプレーニングの処置の中で術者が，責任を持って取り除くことが必要である．プラークコントロールの多くの部分を患者に委ねなければならない点は，はがゆさともどかしさを伴うが，また一方では，相手の習慣を変え得たときの喜びもひとしおである．

2）ブラッシング方法

　プラークコントロールには物理的方法とケミカルな方法との2つが主に知られている．現在，歯周治療においては物理的方法がプラークコントロールの中心になっている．物理的方法は歯ブラシによるブラッシングが主体であり，従来種々の方法が提示されてきた（表3）．ブラッシングには歯ブラシの毛先を使う方法と毛の脇腹を使う方法があるが，プラークの除去効果を考えると毛先を使う方法が推奨される．歯周治療ではスクラッビング法やバス法が有効である．各種ブラッシング法のうち，ブラッシング法による歯肉退縮量が最も少ないのはスクラッビング法という報告がある．また，ブラッシング圧が最も強く現れるのもスクラッビング法といわれている．歯周疾患により歯間乳頭部が大きく失われたような症例には，スクラッビング法が好ましい方法である．

　スクラッビング法の実際（図1，2）[1]は，歯ブラシの毛先を歯面に対し，唇頰側においては直角に，舌口蓋においては約45°に当て，近遠心的に1mm前後歯ブラシ全体を振動させて刷掃する．このとき注意しなければならないことは，初めてこの方法で患者に磨かせると，次第に歯ブラシの振動が大きくなり，横磨きと類似した方法に移行しやすいので，指導に当たっては，歯ブラシを動かすのではなく，その場で振動させるという点を患者に十分に理解させることである．そのためには歯ブラシの毛先を歯面に当てたら，すぐに動かさず，まず当てた方向にプッシュし，毛先を歯と歯との間に挿入する感覚で行うことを実体験してもらうのがよいのではないだろうか．また，ブラッシングの順序も大事で，図3[2]のように一筆書きになるように指導し，磨き残しを無くすよ

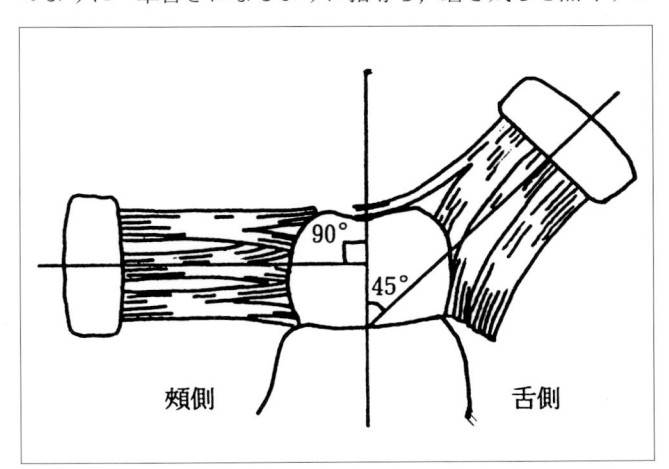

図1　スクラッビング法の歯ブラシの当て方　　（文献1より引用）

毛先を使う方法	毛の脇腹を使う方法
スクラッビング法	チャーターズ法
バス法	ローリング法
フォーンズ法	スティルマン法
ブロッティング法	スティルマン改良法
横みがき	フィジオロジック法
1歯ずつの縦みがき	ゴットリーブの垂直法

表3　ブラッシング方法

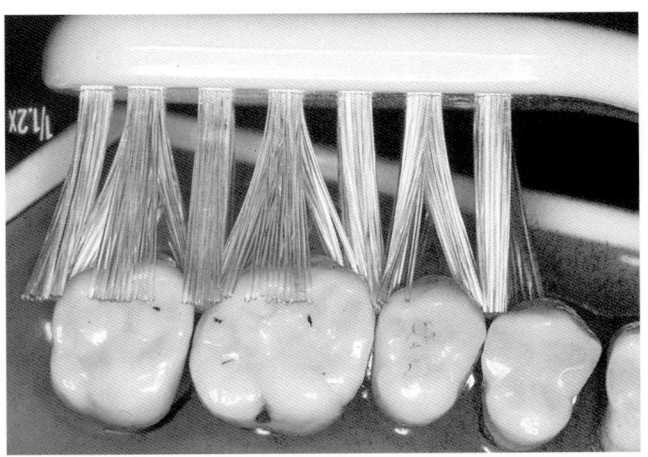

図2　スクラッビング法では，歯間部にできる限り歯ブラシの毛先が入るように心掛けるのが良い．

うにするのがよい．歯ブラシの毛束の長さに応じて，上顎，下顎とも5ないし6カ所程度のセクスタントに分け，1カ所に25ストロークぐらいブラッシングを行い，少しオーバーラップさせて次のセクスタントに移るようにする．

通常，ブラッシングにかける時間を患者に尋ねてみると2，3分が普通であるが，全歯面に歯ブラシの毛先を当てるには12，3分ぐらいかかることを説明し，ブラッシングをしていることとプラークが取れていることは別であり，歯周治療において，ブラッシングは予防でなく治療そのものであることを強調すべきである．歯ブラシは腰のしっかりしたものを使うように指導し，毛先が開いた歯ブラシは破棄し，おおよそ2カ月で1本の割合で交換させる．これは健康への投資であることを理解させる．

バス法の実際は軟毛の歯ブラシを用いて，図4のように歯ブラシの毛先が歯の長軸に対して45°になるようにして，毛先は歯肉溝内へ挿入する．動かし方は近遠心方向に軽く圧迫振動させて小刻みに動かす．歯頸部と歯肉溝内の清掃に適しており，歯肉のマッサージ効果もある．欠点として，慣れないと歯冠の咬合面寄りの部分が清掃不良になる．歯肉溝内を清掃するのに最も適したブラッシング法

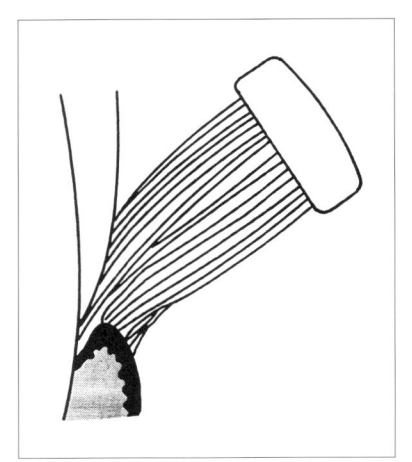

図4　バス法の歯ブラシの当て方

である．矯正治療により歯冠部にブラケット等の装置がある場合にも適した方法である．直接歯ブラシの毛先が歯肉溝に触れる方法なので，歯ブラシの選択とブラッシング圧に留意する必要がある．

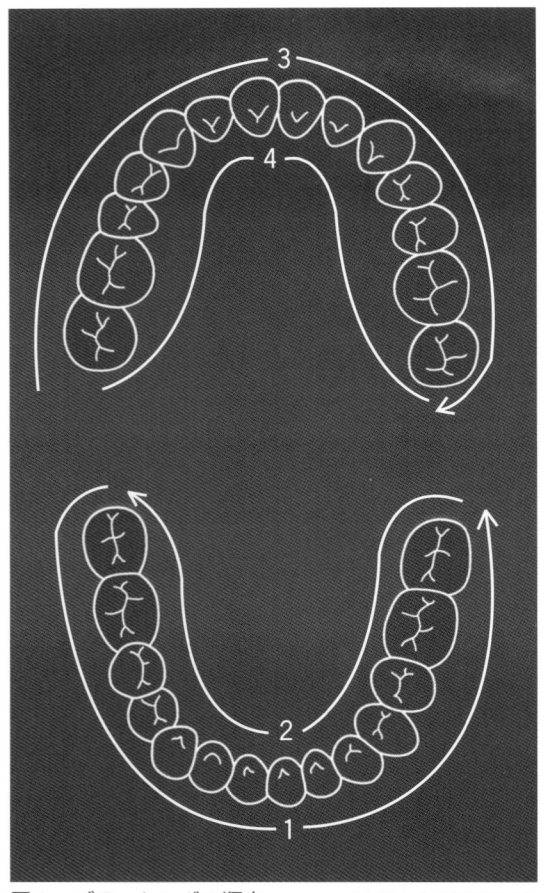

図3　ブラッシングの順序　　　（文献2より引用改変）

3）歯間部清掃用具

多くの研究によれば，歯ブラシのみのブラッシングだけでは全プラークの60％しか除去できず，それを補うためには歯間部清掃用具の使用が不可欠である．歯間部清掃用具には図5のように種々のものが知られているが，患者の歯間部の状態によって使い分ける必要がある．代表的なものにデンタルフロスと歯間ブラシがある．

デンタルフロス（図6～8）にはワックスタイプとアンワックスタイプとがあり，通常はアンワックスタイプを使うが，コンタクトがきつい場合はワックスタイプが好ましい．デンタルフロスの使用法としては，フロスを指に巻いて使用する方法とフロスを輪にして使用する方法がある．原則として，両方の親指と人差し指を使い，頬舌的にフロスを前後させながら歯面に沿って動かしつつ，接触点を通過させ歯面に

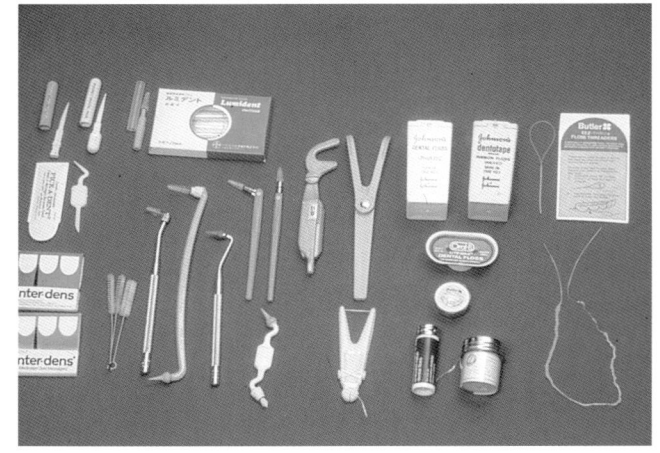

図5　各種の歯間部清掃用具

沿わせて抵抗があるまで歯肉溝の中に入れ，限界まで行ったらそこからフロスをしごくように歯面に押しつけてかきあげる．そうすることにより，撚られた細い糸にプラークが付着し，容易に除去できる．注意しなければいけないのは，歯間部にフロスを挿入するときに余り強い力をかけ過ぎると歯肉を傷付けることがある点である．スーパーフロスのように径の太いものもある．ブリッジのポンティックの下面の清掃には，フロスより幅が広いデンタルテープの方が便利なことがある．また，歯根露出が大きい歯面にも有効である．フロスでブリッジのポンティックの下面を清掃するには，フロスをポンティックの下面に通すための用具フロススレッダーが必要となる．

歯間ブラシは歯間乳頭部が退縮し，歯間部が大きく開いている場合に効果を発揮する．とりわけ，歯間空隙の開いた部分やトンネリングを行った後の根分岐部の清掃には有効である．また，デンタルフロスでは清掃できない凹面の清掃も，ブラシを回転することにより清掃可能となる．毛束部の径の種々のサイズが出ており，治療部位のサイズに合ったものを選ぶのがよい．あまり細過ぎると空振りしてしまい，効率が上がらない．頸部は曲げられるものが多いので，舌側部や遠心部また後方歯に使用するときは，角度をつけるとアクセスしやすい．挿入方向は長軸に直角よりやや歯冠方向寄りがよい．

その他には，エンドタフトブラシ，ラバーチップや木製歯間刺激子がある．エンドタフトブラシは，普通のブラシが届かない最後方臼歯の遠心面や歯列不正部分の清掃に適している（図9）．上顎小臼歯部の近心面は陥凹がつよく，フロスや歯間ブラシではアクセスできないことがある．そのような場合には，ガーゼひもに結び目を作ったものを使うと効果が上がる場合がある．

歯ブラシと歯間部清掃用具の併用により，歯周治療に好ましいPCR20％台のプラークコントロールレベルが維持できるようにもっていく．PCR20％台のプラークコントロールレベルが達成されると，臨床的には，歯肉の炎症状態の改善とともに今まで見えなかった縁下歯石が観察されるようになり，その後のスケーリングが容易となる（図10～12）．

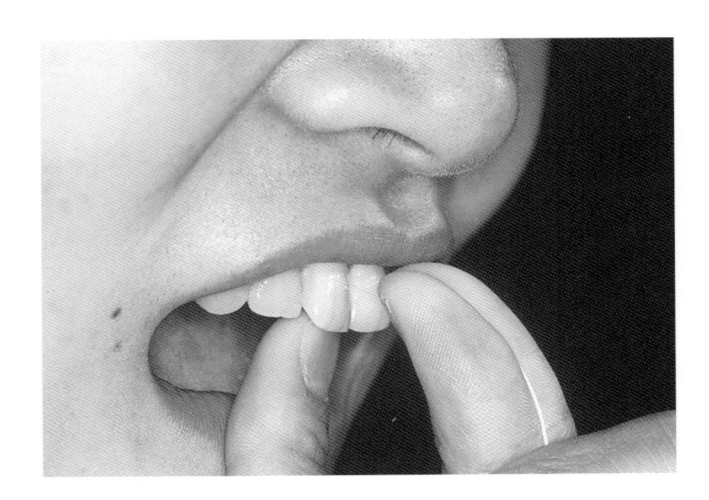

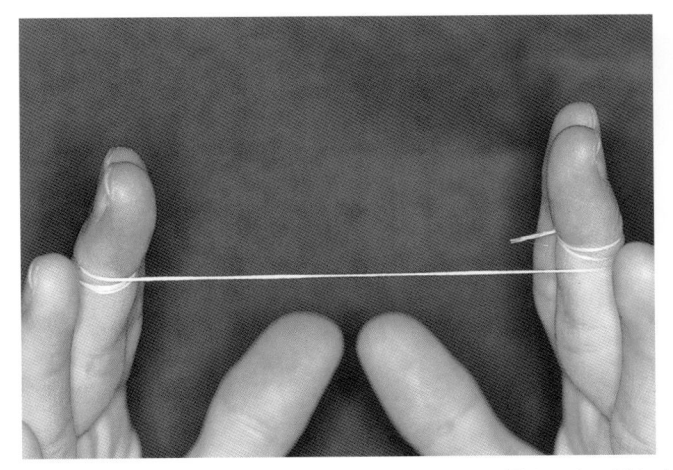

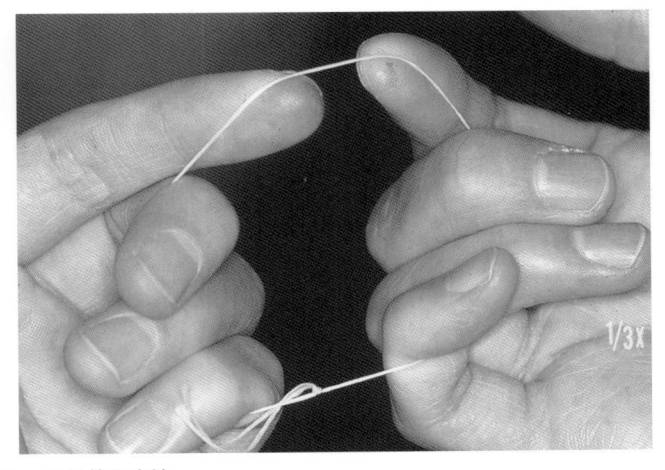

図6～8　デンタルフロスの使用方法

§1. 歯周治療の基本

ポイントみがき用のワンタフト

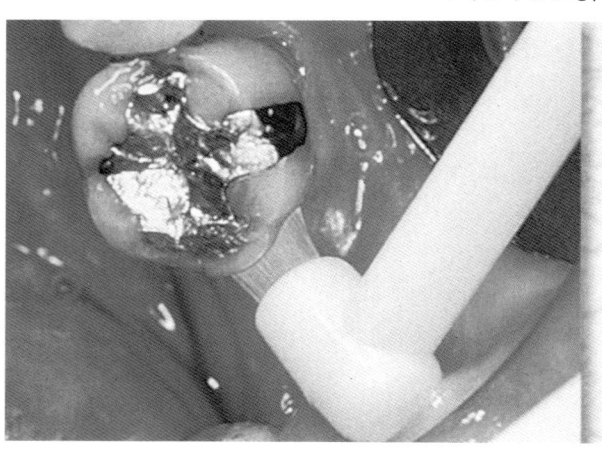

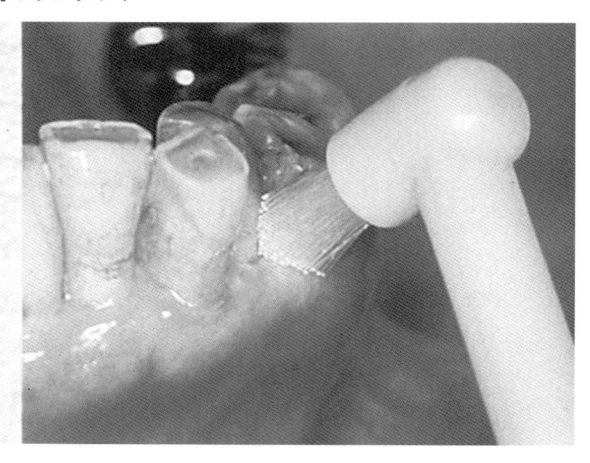

図9 エンドタフトブラシ

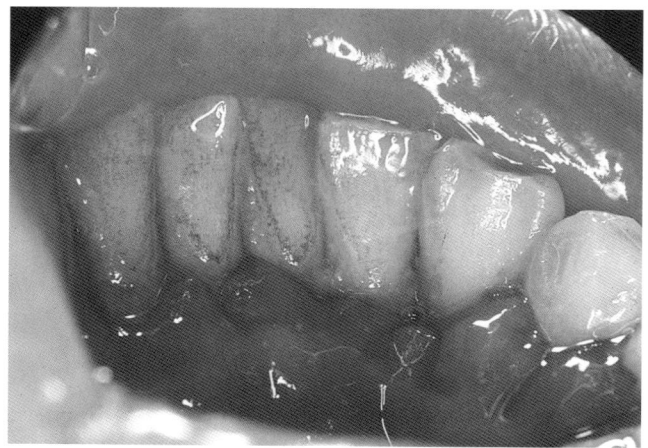

図10 重度歯周炎の術前の状態（下顎前歯部舌側）．歯肉の炎症と排膿が著しい．

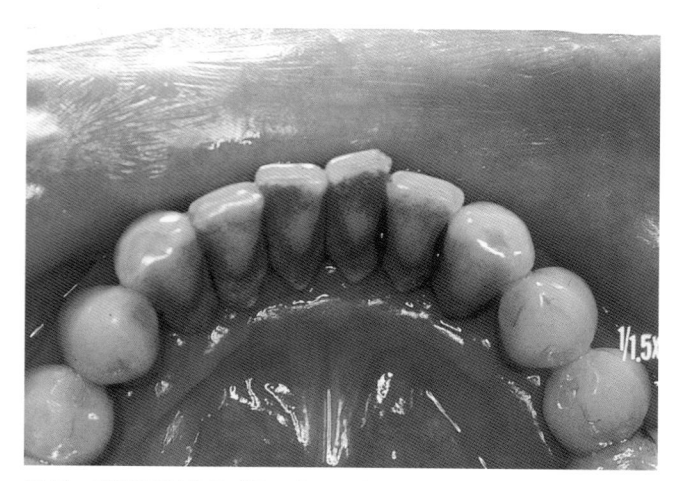

図11 PCR20％台のプラークコントロールレベルが達成できたところ．一部に軽度の炎症が認められるが，術前では見られなかった歯石の付着が顕著である．

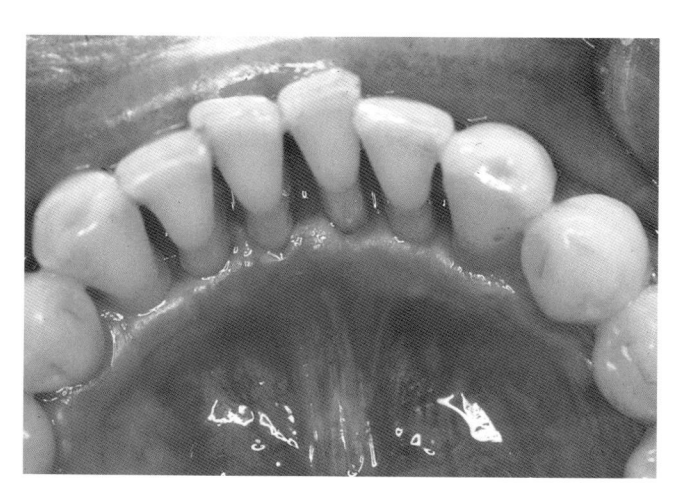

図12 スケーリングが終了したところ．

4）他の清掃用具

　歯科医療用具の進歩により種々の口腔関連製品が普及している。例えば、電動歯ブラシ、音波歯ブラシ(ソニケアー™)，プロフィージェット™，エバシステム™（図13～16）である。

　電動歯ブラシには振動型，偏心運動型，水平型，毛束反転運動型に分類される。その使用方法を間違えなければ，短時間にプラークを除去できることから，高齢者や身体障害者で手用歯ブラシの使用が難しい人，また，あまり器用でない人にも有用と思われる。

　音波歯ブラシは，音波の衝撃によりプラークを除去するものであり，プラークをマスで除くばかりでなく，細菌の繊毛や鞭毛を破壊するともいわれている。バイオフィルムの破壊には効果を発揮すると思われる。

　プロフィージェット™は，炭酸水素ナトリウム塩をエアーと水圧でサンドブラストの要領で歯面に吹き付ける装置で，着色やヤニ取りに有用である。ただ，使い方を誤ると歯肉を傷つけることがある。また，高血圧で塩分摂取が禁忌の人は止めたほうが良い。審美的意味と清潔感を保つ意味からモチベーションに有用である。

　エバシステム™は，プロフェッショナルプロフィラキシスを行う上で有用なツールである。最近ではＰＭＴＣ（Professional Mechanical Tooth Cleaning）という用語が使われてきている。エバシステム™は，エンジンの回転運動を往復運動に変える特別のプロフィンハンドピースにプラスチックや木製のチップ（エバチップ）を装着して，研磨剤を使いながら，齲蝕や歯肉炎のキーリスクである歯間隣接面を重点的に清掃・研磨していくものである。歯周治療のメインテナンスにおいて根面齲蝕が大きな問題になるが，リコールの際，このシステムを用いてフッ化物を応用することは有効な手段と思われる。

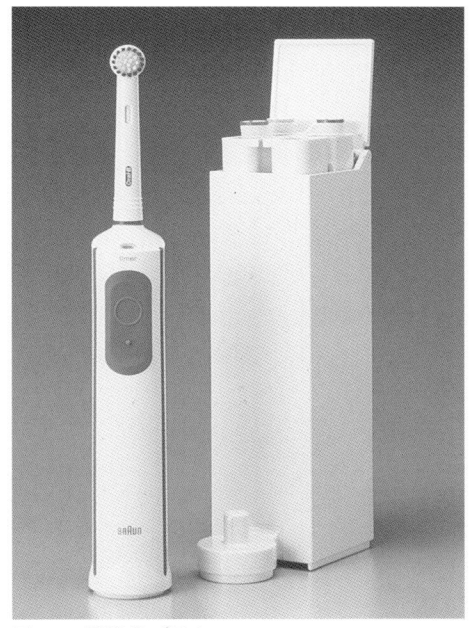

図13　電動歯ブラシ

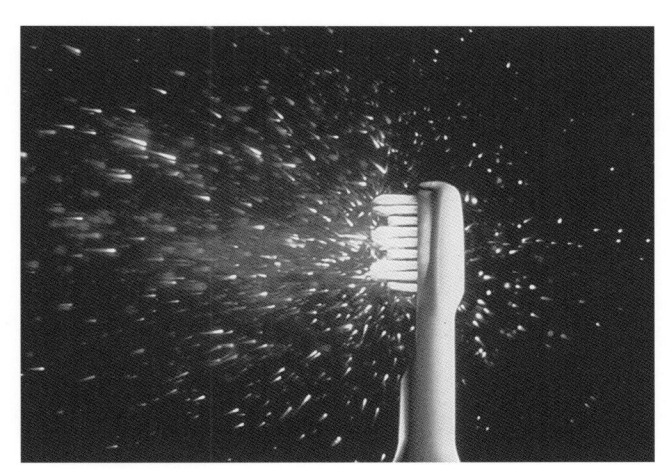

図14　音波歯ブラシ

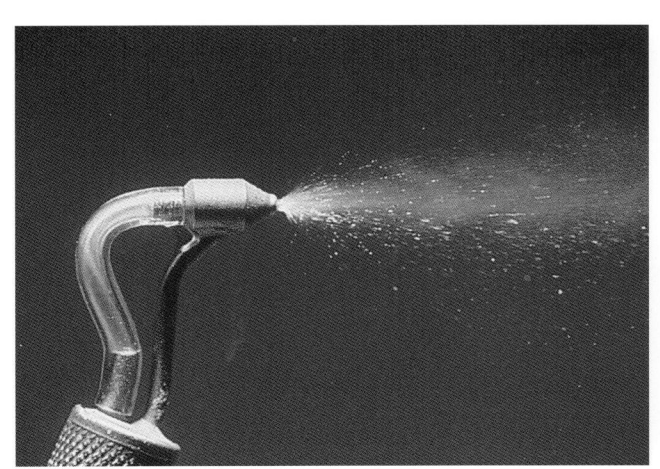

図15　プロフィージェット™

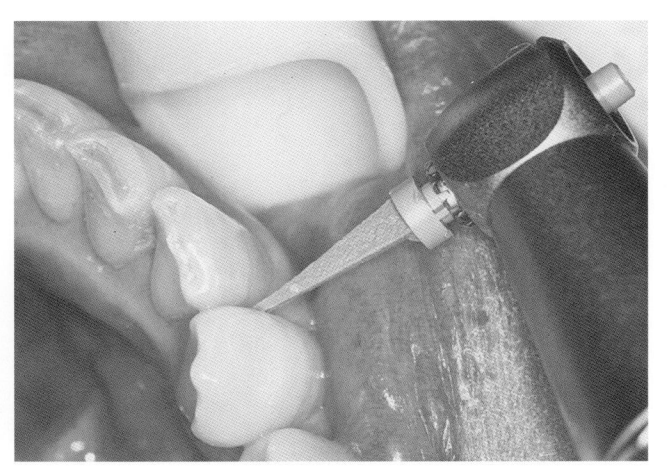

図16　エバシステム™

5）化学的方法

化学的方法によるプラークコントロールには，抗生物質や酵素剤，消毒剤といった薬剤を用いるものと，歯磨剤や洗口剤を用いるものがある．

抗生物質は経口投与と局所投与（図17）があるが，あまり長期に渡って投与し続けると，菌交代現象や耐性菌の副作用が起こる危険がある．薬剤の選択では，テトラサイクリン系が歯周治療では好ましい．経口で服用した場合，歯肉溝滲出液への移行が高く，歯周病原性細菌の多くに有効である．早期発症型歯周炎や重症な成人性歯周炎で，機械的処置では思ったような結果が出せないときに短期間に集中的に投与し，感染細菌を駆逐して，通常の治療ペースに戻すのに有効である．

酵素剤としては，プラークの基質を構成している菌体外グルカンであるデキストランを分解するデキストラナーゼが有名である．プラークを分解し，プラークの付着を抑制するのに効果がある．歯磨剤等に用いられる．ただし，その臨床効果は不明である．

消毒剤はプラークを構成する細菌やプラークの付着を抑制するために，含嗽剤や局所塗布の形で用いられる．クロルヘキシジンが歯周治療においては最も効果的であるが，現在，我が国では0.2％濃度のクロルヘキシジンの口腔粘膜への使用は認められていない．その代替として，CPC，塩化ベンゼトコニウムやヨード製剤などが用いられている．

歯磨剤はブラッシングの補助剤として有効である．成分は水酸化アルミニウムやリン酸水素カルシウムを主体とする研磨剤，その他に表面活性剤，発泡剤，湿潤剤，香料などが含まれている．研磨剤によりブラッシング時のプラーク除去効果を高める働きがあるが，使い過ぎると歯質やレジン充填物の磨耗を引き起こす可能性がある．全然使用しないと，歯の色素沈着が残り清潔感に問題を残すことになる．電動歯ブラシには水歯磨きが有用である．最近では齲蝕抑制剤，知覚過敏抑制剤，抗炎症剤等を含有した歯磨剤がある．

洗口剤にはプラーク抑制効果，口臭予防効果，殺菌効果，歯質強化，感染予防効果などが知られている．しかし，いずれもプラークコントロールの補助的なものである．

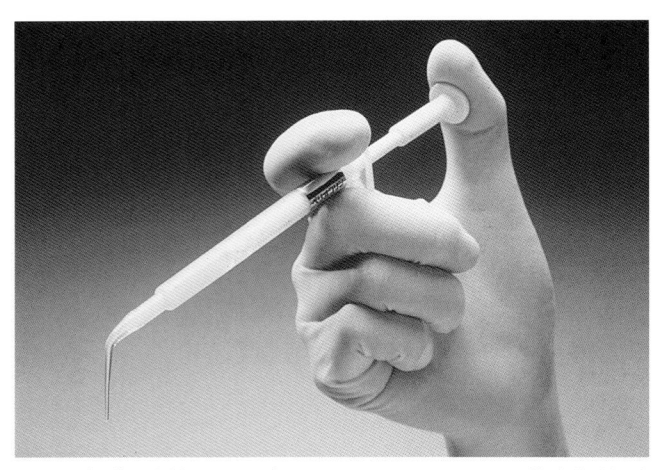

図17 化学的方法によるプラークコントロールには，抗生物質，酵素剤，消毒剤等を使用したものが知られており，経口投与や局所投与あるいは歯磨剤や洗口剤として用いられている．写真は抗生物質の局所投与のものである．

6）まとめ

プラークコントロールには種々の方法がある．臨床においては，一辺倒にならずに，患者ごとに適した方策を用いることが肝要である．

最後に，プラークコントロールが失敗するケースについて考えてみると，①モチベーションが不十分，②テクニック指導が不十分，③知覚過敏部位の存在，④解剖学的形態の異常，⑤不良補綴物，⑥口呼吸などの状況が考えられる．プラークコントロールはあくまで相手のあることであるが，うまくいかない場合は必ず何か原因がある．それを見落とすことなく，個々の患者に合った適切な対策を施し，愛情をもって当たればきっと道は開ける．たかがプラークコントロール，されどプラークコントロールである．しかし，必要以上のプラークコントロールを患者に強いることは好ましい治療法とは考えられない．

（渡邊 久／石川 烈）

参考文献

1) 石川　烈監修：プラークコントロール指導の要点．書林，東京，1988．
2) 全国歯科衛生士教育協議会編：歯周治療学．医歯薬出版，東京，1984．

3. スケーリング・ルートプレーニング

1) スケーラーの選択

スケーリング部位が決まったら、その部位に適したスケーラーを選択する．スケーリング・ルートプレーニングには種々のタイプのスケーラーを用いることができるが、キュレットタイプのスケーラーが最も効果的で、広く使用されている．本章では主にキュレットタイプのグレーシー型のスケーラーについて説明する．

(1) スケーラーの構造

スケーラーは他の歯周治療用器具と同様に，把持（ハンドル）部，頸部（シャンク），刃部（ブレード）の3つの基本部分よりなる．

把持部は様々な太さ，形態があるが，軽い方が疲労が少なく，またある程度太い方が操作性が増す．

頸部は柔軟性の大きいもの，少ないものがあり，堅いものは大きくて強固な歯石の除去に，柔らかいものは細かい歯石の除去に適している．

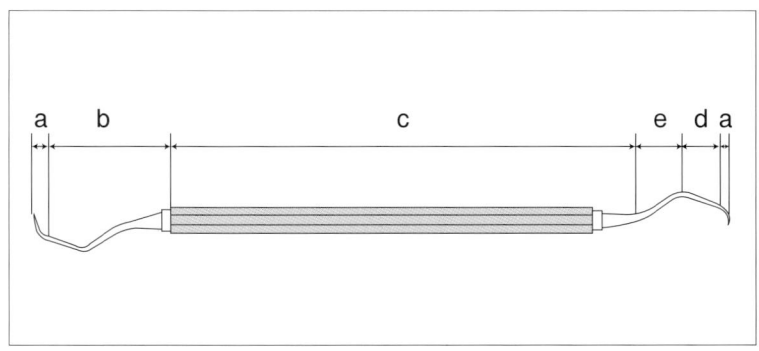

図18 スケーラーの構造．a：刃部（ブレード），b：頸部（シャンク），c：把持部（ハンドル部），d：第一シャンク，e：第二シャンク

(2) スケーラーの選択

グレーシー型のキュレットの特徴は部位特異性である．第一シャンクを様々な根面に平行にして操作できるよう，番号1～14までの7対の左右対称のスケーラーからなる．番号により，基本的な適応部位が定められている．

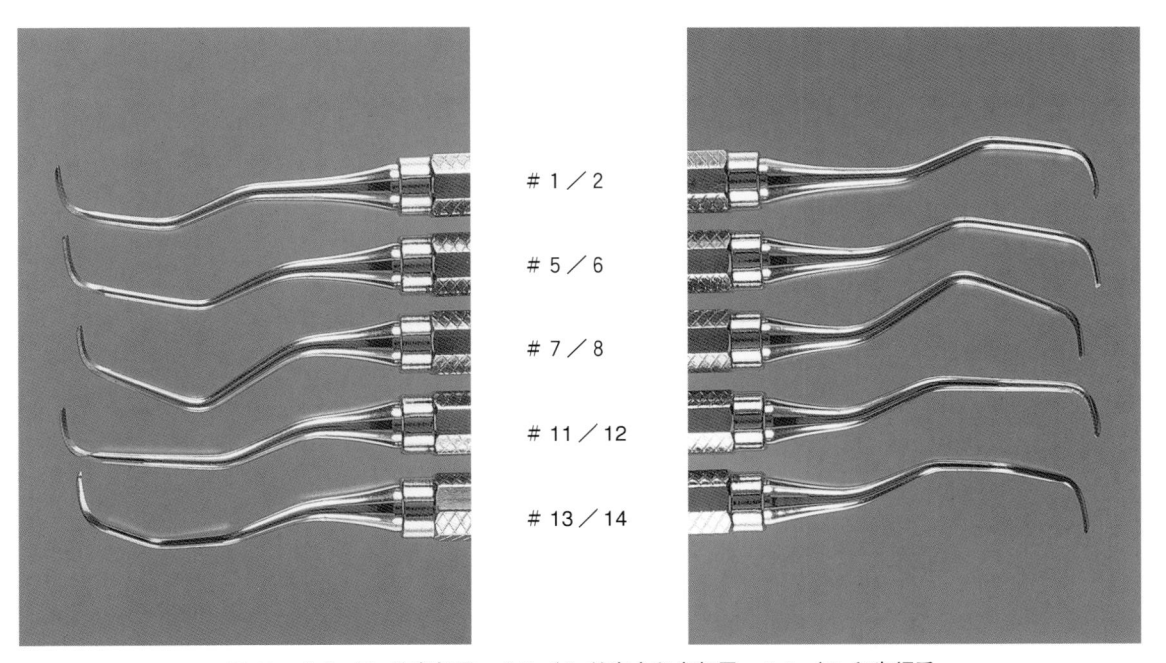

図19 ＃1／2 前歯部用，＃5／6 前歯小臼歯部用，＃7／8 臼歯頰舌側面用，＃11／12 臼歯近心面用，＃13／14 臼歯遠心面用

(3) 刃部（カッティングエッジ）の決定

ユニバーサル型は両刃であるが，グレーシー型のキュレットは片刃である．

カッティングエッジの見分け方

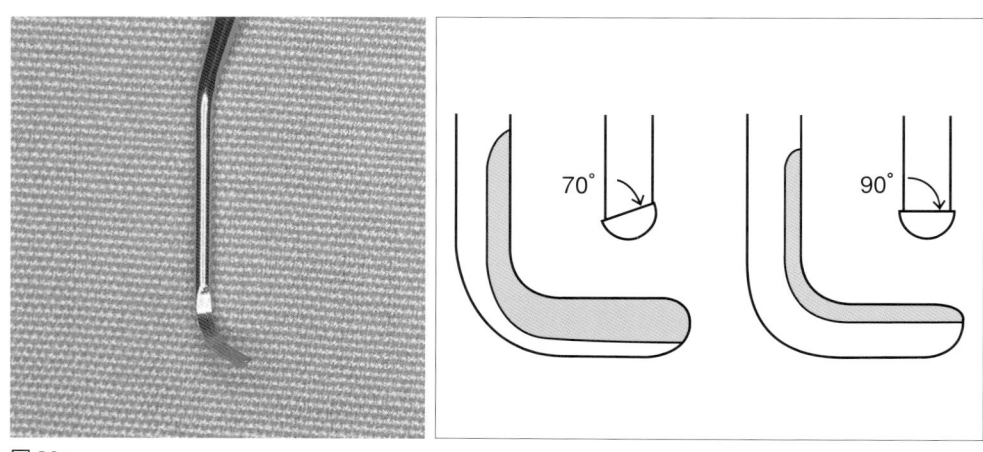

図20a

図20b

a：第一シャンクを床に垂直にし，刃部の上面（フェース）が傾いていることを確認する．その下側がカッティングエッジである．第一シャンクを根面に平行にすることにより，カッティングエッジは自然と70〜80°の角度で根面に当たる構造になっている．

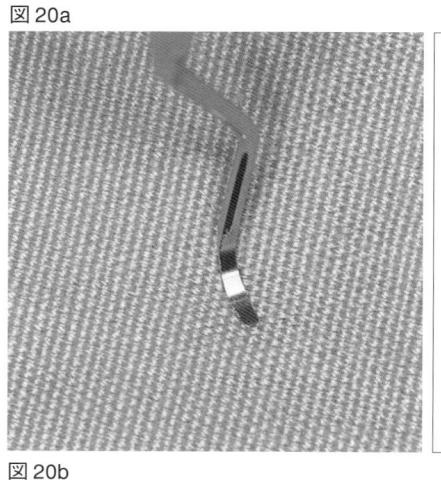

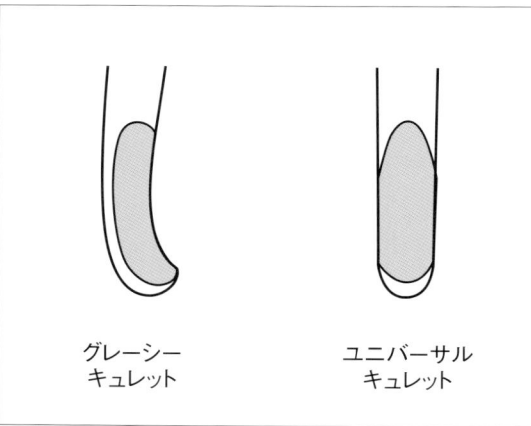

b：刃部を上から見ると，刃部が彎曲している．その外周側がカッティングエッジである．この彎曲の他，刃部の先端は少し上向きに彎曲している．この2つの彎曲により，根面と刃部との適合性が増加している．

2）スケーラーの持ち方

歯石除去の際，根面に側方圧をかけるため，安定した把持が必要となるので，他の歯周治療用器具と同様に改良執筆状の持ち方で把持する．

改良執筆状の持ち方は中指，人差し指，親指の3指で支持し，力の三角形を作る．薬指は必ず中指と接し，基本的に4指が一体化する．

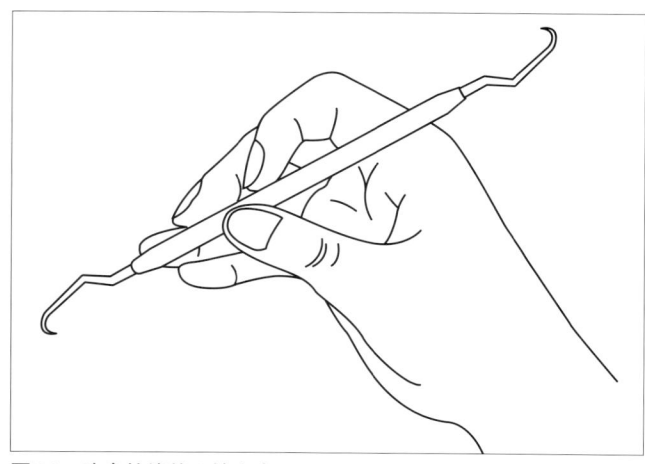

図21　改良執筆状の持ち方

3）術者の位置

術者は処置しやすいように，自分の位置，ヘッドレストの位置，患者の顔の向きを合わせる．

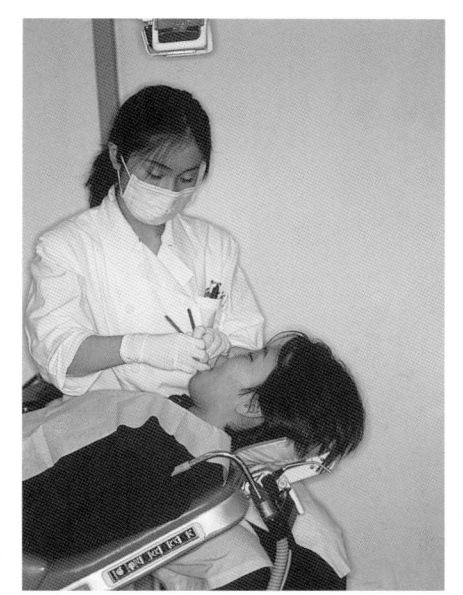

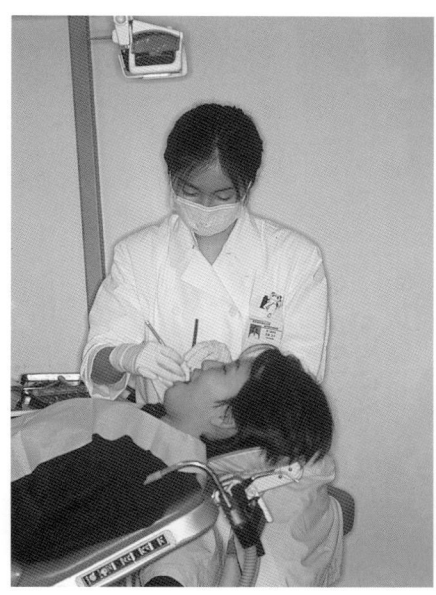

図22a　前方位（7-8時）　　図22b　側方位（8-9時）　　図22c　後方位（11-1時）

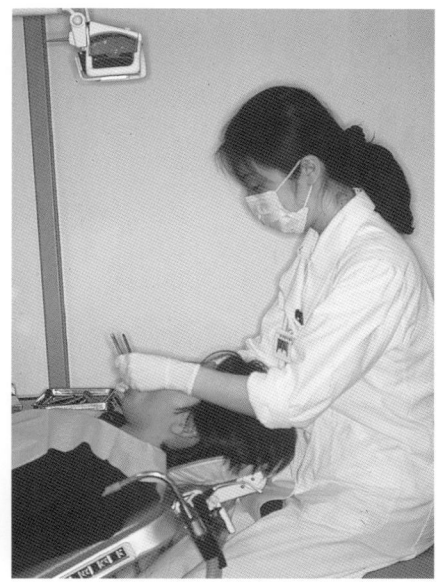

部位	作業面	ポジション	咬合平面	顔の向き
7−1⌋	頬側	側方位	垂直	やや左
	口蓋側	側方位,前方位	垂直	やや右
⌊1−7	頬側	側方位,後方位	垂直	やや右
	口蓋側	側方位,後方位	垂直	やや左
⌈7−1	頬側	側方位,後方位	70〜90°	やや左
	口蓋側	側方位,前方位	70〜90°	やや右
1−7⌉	頬側	側方位,後方位	70〜90°	やや右
	口蓋側	側方位,後方位	70〜90°	やや左

表4　基本的な術者の位置と患者の顔の位置

4）スケーラーの挿入と当て方

(1) スケーラーの挿入

A：歯肉を傷つけないように，挿入時は根面と刃の角度は平行に近づける．

B：歯石の底部まで挿入したら，刃を起こし70〜80°で根面に当てる．

C：カッティングエッジを歯面に押しつけ（側方圧を加え），引き上げる．

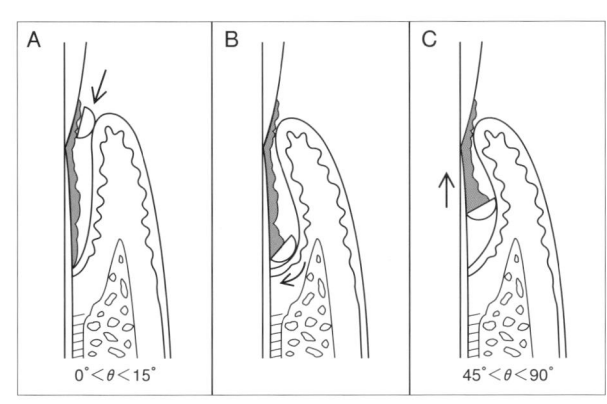

図23

$0° < \theta < 15°$　　　　　　　　　　　$45° < \theta < 90°$

(2) スケーラーの当て方

A：刃部の先端 1/3 を使用する．
B：先端 1/3 を歯面の彎曲に適合させる．
C：先端が歯面から離れると，周りの歯周組織を傷つける．

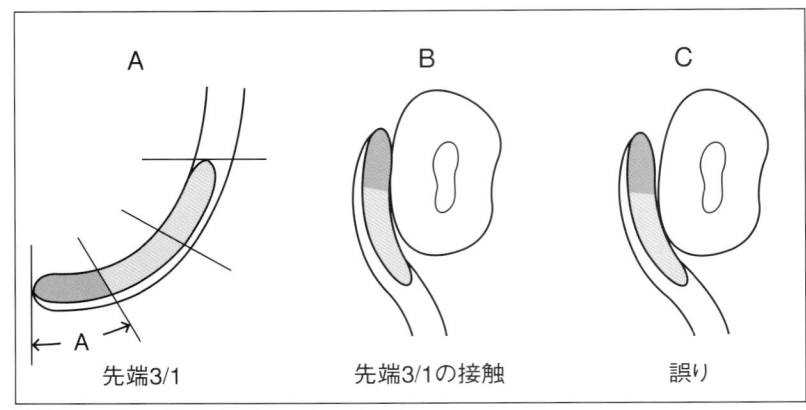

図24　スケーラーの当て方

(3) 第一シャンクと歯面との関係

第一シャンクは処置する根面に対し平行でなければならない．グレーシー型のキュレットは，第一シャンクを処置する根面に対し平行にすることにより，刃が根面と正しく70°〜80°の角度で当たるように設計されている．

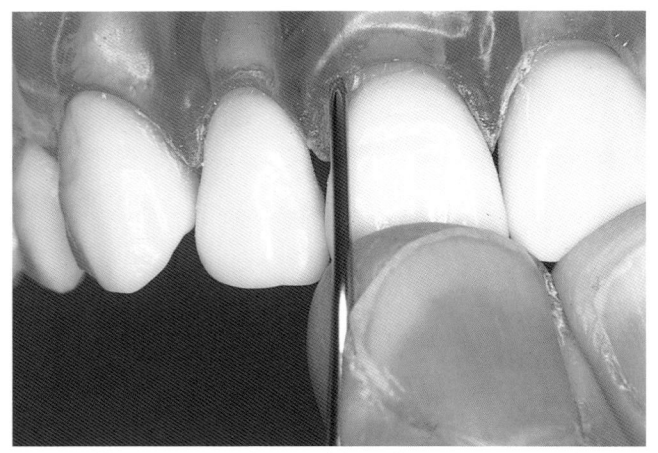

図25a　第一シャンクは処置面（遠心面）と平行にする．（正）

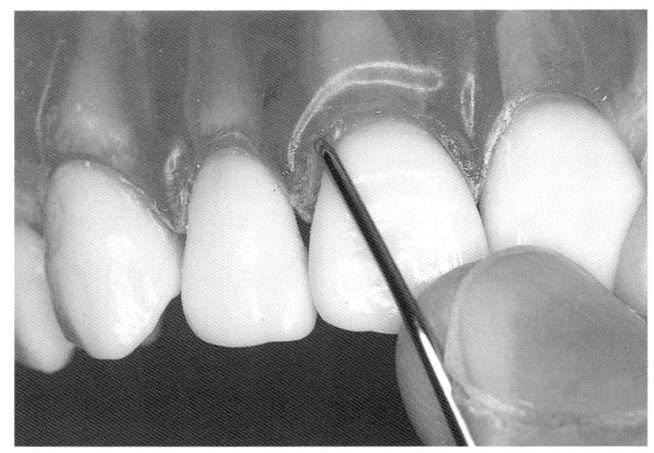

図25b　第一シャンクが遠心面と平行でない．（誤）

(4) 第一シャンクと歯軸との関係

第一シャンクは必ずしも，歯軸に平行にする必要はない．

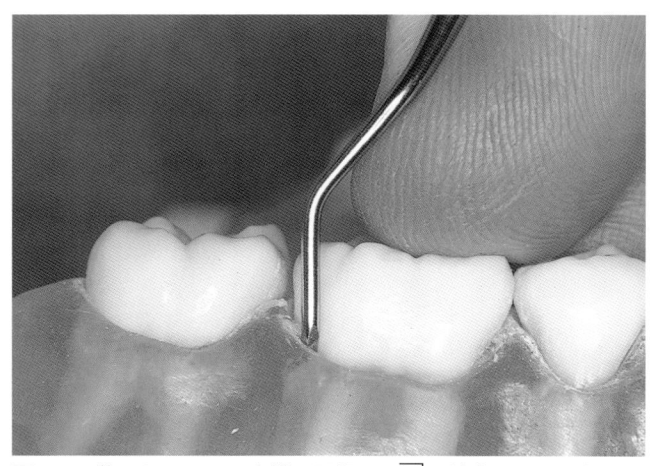

図26a　第一シャンクは歯軸に平行で，6̄|の遠心面とも平行である．

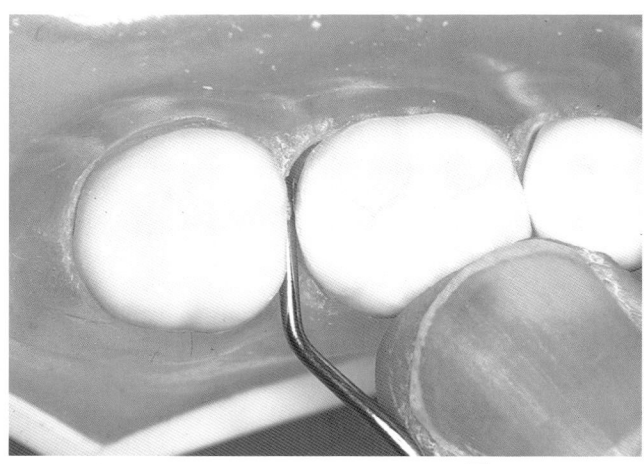

図26b　第一シャンクは歯軸とは平行でないが6̄|の遠心面とは平行である．

5）スケーリングの実際

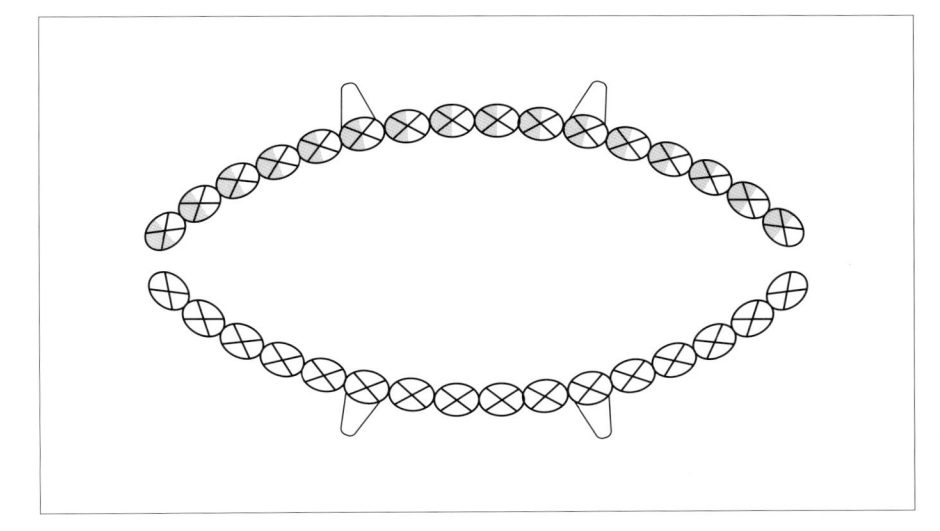

＜上顎＞
右側遠心
左側近心

図27a	
図27b	図27c
図27d	図27e

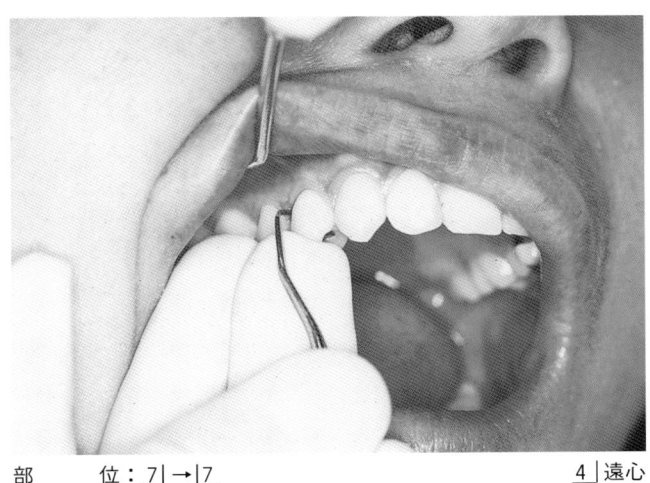

部　　　位：7⌋→⌊7　　　　　　　　4⌋遠心
術者の位置：側方→後方
アプローチ：頰側
レ　ス　ト：当該歯または右側遠心歯
　　　　　　左側近心歯
側　方　圧：中指→親指

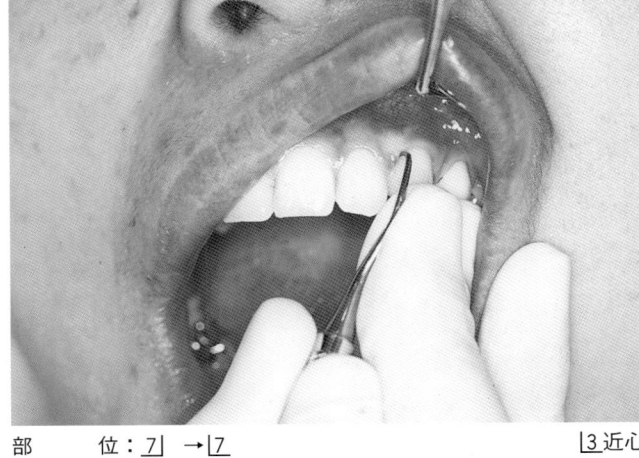

部　　　位：7⌋→⌊7　　　　　　　　⌊3近心
術者の位置：前方→側方
アプローチ：頰側
レ　ス　ト：当該歯または右側近心歯
　　　　　　左側遠心歯
側　方　圧：親指

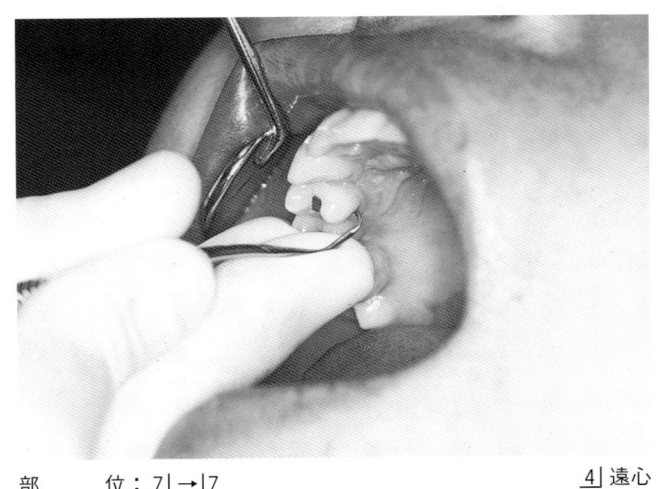

部　　　位：7⌋→⌊7　　　　　　　　4⌋遠心
術者の位置：側方
アプローチ：舌側
レ　ス　ト：当該歯または右側遠心歯
　　　　　　左側近心歯
側　方　圧：中指

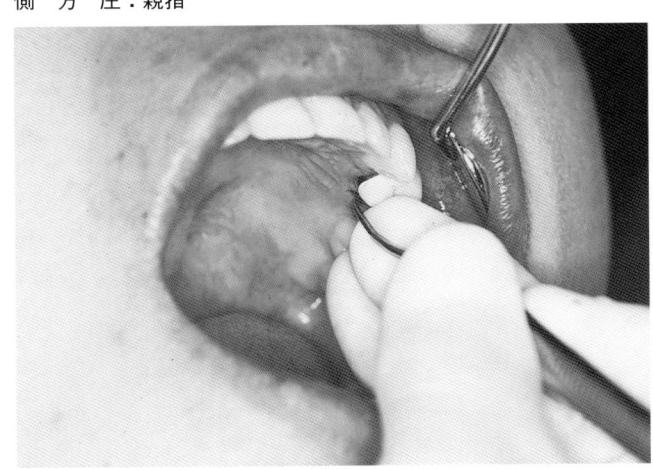

部　　　位：3⌋→⌊7　　　　　　　　⌊5近心
術者の位置：前方→側方
アプローチ：舌側
レ　ス　ト：当該歯または右側近心歯
　　　　　　左側遠心歯
側　方　圧：親指

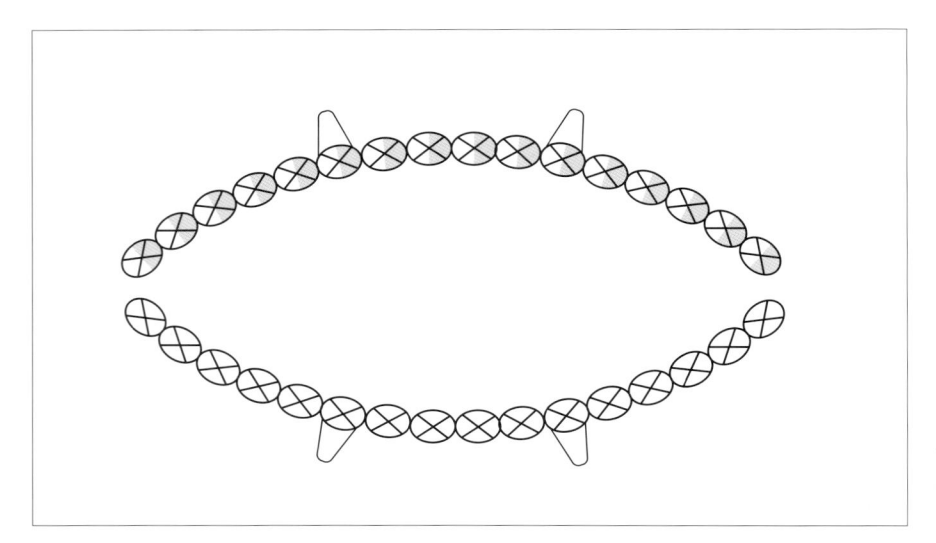

§1. 歯周治療の基本

<上顎>
右側近心
左側遠心

図28a	
図28b	図28c
図28d	図28e

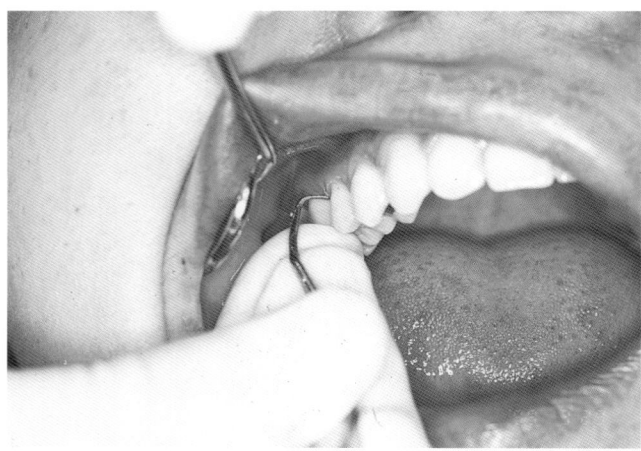

部　　　位：7]→[7　　　　　　　　6]近心
術者の位置：側方→後方
アプローチ：頬側
レ　ス　ト：当該歯または右側遠心歯
　　　　　　左側近心歯
側　方　圧：親指→中指

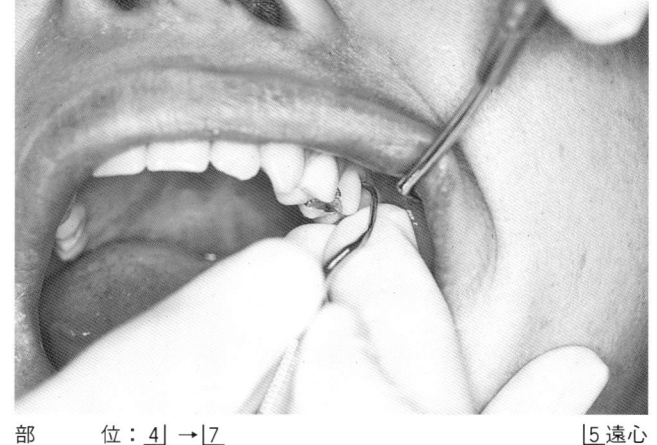

部　　　位：4]→[7　　　　　　　　[5遠心
術者の位置：前方→側方
アプローチ：頬側
レ　ス　ト：当該歯または右側近心歯
　　　　　　左側遠心歯
側　方　圧：中指

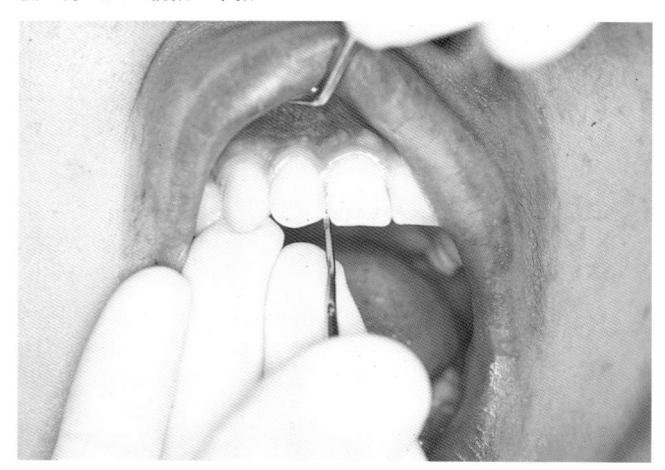

部　　　位：7]→[7　　　　　　　　2]近心
術者の位置：側方→後方
アプローチ：舌側
レ　ス　ト：当該歯または右側遠心歯
　　　　　　左側近心歯
側　方　圧：親指

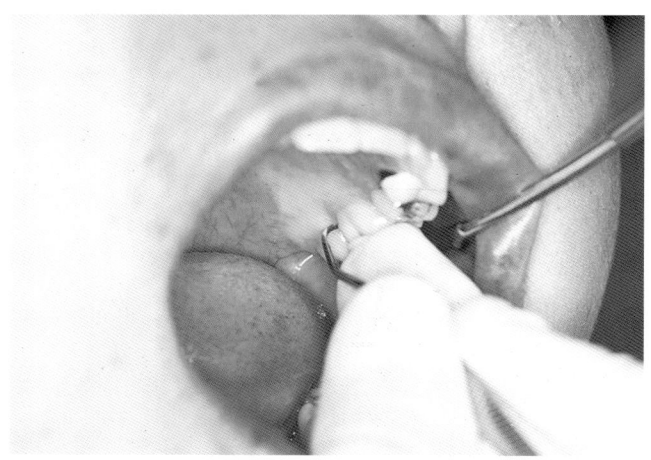

部　　　位：3]→[7　　　　　　　　[6遠心
術者の位置：前方→側方
アプローチ：舌側
レ　ス　ト：当該歯または右側近心歯
　　　　　　左側遠心歯
側　方　圧：親指

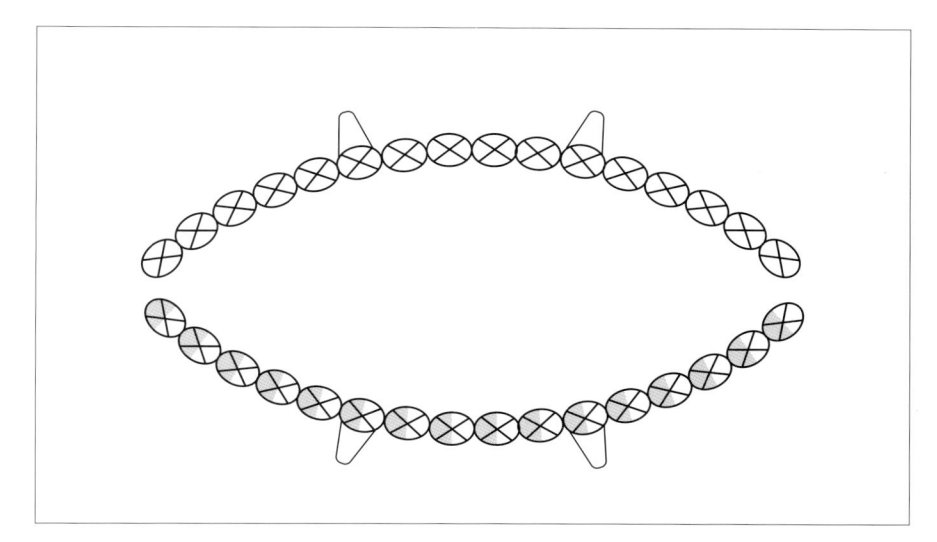

第4章 歯周治療の基礎

<下顎>
右側遠心
左側近心

図29a	
図29b	図29c
図29d	図29e

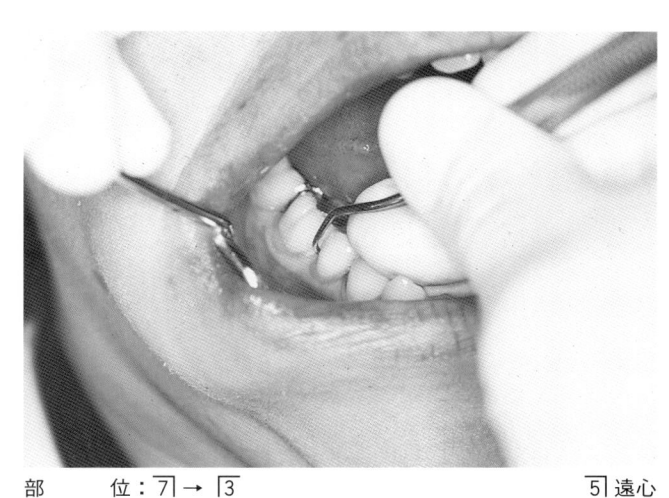

部　　　位：7｜→｜3　　　　　　　　　　　　　　　5｜遠心
術者の位置：側方→前方
アプローチ：頰側
レ　ス　ト：当該歯または右側近心歯
　　　　　　左側遠心歯
側　方　圧：親指

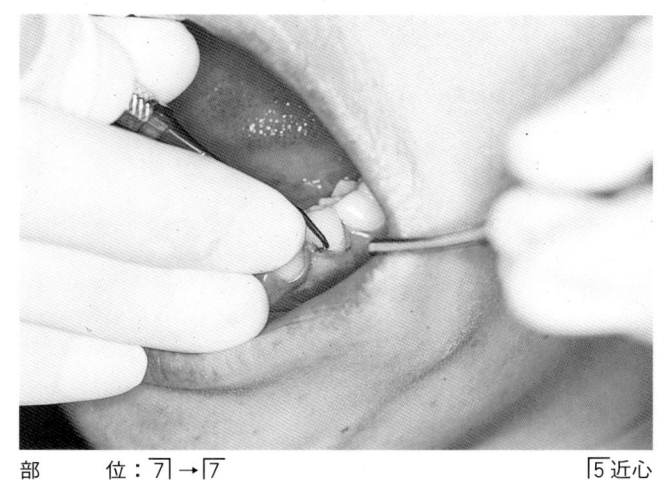

部　　　位：7｜→｜7　　　　　　　　　　　　　　　｜5近心
術者の位置：後方→側方
アプローチ：頰側
レ　ス　ト：当該歯または右側遠心歯
　　　　　　左側近心歯
側　方　圧：親指→中指

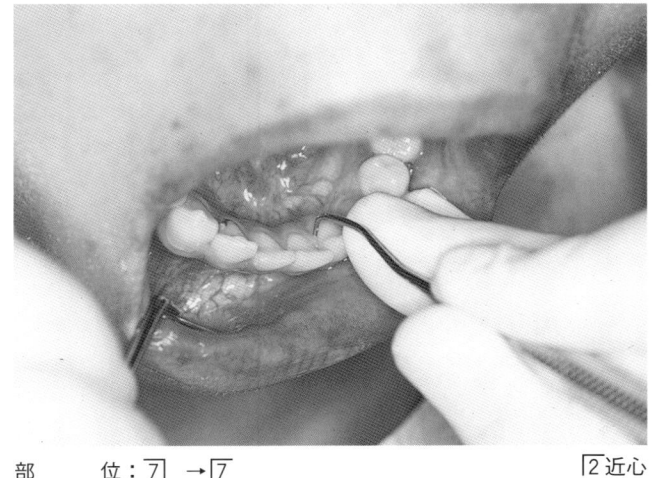

部　　　位：7｜→｜7　　　　　　　　　　　　　　　｜2近心
術者の位置：側方→前方
アプローチ：舌側
レ　ス　ト：当該歯または右側近心歯
　　　　　　左側遠心歯
側　方　圧：人差指→親指

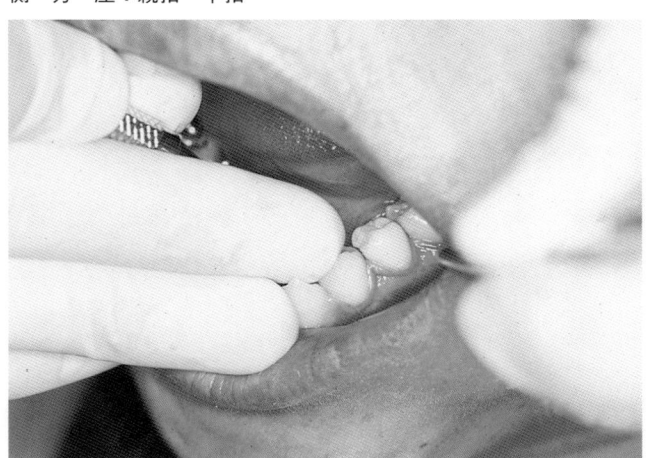

部　　　位：7｜→｜7　　　　　　　　　　　　　　　｜5近心
術者の位置：前方→側方
アプローチ：舌側
レ　ス　ト：当該歯または右側近心歯
　　　　　　左側遠心歯
側　方　圧：中指

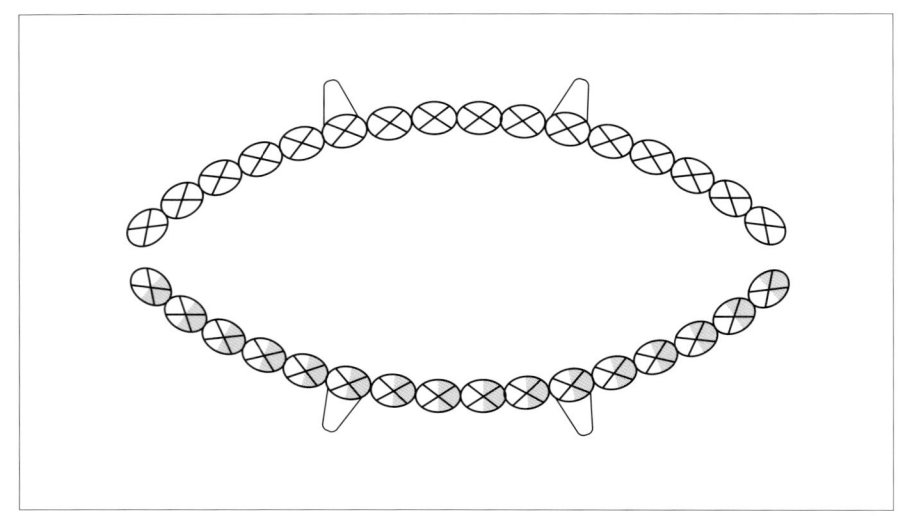

§1. 歯周治療の基本

<下顎>
右側近心
左側遠心

図30a	
図30b	図30c
図30d	図30e

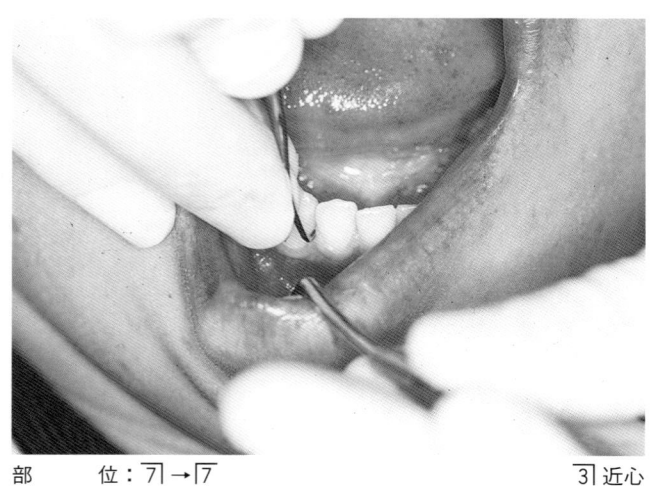

部　　位：7┘→└7　　　　　　　　　　　　└3 近心
術者の位置：後方→側方
アプローチ：頬側
レ　ス　ト：当該歯または右側遠心歯
　　　　　　左側近心歯
側　方　圧：人差指

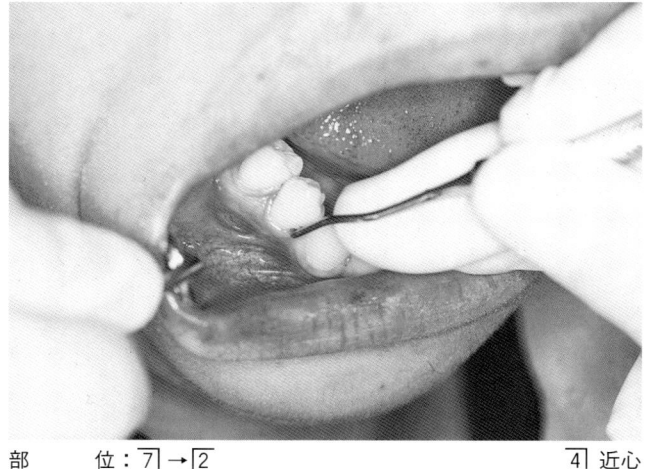

部　　位：7┘→└2　　　　　　　　　　　　└4 近心
術者の位置：側方
アプローチ：頬側
レ　ス　ト：当該歯または右側近心歯
　　　　　　左側遠心歯
側　方　圧：中指

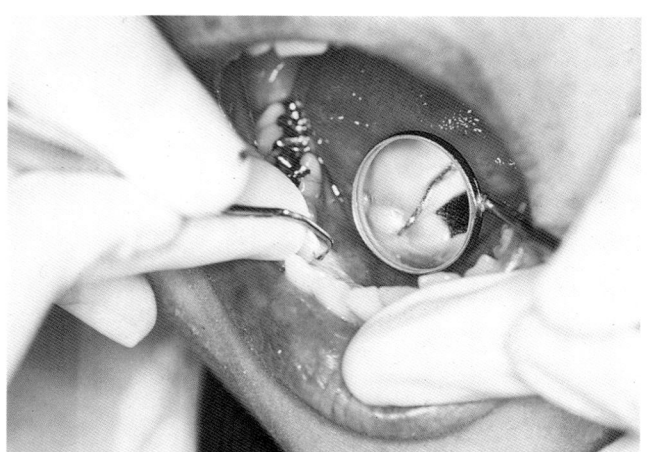

部　　位：7┘→└7　　　　　　　　　　　　└4 近心
術者の位置：後方→側方
アプローチ：舌側
レ　ス　ト：当該歯または右側遠心歯
　　　　　　左側近心歯
側　方　圧：人差指→親指

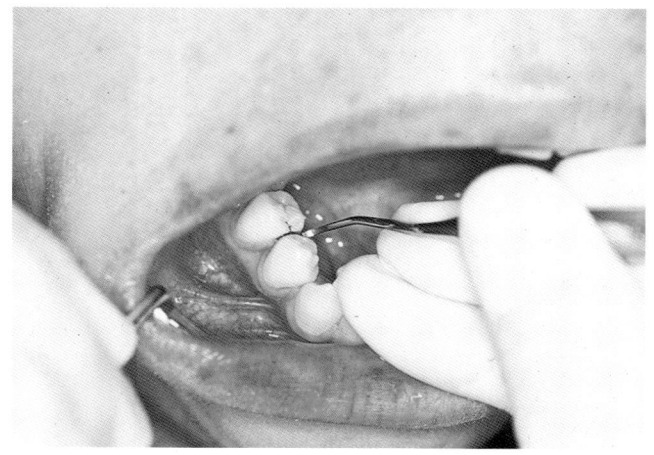

部　　位：7┘→└4　　　　　　　　　　　　└5 近心
術者の位置：前方
アプローチ：舌側
レ　ス　ト：当該歯または右側近心歯
　　　　　　左側遠心歯
側　方　圧：中指

第4章 歯周治療の基礎

（1）フィンガーレスト

　フィンガーレストを置くことにより，確実な操作と歯肉や口腔粘膜の損傷を防止する．スケーラーのストロークは，できる限り手首前腕運動によって行われる．したがって，レストを手首前腕運動が可能な位置に設ける．

隣接歯以外のレスト

　フィンガーレストは，基本的には第3指，第4指あるいは第3指と第4指を併用して，処置歯あるいは近接した歯に置くが，部位に応じて以下のレストも有効である．

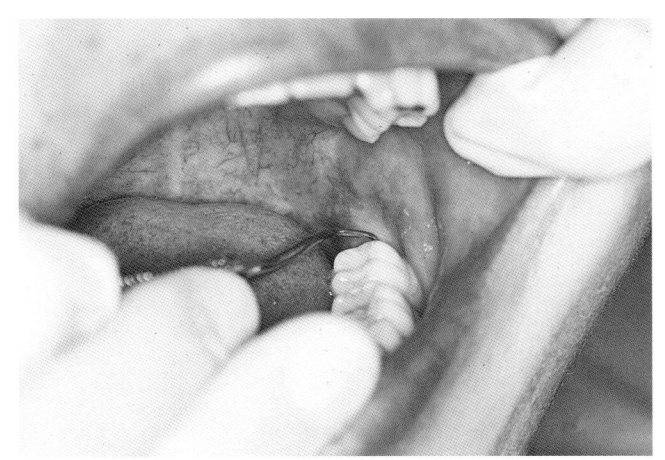

図31a　反対側歯列上レスト

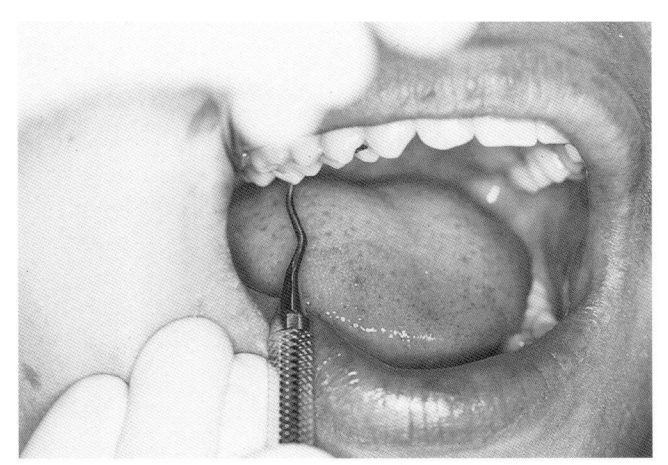

図31b　口腔外レスト：上顎臼歯部の場合，レストは口腔内に置きにくく，口腔外に求めることもある．パームアップ．

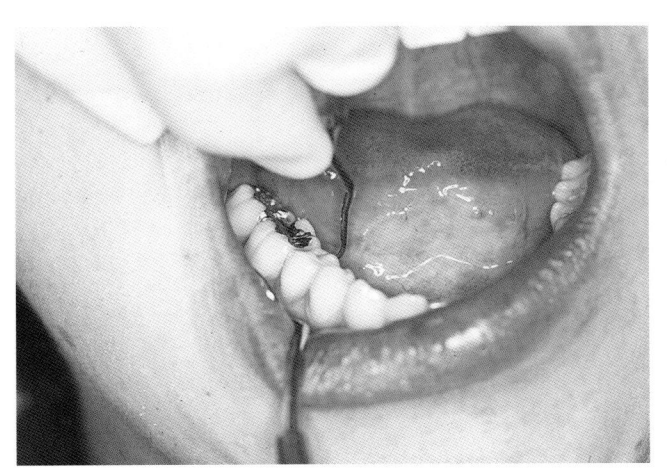

図31c　対合歯列上レスト

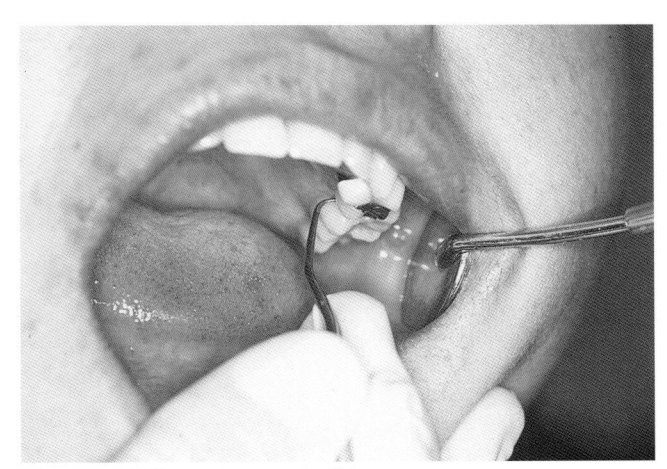

図31d　口腔外レスト：パームダウン

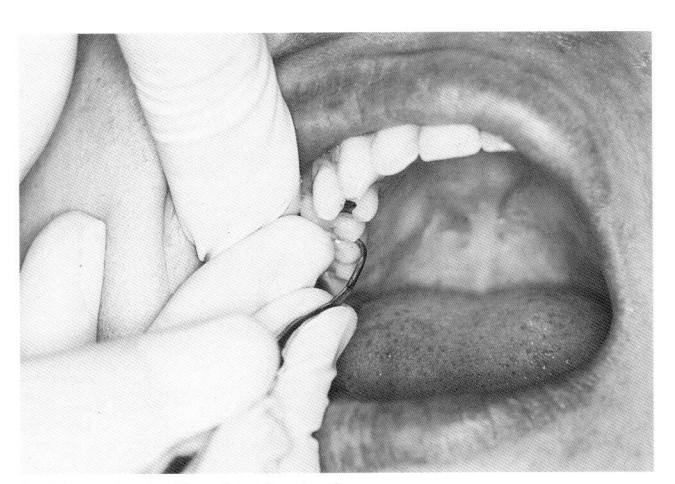

図31e　フィンガーオンフィンガー

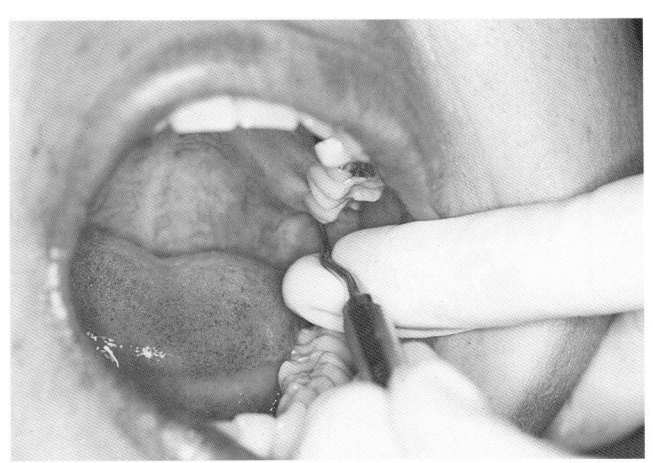

図31f　補強レスト：刃部の距離が大きく片手では側方圧が足りない場合，一方の手で補強する．

149

（2）ストロークの動作

　レストを支点とした手首前腕運動と指の屈伸運動の2つの方法がある．手首前腕運動は梃子の原理を利用しているため，最小の疲労で最大の力を得ることができるので，この運動が応用できる部位は可能な限りこの方法が推奨される．手首前腕運動は側方手首前腕運動と上下手首前腕運動の2つの方法がある．いずれの場合も中指と薬指は一体となり，いわゆるビルトアップ支点を形成する．指の屈伸運動は，疲れやすく，非能率的であるが，ストロークの長さや方向を正確にコントロールする必要性のある，隅角，根分岐部，幅の狭い部位には有効である．

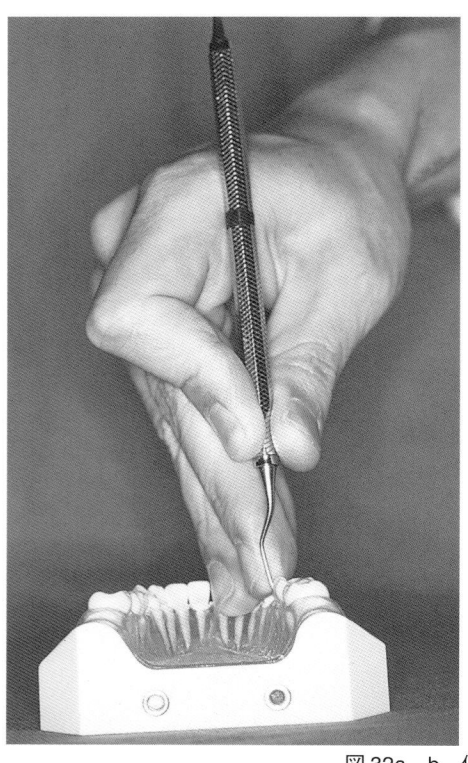

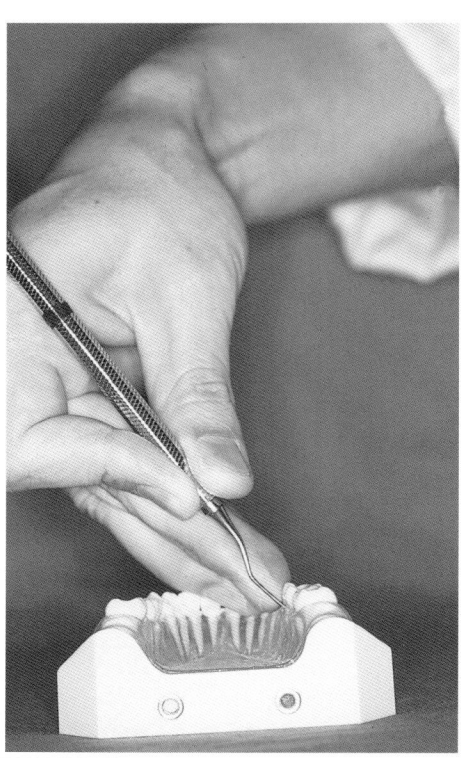

図32a，b　側方手首前腕運動
手首と前腕を左右に回転させるよう（ドアのノブを回すよう）に動かす．

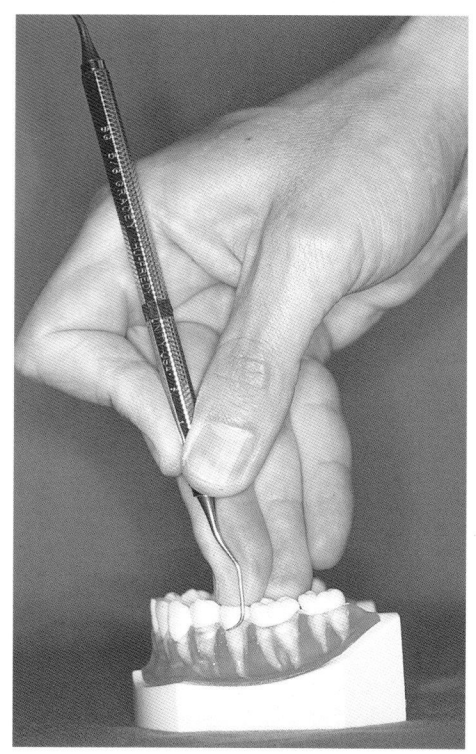

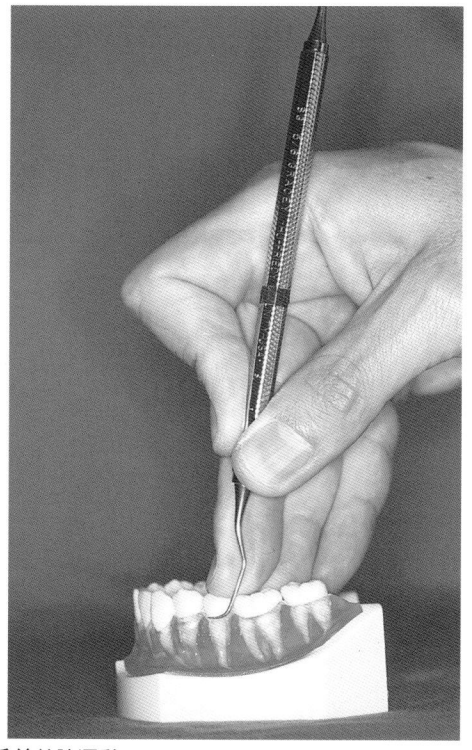

図33a，b　上下手首前腕運動
手首と前腕を上下あるいは前後に動かす．

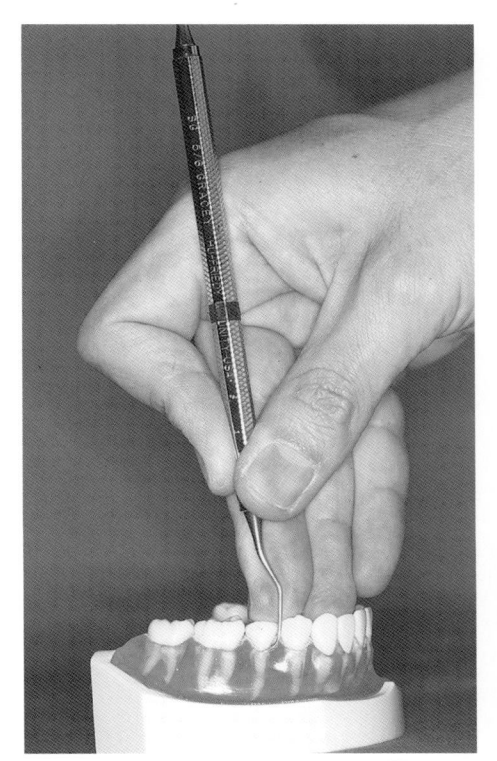

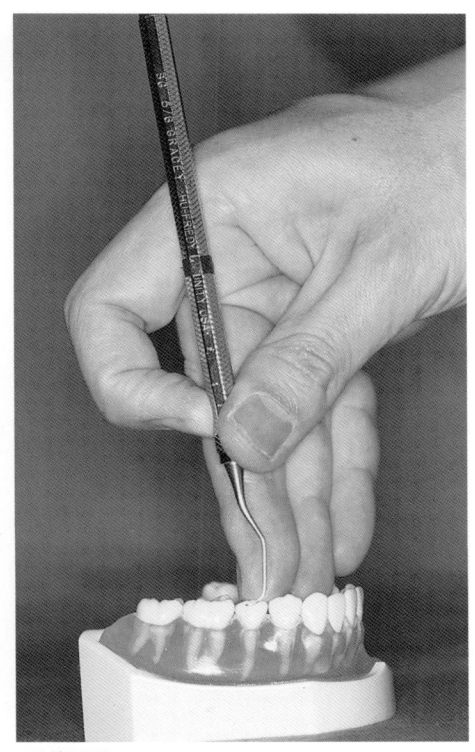

図 34a, b　指の屈伸運動
指の動きだけでスケーラーを動かす．幅の狭い部位には有効である．

(3) ストロークの方向

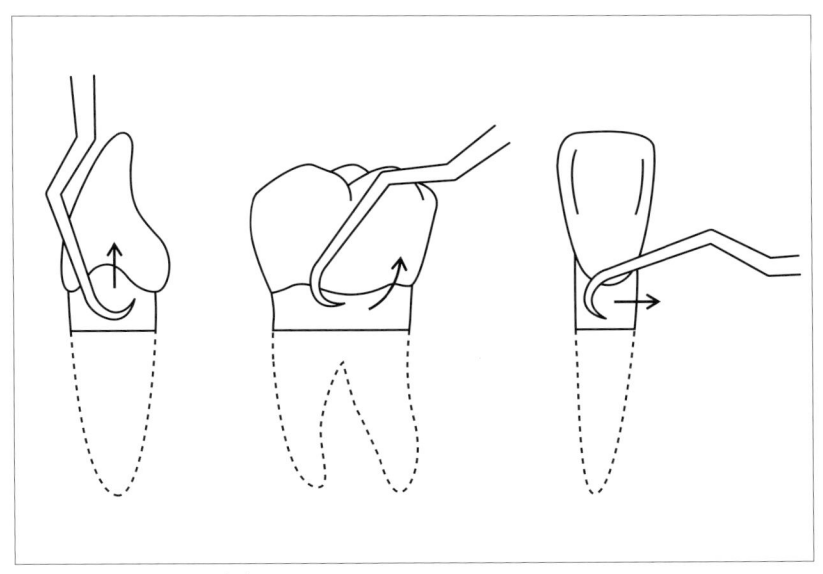

図 35　ストロークの方向

　垂直，斜め，水平方向の 3 種類がある．垂直と斜めストロークは，棚状や輪状の歯石除去に有効である．水平ストロークは隅角，根分岐部，発育溝，深く狭いポケットに有効であるが，ストロークの長さを正確にコントロールしにくく，歯の軟組織付着を傷つける危険が高いので細心の注意が必要である．

§1. 歯周治療の基本

（4）ストロークの長さ

ストロークの長さは，スケーリングストローク，ルートプレーニングストロークにより異なる．

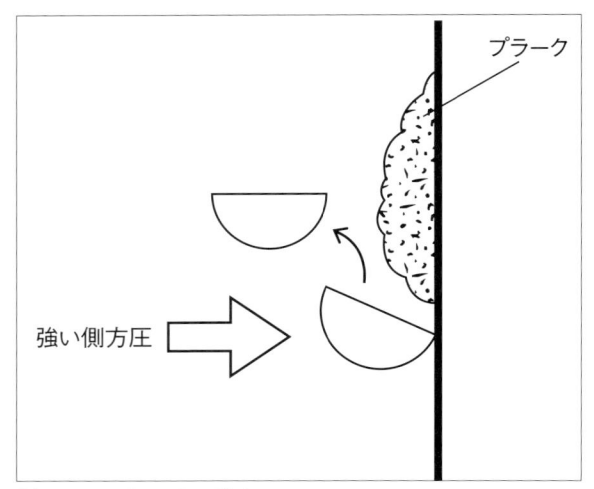

図36a　スケーリング時．
歯石全体でなく，幅1mm程度の歯石を取るつもりで，刃先1/3に強い側方圧を集中し，短いストロークで動かす．

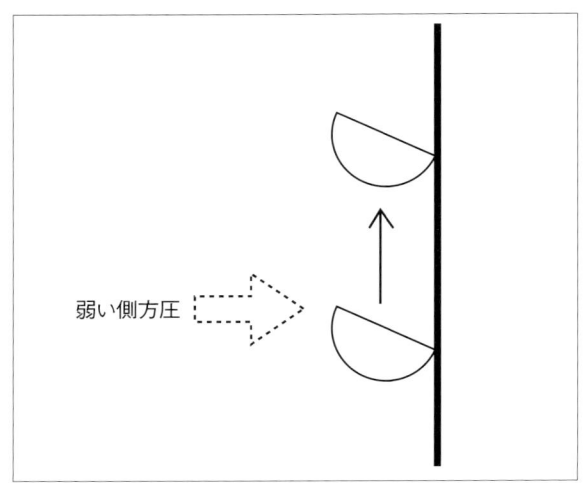

図36b　ルートプレーニング時．
カッティングエッジと根面のなす角度をやや狭め，弱い側方圧を加え，根面全体を万遍なく平滑にする長いストロークで動かす．

6）新しいグレーシーキュレットのデザイン

一般的なグレーシーキュレットでは到達しにくい部位に適応できるように，デザインの改良されたキュレットが開発，販売されている．ここではヒューフレディ社製のキュレットを紹介する．

	オリジナル（SG）	アフターファイブ（SRPG）	ミニファイブ（SAS）	オオタタイプ（SGO）
第一シャンクの長さ	通常	通常＋3mm	通常＋3mm	通常
ブレードの長さ	通常	通常	通常の1/2	通常の2/3
ブレードの幅	通常	2/3	2/3	通常
用途	一般的	5mm以上のポケット	5mm以上のポケット入口の狭い部位	小さい歯牙隅角部

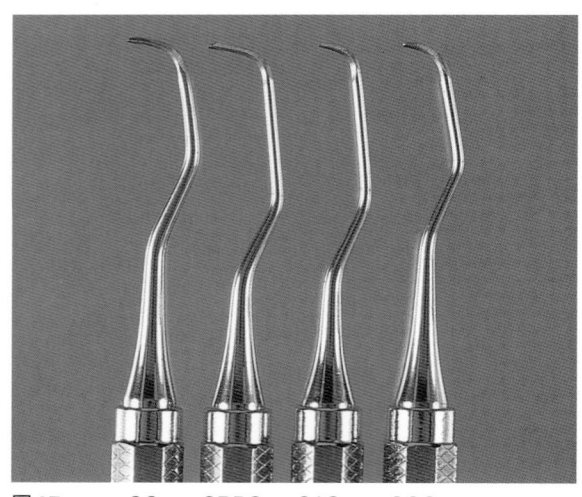

図37　SG　SRPG　SAS　SGO

表5
＊より臼歯部の近心，遠心に適合しやすいように，シャンクの角度を強くした新製品FIT11/12，13/14も発売されている．

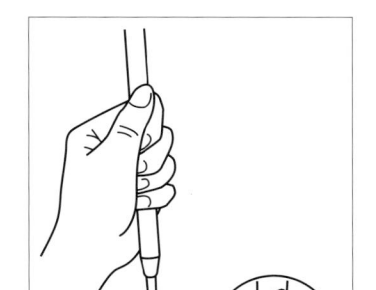

7）スケーラーの研ぎ方

効果的なスケーリングには刃が鋭いことが必要条件である．刃は50回程のストロークで鈍麻してしまうので，1人の患者が終了したら，研磨が必要となる．切れ味が悪くなったらすぐに研磨を行うことが，除石効率をあげる上で重要である．

A：フェースを床に平行にし，刃先を手前あるいは向こう側に向け，カッティングエッジが右側に来るように，掌握法でしっかりスケーラーを固定する．

B：砥石をフェースに対し70～80°に傾ける．アーカンサスストーンは仕上げ研磨に効果的である．

C：カッティングエッジの彎曲に合わせ，砥石との角度を保ちながら，上下運動で研ぐ．上下運動の終わりは下方運動とする．

D：刃部全体を元の形と相似形に仕上げる．

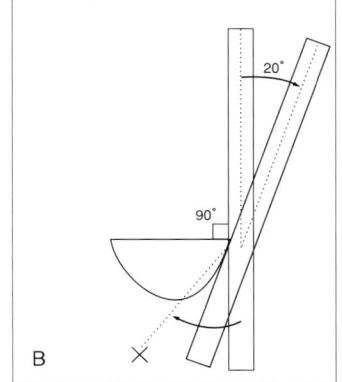

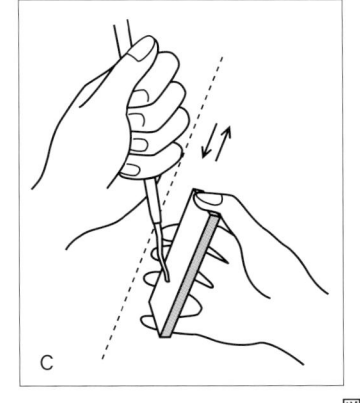

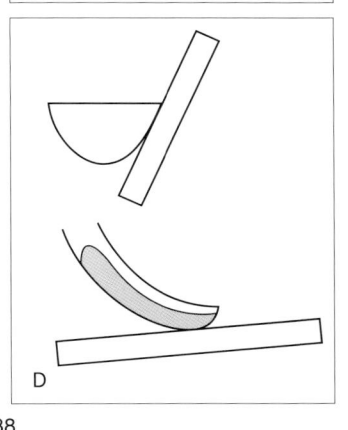

図38

8）超音波スケーラーについて

超音波スケーラーは先端チップの超音波振動により歯石除去を行う．また，チップから水に伝わる超音波により，チップ周辺にはキャビテーション効果といわれる洗浄作用が生じる．

（1）超音波スケーラーの構造

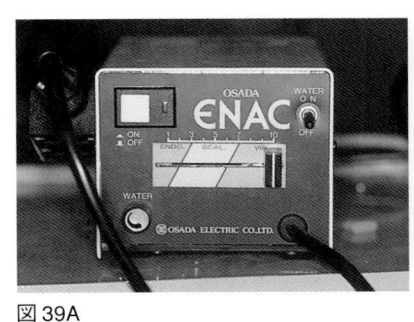

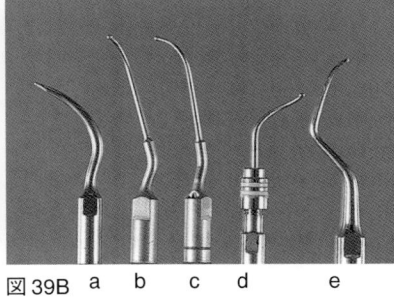

図39A　図39B a b c d e

A：オサダエナック™，キャビトロン™，ピエゾン™等，数種類のメーカーから超音波スケーラーが発売されている．

B：従来型（a），分岐部用（b～d），キュレット型（e）等さまざまな形態のチップが発売されている．

（2）超音波スケーラーの使い方

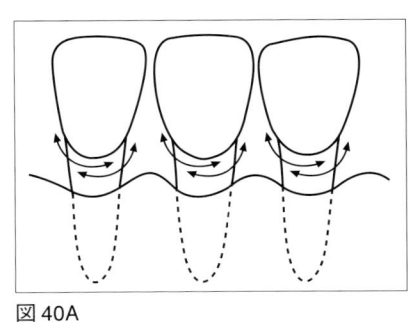

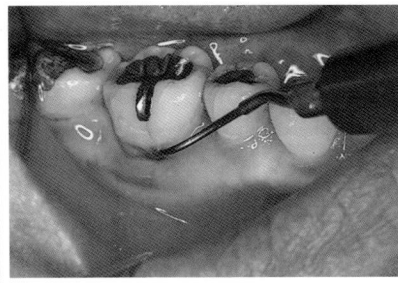

図40A　図40B

A：レストは強固にする必要はなく，チップの先端は一点に固定せず，軽い力でまんべんなくなぞるように，操作する．

B：ストローク動作が不必要なので，分岐部や狭いポケットには特に有効である．

（新田 浩／石川 烈）

§2. 歯周外科療法

1 外科一般事項

1. 全身との関係

歯周外科を行うに当たり，これまですでに初期治療を行っているのであるから，全身状態の把握はできていると思われる．しかし，全身疾患を持つ患者の場合，感染に対する抵抗性や，手術の侵襲に耐えうるかといった問題があるので，今一度確認する必要がある．表1に注意すべき全身疾患と歯周外科の適応症との関係をまとめた．

以下のようなことに気を付けなければならない．

高血圧，糖尿病，出血性異常といった疾患が歯周外科に耐えうるように適正にコントロールされているかどうか．肝炎やHIVのような感染症の場合は，血液，唾液からの感染の拡大が起こらないように，器具の消毒，滅菌を厳密に行わなければならない．また，処方されている薬剤によっては，止血が困難になることもある．薬剤の副作用で歯肉増殖が起こり，歯肉切除が必要になることもある（図1）．そこで，何が処方されているのか知っておく必要がある．そのため十分な問診が重要である．まず，自己申告表を書いてもらい（図2），次に問診票を参考にしながら，直接患者と話し合う．このとき次のようなことに特に注意する．

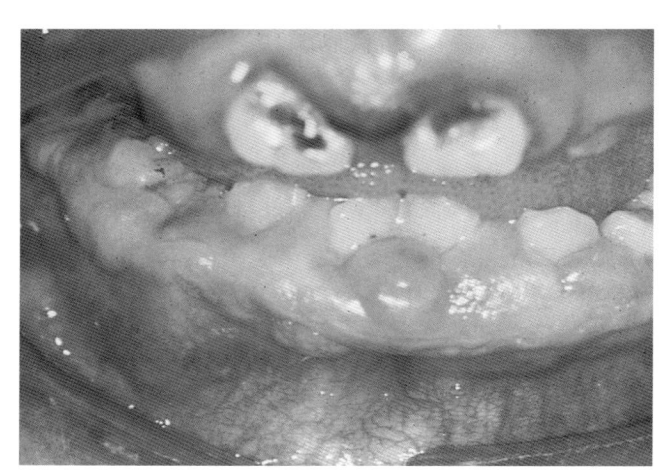

図1　ダイランチン性歯肉増殖

一時的な非適応症例	急性の口腔内感染症例
	妊娠（中期は可）
永続的な非適用例	高度の衰弱性疾患例
	アジソン病患者
	コントロールされていない糖尿病患者
	出血性素因保持患者
術前術後の一定期間，服用の制限	血液凝固抑制剤
	ステロイド剤
	モノアミン酸化酵素抑制剤など
抗生剤の術前投与が必要な既往歴	リウマチ熱
	心臓手術
	再発性腎感染症など

表1　注意すべき全身疾患と歯周外科の適応症との関係

図2　自己申告表

① 顔色や顔貌の異状の有無（例：アデノイド顔貌，ステロイドによるムーン・フェイス，ダウン症候群，末端巨大症，栄養不良，エリテマトーデス，高脂血症など）
② 喫煙，ブラッシング，感染症に関連する生活習慣（麻薬や覚醒剤，輸血，臓器移植，生活形態）
③ リンパ節の腫脹と急性・慢性感染症，白血病，リンパ腫，新生物
④ 口腔内の診査（潰瘍，カンジダ，白板症，歯肉増殖など）

必要なら内科を受診し，臨床検査（血液，血清検査，尿検査，心電図，皮内反応，各種臓器の機能異常の有無，精神科的および心理的検査，病理学的検査）を受けるように指示する（図3）．

すでに内科を受診しているのであれば，医師に病名，症状，処置内容，処方や経過を問い合わせる．照会状と解答の例を挙げる（図4，5）．最終的に各症例で外科処置を行ってもいいかどうかの判断は歯科医が決定する．

歯周外科に特に関連する感染症，高血圧，糖尿病について次に詳述する．

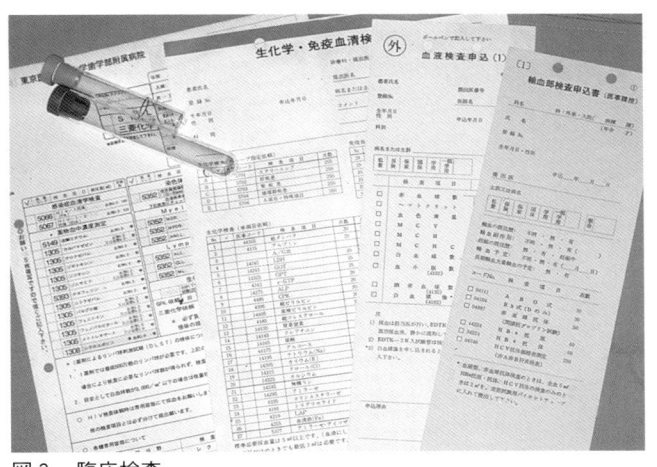

図3　臨床検査

公立〇〇病院呼吸器科
△木　〇〇先生御侍史
患者　〇山　△男様（64歳）

前略
貴科に受診中の上記の患者さんについて，今後歯周治療を開始する予定です．既往歴，処方など，お聞かせ願えないでしょうか．アダラートLによる副作用が考えられ，その投与期間と量を特に知りたく存じます．また，患者は若い頃肝炎の既往があるとのことですが，観血処置の可能性があることから対応をする必要がございます．是非そのデータもお聞かせください．ご多忙中のところ恐れ入りますが，よろしくお願いいたします．
　　　　　　　　　　　　　　　　　　　　草々
平成9年5月15日
担当医　東京〇△大学歯学部付属病院第二保存科
　　　　〇島△△子

図4　依頼

東京〇△大学歯学部付属病院
〇島△△子先生御侍史
前略
突然にて大変失礼いたします．ご照会いただきました
患者：〇山　△男様　64歳　男性
につきましてご報告申し上げます．
診断
＃1：肺気腫症
＃2：高血圧症
経過
平成3年3月10日より当院内科に通院加療中の患者で，入院歴はありません．平成3年12月6日より当科通院中です．胸部X線写真，CT検査，肺機能検査等から肺気腫として禁煙を指導し，経過を見ております．高血圧症があり，近医からPerdipine LAとRenivaceを処方されておりましたので，平成4年1月14日から平成5年4月27日まで投与しておりました．その後光線過敏のような症状がありましたので，平成5年5月25日からAdalat LとRenivaceに変えて投与しました．平成6年2月22日より排尿困難等前立腺肥大の症状が強くなり，Adalat LとMinipressに変えて現在に至っております．
肝疾患の既往は特に記録にありません．平成8年9月には右側腹部痛を訴え，腹部超音波検査を施行しましたが，異常所見はありませんでした．平成9年1月の肺機能検査では，VC3.18L% VC102% FEV$_1$1.73L FEV$_1$%55% BRI（−）平成3年3月，平成9年5月29日に再検しましたが，HBsAg（−）HCV（−）です．
今回貴院にて歯周治療とのことですが，よろしくご配慮のほどお願い申しあげます．
処方：
① アダラート　40mg
　ミニプレス　1mg
　テオドール　400mg
　セルベックス　100mg／2×朝・眠前
② ブルゼニド　2T／1×眠前
以上です．
　　　　　　　　　　　　　　　　　　　　草々
平成9年6月5日
公立〇〇病院呼吸器科
　　　△木　〇〇

図5　報告

1）感染症について

歯科外来でみかける感染症で多いのは，主に慢性Bあるいは C 型肝炎である．症状が軽度の肝炎の場合，観血的処置は可能である．その目安としては，S-GOT，S-GPTが100〜200単位以下で，血清アルブミン 3 g/dl 以上，プロトロンビン時間が60%以上であることが望ましい．慢性肝炎では，それ以外にTTT，ZZZが高値にならないことが目安となる[1]．

感染症患者に歯科治療を行う場合の基本原則は①無菌的遮蔽，②手指の清浄化，③医療機器・器具の滅菌と消毒，④感染性廃棄物の適切な処理である．院内感染防止のため，マスク，ガウン，手袋，帽子，患者用エプロン，穴布，器具類はディスポーザルのものを用いる．血液，唾液を介した感染であるので，血液や唾液はできるだけ広がらないように大型バキュームなどを用いるのはもちろん，血液の付着した器具の取り扱いや廃棄は特に慎重に行う．医療機器・器具の滅菌と消毒は表 2 にまとめた．

滅菌法または消毒法	薬品名	適用
オートクレーブ滅菌 132℃ 15分		手術用器械器具 タービン・エンジンハンドピース 根管治療用器具器材
EOG滅菌 20%EOガス 4 時間		治療用器具器材 リーマー，バー類
10倍ステリハイド液消毒（2%） 60分以上浸漬	グルタルアルデヒド液（20%）	治療用器具器材 ユニット，チェアーの清拭 リネン類
12倍ビューラックス液消毒（0.5%） 10〜30分浸漬	次亜塩素酸ナトリウム液 （有効塩素 6%）	ユニット，チェアーの清拭 室内の清拭 リネン類 アルジネート印象
フェノールホルマリン消毒 7 時間以上浸漬	ホルマリン＋液状フェノール	ガッタパーチャポイント 根管治療用具
エフゲン消毒 20 l に対して50g 7 時間以上密閉	ホルマリン顆粒	顎関節鏡 電気のコード類 体温計
SL消毒器 270〜280℃ 3〜10秒		ブローチ綿花 小綿球 ペーパーポイント

表 2　医療機器・器具の滅菌と消毒（東京医科歯科大学歯学部附属病院看護部消毒基準より改変）

2）高血圧について

収縮期血圧 160mmHg 以下，拡張期血圧 100mmHg 以下ではまず心配はない．収縮期血圧 160〜180mmHg，拡張期血圧 100〜110mmHg では，注意すれば歯科治療は行える．ただし，いずれの場合でも，歯科治療の際にはユニットの上で患者の緊張感が高まることが多く，また歯科治療イコール痛みという先入観や，あるいは実際の痛みが血圧の上昇を招くことから，これらに対する十分な配慮が必要であることはいうまでもない．収縮期血圧 180〜200 mmHg，拡張期血圧 110〜120mmHg ではかなり危険で，前投薬や鎮静法の助けが必要となる．収縮期血圧 200mmHg，拡張期血圧 120mmHg 以上では，血圧のコントロールができるまで歯科治療は中断すべきである[2]．

治療中に血圧がかなり変動するので，モニターや血圧計を使い適時測定することが望ましい（図 6〜8）．また局所麻酔薬中に含まれる血管収縮剤エピネフリンは 1/20 万がよい．

前投薬としては，前日に睡眠薬，当日に鎮静剤が用いられ

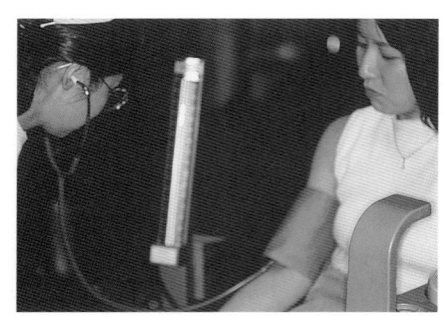

図 6　術前の血圧測定

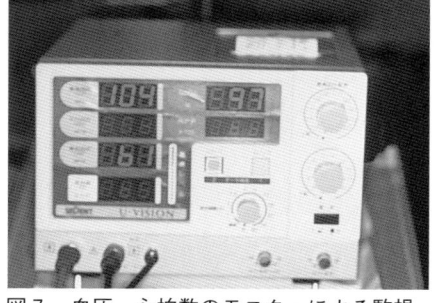

図 7　血圧，心拍数のモニターによる監視

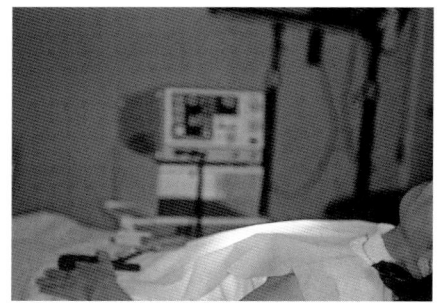

図 8　術中モニターは術者の見やすい位置に置く．

る場合があるが，いずれにしても相互作用などの問題もあるので，内科医と相談の上慎重に行う．精神鎮静法としては笑気吸入鎮静法やジアゼパム静脈内鎮静法がある．もしも脳血管性障害が起こったら，直ちに治療を中止し安静を保ち，バイタルサインを監視し内科医に連絡する．必要なら一次救命を行う．

降圧剤としてカルシウム拮抗剤を服用すると，歯肉増殖がその副作用としてみられることがある（図9）．図10には成人性歯周炎にニフェジピン（商品名アダラートL）による歯肉増殖症を併発している患者の初診，図11は同患者の初期治療終了時の口腔内写真を示す．ニフェジピンは内科で高血圧患者に頻用される．歯肉増殖症の発生頻度は20〜44％といわれている[3-4]．同患者はプラークコントロールを徹底させたことでかなり歯肉増殖が改善しているものの，歯肉増殖がまだ治まっていないことと，4mm以上の残存ポケットから外科治療が必要である．手術中はモニターにより血圧，脈拍，並びに血中酸素分圧を5分ごとに測定し，1/20万エピネフリン含有キシロカインにて局所麻酔を行った．図12には歯肉切除と同時にFOPを行った部位の初診時，図13で同部位の術後3カ月を示した．これまでのところ，歯肉増殖が再発する兆しはない．

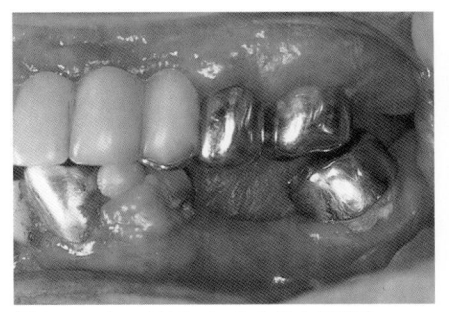

図9　ニカルジピンによる歯肉増殖症

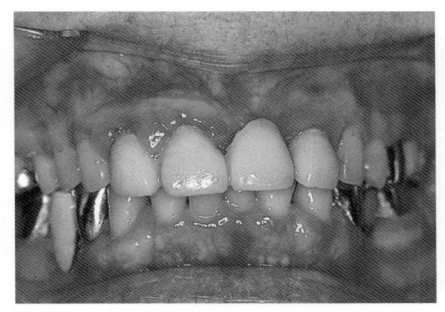

図10　ニフェジピンによる歯肉増殖症

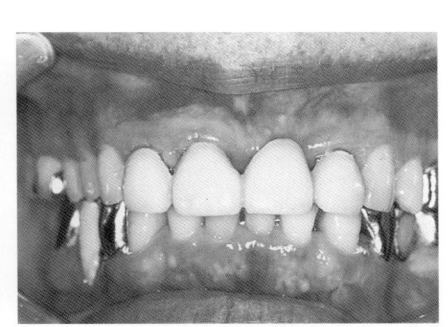

図11　図10の患者の初期治療終了後

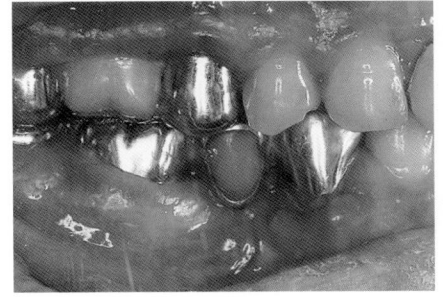

図12　図10の患者に歯肉切除とFOPを行った部位の初診時

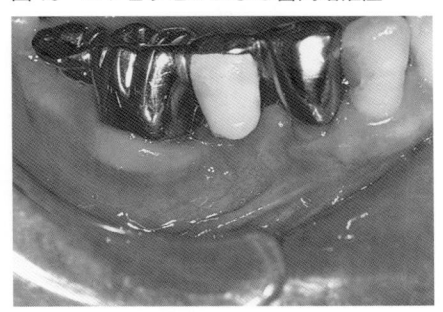

図13　図12の同部位の術後3カ月

3）糖尿病について

歯周病のリスクファクターとして，生体因子，環境因子，細菌因子が挙げられる（図14）．糖尿病は全身疾患で唯一アタッチメントロスと関連があり，生体因子の1つである[5]．アタッチメントロスや歯周ポケットは，コントロールされていない糖尿病患者とされた患者で比較すると，前者で重症である[6-8]．歯周炎を治療していく過程で，内科医と協力して糖尿病そのものをコントロールするのが不可欠である．糖尿病患者で歯周病の進行に関与する因子は，以下の5つが挙げられる．

①多形核白血球
②コラーゲン代謝
③感染
④創傷治癒
⑤細菌の関与

糖尿病と診断されている患者への問診では，最初に診断された年月日，薬物療法の内容（投与量，方法，期間），内科医への連絡先，糖尿病のコントロール状態（最新の検査結果，通院頻度，インスリン反応，自宅での検査内容）について聞く．内科医には，病型，コントロール状態（食前，食後の血糖値，血糖マーカー，特にHbA1c値），合併症，治療法

図14　歯周病のリスクファクターの例（オッズ比）　　（Grossiら，1994より改変）

について問い合わせる．血糖コントロールについての目安は表3に示す．HbA1c値は検査前4週間の血糖コントロール状態を示す．

糖尿病と診断されていない者で，その可能性のある患者に対する問診は注意が必要である．遺伝，肥満，40歳以上の中高年者，巨大児を産んだ女性，流産や死産が多い女性は糖尿病の可能性が高い．易感染性や創傷治癒が遅いといった歯肉の状態や歯周治療への反応性から糖尿病が疑われることがある．

最近は，HbA1cをチェアサイドで簡単に測定できるキットがある（図15）．また，同様に血糖値も計測できるキット（図16）もあるので，これらの値が高い場合は内科受診を勧める．

コントロールされた糖尿病患者では，一般患者と同様歯科治療は可能である．緊急状態すなわち高血糖（糖尿病性アシドーシス）や低血糖性ショックの時の対応は，内科医への連絡，バイタルサインの監視，一次救急などが必要となる．また，糖尿病の合併症として，高血圧，脳血管性障害，アテローム性冠動脈硬化症，腎疾患，網膜症などがある．歯科治療はストレスとなる行為が多いので，不安や痛みを与えぬように十分注意し，血圧モニターをつけるなどの配慮が必要である．

図17，19に糖尿病患者で成人性歯周炎をもつ患者の初診時の口腔内写真とX線写真を示す．食事療法にてコントロールしており，空腹時血糖値は130mg/dlである．同患者が1年後に保存不可能な歯の抜歯と，初期治療が終了したときの口腔内写真とX線写真（図18，20）を示す．

	優	良	やや不良	不良
空腹時血糖値（mg/dl）	70～120	121～140	141～160	161～
食後2時間血糖値（mg/dl）	110～160	161～200	201～250	251～
HbA1c*	～7	7.1～8	8.1～9	9.1～
FRA（μmol/l）	～300	300～350	351～400	401～

表3　血糖値と血糖マーカーによる血糖コントロールの見方　＊正常の上限が6％の場合（1995，池田）

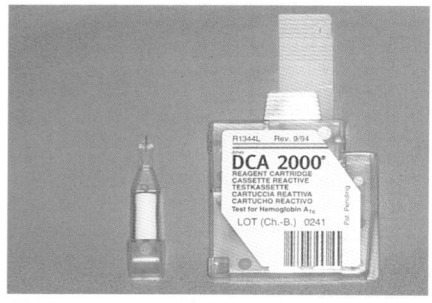

図15　DCA2000（バイエル社）

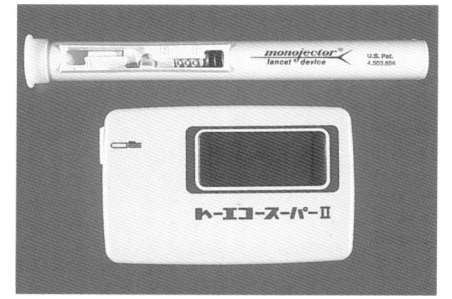

図16　トーエコースーパーⅡ（京都第一科学）

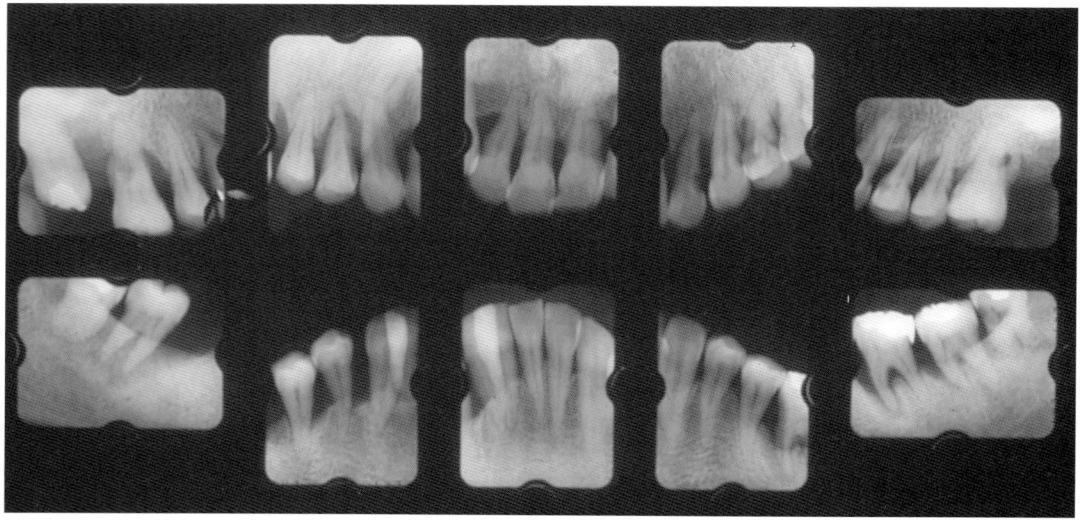

図17　糖尿病の既往がある成人性歯周炎患者の初診時X線写真

第4章 歯周治療の基礎

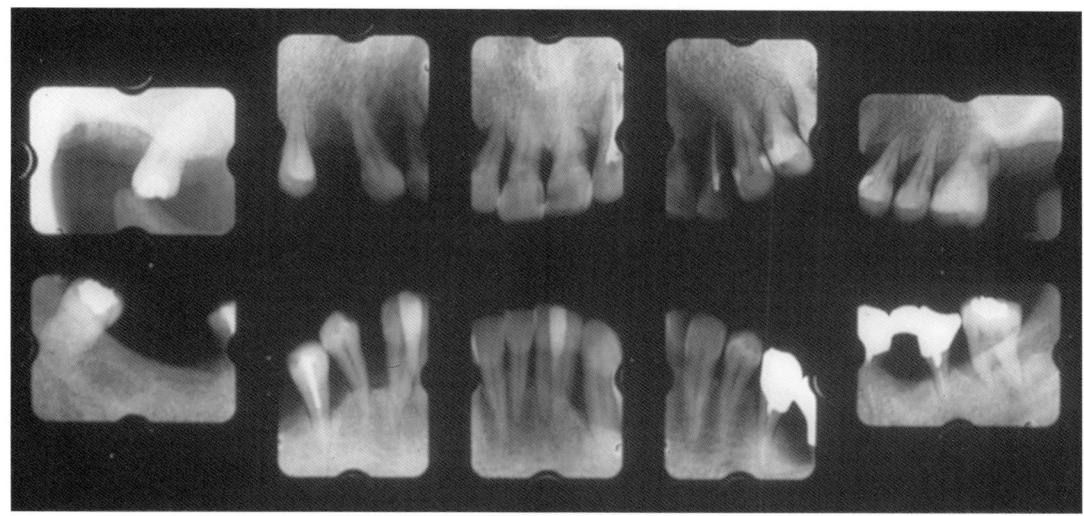

図18 同患者の初期治療終了時のX線写真（1年後）

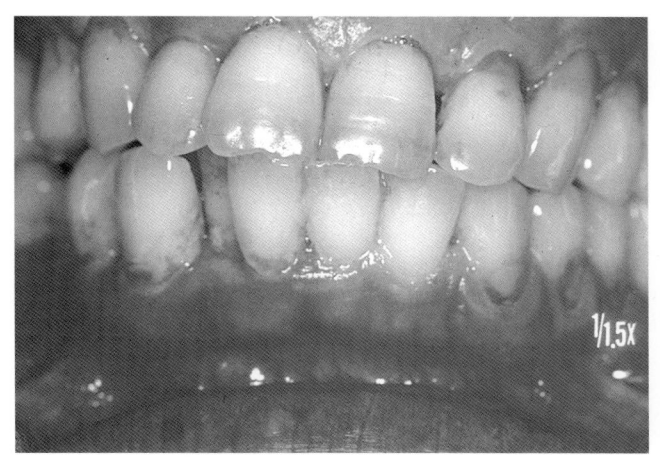

図19 同患者の初診時の口腔内写真

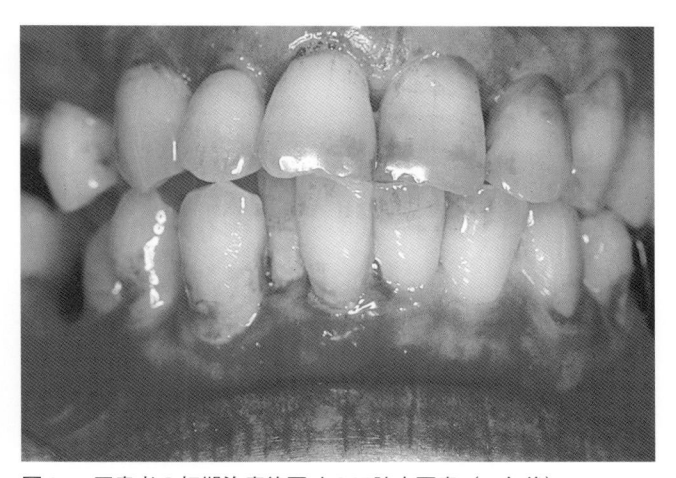

図20 同患者の初期治療終了時の口腔内写真（1年後）

（魚島 マリコ／石川 烈）

参考文献

1) 東江良昭：肝炎（急性・慢性）の患者が来院したとき．Dental Diamond 増刊号 Vol.9（8）歯科治療こんなときこんな注意 特に全身疾患を中心に．：66-75，1984．
2) 雨宮義弘：高血圧，動脈硬化の患者が来院したとき．Dental Diamond 増刊号 Vol.9（8）歯科治療こんなときこんな注意 特に全身疾患を中心に．：18-25，1984．
3) Nery, E.B., Edson, R.G., Lee, K.K., Pruthi, V.K. and Watson, J.：Prevalence of nifedipine-induced gingival hyperplasia. J. Periodontol. (66): 572-578, 1995.
4) Barclay, S., Thomason, J.M., Idle, J.R. and Seymour, R.A.：The incidence and severity of nifedipine-induced gingival overgrowth. J. Clin. Periodontol. (19): 311-314, 1992.
5) Grossi, S.G., Zambon, J.J., Ho, A.W., Koch, G., Dunford, R.G., Machtei, E.E., Nordeyd, O.M. and Genco, R.J.：Assessment of risk for periodontal disease. I. Risk indicators for attachment loss. J. Periodontol. (65): 260-267, 1994.
6) Ainamo, J., Lahtinen, A. and Uitto, V.J.：Rapid periodontal destruction in adult humans with poorly controlled diabetes. J. Clin. Periodontol. (17): 22-28, 1990.
7) Tervonen, T. and Oliver, R.C.：Long-term control of diabetes mellitus and periodontitis. J. Clin. Periodontol. (20): 431-435, 1993.
8) Seppala, B. and Ainamo, J.：A site-by-site follow-up study in the effect of controlled versus poorly controlled insulin-depended diabetes mellitus. J. Clin. Periodontol. (21): 161-165, 1994.

2. 基本事項

1）歯周治療器具の消毒

歯科の治療を受ける際に，患者が肝炎ウイルスやHIVの検査をすることはほとんどない．そのため，唾液や血液を介した感染の危険性に対し，注意を払う必要がある．歯周治療は鋭利な器具を使用する頻度が高く，観血処置が多いため，特に感染予防には注意を要する．

（1）水洗

器具に付着した血液，唾液などは十分に除去しておくことが重要である．洗浄は必ずゴム手袋を装着し，義歯用のブラシなどを用いて行う（図21）．使用直後に術者あるいは介補者がオキシドールなどを浸漬したガーゼで拭掃しておくと，後の洗浄が行いやすい．最近では自動洗浄機が開発されており（図22），省力化と洗浄者の感染防止に有効である．

血液検査で肝炎ウイルスやHIVに陽性である患者の治療の際には，水洗に先立ち，ウイルスに有効なグルタールアルデヒド溶液などを用い薬液消毒を行った後，洗浄を行う（図23）．

（2）超音波洗浄

歯周外科器具の中には，通常の洗浄では細部まで清掃できない場合があるため，超音波洗浄を行うことにより洗浄効果が上がる．

（3）滅菌

歯周外科の際に用いる器具をパッキングして行うと，使用する際に便利である．器具は現在最も信頼性の高いオートクレーブ（121℃，20分）で行うことが望ましい（図24）．その他には，ケミクレーブ，煮沸消毒がある．高温に耐えられない器具に関してはガス滅菌を行う．従来エチレンオキサイドガス（EOG）が用いられてきたが，環境問題から現在ではCO_2ガスが用いられている（図25）．

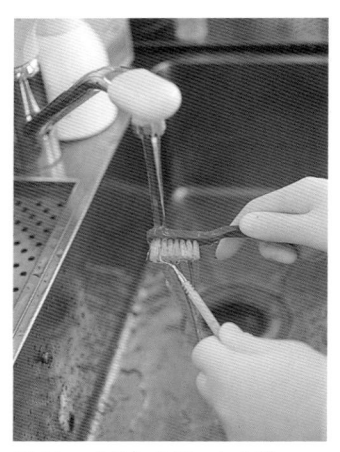

図21 ブラシを用いた水洗

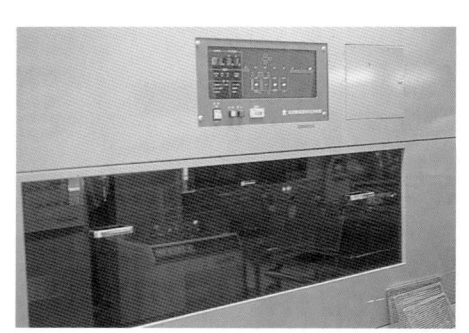

図22 全自動の超音波洗浄機

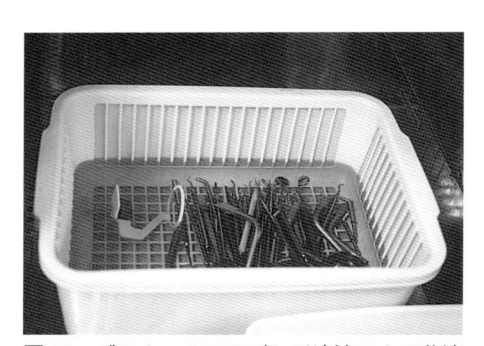

図23 グルタールアルデヒド溶液による薬液消毒

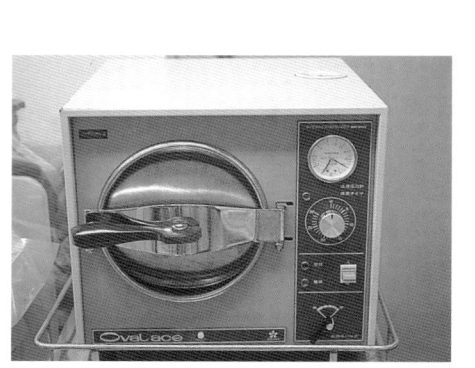

図24 オートクレーブ

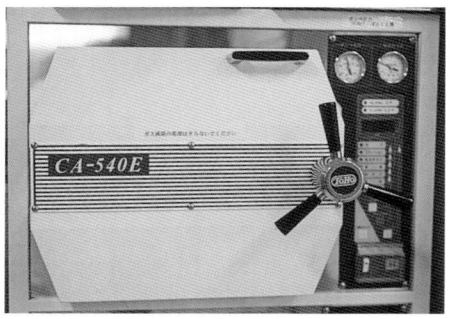

図25 ガス滅菌機

2）投薬

歯周外科を行った後，感染防止のために，ペニシリン系，セフェム系，マクロライド系など副作用が少なく，広域スペクトラムを持つ抗生剤を3日程度投与することが多い．それに加え，術後の疼痛発現に対して鎮痛薬の処方を頓服用として処方する．

しかしながら，ポケット内に病原性細菌が存在することによる手術時の菌血症を防ぐために，抗生剤の術前投与を行い，手術時には血中濃度を上げておく方が理にかなっている．

薬剤には，例えば近年開発されたニューキノロン系の抗菌剤と非ステロイド系消炎鎮痛薬の併用により，神経性副作用を生じるといったような相互作用があるため，その併用には注意が必要である．

3）術後の含嗽剤

歯周外科手術後，一定期間はブラッシングを行えないことが多いため，含嗽剤を使用することで，治癒期間中のプラークコントロールを行う．

以前はクロルヘキシジンが広く使用されていたが，日本では粘膜に対して使用できなくなった．現在，ポビドンヨード，リステリン®液，塩化セチルピリジニウム（CPC），トリクロサンなどを配合した含嗽剤が，臨床的有効性から用いられている．

（1）ポビドンヨード剤

ポビドンヨード剤は，ある程度甘味をつけて洗口剤として用いられる．原液は有効ヨウ素10mg/mlを含む．使用時は15～30倍に希釈して使用する．すべての口腔細菌，多くのウイルスに対して有効である．

（2）リステリン®液

チモール，メントール，ユーカリプトール，サリチル酸メチルを組み合わせた殺菌性洗口液である．抗菌性物質を溶解するため26％アルコールを含有しており，慣れるまで刺激感がある．プラークを有意に減少させ，プラークの沈着を抑制し，歯周病の発症を減少させるという報告があり，術後の含嗽剤として広く用いられている．

（3）塩化セチルピリジニウム（CPC）

第4級アンモニウム塩基の代表的な化合物の1つで，粘膜面に付着して，ある一定時間抗菌性を示す．長期間使用により，歯面の汚れや歯石沈着を導くという欠点がある．

（4）トリクロサン

非イオン性のフェノール系殺菌剤であり，手指の消毒薬としても広く使われている．

（5）強酸水

食塩水を電気分解し，（＋）側に産生されるHClOなどの殺菌力を期待する．口腔細菌に対してある程度の抗菌力を示すが，唾液タンパクの存在下で効力が減少するなど，その有効性についてはまだ明確になっていない．

4）縫合法

（1）単純縫合

①単純縫合：最も一般的な縫合であり，頰側の弁は外側から，舌口蓋側の弁は内側から針を挿入する．
②8の字縫合：頰側，舌口蓋側ともに外側から針を挿入する．
③垂直マットレス縫合：1つの弁に2度針を通すことで，弁を緊密に縫合できる．また，剥離していない骨膜を通した場合，術者の望む位置に弁を固定することができる．弁の幅が狭い場合，弁が脆弱な場合に適している（図26）．
④水平マットレス縫合：弁の幅が広い場合，水平的に2度針を通すことで緊密な縫合が可能になる（図27）．
⑤懸垂縫合：片側フラップ手術，弁を術者の望む位置に固定する場合に用いる（図28）．後述する連続懸垂縫合の形で用いることが多い．

(2) 連続縫合

フラップを根端側に移動させたい場合など，弁を術者の好む位置に固定したいときに多く用いられる．片側のみのフラップ手術の場合にも用いる．連続懸垂縫合が一般的である（図28）．

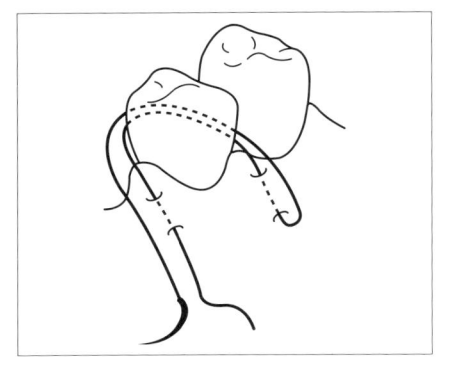

図26 垂直マットレス縫合による懸垂縫合

図27 水平マットレス縫合

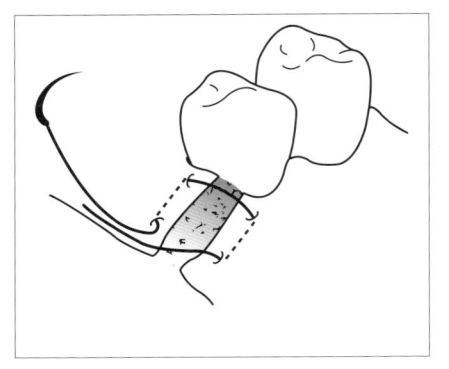

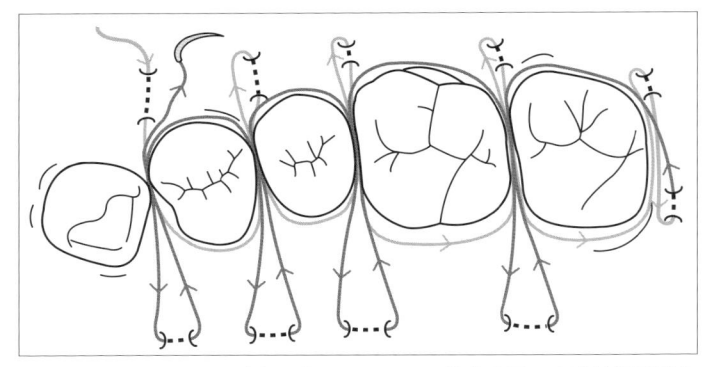

図28 垂直マットレス縫合と水平マットレス縫合を用いた連続懸垂縫合

5）弁の種類

歯周外科に用いる弁は，骨膜を含む粘膜骨膜弁（全部層弁，図29）と含まない粘膜弁（部分層弁，図30）に分けられる．

通常のフラップ手術では粘膜骨膜弁を用いることが多い．したがって，初心者はメスを歯槽骨頂部に達するまで正確に挿入し，粘膜骨膜弁を正しく形成できるようになることが重要である．

粘膜弁は付着歯肉を獲得するために行われる歯肉弁根端側移動術（apically positioned flap）や側方移動術，遊離歯肉移植術の際に，剝離した弁を骨膜縫合により術者の望む位置に移動させるために用いることが多い．骨に対するアプローチは行えない，手技が難しく弁を穿孔しやすいなど，用いる際には注意が必要である．詳細は術式の項目で触れる．

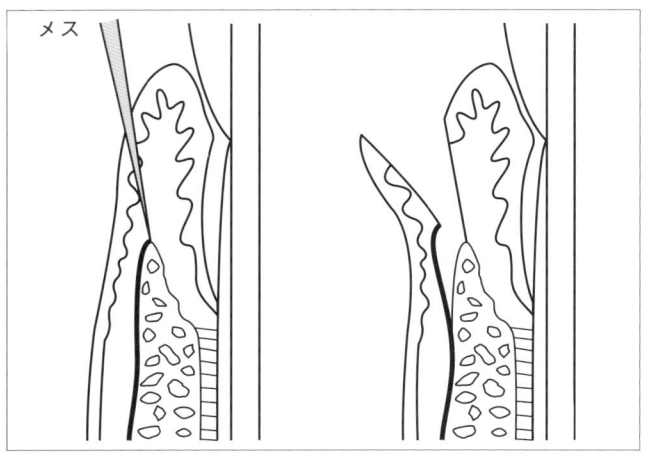

図29 粘膜骨膜弁

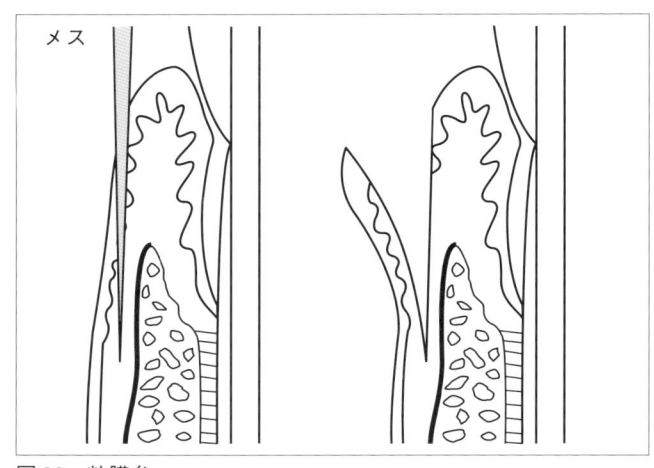

図30 粘膜弁

（中川 種昭／山田 了）

2 切除療法　Resective Procedures

1）歯肉切除術（Gingivectomy）

　薬物服用による歯肉増殖症，線維性歯肉における炎症性腫脹，歯肉線維腫症，若年者の増殖性歯肉炎などにおいては，歯肉切除術が効果的である．基本的に歯肉切除術は仮性ポケットのみを適応症とする．しかしながら，審美性が損なわれる歯肉増殖症のような症例で，仮性ポケットに加え真性ポケットも存在した場合には，患者自身のプラークコントロールを向上させるため，また審美性の回復（QOLへの配慮）を目的として，歯周治療の第一段階として歯肉切除を行うことがある．特に最近，高血圧ならびに狭心症治療薬であるニフェジピンを服用している人が増加していることから，日常臨床において歯肉増殖症に遭遇する機会が増えつつあり，歯肉切除術の頻度も高くなってきている．

症例1

症　　例：60歳，男性
主　　訴：歯肉の肥大
現　病　歴：3カ月程前に下顎臼歯部の歯肉肥大に気付き開業医受診の後，大学病院を紹介され来院した．
全身既往歴：10年前より高血圧症で，ニフェジピン40mg／日を6カ月前から服用している．

病態　歯肉所見はフェニトインによる歯肉増殖症と同様であり，歯間乳頭部歯肉の著明な線維性増殖が特徴的である．歯周ポケットは全顎的に4〜8mmであり，X線写真では歯槽骨の吸収像も見られ，一部に真性ポケットの形成を伴った増殖部位が認められた．

診断　ニフェジピン服用による歯肉増殖症

治療　高血圧症患者であることから，麻酔医による全身管理下において歯肉切除術を5回に分けて行った．上顎前歯部については骨縁下ポケットが存在したことから，フラップ手術（歯肉剥離掻爬手術）を行った．図は術後4カ月の状態で，増殖歯肉は除去され，良好なプラークコントロールが得られている．

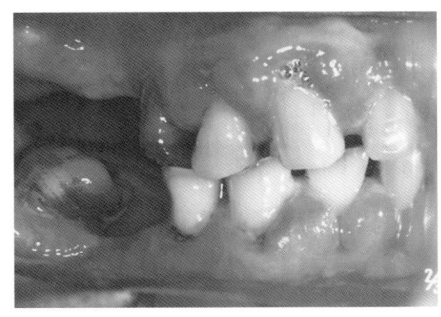

図1　術前．左側臼歯部（ミラー使用）
図2　術前．正面像 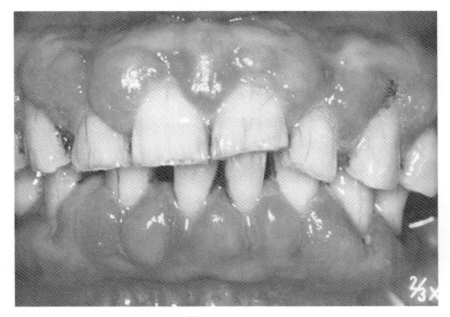
図3　術前．右側臼歯部（ミラー使用） 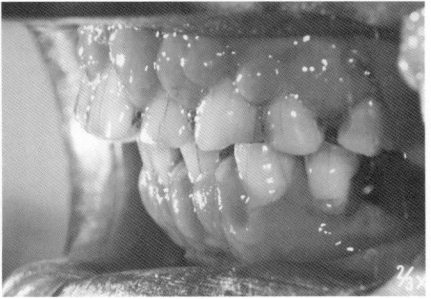
図4　術後．左側臼歯部（ミラー使用） 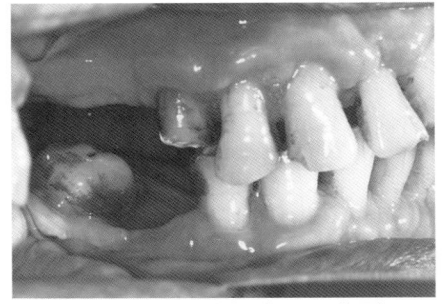
図5　術後．正面像 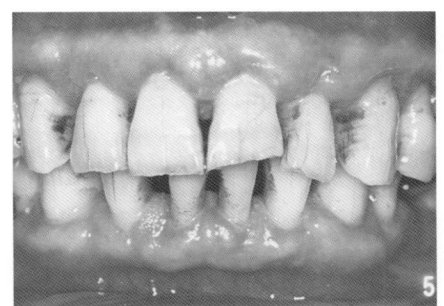
図6　術後．右側臼歯部（ミラー使用）

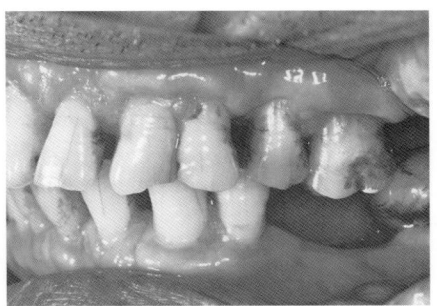

§2. 歯周外科療法

症例2

症　　例：20歳，女性
主　　訴：前歯部歯肉の腫脹
現 病 歴：数年前より同部の歯肉が腫脹していたが，現在まで放置．最近，やや腫脹が著しくなったため，精査加療を希望し来院した．
全身既往歴：軽度の精神発達遅滞が観察される．10歳のとき肥大アデノイドの切除を受けている．特に薬物の服用はない．

病態　全顎的に線維性に増殖した歯肉が認められ，3〜4 mmの仮性ポケットを有し，X線写真では歯槽骨の吸収はほとんど観察されなかった．アデノイドに特徴的な上顎前歯部の歯槽突起の突出，口呼吸，高位口蓋などが認められた．

診断　口呼吸を伴う慢性増殖性歯肉炎

治療　患者との意思の疎通を図りつつ，数カ月間にわたる地道なブラッシング指導の後，歯肉切除術（同時にスケーリングおよびルートプレーニング）を行った．引き続き徹底したプラークコントロールを指導した．図は初診から5年後の状態を示している．

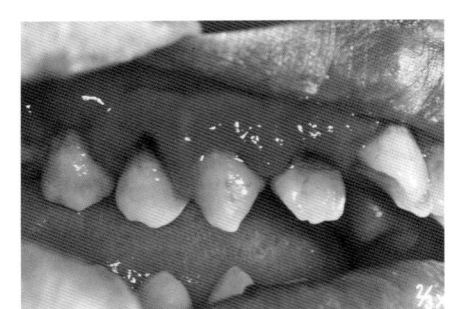

図7　術前．左側臼歯部（ミラー使用）
図8　術前．正面像 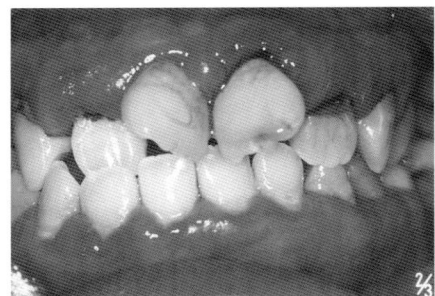
図9　術前．右側臼歯部（ミラー使用） 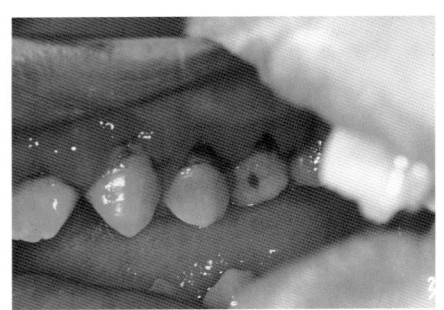
図10　術後．左側臼歯部（ミラー使用） 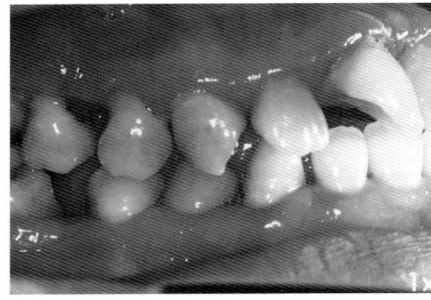
図11　術後．正面像 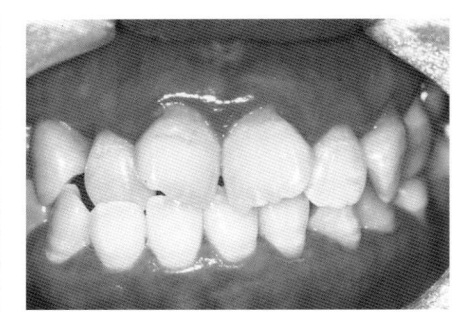
図12　術後．右側臼歯部（ミラー使用） 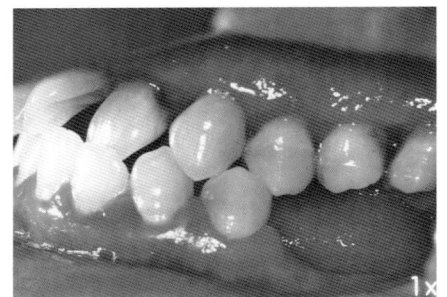

ニフェジピン歯肉増殖症

ニフェジピン（nifedipine）はカルシウムチャンネルブロッカーの1つで，冠動脈などの血管平滑筋に作用して血管を拡張させる作用をもつ．1980年代に狭心症や高血圧症の治療薬として発売され，一躍世界中に広まり，現在も売り上げ上位にランクされている薬剤である（商品名：アダラート®，アンペクト®，ヘルラート®，セパミット®，エマベリン®，ニレーナ®）．ニフェジピンによる歯肉増殖症は，1984年Ramonら[2]により初めて報告され，日本では1985年永田ら[3]によって最初に報告された．ヒトでの発症頻度は，報告によって15〜83％と大きな差がある．ちなみにフェニトインによる増殖症では約50％であり，数字の上でフェニトインより頻度が少ないようであるが，ニフェジピンの場合，服用患者の絶対数が多いため，歯肉増殖を起こす患者数はフェニトインによる増殖症より多いものと考えられる．

2) 歯肉整形術（Gingioplasty）

　歯肉整形術には，歯肉切除術に引き続いて歯肉の形態修正を行う付随的な場合と，歯肉に解剖学的形態不良があり，これによって引き起こされるプラークコントロールの障害を改善するために単独に行う場合の2通りがある．真性ポケットが形成されているとき，すなわち付着が破壊されているときには歯肉整形術は適用されない．

症例3

症例：15歳，男性
主訴：歯肉の痛み
診断：慢性歯肉炎

治療　ブラッシング指導および歯肉整形術

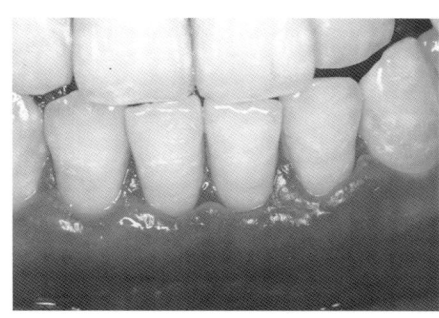

図13　術前

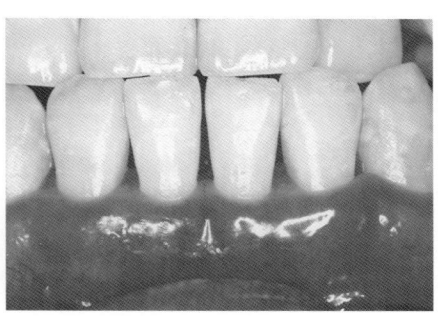

図14　術後2カ月

（永田　俊彦／西川　聖二）

参考文献

1) 永田俊彦ほか：薬物副作用による歯肉増殖症　その発症機序を考える．クインテッセンス 6（2）：57-66, 1987.
2) Ramon, Y. et al.：Gingival hyperplasia caused by nifedipine -A preliminary report-. Int. J. Cardiol. (5)：195-204, 1984.
3) 永田俊彦ほか：ニフェジピン服用患者の歯肉所見．日歯周誌（27）：224-233, 1985.
4) 西川聖二ほか：口呼吸が関連した歯肉炎の長期観察症例．日歯周誌（37）：175-184, 1995.

§2. 歯周外科療法

3 組織付着療法　Tissue Attachment Procedures

1）ポケット搔爬術

適応症
①浮腫性のポケット
②浅いポケットから中程度のポケット
③骨縁上ポケット
④ポケットをできるだけ減少させるために，初期治療の一部として行うこともある．
⑤全身的，精神的な問題があり，高度な外科処置をできるだけ避けたい場合．

診　断
重度成人型歯周炎と症候性歯周炎の合併

治療経過
プラークコントロールの徹底，慎重なスケーリング・ルートプレーニングの結果，反応性良好．しかし2年後 |3 頬側近心部にポケットが再発．診査の結果，残存歯石が見つかる．術式の選択は，手術よりポケット搔爬術を選択した．

注意すべき点
歯肉搔爬は以前ではかなり行われていたが，現在では閉鎖型根面処理の困難性から積極的には用いられなくなった．本症例では，出血性素因があるのでこの方法を用いた．

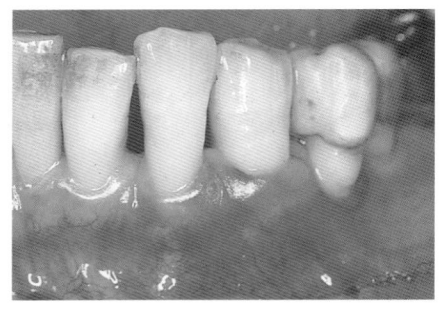

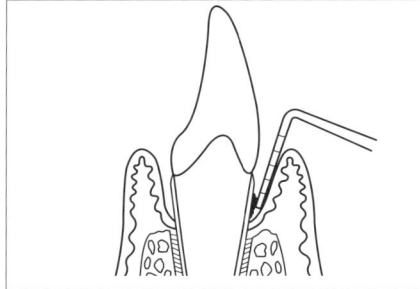

図1　術前
図2　歯周ポケットの確認（断面図）

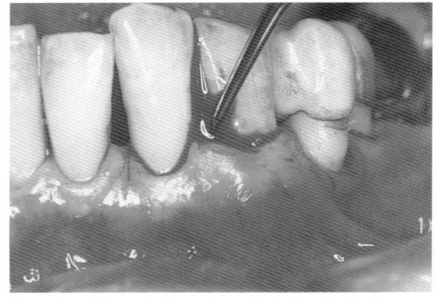

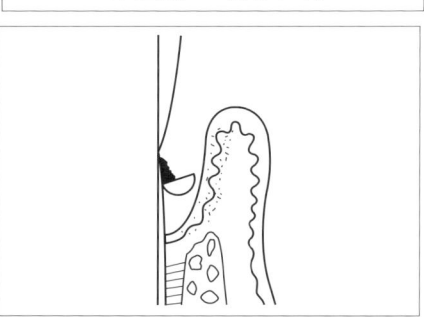

図3　術中
図4　根面のスケーリングとルートプレーニング（断面図）

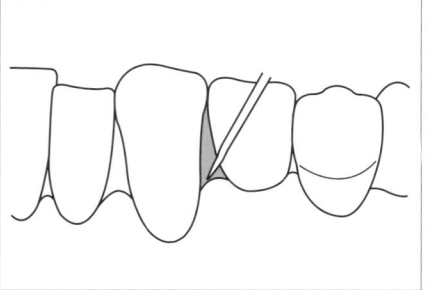

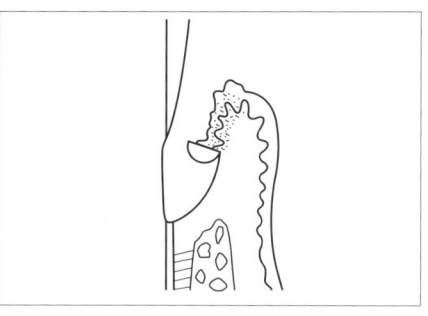

図5　歯周ポケットの歯肉壁（接合上皮，ポケット上皮，炎症性結合組織）の搔爬．（唇側面観）
図6　断面図

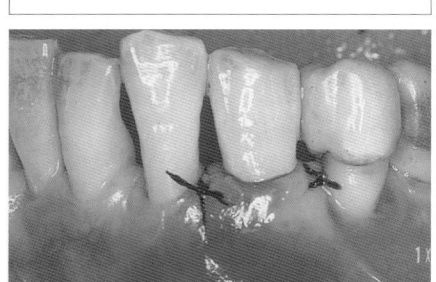

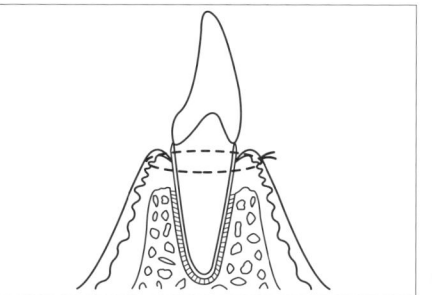

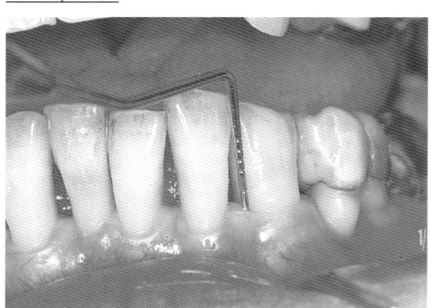

図7　ポケット内の洗浄，圧接，縫合またはパック
図8　断面図
図9　6カ月後の状態

2）新付着術（ENAP）

　新付着術とは，骨縁上ポケットの新付着を獲得するために開発された術式である．この術式の特徴は，歯肉掻爬術と異なり，メスを用いて完全にポケット内壁を除去することにある．基本的には，歯肉掻爬術はメスを用いて，ポケット内壁の軟組織を除去することで，根面の残存歯石除去と滑沢化を徹底して，新しい根面と付着をはかる術式である．

適応症

①歯周ポケットが骨縁上に限局している場合
②角化歯肉が十分にある場合
③審美性に問題がある場合
④できるだけ侵襲を少なくしたい場合

診　　断

成人性歯周炎

治療経過

　基本治療を徹底した後，反応性は平均的であった．
　|1 2 3近心にポケット4mmであったが閉鎖的掻爬は難しいため，根面の再掻爬のために新付着術を選んだ．

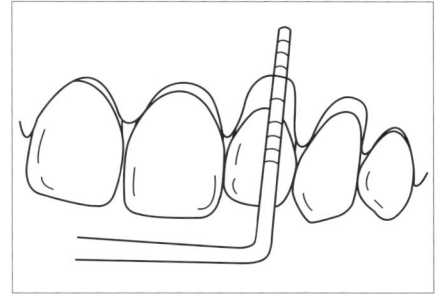

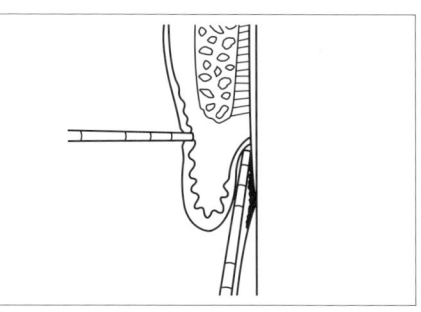

図10　ポケット底部の確認．（頬側面観）
図11　断面図

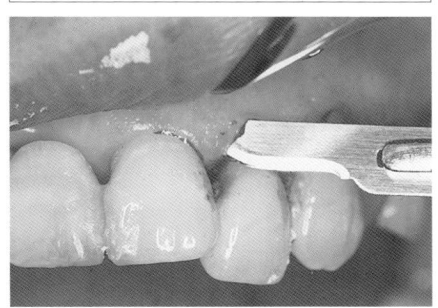

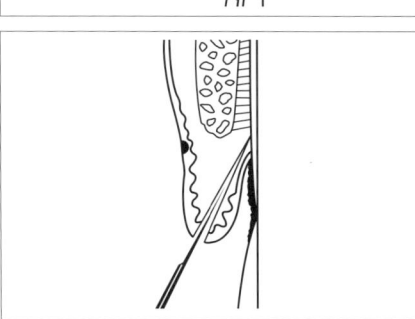

図12　術中
図13　切開：歯間乳頭を保存するように内斜切開を頬舌側に加える．

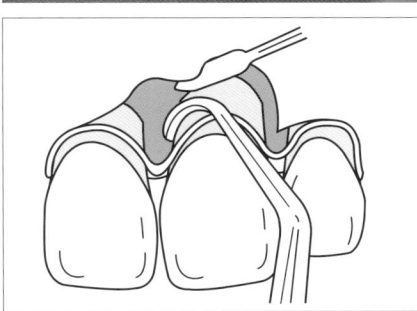

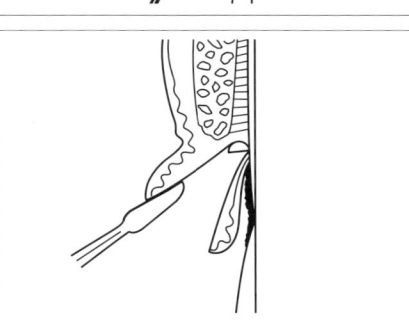

図14　剥離して，キュレットでポケット底部から肉芽組織を除去する．根面はスケーリング，ルートプレーニングを行う．（頬側面観）
図15　断面図

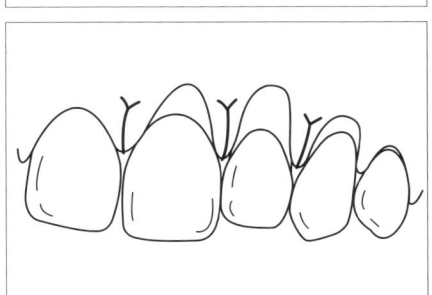

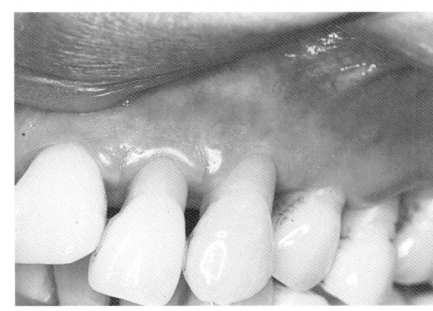

図16　歯肉弁は元の位置に可及的に戻し，緊密に縫合する．
図17　術後

3）フラップ手術

適応症

①基本治療後に，中等度から深いポケットが残存しており，根面への到達性が困難な症例
②閉鎖型掻爬によっても炎症が消失しない症例
③骨形態の修正や骨移植が必要な症例
④骨移植や組織再生誘導法を行う場合
⑤主たる目的がポケット減少にある場合

診　断

成人性歯周炎

治療経過

基本治療に対する反応は悪く，4～5mmのポケットが残存した．しかし，歯肉は可動性であり滲出液も多いため，ポケット除去を目的として歯肉剥離掻爬術を選択した．

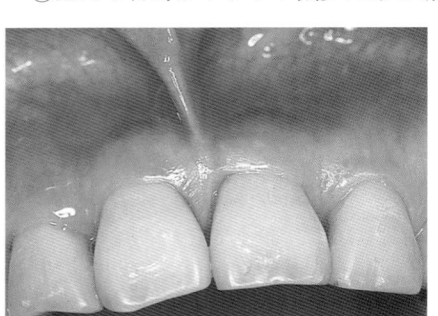

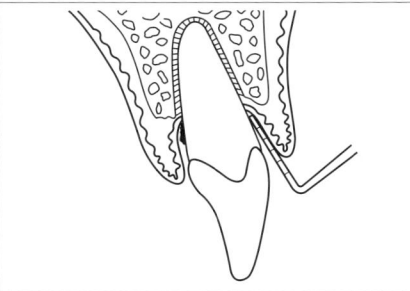

図18　術前
図19　骨吸収形態および残存骨壁数，骨レベルの確認．

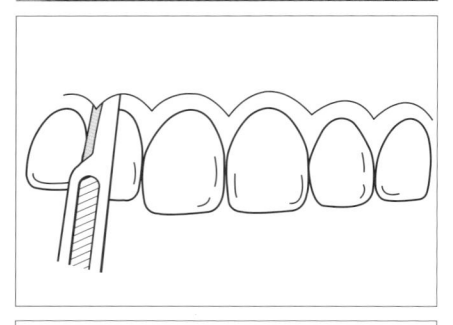

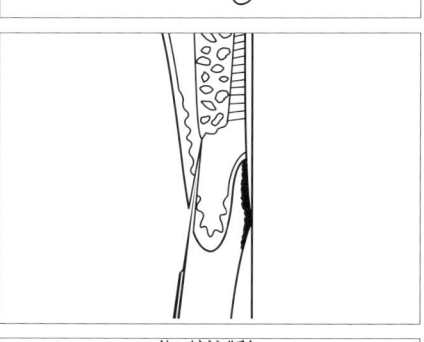

図18｜図19

図20　スキャロップ型に歯肉切開（一次切開）を入れる．（唇側面観）
図21　断面図

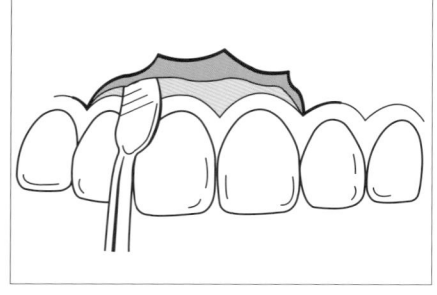

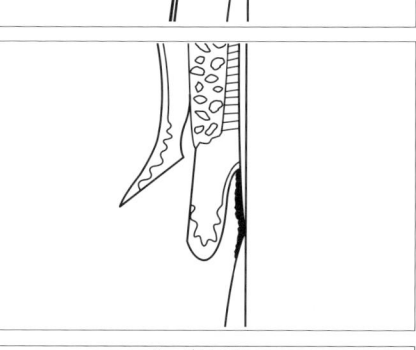

図20｜図21

図22　骨膜剥離子で歯肉弁を剥離する．（唇側面観）
図23　断面図

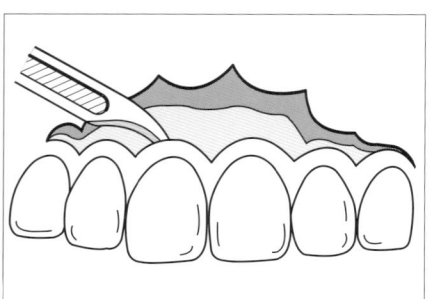

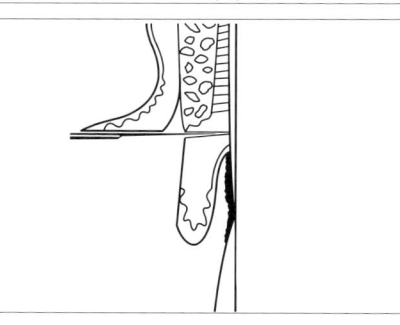

図22｜図23

図24　ポケットと周囲の結合組織を一塊として除去するため，水平切開（二次切開）を骨頂部に沿って入れる．（唇側面観）
図25　断面図

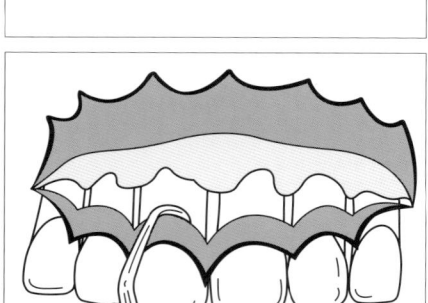

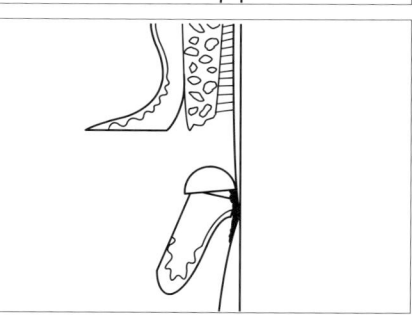

図24｜図25

図26　残存組織をスケーラーで取り除く．（唇側面観）
図27　断面図

図26｜図27

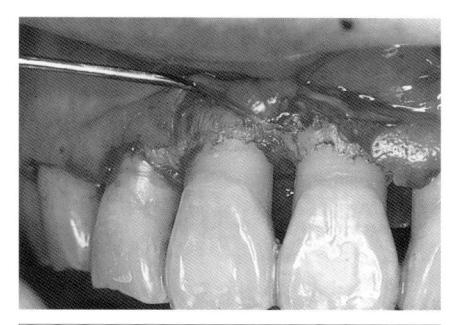

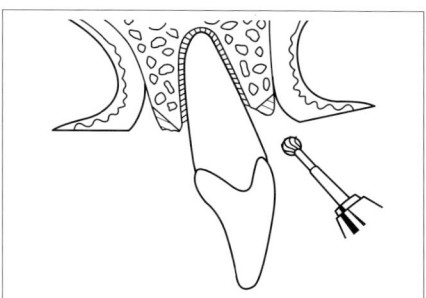

図28　術中
図29　骨縁下欠損を整形する．

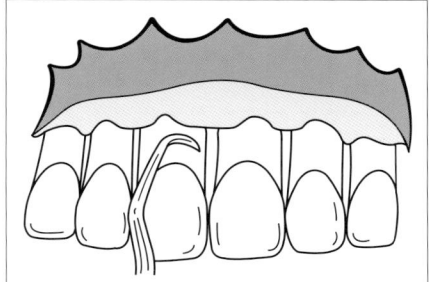

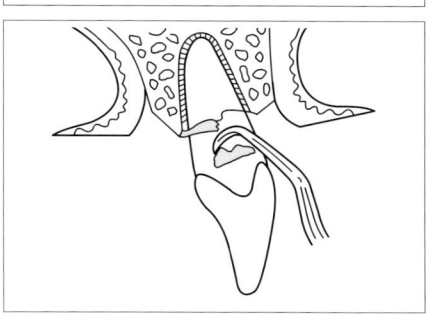

図28 ｜ 図29

図30　根面の徹底したルートプレーニングを行う．（唇側面観）
図31　断面図

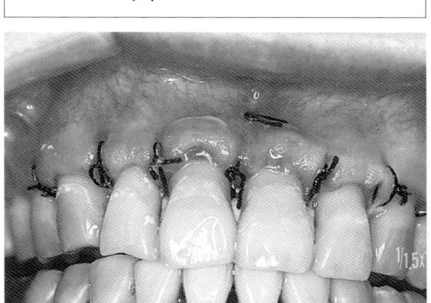

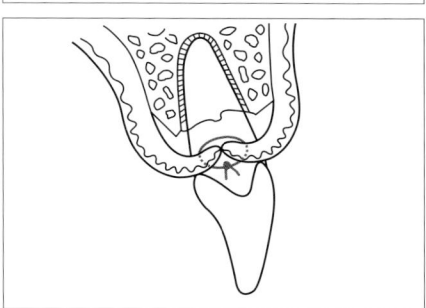

図30 ｜ 図31

図32　縫合時
図33　歯肉弁を骨に緊密に戻し縫合する．

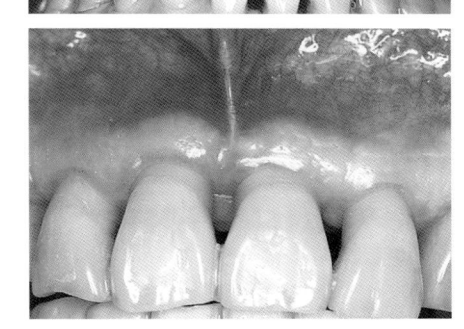

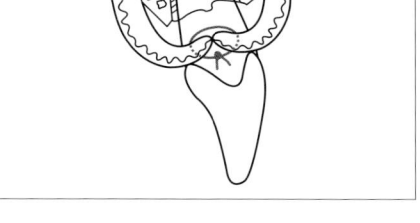

図32 ｜ 図33

図34　1年後の状態

4）ウィッドマン改良法

適応症
①ポケットの深さが4〜6 mmの歯周炎
②前歯部などの審美性の要求が強い場所
③必要以上の歯根露出を避けたい場合

避けたい症例
①付着歯肉幅が極端に小さい症例
②極端に深い骨欠損や，唇側舌側に不規則な骨欠損のある症例

診　断
成人性歯周炎

治療経過
基本治療に対する反応は良好であったが，前歯部に5 mmのポケットが残存した．ポケットを除去するために歯肉剥離掻爬術を行うことにした．審美性を確保するためにウィッドマン改良法を用いることにした．

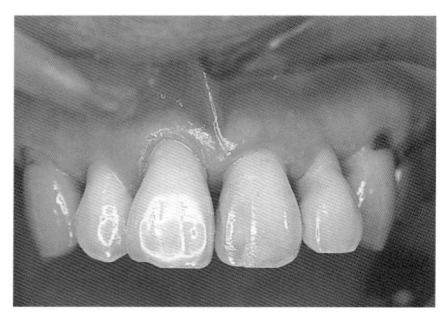

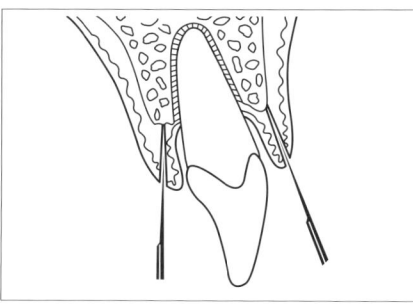

図35　術前
図36　#12, 15のメスを使用して，歯根長軸に沿って，歯頸部から約1 mm離して内斜切開（一次切開）を入れる．

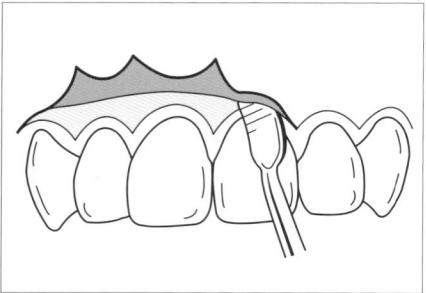

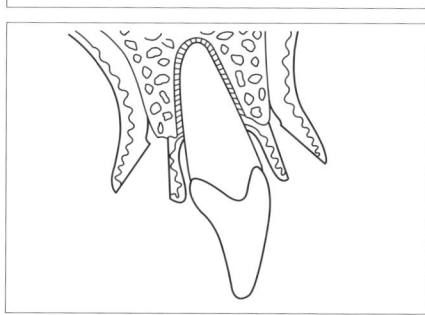

図35 | 図36

図37　剥離はＭＧＪまでの範囲内にとどめる．（唇側面観）
図38　断面図

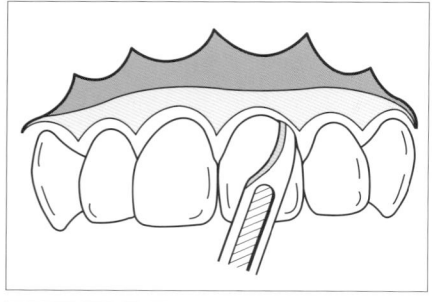

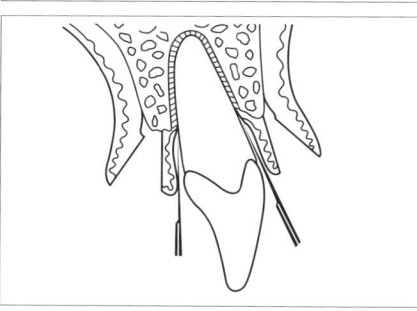

図37 | 図38

図39　歯肉溝切開（二次切開）をポケット底部に向けて挿入する．（唇側面観）
図40　断面図

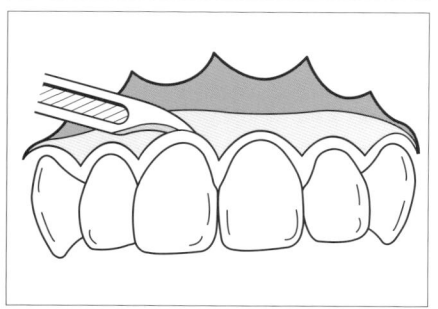

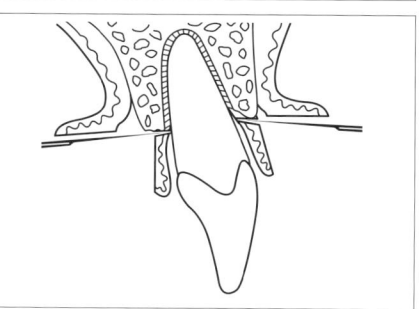

図39 | 図40

図41　ポケット周囲の結合組織を一塊として除去するため，水平切開（三次切開）を骨頂部に沿って挿入する．（唇側面観）
図42　断面図

図41 | 図42

第4章 歯周治療の基礎

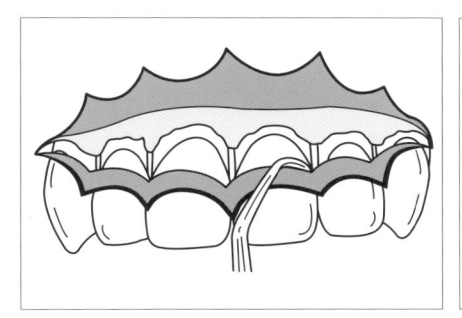

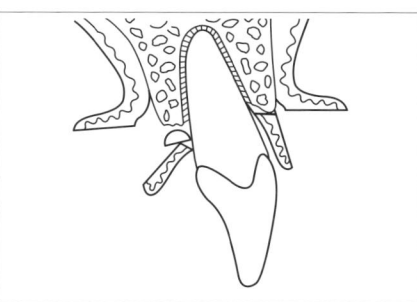

図43 スケーラーで除去する．（唇側面観）
図44 断面図

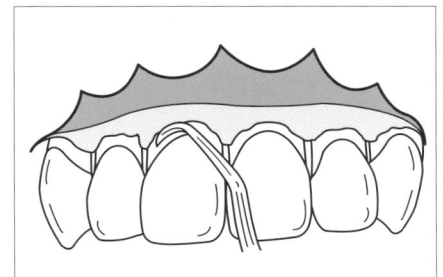

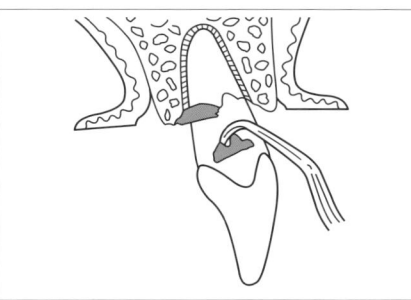

図43 | 図44

図45 根面のルートプレーニングを徹底して行う．骨欠損部から肉芽組織を除去する．（唇側面観）
図46 断面図

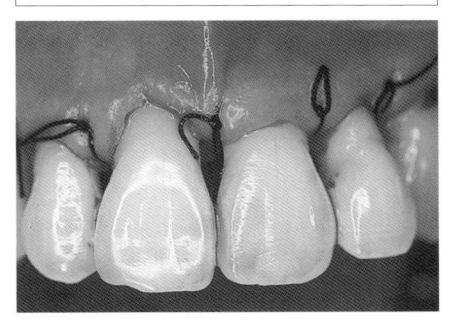

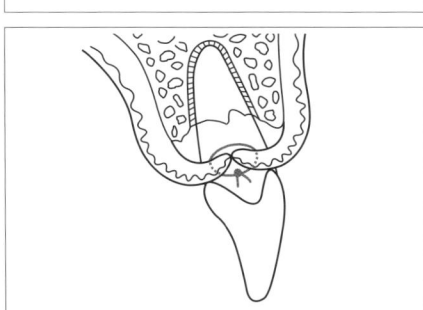

図45 | 図46

図47 術中
図48 縫合は通常，断続縫合で行う．

図47 | 図48

171

5）歯肉弁根尖側移動術

適応症
①角化歯肉は存在するが，付着歯肉が存在しないポケットがある場合
②骨欠損の修正
③角化歯肉の保存
④ポケットの完全な除去

診　断
成人性歯周炎

治療経過
|2 が舌側に転移しているためにポケットの減少が生じず，4mmの歯肉の厚いポケットが残った．そのため，ポケットの完全な除去を目的に歯肉弁根尖側移動術を選んだ．

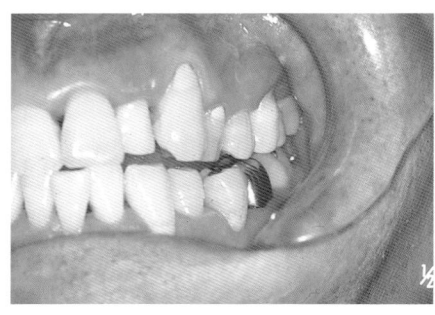

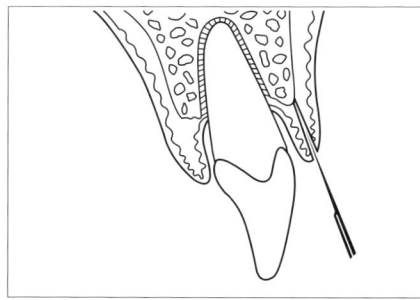

図49　術前
図50　歯肉辺縁部に歯槽骨頂に向かう内斜切開を加える．

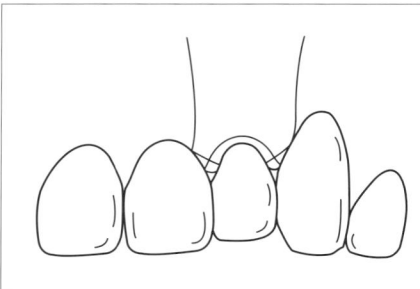

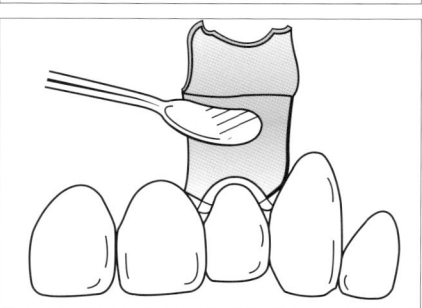

図49｜図50

図51　横切開の両端に歯槽粘膜に達する縦切開を加える．
図52　ペリオスチールで歯肉弁の剥離翻転を行う．本症例では粘膜弁（部分層弁）を形成．

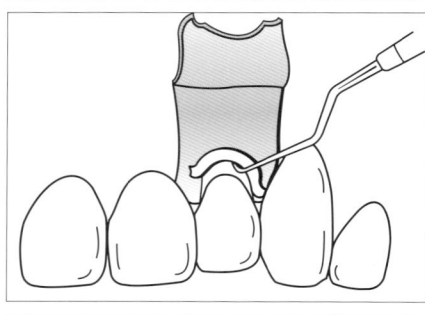

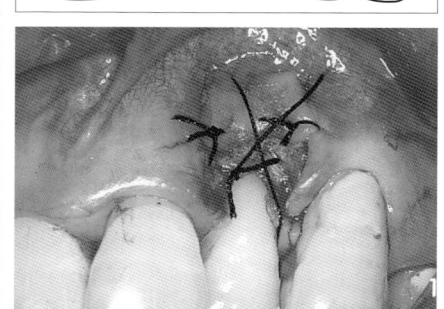

図51｜図52

図53　キュレットを用いて炎症性結合組織及びポケット上皮を除去し，根面を滑沢化する．
図54　縫合．縦切開部は単純縫合．さらに歯肉弁を固定するために，骨膜縫合を施す．

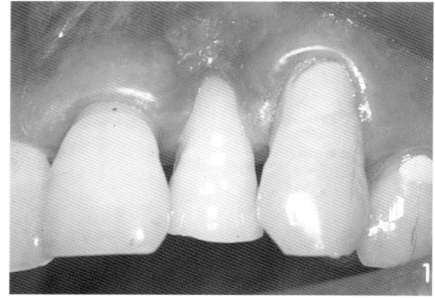

図53｜図54

図55　術後1カ月の状態

（横田　誠）

4 歯肉歯槽粘膜形成術

1）遊離歯肉移植術

適応症

① 付着歯肉幅や厚みが不適当な場合
② 1～2歯に歯根露出がある場合
③ 補綴・矯正治療の前処置が必要な場合

症例：51歳，女性
主訴：開業医から，3—6の唇・頬側部に補綴前処置としての歯肉歯槽粘膜形成術の依頼．
病歴：1年前に閉経．それ以外，医科・歯科既往歴に特記事項なし．

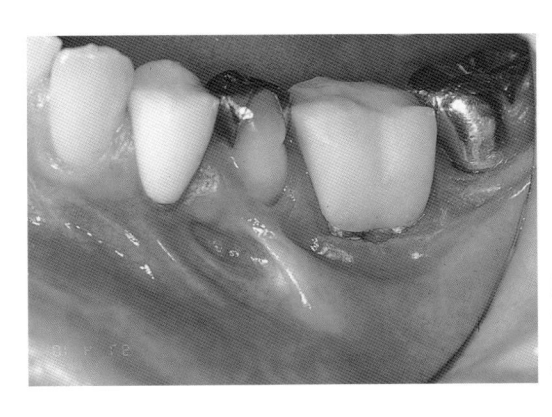

図1　術前：手術依頼のあった3—6の唇・頬側部の角化歯肉幅，付着歯肉幅は狭小，特に5の近心には，頬小帯の付着異常も見られるので，遊離歯肉移植術を適応する[1]．

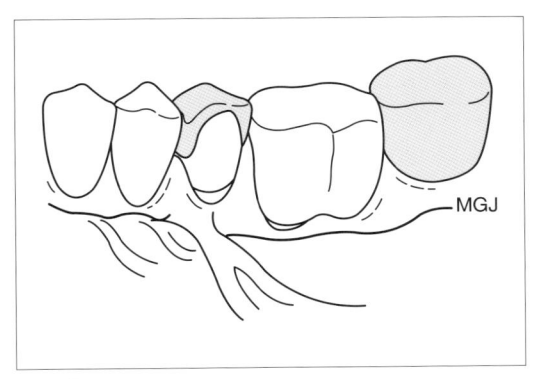

図2｜図3

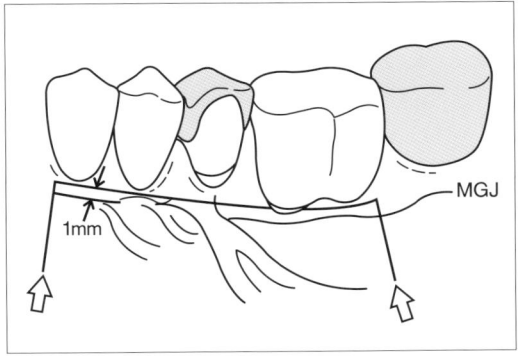

図2　口腔内清拭，消毒，麻酔後，口唇の引っ張り試験を行い，歯肉歯槽粘膜境（MGJ）の位置を確認する．
図3　受容床のデザイン：MGJより約1mm歯冠側の歯肉上に横切開，両端に縦切開（白矢印）を入れる．

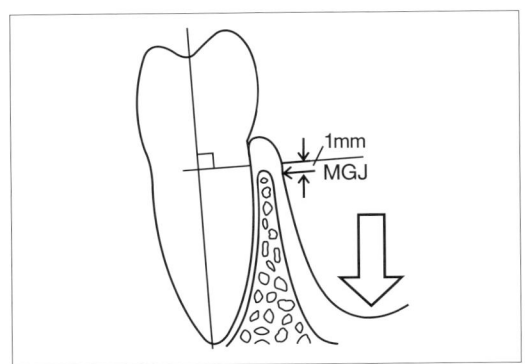

図4｜図5

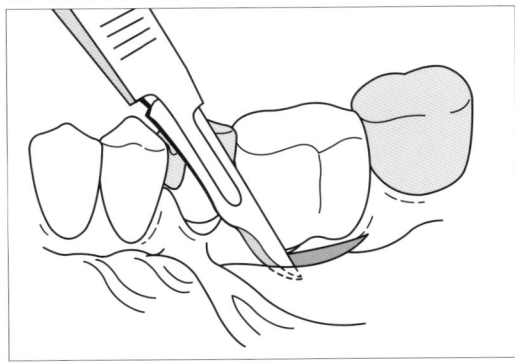

図4　メス（ディスポーザブルNo.15）で切開を入れる．メスは歯軸に対して直角に入れ，歯槽骨に達しないよう注意する．このとき，口唇や頬粘膜を根尖方向（白矢印）に牽引しながらメスを入れると切開しやすい．
図5　歯軸と平行となるようにメスを切開線に沿って入れ，骨膜が一層残るよう部分層フラップで受容床を形成する．

§2. 歯周外科療法

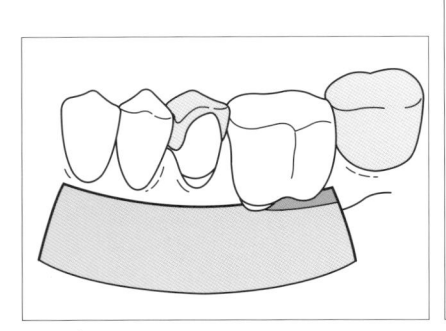

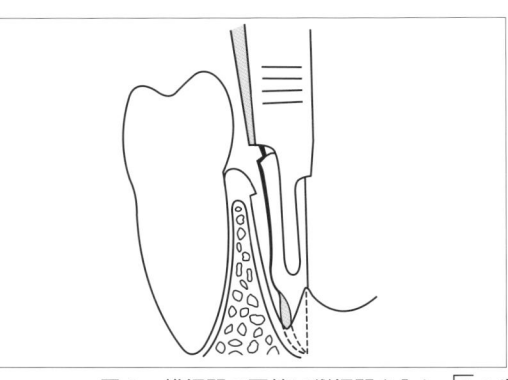

図6　横切開の両端に縦切開を入れ，6̲の歯頸部付近の狭小な歯肉はハサミやメスで切除する．
図7　筋付着部をメスで注意深く切断し，歯槽粘膜下部を十分拡大する．受容床の準備が完了したら，生理的食塩水を浸したガーゼで止血する．

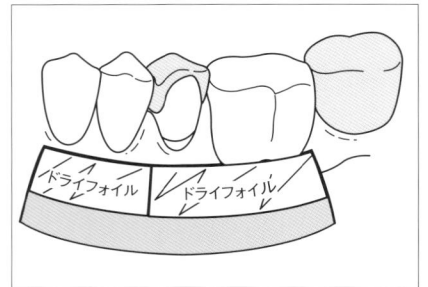

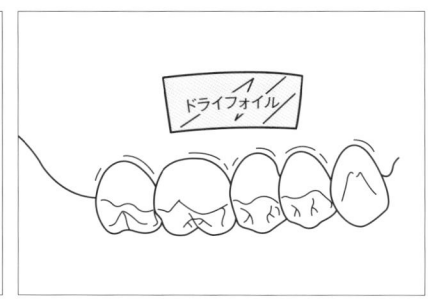

図8　ドライフォイル（錫箔）を使って移植片の採寸をする．
図9　通常，供給側は口蓋側に求め，移植片の大きさを決定し，メスで切開する．

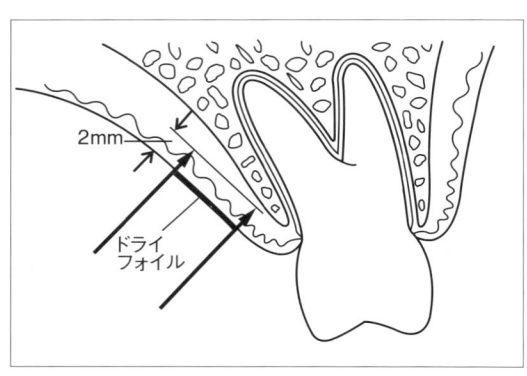

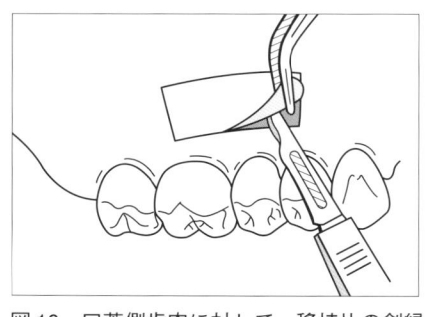

図10　口蓋側歯肉に対して，移植片の創縁が直角となるようメスを入れる．移植片の厚さは1.0〜1.5mm[2]位を目安にするので，縁取りの切開はやや深め（約2mm）に入れる．
図11　有鉤ピンセットで，切開した移植片のコーナーを持ち上げ，移植片を採取する．

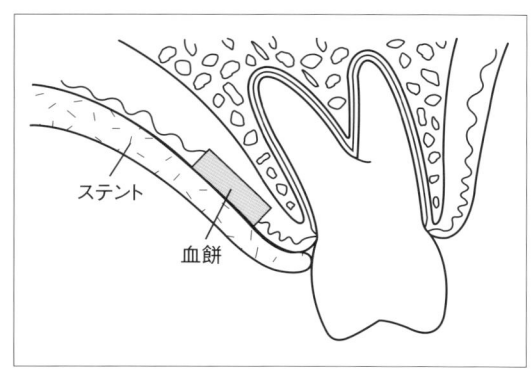

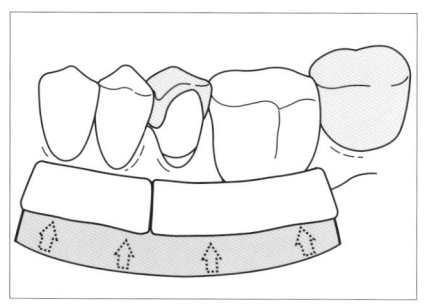

図12　移植片採取後の供給側は，開放創となるので，生理的食塩水を浸したガーゼで圧迫止血する．あるいは，あらかじめ作製しておいたステントを使うと，簡単で確実に止血できる．
図13　受容床に移植片を試適し，口唇や頬を動かし（矢印），移植片が動かないことを確認する．

第4章 歯周治療の基礎

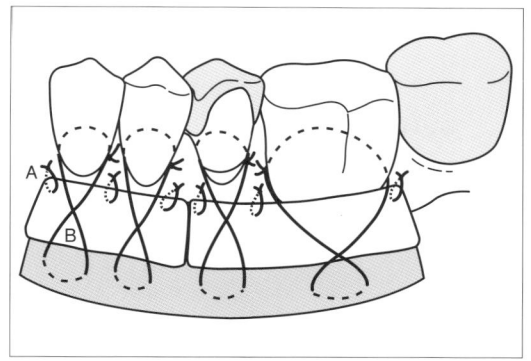

図14 | 図15

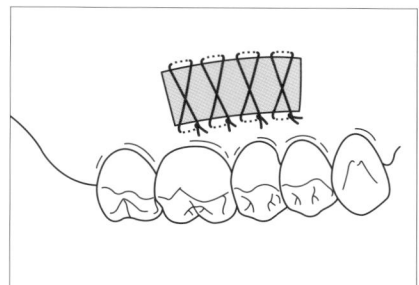

図14 移植片を縫合する．基本的には単純縫合（A）し，かつ移植片が安定するようオーバーレー縫合（B）をする．ガーゼで圧接し，移植片と受容床との間のデッドスペースをなくす[3]．
図15 供給側の止血を確認する．歯周包帯剤の維持のために，供給側周囲歯肉を縫合することもある．

図16 術後3カ月．付着歯肉幅は増加し，移植片も安定し，歯肉歯槽粘膜病変は改善され，最終補綴に移行できる．

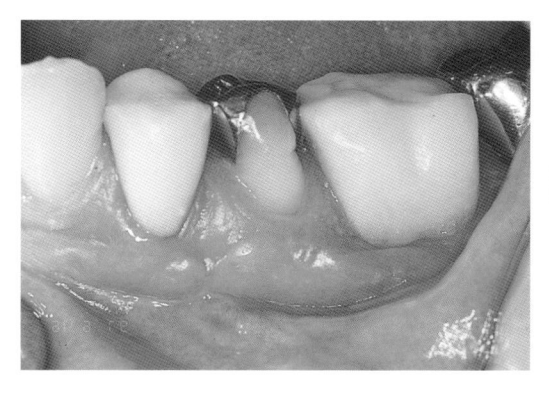

術後の処置

1週間から10日で1回目の術後処置を行う．歯周包帯剤を除去し，生理的食塩水で十分洗浄し，プラークや汚物を除去後抜糸する．必要に応じて2回目の術後処置を2週目で行う．通常，軟毛の歯ブラシでブラッシングを開始させる．

2）小帯切除術

適応症[4]

①小帯の付着異常が付着歯肉幅の狭小や口腔前庭の浅いことと関連がある場合
②歯肉を牽引し，ポケットの形成を促進したり，歯肉退縮の原因となっている場合
③小帯の位置異常が口腔清掃の妨げとなったり，プラークの停滞を助長する場合

症例：47歳，女性
主訴：上口唇が突っ張る．
病歴：抜歯時，気分が悪くなったことがあるが，医科・歯科既往歴に特記事項なし．

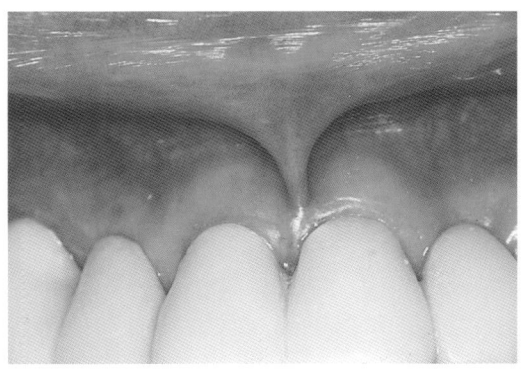

図17 | 図18

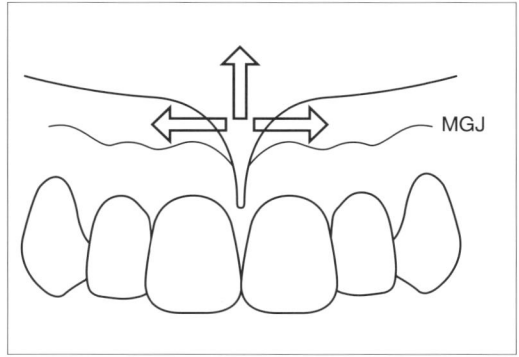

図17 術前：歯周基本治療が完了し，プロビジョナルレストレーションが装着されている．上唇小帯の付着異常が認められる．
図18 口腔内清拭，消毒，麻酔を施し，上唇小帯の引っ張り試験（矢印）を行い，付着位置を確認する．

§2．歯周外科療法

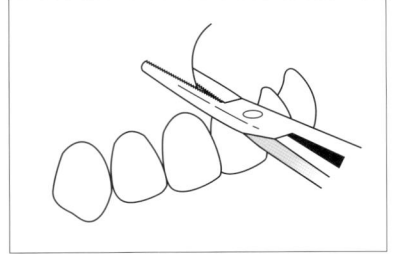

図19 図20 図21

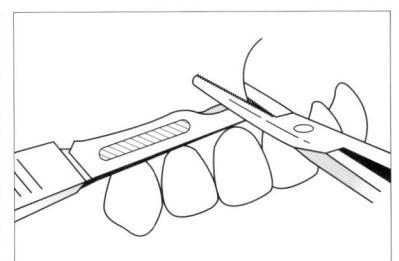

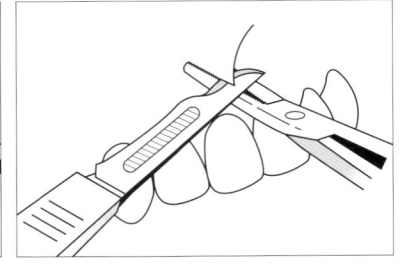

図19 上唇小帯を止血鉗子で挟む．
図20 止血鉗子に沿ってメスで上唇小帯の歯肉付着部を切断する．
図21 次いで，止血鉗子に沿って上唇小帯の歯槽粘膜部を切断し，小帯を完全に除去する．

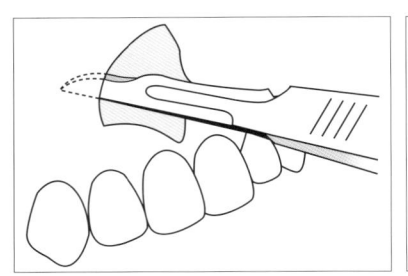

図22 図23 図24

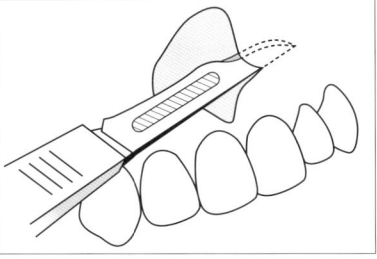

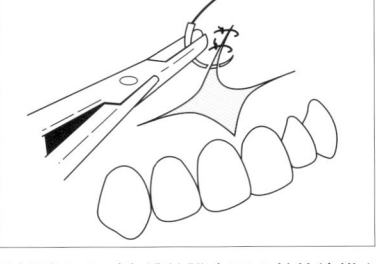

図22，23 歯槽骨付近および歯槽粘膜内面の付着線維を丁寧に切断し，アンダーマイニングする．
図24 アンダーマイニングすることで容易に創縁を引き寄せることができ，簡単に縫合できる．

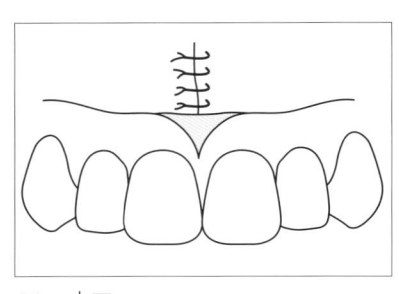

図25 図26

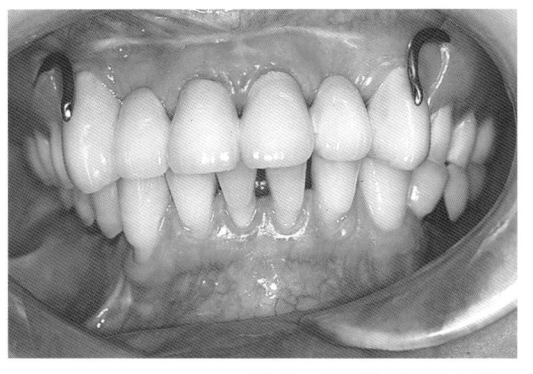

図25 歯槽粘膜部分の創面は閉鎖創となるが，歯肉部分の創面は開放創（グレー部分）となる．
図26 術後1年．最終補綴完了．上唇小帯は完全に除去され，後戻りは見られない．付着異常は改善され，口腔清掃のしやすい歯周環境となった．

用語解説 5-6)

- 小帯切除（frenulectomy or frenectomy）
  小帯を歯槽骨に付着している部分も含め，完全に除去すること．
- 小帯形成（frenulotomy or frenotomy）
  小帯の付着部分を切断すること．

縫合糸の選択

歯槽粘膜部は歯肉と比べ軟らかく，縫合糸を結紮すると歯槽粘膜に食い込む．通常1週から10日で抜糸するが，術後の浮腫があるときは，さらに縫合糸の結紮部は歯槽粘膜部に食い込んでおり，抜糸しにくくなる．また，抜糸時に創面を不用意に傷つけたり，縫合糸を牽引するので患者に苦痛を与えることも少なくない．そこで，吸収性縫合糸（例：ポリグリコール酸）で縫合することで，患者の不快事項，抜糸の手間を省くことができる．

3）側方弁移動術

適応症

①1〜2歯に限局した歯肉退縮
②付着歯肉幅の増大
③周囲組織と調和のとれた色調および形態が必要な部位

本術式は，フラップを剥離翻転し側方に移動するため，当該歯の1〜1.5倍の歯肉が必要である．そのため隣接する部位に十分な厚さと幅の歯肉が必要であるが，日常臨床で隣接部にそのような十分な歯肉があることは少なく，適応症は限られる[7]．

症例：36歳，女性
主訴：歯磨きをすると歯茎が痛い．
病歴：やや低血圧気味である以外，医科・歯科既往歴に特記事項なし．

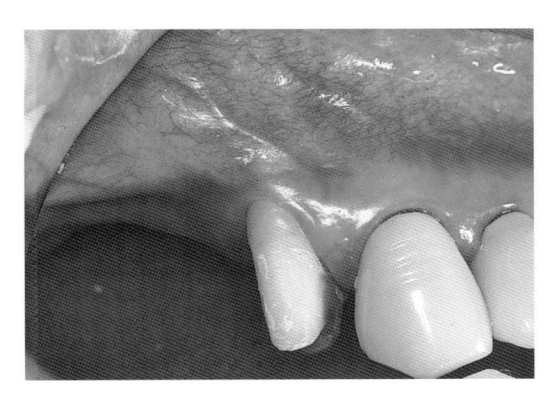

図27　右上 6 5 欠損．4 は支台歯形成済みで，頬側の角化歯肉，付着歯肉幅は狭小．

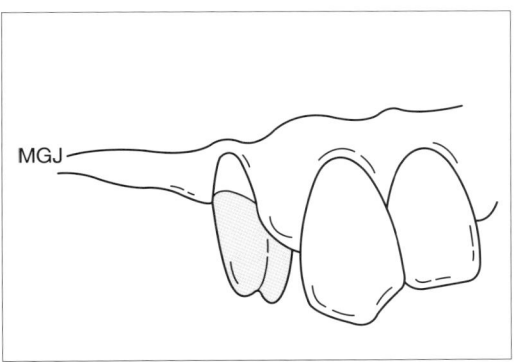

図28｜図29

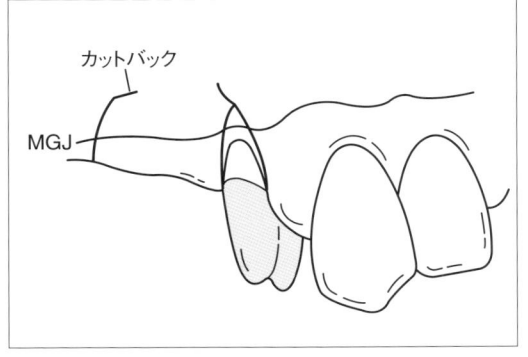

図28，29　口腔内清拭，消毒，麻酔を施し，頬粘膜の引っ張り試験を行い，4 頬側の付着歯肉の幅の増大を目的とする．6 5 は欠損なので，同部から歯肉弁を側方に移動することにした[8,9]．5 相当部は全層フラップで，6 相当部は部分層フラップとし，側方（近心側）に移動するので，遠心に入れた縦切開部の根尖寄りは近心にカットバックし，フラップを移動しやすいようにする．

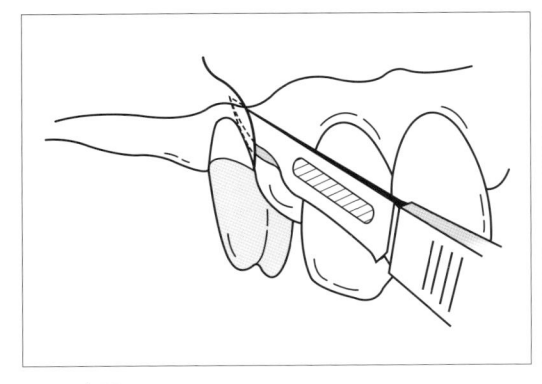

図30｜図31

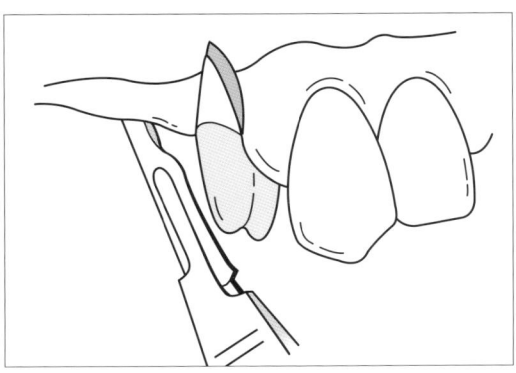

図30　VあるいはU字型の切開を入れる．このとき近心側の創面はベベルが付くように切開する．
図31　6 5 欠損部の歯槽堤頂縁部に，遠心から近心に横切開を入れる．

§2. 歯周外科療法

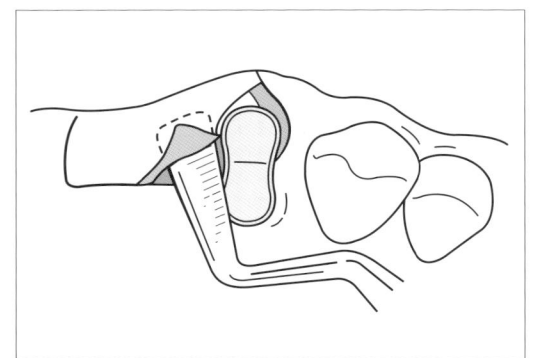

図32 | 図33

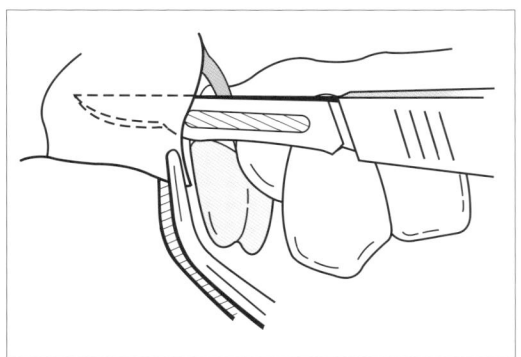

図32 5｜相当部歯肉を MGJ まで全層フラップで剥離，翻転する．
図33 有鉤ピンセットで5｜相当部歯肉を挟んで挙上し，4｜の遠心の縦切開部に挿入する．6 5｜の移行部までは全層フラップで剥離し，ここからは減張切開しながら，部分層フラップを形成する．

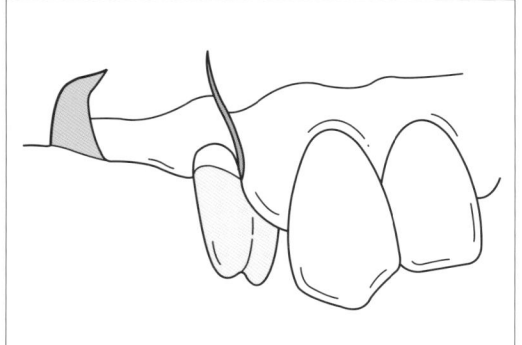

図34 | 図35

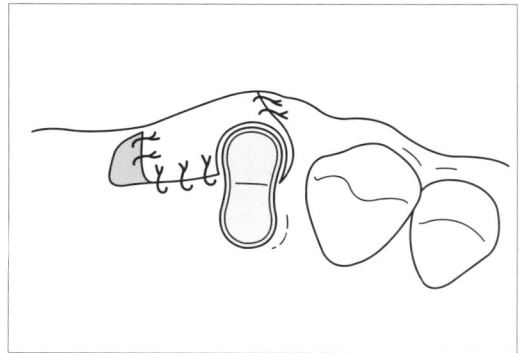

図34 有茎弁は，全層と部分層フラップよりなる．有茎弁を4｜頰側に側方移動する．
図35 単純縫合する．有茎弁を近心に移動するので，遠心では開放創（グレー部分）となるが，必要に応じて歯周包帯剤を貼付する．

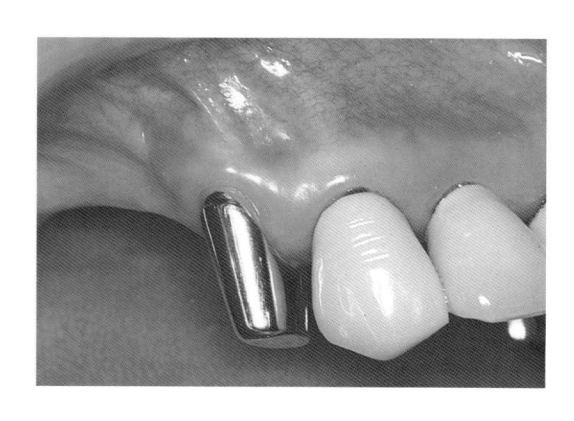

図36 術後7カ月．最終補綴完了．付着歯肉幅は増大し，周囲組織と色調はマッチし，形態も移行的で自然感がある．

（伊藤　公一）

参考文献

1) Sullivan, H.C. and Atkins, J.H.：Free autogenous gingival grafts. I. Principles of successful grafting. Periodontics (6)：5, 1968.
2) Mörmann, W., Shaer, F. and Firestone, A.C.：The relationship between success of free gingival grafts and transplant thickness. J. Periodontol. (52)：74, 1982.
3) Nabers, C.L.：When is gingival repositioning an indicated procedures? J.Western Soc. Periodontol. (5)：4, 1957.
4) Corn, H.：Technique for repositioning the frenum in periodontal problems. J.Clin.North.Am. (8)：79, 1964.
5) Carranza, F.A.Jr.：Glickman's Clinical Periodontology. 903, W.B.Saunders, Philadelphia, 1990 (7th ed.).
6) Cohen, E.S.：Atlas of Periodontal Surgery. 107, Lea & Febiger, Philadelphia, 1988.
7) 松江一郎：側方歯肉弁移動術．：歯周病学（石川烈ほか編）．167, 永末書店，京都，1996.
8) Corn, H.：Edentulous area pedicle grafts in mucogingival surgery. Periodontics (2)：229, 1964.
9) Cohen, E.S.：Atlas of Periodontal Surgery. 115-117, Lea & Febiger, Philadelphia, 1988.

§3. 根分岐部病変の治療

1. ファケーションプラスティ

　ファケーションプラスティとは，根分岐部病変1度の根分岐部の消退を目的として，硬組織を削除する術式である．根分岐部の狭い入り口を広くして根分岐部病変を減少させるオドントプラスティと，根分岐部に面した骨の形態不整があれば修正するオステオプラスティからなる．通常は頬舌側で，隣接面では適用されない．

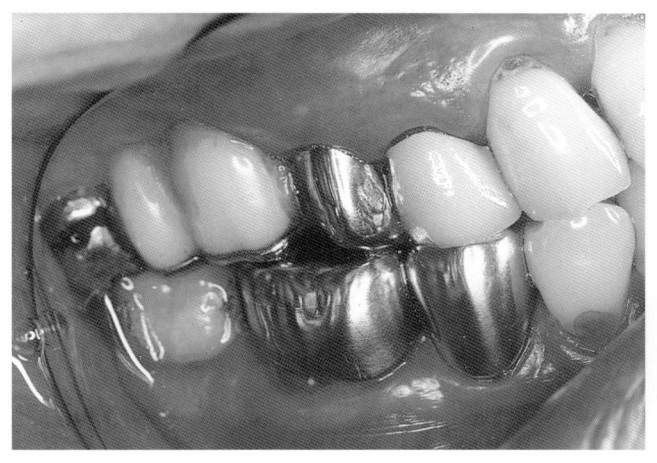

図1　初診時
6|の頬側に1度の根分岐部病変が存在する．クラウンを除去して頬側面にオドントプラスティを行った．

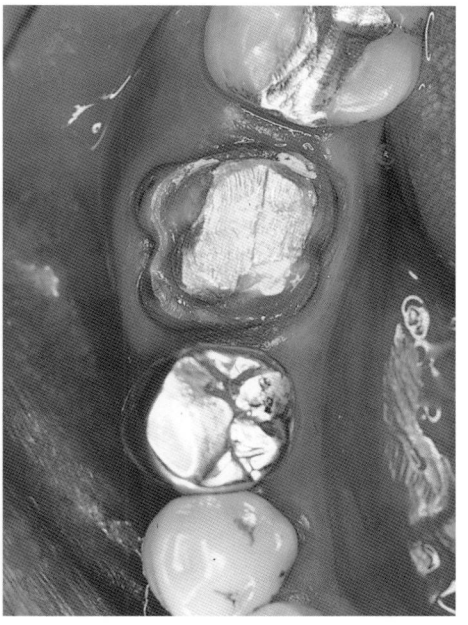

図2　オドントプラスティの終了後で，咬合面像を示す．

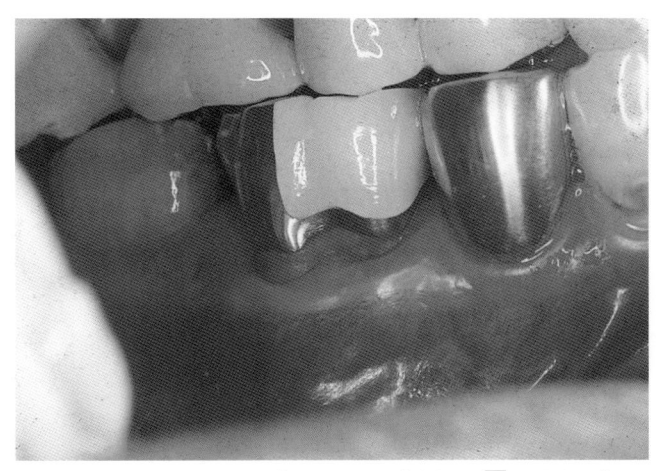

図3　新しいクラウンを装着して8カ月経過した6|を示す．プラークコントロールがしやすい形態になっている．

§3. 根分岐部病変の治療

術式

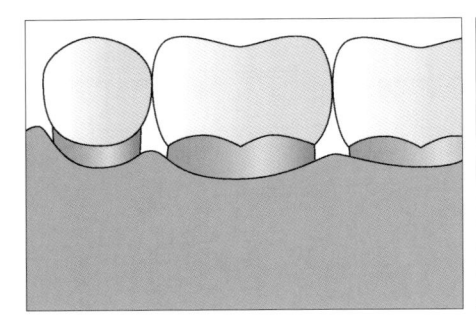

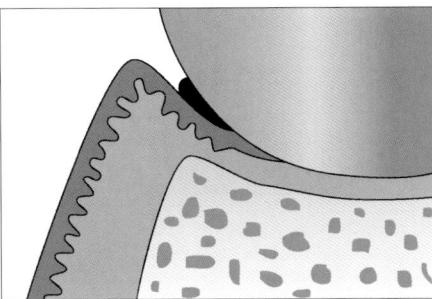

図4 術前の状態
根分岐部は歯肉によって封鎖されていない.
図5 根分岐部の断面の側面観
根分岐部入り口は狭く，器具の到達性，患者自身によるプラークコントロールを困難にしている.

図4 | 図5

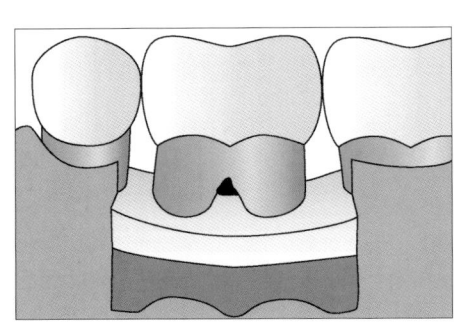

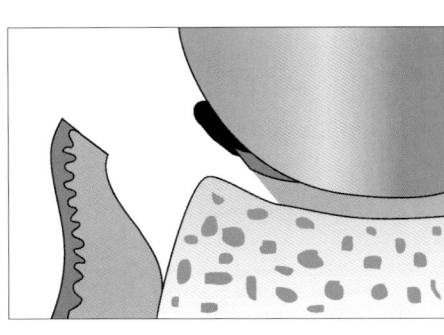

図6 フラップの剥離（頬側面観）
根分岐部に器具が到達できるように切開し，フラップを剥離する.
図7 フラップの剥離（側面観）
そのときの根分岐部の断面の側面観.

図6 | 図7

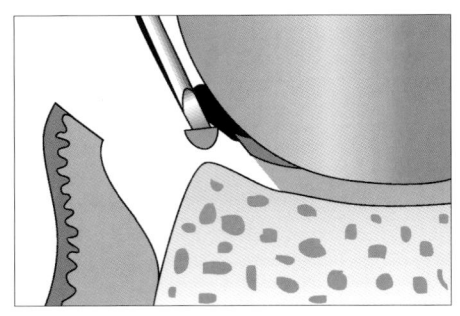

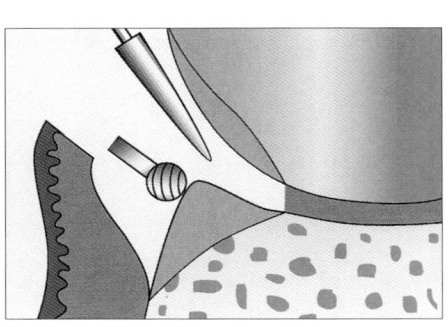

図8 | 図9

図8 付着物の除去（側面観）
根分岐部の細菌性付着物，軟組織をスケーラーを用いて除去する.
図9 歯質と骨の除去（側面観）
細長いダイヤモンドバーを用いて，生理的食塩水を注水しながらオドントプラスティすなわち歯質の除去を行う．必要があれば，オステオプラスティすなわち骨の除去も行う．切削歯面は超微粒子のダイヤモンドバーである程度研磨する.

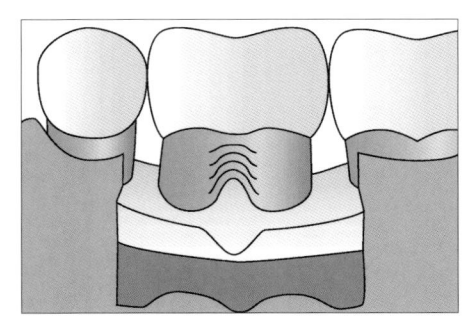

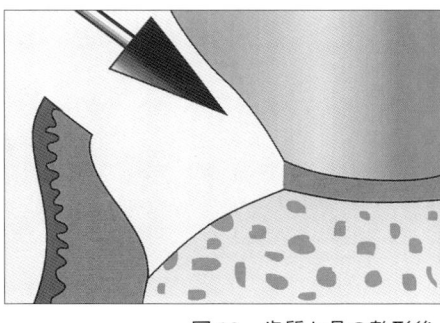

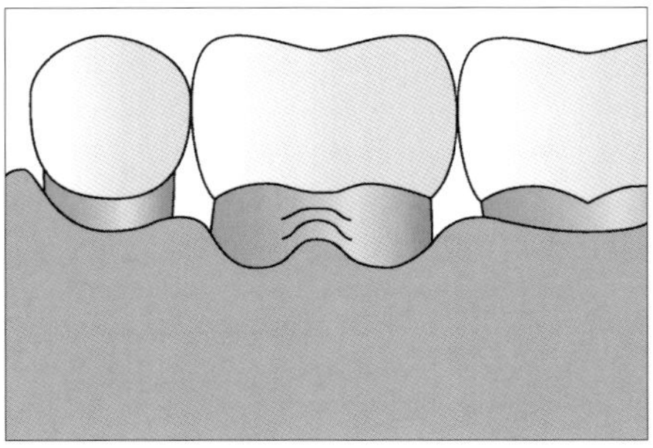

図10 | 図11 | 図12

図10 歯質と骨の整形後（頬側面観）
オドントプラスティとオステオプラスティ後の状態．根分岐部の狭かった入り口は広げられ，移行的に整形されている.
図11 ポリッシング（側面観）
生理的食塩水を注水しながら，研磨用のバー，プロフィーカップ，プロフィーポイントを用いて歯面を滑沢に研磨する.
図12 術後（頬側面観）
治癒後の状態．根分岐部は歯肉によって乳頭状に封鎖される．分岐部の入り口は広げられ移行的な形態が確立されるので，患者自身によるプラークコントロールは容易になる.

2．ルートリセクション

　ルートリセクションは複根歯の1根または2根を切断抜去する術式をいう．根分岐部病変の2度または3度の場合に適用される．歯質のオーバーハングが取残されるのを防止するため，確認のためのフラップ手術が必要となることが多い．

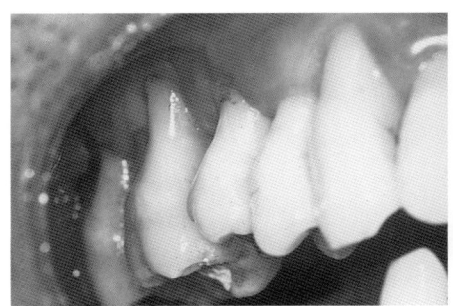

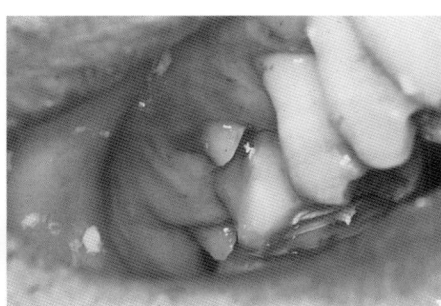

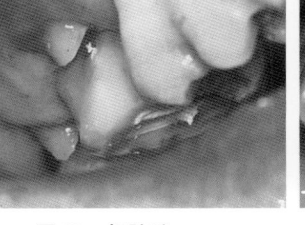

図13｜図14｜図15

図13　初診時
　6⌋と7⌋の頬側2度，近心側1度の根分岐部病変がそれぞれ認められた．
図14　6⌋，7⌋の近心頬側根を切断する．
図15　ルートリセクションを行った後，オーバーハングの除去のためフラップ手術を行い，適切にプラーク，歯石を除去する．

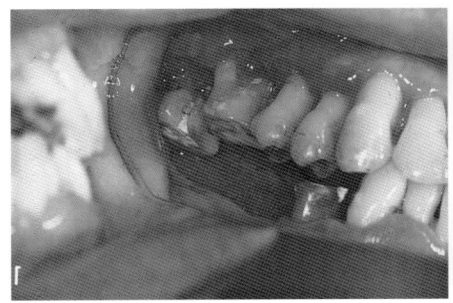

図16｜図17

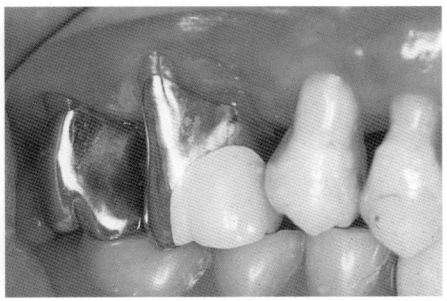

図16　術後2週で創傷部の治癒を待つ．
図17　6⌋，7⌋それぞれの頬側遠心根と口蓋根に支えられた歯質を被覆するクラウンを装着する．連結せずに単独である．

術式

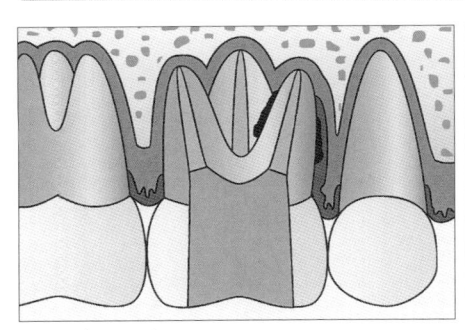

図18｜図19｜図20

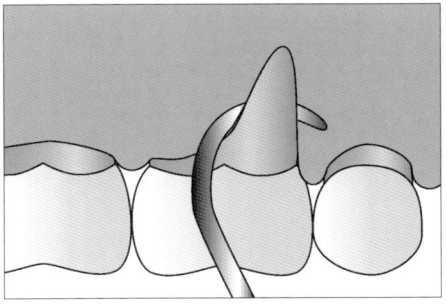

図18　根分岐部の確認
原因除去治療（情報提供，TBI，スケーリング・ルートプレーニング）後，生活歯であれば根管充填まで行っておく．分割は，フラップを剝離する前に可能な限り行う．フラップ剝離後だと切削片を粘膜下にばらまくことになり，感染の原因になる可能性がある．
図19　根分岐部の確認
ファケーションプローブを分岐部に挿入し，分岐部の位置を確認しながら，細長いダイヤモンドバーを用いて抜去予定の歯根を切断する．
図20　一気に切断せずに，図20～図24のように交互に徐々に切削する．

§3．根分岐部病変の治療

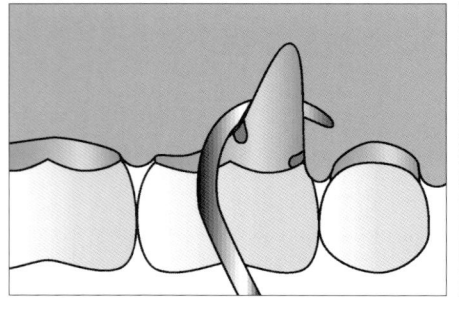

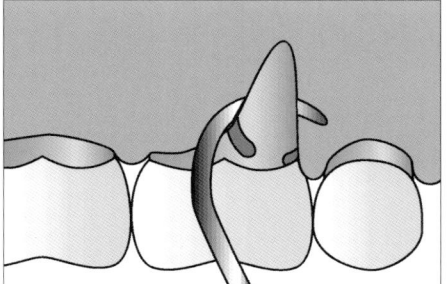

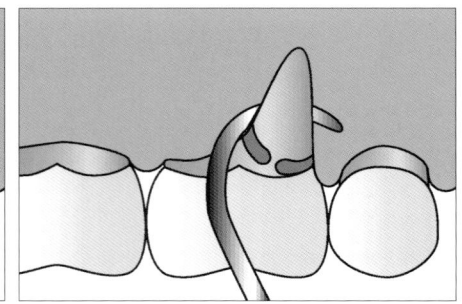

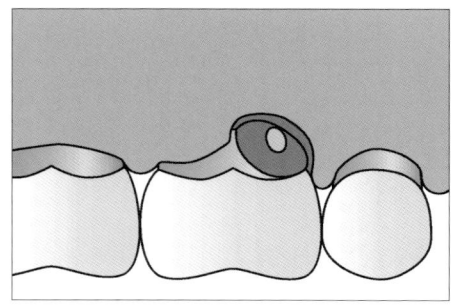

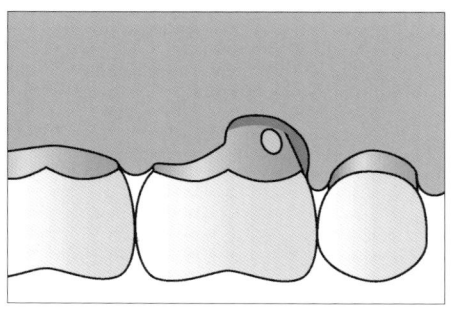

図21｜図22｜図23
図24｜図25

図21〜24　歯根の切削
図25　鋭角部とオーバーハングの除去
歯根切断直後は鋭角部，オーバーハングが存在するので，探針で探り，引っ掛かりがなくなるまで，超微粒子のダイヤモンドバーである程度滑沢にする．

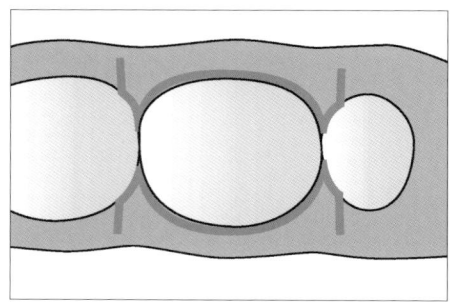

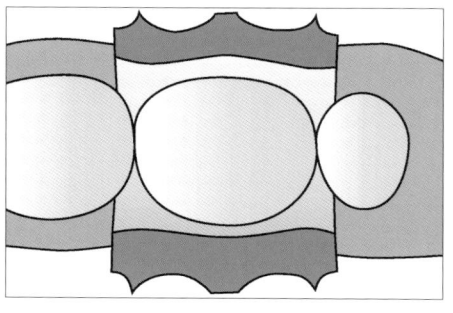

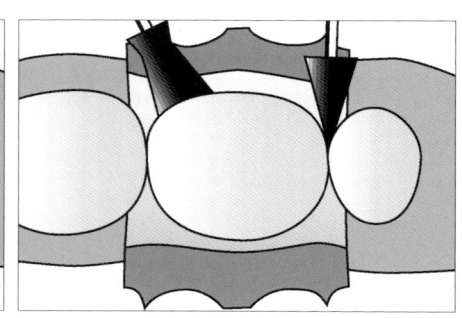

図26｜図27｜図28

図26　切開線
図のように切開する．必ずしも口蓋側は切開が必要とは限らない．
図27　フラップの剥離
フラップ弁を剥離し，歯表面の付着物をタンデックス・ソロブラシ，スケーラーを用いて除去する．
図28　ポリッシング
生理的食塩水を注水しながら，プロフィーカップ，プロフィーポイントを用いてポリッシングする．

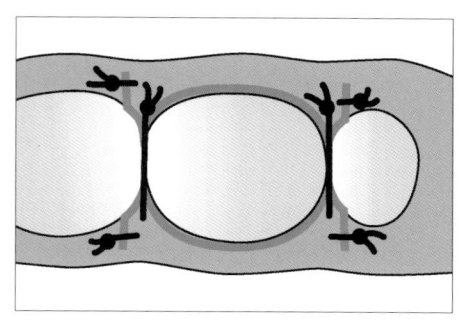

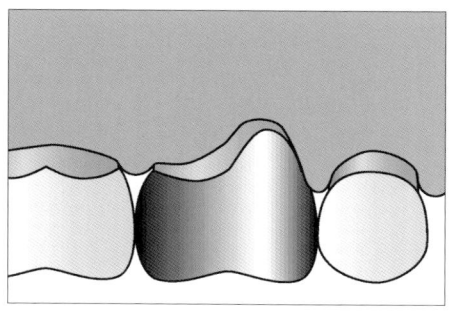

図29｜図30

図29　縫合
図30　最終補綴
ヘミセクションと比較して，連結のため隣在歯を形成する必要がないという利点がある．また，補綴する場合，支台歯と補綴物との接触面積が広く，維持力が高いという利点がある．

3. ヘミセクション

基本的にはルートリセクションと同じであるが, 切断は咬合面から歯を分割するように遂行される. 罹患の状態が重度の歯根を抜去する. この方法は下顎大臼歯の近心根または遠心根を切断抜去するときに用いられる術式である.

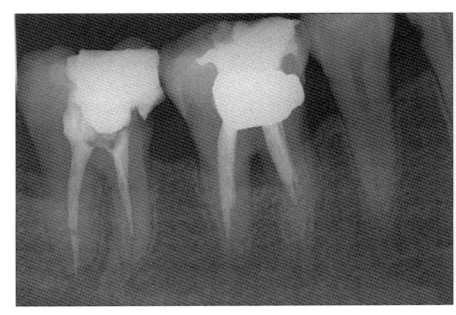

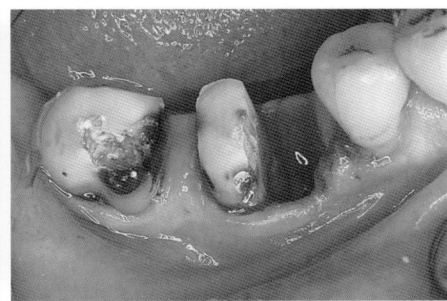

図31｜図32

図31 初診時
6̄と7̄の頬側に2度の根分岐部病変が認められた. 根分岐部入り口のプロービングデプスは6̄では6 mm, 7̄では5 mmであり, ともにプロービング時の出血が認められた. 診査時のX線写真を示す.
図32 咬合面の歯質を削除してヘミセクションを容易にさせる. 6̄, 7̄の近心根を抜去したところを示す.

図33｜図34

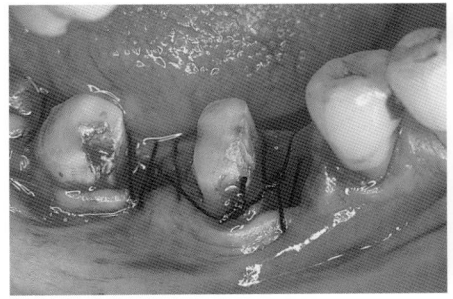

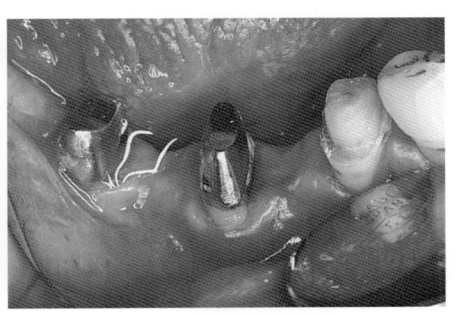

図33 6̄, 7̄のヘミセクションをした後に簡単なフラップ手術を行う. 残存歯質のオーバーハングの有無を確認し, プラーク, 歯石を除去した後, 縫合する.
図34 術後4カ月経過で6̄, 7̄のそれぞれの遠心根にポストコアを植立する.

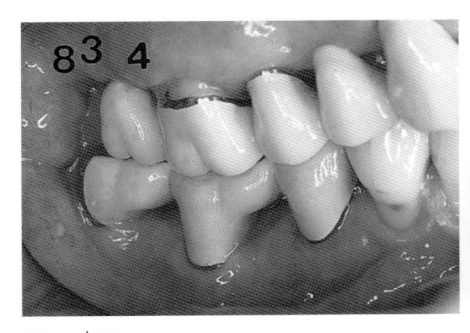

図35｜図36

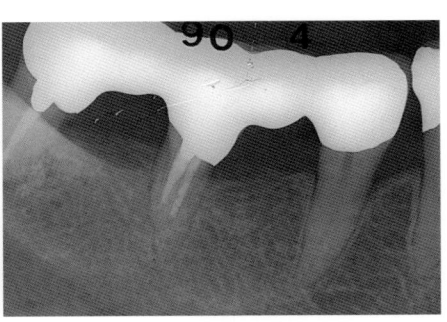

図35 7̄の遠心根, 6̄の遠心根, 5̄を支台にしたブリッジを装着する.
図36 ブリッジ装着後, 7年経過のX線写真. 以前根分岐部病変のあった部位の骨稜が明瞭になっている.

§3. 根分岐部病変の治療

術式

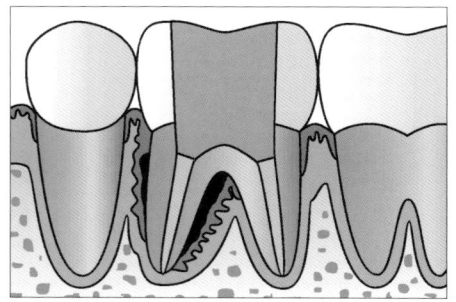

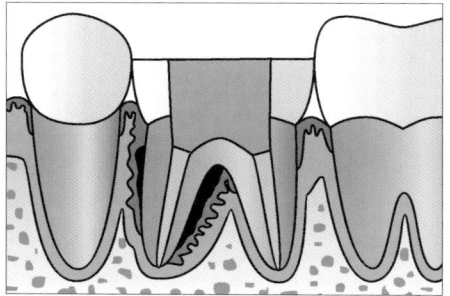

図37 | 図38

図37 術前
原因除去治療（患者教育，TBI，スケーリング・ルートプレーニング）後，生活歯であれば便宜抜髄を行い，根管充填まで行っておく．分割はフラップを挙上する前に可能な限り行う．フラップ挙上後だと切削片を粘膜下にばらまくことになり，感染の原因になる可能性がある．

図38 咬頭の切削
分割を容易にするために，患歯の咬頭をなるべく切削するが，分割後の根の移動を避けるためにコンタクトポイントは可能な限り残すようにする．

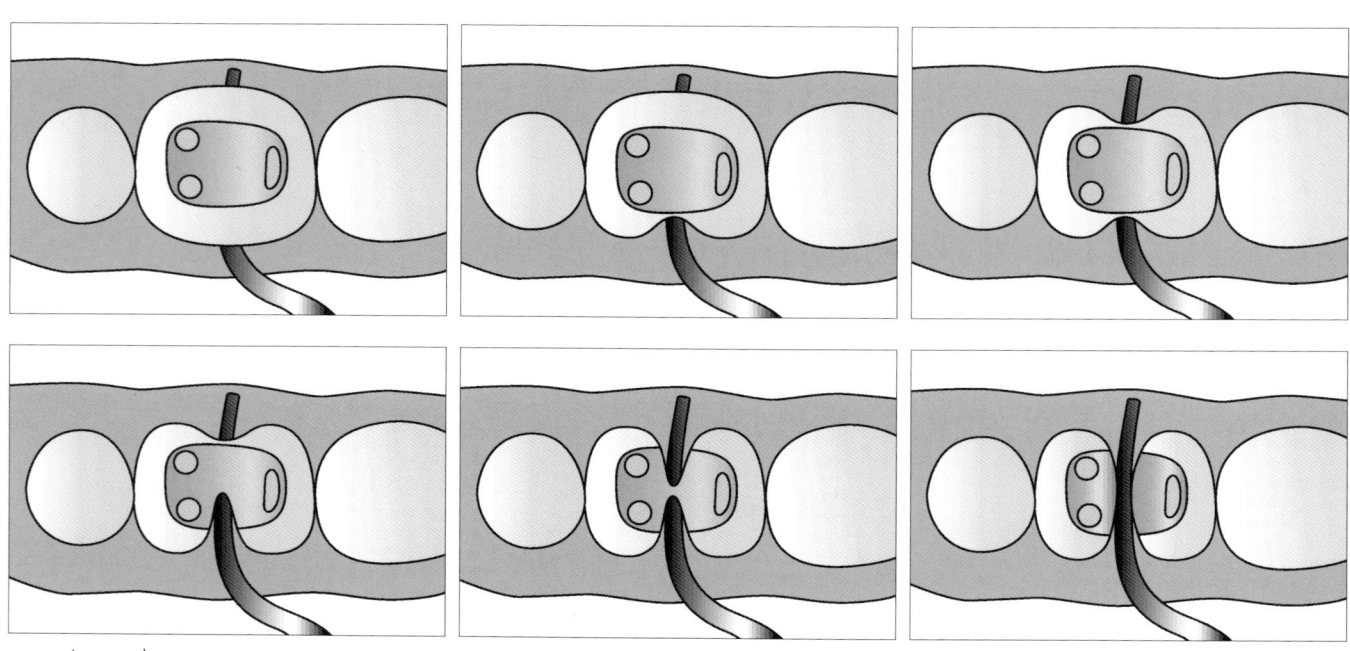

図39 | 図40 | 図41
図42 | 図43 | 図44

図39〜44 根分岐部の位置の確認
ファケーションプローブを根分岐部に入れ，分岐部の位置を確認しながら細長いダイヤモンドバーで切削する．一気に分割するのではなく，図40〜44のように頰側と舌側の切削を交互に少しずつ行い分割する．そして保存不可能な根を抜歯する（図46）．

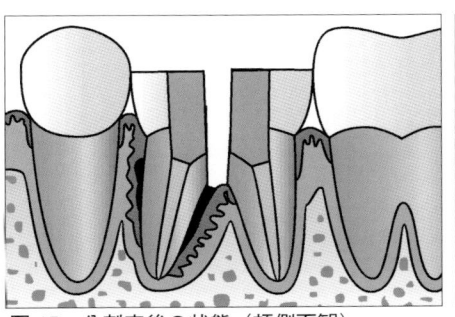

第4章　歯周治療の基礎

図45　分割直後の状態（頬側面観）
図46　近心根の抜歯（頬側面観） 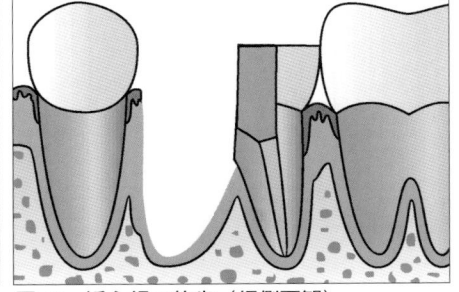
図47　鋭角部とオーバーハングの除去後（頬側面観） 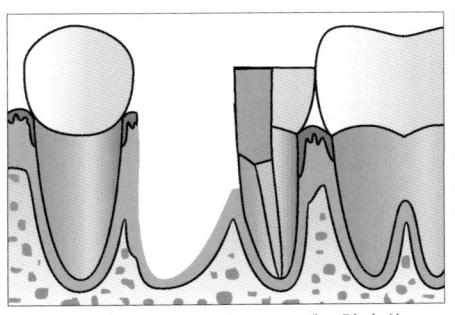
図48　鋭角部とオーバーハングの除去後（咬合面観） 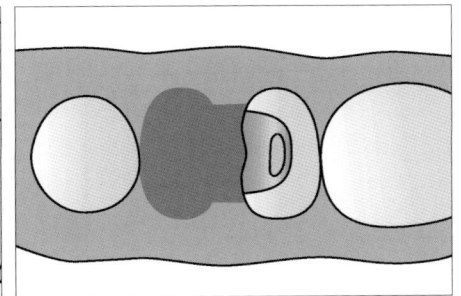

図45と図46のように，分割直後は鋭角部やオーバーハングが残っている．これらは補綴処置やプラークコントロールの妨げになり，予後を悪くする要因となる．探針で探り，引っ掛かりがなくなるまで図47と図48のように移行的に切削する必要がある．そして切削面は，超微粒子のダイヤモンドバーである程度滑沢にする．ここまで行ってから切開し，フラップを剥離する．

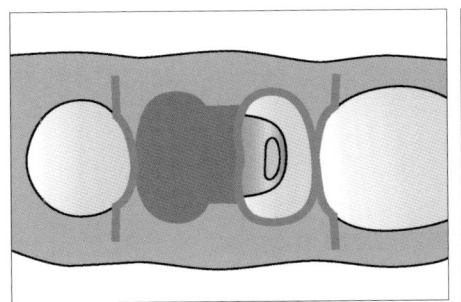

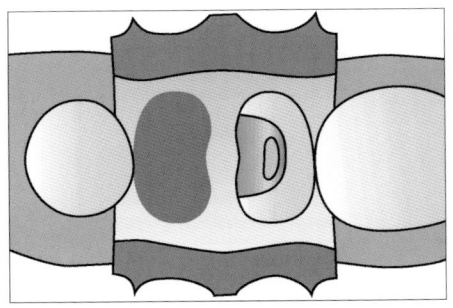

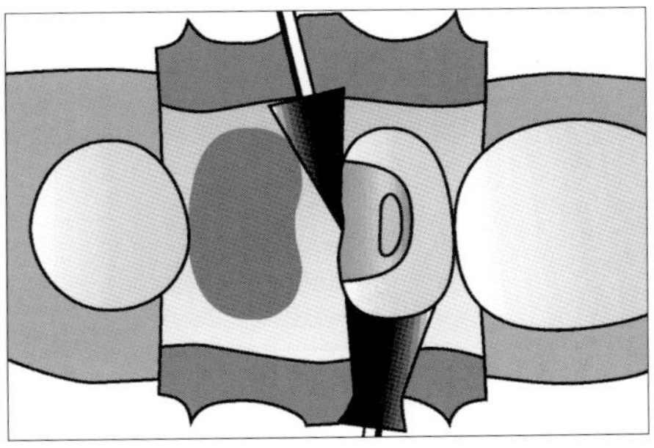

| 図49 | 図50 | 図51 |

図49　切開線
図50　フラップの挙上
図51　ポリッシング

図49のように切開，図50のようにフラップを挙上し，取り切れていない根表面の付着物を除去する．図51のように生理的食塩水を注水しながら，タンデックス・ソロブラシ，プロフィーカップ，あるいはタンデックス・ソロブラシ，プロフィーポイントを用いてポリッシングする．

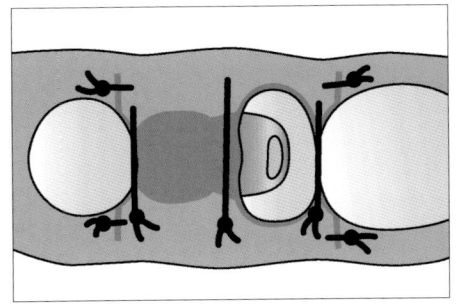

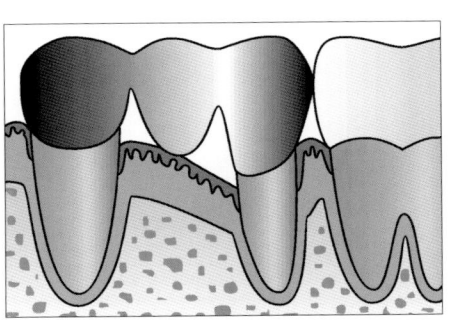

| 図52 | 図53 |

図52　縫合
図53　最終補綴

抜去した歯根の部分をポンティックとしたブリッジが適用される．適切なプラークコントロールを実現するために，ポンティックと歯根との間に歯間ブラシを通過させるためのスペースが必要である．

（岡本　浩／田代　俊男）

§4. 咬合性外傷の治療

§4. 咬合性外傷の治療

1.「咬合調整」，その実際的方法

「咬合調整」は早期接触部を削合することにより，外傷性咬合を取り除き咬合性外傷を治す治療法である．なお，歯周組織の支持力が低下して，早期接触がなくても生理的な咬合力が咬合性外傷を引き起こす二次性咬合性外傷が生じている場合は，歯冠を削合して負担を軽減する「歯冠形態修正」を行う．この場合は，咬頭嵌合位の接触部を保存しながら，広くなった咬合接触面や側方接触部を削合して歯に加わる咬合力を減少させる．

1) 咬合調整の順序と基本原則

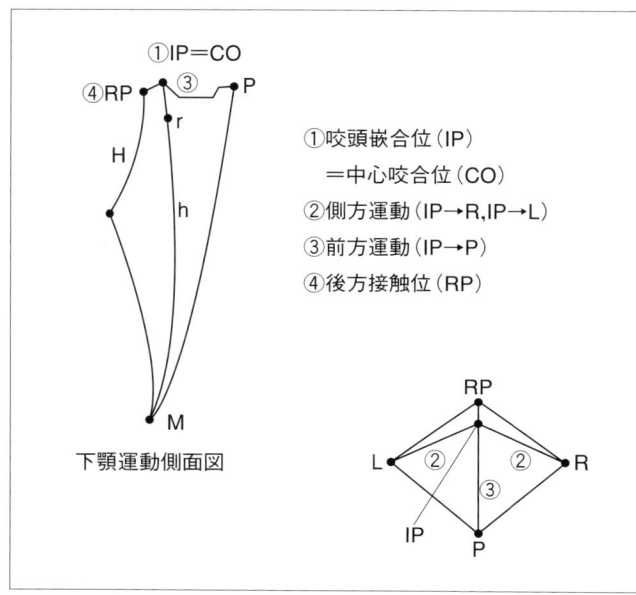

①IP=CO
④RP ③ P
r
H
h
①咬頭嵌合位（IP）
　＝中心咬合位（CO）
②側方運動（IP→R, IP→L）
③前方運動（IP→P）
④後方接触位（RP）
M
下顎運動側面図

RP
L ② ② R
③
IP P

図1 咬合調整の順序と下顎限界運動路

咬合調整は基本として次の順序で行う（図1）．
①咬頭嵌合位（中心咬合位）
②側方運動
③前方運動
④後方接触位（主に顎関節症の症状やブラキシズム習癖が強い患者を対象とする）
⑤なお，二次性咬合性外傷が強い場合は，歯冠形態修正を行う．

咬合調整の基本原則は，
①早期接触部を削り，咬合高径は低下させない．
②側方圧を減少させる．なるべく歯軸方向の力が加わるようにする．
③機能咬合面が広くならないようにする．
④削りすぎない．バランスのとれた咬頭嵌合位での接触部は必ず保存する．

2) 咬頭嵌合位（中心咬合位）の調整

(1) 診査の準備

患者をリラックスさせ，患者自身で楽に咬頭嵌合位が取れるように繰り返し練習させ，患者に咬頭嵌合位の位置を確認させる．なお，患者の顎模型を用意しておき参考にする．

(2) 咬頭嵌合位の安定性の診査

患者に習慣性閉口運動を行わせ，下顎の運動経路を観察する．このとき，下顎が常に一定した咬頭嵌合位に噛み込んで停止するか，あるいは，歯が一度接触してから前方や側方へ滑走偏位するかに注意する．

(3) 早期接触歯の発見

X線所見と歯の動揺度の診査結果から，咬合性外傷の症状のある歯を前もって調べておく．
指先を歯列の唇側面にあてがって咬頭嵌合位をとらせ，そのときの歯の振動（動揺）を触診する（咬合接触法）と，早

期接触歯は強く振動する（図2）．早期接触歯をチャートにマークする．なお，下顎の歯の動揺が上顎の歯よりも強い場合は，下顎の歯で接触法を行うか，指で口唇を反転して咬合させ，下顎の歯が垂直方向や側方へ動くのを観察して決定する．

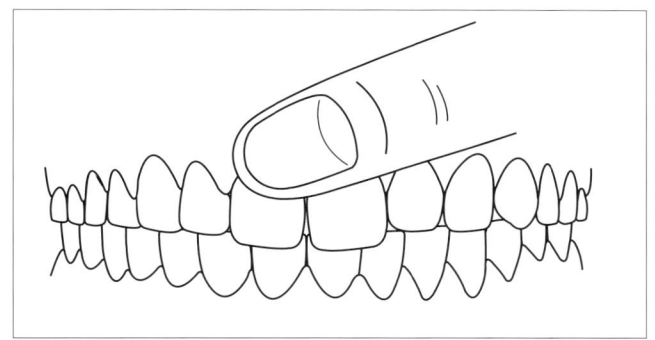

図2　早期接触歯の発見法
指を被験歯にあてがって咬頭嵌合位をとらせ，そのときの歯の振動から早期接触歯を見つける．

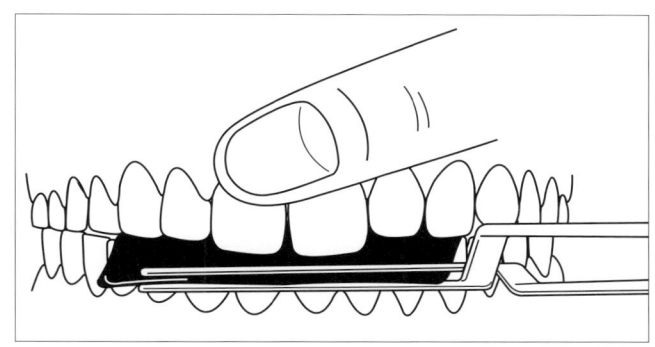

図3　咬合紙による早期接触部の印記法．指で歯の動揺と移動を防ぐ．

（4）早期接触部の歯面への印記

早期接触歯の歯面に早期接触部を印記する．咬合紙（赤）を咬合紙ホルダーに挟んで咬合面にあてがい，咬頭嵌合位で咬合させる．このとき早期接触歯の唇側に指先をあてがい，咬合時の歯の動揺を防ぐ．早期接触歯に印記された（赤）マークが早期接触部である．

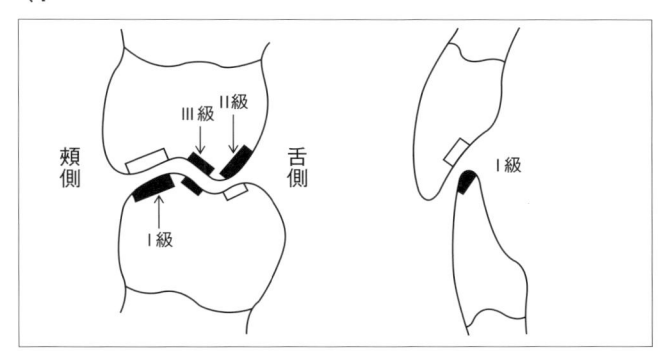

図4　Jankelsonの分類

（5）早期接触部の削合部の決定

早期接触部位をJankelsonの分類にしたがって分類する．Jankelsonの分類（図4）は，次のようである．
Ⅰ級：上顎臼歯の頰側咬頭の舌側斜面と下顎の頰側咬頭の頰側面，および上顎前歯の口蓋面と下顎前歯の早期接触．
Ⅱ級：上顎臼歯の舌側咬頭の舌側面と下顎の舌側咬頭の頰側面の早期接触．
Ⅲ級：上顎臼歯の舌側咬頭の頰側面と下顎の頰側咬頭の舌側面の早期接触．

さらに歯の挺出状態（咬合平面の状態），歯周組織の支持量，補綴物などを考慮して削合部位を決める．

（6）早期接触部の削合

前記の基本原則を守りながら，Jankelsonの分類にしたがって削合する[1-2]．
①Jankelsonの早期接触の分類でⅠ級の場合，下顎の歯を削る（図5a）．
②Ⅱ級は上顎の歯の舌側斜面を削る（図5b）．
③Ⅲ級は上下顎どちらを削ってもよい（図5c）．
削りすぎないように少し削合したら，咬合接触法と咬合紙を用いて調べ，これを繰り返す．

a. JankelsonⅠ級の削合部位

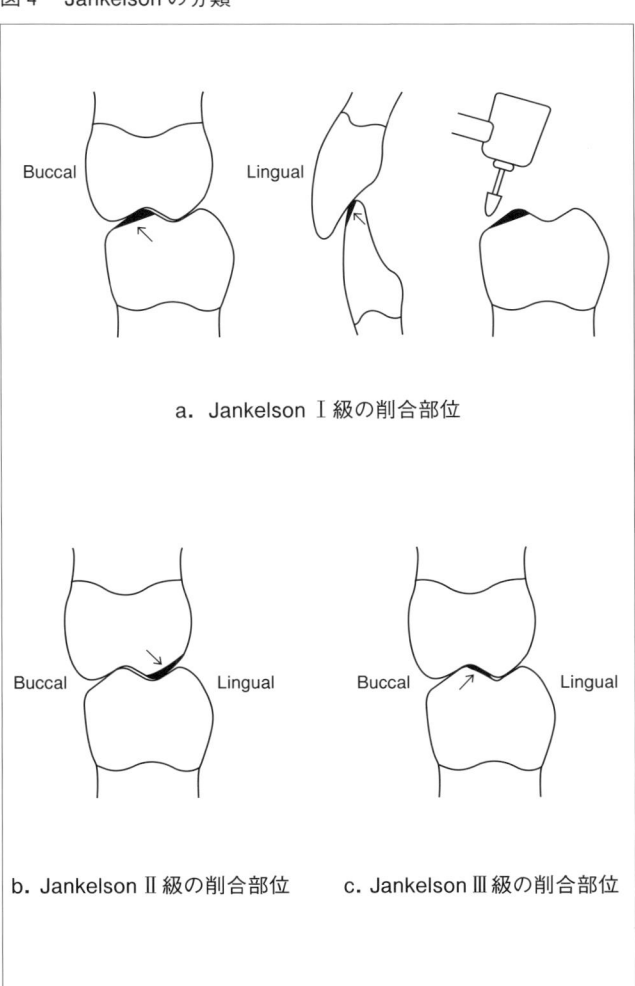

b. JankelsonⅡ級の削合部位　　c. JankelsonⅢ級の削合部位

図5　Jankelsonの削合部位（矢印の黒色部分）

§4. 咬合性外傷の治療

（7）削合した歯面の形態を修正する

削合した面が平坦になり，面接触になったり，裂溝が消失している場合は，平坦な削合面を削って曲面にし，咬頭咬合位での接触部をできるだけ点状接触にし，裂溝も形成する．

図6に咬頭嵌合位の咬合調整のときに行う形態修正（早期接触部を削合した後の形態修正）の方法を示す．

① まずJankelson I級の早期接触 a が存在し，原則に基づいて削合すると平面 a＋b となる．
② 次に咬頭嵌合位での接触部を歯冠中央寄りの a 点としてそのまま削らず，歯頸側よりの b 部をさらに削合（形態修正）する．なお b 部は曲面とし，さらに歯頸部の c 部も削合し球面にする．
③ 削合後の接触部位．

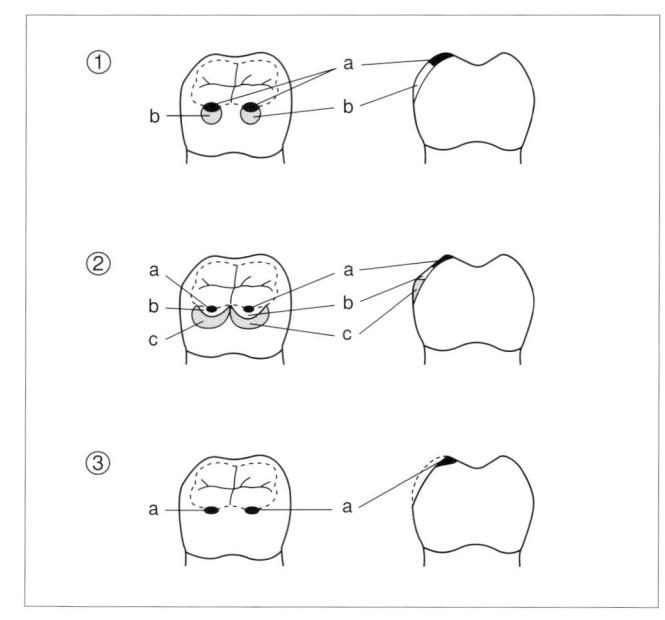

図6　咬頭嵌合位調整後の形態修正．咬頭嵌合位で接触する部位の中で最も歯冠側の a の部分を残し，b，c の部分を削合する．

（文献2より引用改変）

3）側方運動と前方運動の調整

作業側と平衡側を区別して調整する．最初に作業側を調べて調整し，次に平衡側を調べて調整する[3]．

（1）作業側の早期接触部（咬頭干渉部）の診査と印記

まず，作業側の早期接触歯を触診法で見つける．指を上顎臼歯の頰側面にあてがって側方運動を行わせ，強い力を受けて側方へ動くのを感じとる．

次に，早期接触部位を印記する．まず，赤色の咬合紙を用いて咬頭嵌合位の接触部位を印記し，次に側方運動させる．このとき必ず早期接触歯の頰側面に指をあてがい，歯が側方へ移動するのを防ぐ（図8）．次に青色の咬合紙を用い，咬頭嵌合位で咬合させる（側方運動はさせない）．これにより咬頭嵌合位の接触部は赤と青の2色が重なり，側方運動時の接触部は赤色のみで印記される（図9）．

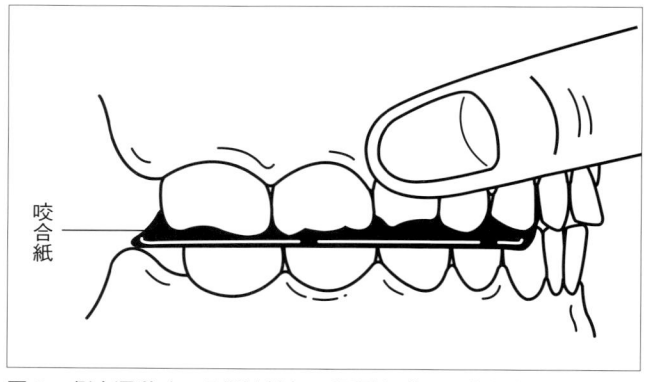

図8　側方運動時の早期接触部の印記法．指で早期接触による歯の動揺と移動を防ぐ．

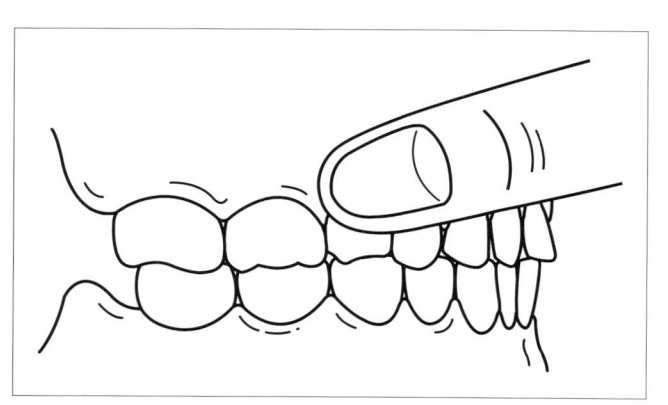

図7　側方運動時の早期接触の診査．指を被験歯の歯頸部に軽くあてがって，咬頭嵌合位と側方位を順番に調べる．

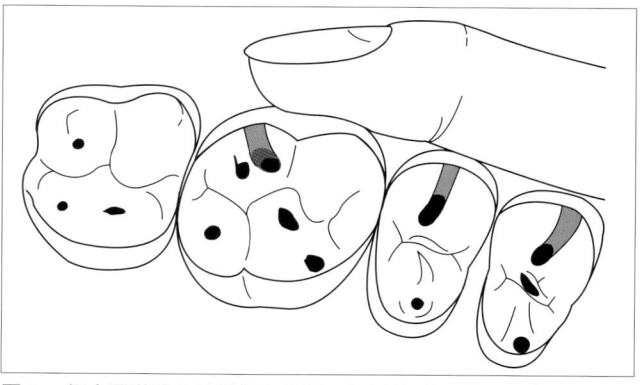

図9　側方運動路の接触部の印記．咬合紙，赤と黒の2色を用いて咬頭嵌合位の接触部（赤と青の2重染色部）と側方運動路の接触部（赤色のみの部分）を区別する．

第4章 歯周治療の基礎

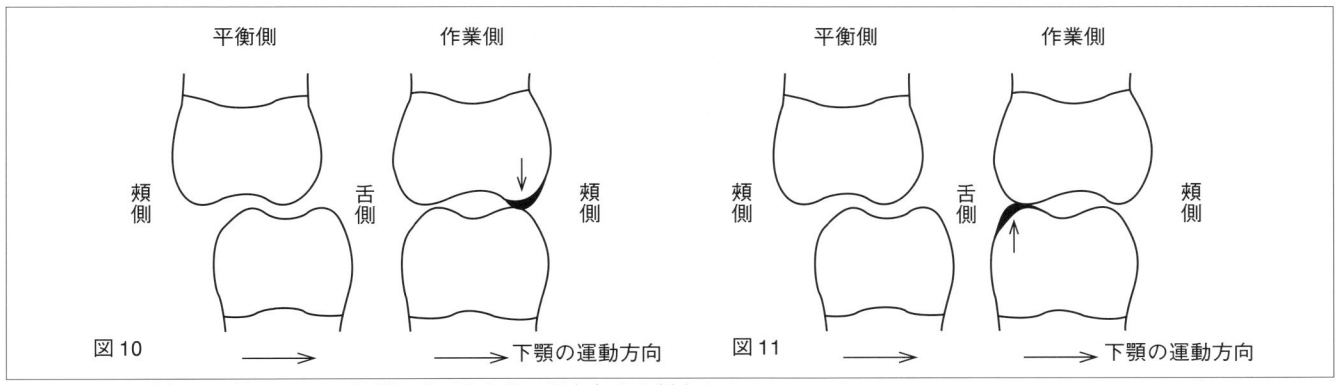

図10, 11 作業側の調整．BULL の法則に基づき矢印の黒色部分を削合する．

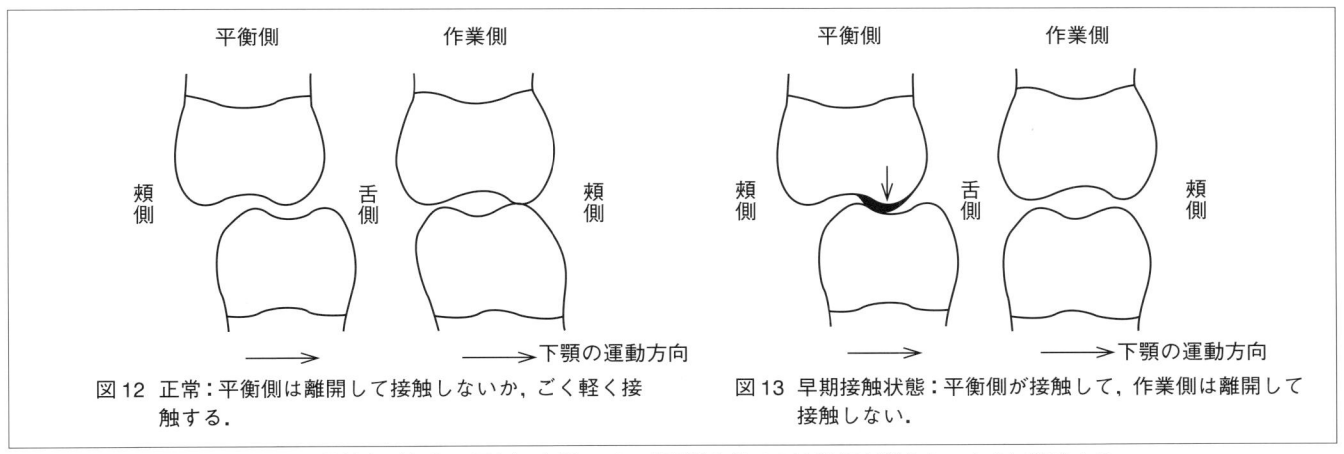

図12 正常：平衡側は離開して接触しないか，ごく軽く接触する．

図13 早期接触状態：平衡側が接触して，作業側は離開して接触しない．

図12, 13 平衡側の調整．早期接触部（矢印の黒部）を削るが，咬頭嵌合位での接触部を削らないように注意する．

(2) 作業側の早期接触部の削合

「BULL の法則」に基づいて削る．すなわち，上顎の早期接触部は頬側咬頭（Upper Buccal＝UB，赤色着色部）（図10），下顎は舌側咬頭（Lower Lingual＝LL）（図11）を削合する．すでに調整した咬頭嵌合位での接触部位（赤と青の2重染色部）は削合しない．

(3) 平衡側の診査と接触部の印記

まず，診査する側にセロハン紙を噛ませ，その側が平衡側となるように側方運動させるとともに，セロハン紙を引っ張り，楽に抜ければ接触はなく，抵抗が強いときは接触がある．接触のある場合は，作業側と同じ方法で2色の咬合紙を用い，非作業側の早期接触部を印記する．

(4) 平衡側の早期接触の削合

平衡側での接触部位は接触しないようにするか，接触してもごく軽く接触するようにする（図12，13）．
削合は咬頭嵌合位での接触部を削らずに，非作業側でのみ接触する部位を削合するのが基本原則である．しかし，非作業側での接触は，支持咬頭である上顎の舌側咬頭の頬側斜面と下顎頬側咬頭との舌側傾斜である．不注意に削ると centric stop（咬頭嵌合位での接触部）が失われるので，centric stop をできるだけ残して，非作業側の接触部を取り除く．

(5) 前方運動時の早期接触部の削合

前方運動時の早期接触は，側方運動時の診査と同じ方法で診査し早期接触部を印記する．削合は上顎前歯の舌側面を削る．下顎前歯の切縁は，原則として削ってはならない（図14）．しかし，下顎の歯の挺出が著しく，上顎前歯が病的に唇側移動し，前突になっている場合は，下顎の切縁を削合し，上顎前歯の舌側移動をはかるべきである．

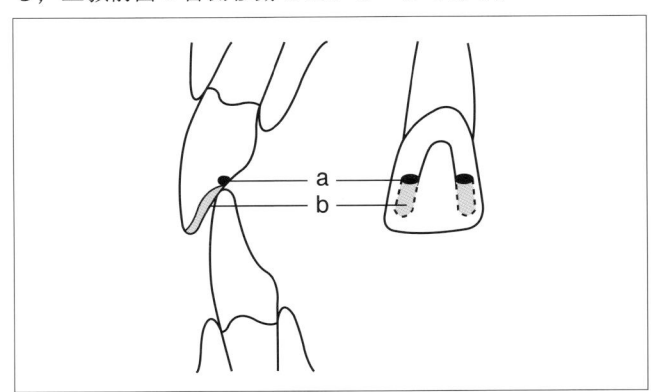

図14 前方運動路の診査と削合部位．咬頭嵌合位での接触部位 a は削らない．

4) 後方接触位の調整[2,3]

(1) 後方接触位の接触部位の診査

ブラキシズムの症状の強い人や顎関節症の症状のある人では，次の方法で後方接触位における接触状態を調べ，歯面に印記する（図15）．

①患者をリラックスさせ，全身および顎の力を抜くようにさせる．
②開口させ，術者の右手の母指を下顎切歯の歯頸部と歯槽骨上またはオトガイ上部に当て，第2指を顎の下にあてがい，軽い力で下顎を後退させ後方位をとらせる．
③全身の力を抜かせ，下顎が後退した後方位の状態で，術者の力で軽く開閉運動（タッピング）を行う．この動作を数回繰り返す．
④患者が慣れて楽に誘導できるようになったら，オクルーザル・インディケイターワックス（または薄いシートワックス）を，上顎左右の臼歯部咬合面に張り付ける．
⑤患者の顎を②の方法で後方位に誘導し，③のように開閉運動させ，後方接触位で軽くタッピングさせる（強く噛み込ませないこと）．
⑥開口させ，ワックスを取り出して穿孔部を点検し，穿孔部があればこれを介して歯面上に鉛筆で接触部位として印を付ける．

注意事項

必ず患者の顎模型を用意し，生体で観察された後方位での接触部位と，咬頭嵌合位での接触部位を確認すること．さらに中心滑走の様子も，手で下顎の模型を動かして再現してみる（図16）．

(2) 後方接触位における早期接触部の削合

左右側のどちらか一方の側が早期接触している場合は，早期接触部の遠心側から削合し，中心滑走距離を短くしながら左右が同時に接触するように調整する．

後方接触位の接触部は通常，上顎の咬頭の近心斜面（Upper Medial = UM）と下顎咬頭の遠心斜面（Lower Distal = LD）となるが（UMLDの法則），通常中心滑走距離を短くするため，上顎咬頭の近心斜面（UM）の接触部の遠心の部分から削合する（図17）．

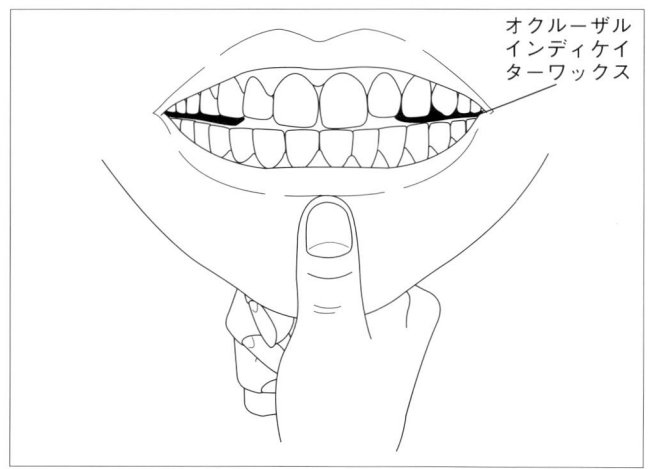

図15 後方接触位の診査

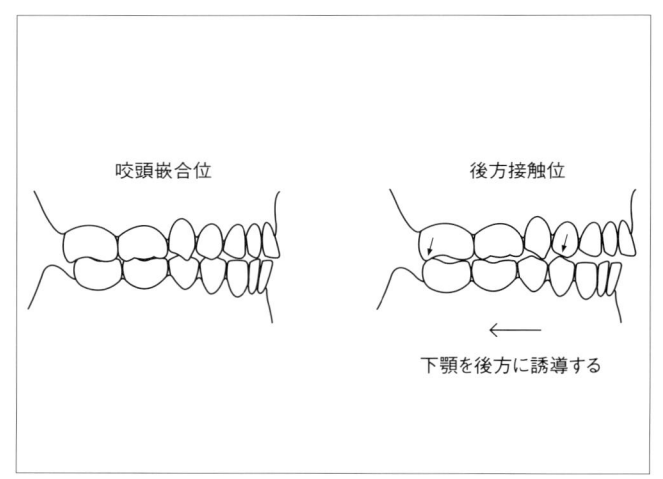

図16 後方位の接触は通常 7| ，4| に生じやすい．

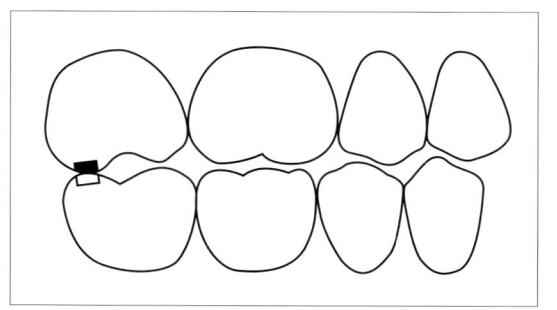

図17 後方接触位の調整，UMLDの法則に基づいて削る．

5）歯冠の形態修正

二次性咬合性外傷が生じている歯は，早期接触の除去とは別に，咬耗して平坦化したり歯根に比べて大きくなった歯冠を削合して形態を修正し，咬合力を軽減する[4,5]．

歯冠形態修正の原則は，
①咬頭嵌合位の支持点は必ず残し，歯の挺出や側方移動がないようにする．
②一度に大幅に削合せず数回に分けて削合する．
③二次性咬合性外傷のない歯は，削合する必要はない．
④口腔清掃がしやすい形態に修正する．

（1）臼歯の形態修正

臼歯の咬合平面が大きくなって二次性外傷が生じる場合は，咬合面および咬合接触部を小さくし，咬合力ができるだけ垂直に歯冠中央に加わるようにする．咬頭嵌合位での接触部（centric stop）は保存する（図18）．

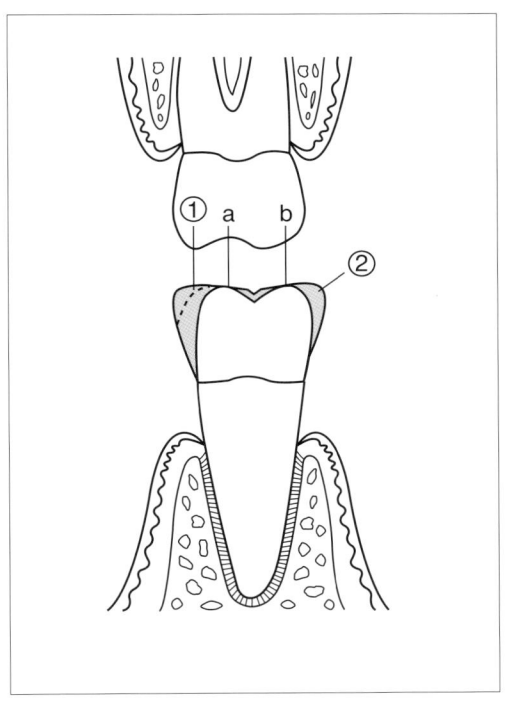

図18 臼歯の形態修正．広くなった咬合面の①，②の部分を削合，咬頭嵌合位における接触部a，bは削らず保存する．

（2）前歯の形態修正

上顎前歯が挺出し，歯冠と歯根の長さの比率が悪くなっている場合は，切縁部を削合して改善する．下顎前歯が挺出している場合は，上顎前歯は唇側に傾斜転移していることが多いので，下顎の切縁を削合し，上顎前歯を舌側移動させる（図19）．

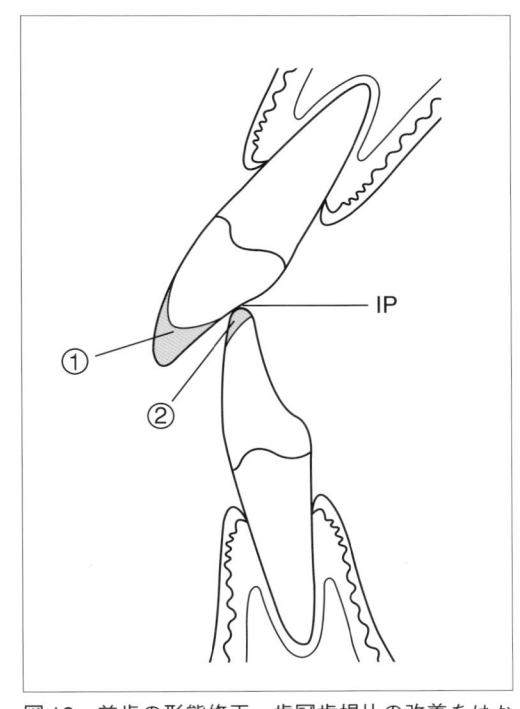

図19 前歯の形態修正．歯冠歯根比の改善をはかり，切縁①を削る．②は早期接触の場合や上顎前歯が前突し歯間離開している場合に削合し，必要に応じて上顎前歯を舌側移動する．

(加藤 熙)

参考文献

1) Jankelson, B.: A technique for obraining optimum functional relationship for the natural dentition. Dent. Clin. North Am. March: 131, 1960.
2) 加藤 熙：歯周治療における咬合・矯正・補綴治療．医歯薬出版，東京，1988.
3) Ramfjord, S.P. and Ash, M.M.: Occlusion. W.B.Saunders Co., Philadelphia, 1983 (3rd ed.).
4) Sakagami, R. and Kato, H.: The relation between the severity of periodontitis and occlusal conditions monitored by the K6 Diagnostic System. J.Oral Rehabil. (23): 622-626, 1996.
5) 加藤 熙：最新歯周病学．254-267，医歯薬出版，東京，1994.

2. 暫間固定

> 暫間固定は，高度の動揺を示し，強い咬合性外傷が生じている歯を一定期間安静にし，その間に咬合性外傷の治癒をはかったり，歯周基本治療や歯周外科手術などの治療効果を高めようとするものである．さらに，保存か抜歯か判定が難しい場合の診断期間の確保，および永久固定の必要性や固定の範囲などの判定を目的としても行う[1,2]．

1）適応症

①応急処置
　偶発事故（打撲や脱臼）や急性炎症による高度の動揺歯の安静をはかる[3]．

②炎症と二次性咬合性外傷の合併防止
　歯周組織の破壊が進み，炎症と二次性咬合性外傷が合併している場合，咬合調整とともに暫間固定を行って，とりあえず二次性咬合性外傷を抑え，その間に口腔清掃指導を中心とした炎症に対する基本治療を進める[3,4]．

③暫間的な咬合機能回復・審美性回復
　歯の欠損があり，残存歯が動揺し，咬合機能や審美性が低下している場合は，これらの回復のため暫間的な補綴を兼ねて暫間固定を行う[1,3]．

④歯周外科手術後の安静の確保
　手術時には，歯肉線維や歯根膜線維が切断または一部除去されるため，動揺度は増加する．手術後に暫間固定を行い安静をはかることは，歯肉線維や歯根膜線維の再生や再付着を促す[3]．

⑤永久固定や補綴処置の診断
　永久固定を行うべきかどうか，あるいは固定の範囲やどのような補綴装置を作成するかを決定するのに用いる．

⑥補綴処置，永久固定，オーラルリハビリテーション時の補助
　支台歯の削合後の歯の移動の防止，暫間的な咬合の確保，さらには二次性咬合性外傷発生の防止のために行う[4,5]．

⑦矯正治療時の固定源の補強や保定
　矯正治療を行うに当たって，固定源（アンカー）の確保や術後の保定として行う[2,4]．

2）前歯部の暫間固定

　前歯部は臼歯に比べ咬合力が弱く，ワイヤーで結紮しやすいため，歯質を削合せずに連結する方法が多く行われている．

　歯質を削合しない固定法は，前歯の暫間固定法の基本的な方法で，固定装置を除去すると元の状態を回復できるため，永久固定を必要としない場合はむろん，必要かどうか判定する場合に最も適しており，術式も比較的簡単で広範囲に応用することができる．

（1）バルカン（Barkann）固定法，ワイヤー結紮レジン固定法（図20〜図22）

　太さ0.25mmのステンレス線で歯を結紮し，即時重合レジンで補強する方法である．術式は比較的簡単で固定力も強いが，欠点として局所の清掃性が低下することがある（特に歯間部）．長期間放置すると，結紮線下の歯質が脱灰される危険性がある．したがって，少なくとも3カ月ごとに注意深く点検する必要があり，長期の使用には適さない．近年の接着性レジンによる固定法の発達により，使用頻度は減少している．前歯部に適し，臼歯部は結紮が難しく適さない．

使用器具と材料

結紮線（0.25mmのステンレス線）
ホーのプライヤー
金冠鋏
バンドプッシャーまたは平頭充塡器
即時重合レジンと筆

術　式

① 結紮線を（主線）約25cmに切り，2つ折りにして犬歯と第一大臼歯の歯間腔を通し，目的の歯群を取り囲み一端を軽くねじっておく．
② 主線をねじってある端と反対側の端から，セメント充塡器で歯間部に圧接する（図20）．
③ 長さ4～5cmに切った結紮線をヘアーピン状に折り曲げ，これを唇側から歯間腔へ主線を通すように入れ，唇舌側の主線を束ねるように唇側へ引き出し，ホーのプライヤーで唇側方向へ引っ張りながら結紮する．
④ 結び目を2mm位残して切断し，その断片を切縁に向かってバンドプッシャーで曲げて圧接する（図21）．
⑤ 歯間結紮部に即重レジンを盛る．このときにレジンが歯頸部に流れ込まないように注意する（図22）．
⑥ 対合歯との咬合をチェックし，必要なら咬合調整する．

注意事項

① 結紮線が歯肉辺縁部に接近すると口腔清掃を障害するので，できるだけ歯冠側に結紮し，歯間部の清掃を容易にする．
② 結紮線は必ず同一方向（時計の針の進む方向）にしめること．
③ 主線が外れやすいときは，歯頸部にワイヤーを巻き，これをアンカーとすることにより，主線の離脱を防ぐ．

（2）接着性レジン固定法

接着性レジンで隣接歯と連結する方法で，咬合力の負担の少ない下顎前歯はかなり長期間使用が可能である．しかし，咬合力が強い場合は破折しやすく，特に上顎前歯は破壊されやすいので定期的な点検が必要である．なお，印象を採得し，模型上でメタルの連結装置を作り，接着性レジンで接着する方法もある．

次のような欠点がある．歯質をエッチングするので齲蝕が発生する危険があり，歯頸部など不必要な部分のエッチングを避ける．長期間使用すると変色が起こり，審美性が低下する．咬合力が強いと歯面からの離脱が生じ，気付かずにいるとそこから齲蝕が発生する危険性がある．

使用器具と材料

ブラシコーンと歯面研磨剤，歯質接着性レジン（スーパーボンドなど），エッチング剤，レジンの形態修正と研磨用バー，ホワイトストンなど．

術　式

① 接着予定部分のエナメル質表面を，ブラシコーンに研磨剤をつけて清掃し，歯面の沈澱物（着色やペリクル）を除去する（図23）．
② メーカーの指示に従って歯面のエッチングをする（不必要な部分にエッチング剤が流れないように注意する）（図24）．
③ プライマリーやボンディング材を塗布後，歯質接着性レジンを筆積み法で隣接面を中心に盛り接合する．
④ レジン硬化後咬合状態をチェックし，必要に応じて咬合調整，レジンの形態修正と研磨を行う．

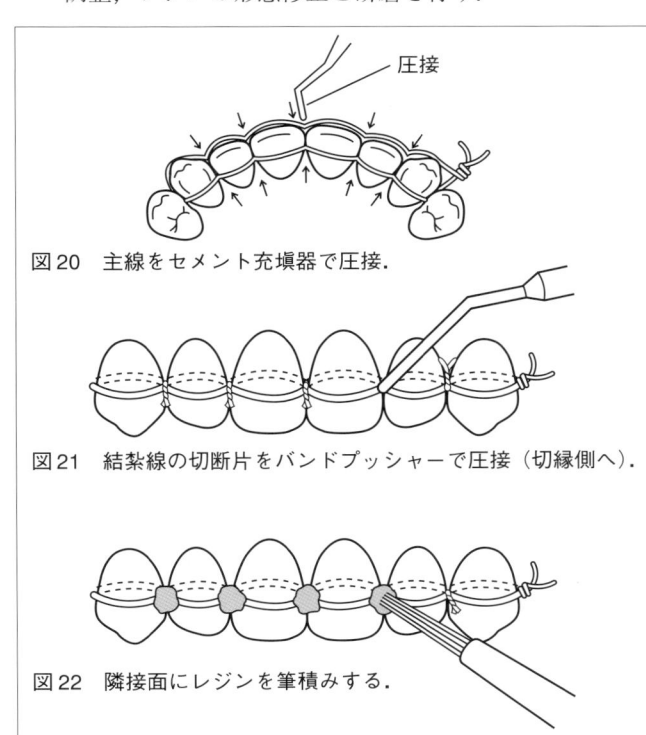

図20　主線をセメント充塡器で圧接．

図21　結紮線の切断片をバンドプッシャーで圧接（切縁側へ）．

図22　隣接面にレジンを筆積みする．

図20～22　バルカン固定法

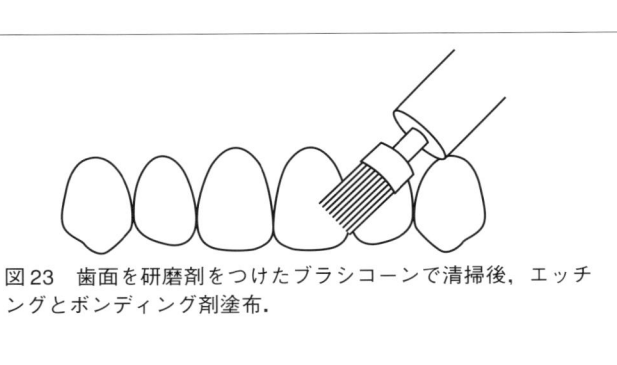

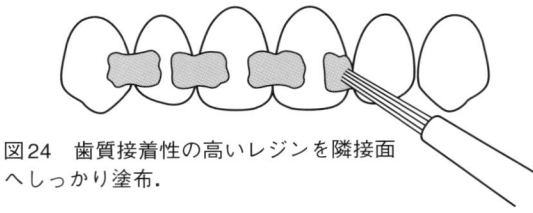

図23　歯面を研磨剤をつけたブラシコーンで清掃後，エッチングとボンディング剤塗布．

図24　歯質接着性の高いレジンを隣接面へしっかり塗布．

図23～24　接着性レジン固定法

§4. 咬合性外傷の治療

3）臼歯部の暫間固定

臼歯部はその歯冠形態からワイヤー結紮が難しいことと，咬合力が強く，接着性レジンも破壊されやすいため，歯質を削らないで行うバルカン固定法や接着性レジン固定法は適応が難しく，歯質を切削して行う（固定式）固定法が必要となりやすい．

歯質を切削して行う固定法は，永久固定や歯周補綴を行う必要がある場合が適応症で，永久固定を行わない場合や永久固定をするかどうか診断できず迷っている場合には，このタイプの固定は行うべきではない．

（1）A－スプリント（ワイヤー埋め込みレジン固定法）

連続インレー窩洞を形成し，ワイヤーとレジン（象牙質と接着力のあるものがよい）を組み合わせて充塡し，連結する方法である．しかし，強い咬合力が働くと，レジンの破損や歯面から剥離が起こるので定期的な点検が必要であり，長期間の使用は推奨できない．臼歯に用いられるほか，前歯にも舌側面に窩洞形成して用いることができる．

使用器具と材料

歯質切削用具
ワイヤー（0.25～0.30mm）
金属鋏
光重合臼歯部充塡用レジン（象牙質接着材を含む）

術　式

①連結する歯の咬合面に連続インレー窩洞を形成する（図25a）．
②ワイヤーを2～4重によじり，窩洞の長さに切断し，窩洞に試適し，スムーズに適合するよう調整する（図25b）．
③窩洞に象牙質ボンディング材を塗布し，光重合レジンを満たし，用意したワイヤーをその中に埋め込む（図25c）．
④対合歯と咬合させ，余剰のレジンを除去した後，光重合を行う（光は側方からも十分に当てる）．
⑤レジン硬化後再度咬合状態のチェックを行う．

（2）レジン連続冠やインレーによる固定

永久固定を前提として，支台形成を行いレジン冠やアンレーを作製して連結する．永久固定の作製期間に，歯の移動を防いだり咬合機能や審美性を維持する目的でも行われる．

術　式

①固定する予定の歯の支台歯形成を行う．連結する各歯の平行性に注意する（図26）．
②間接法では，印象を採得し模型を作り，模型上でレジン冠を作製する（なお，模型上では冠を連結せず，単独冠のままにしておく）．
③直接法では，各支台歯に分離材（ワゼリンなど）を塗布し，口腔内でレジン冠を単冠として作成する（既製のレジン冠を修正して利用するとよい）（図27）．
④口腔内に試適して，各歯ごとに適合状態を咬合状態とチェックして修正し，良好な状態が得られたら隣接面を即時重合レジンで連結する．
⑤仮着材で仮着する（図28）．

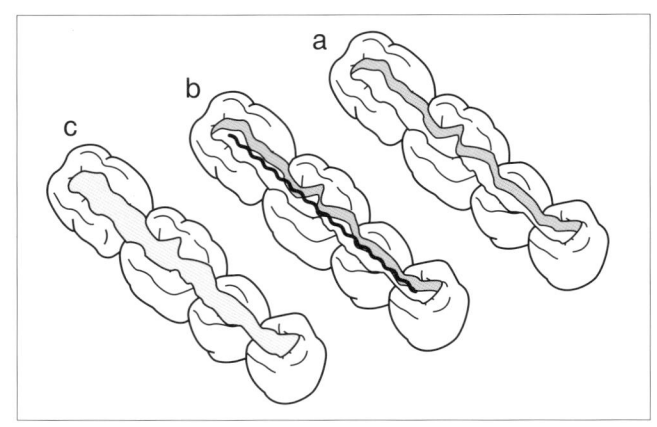

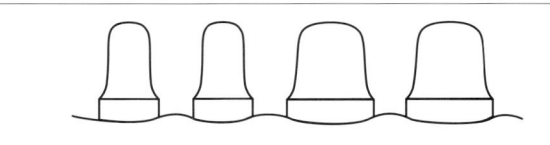

図25　A－スプリント

図26　歯肉縁上マージンが良い．

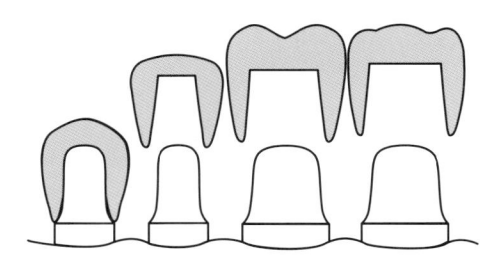

図27　単独でレジン冠を作る．

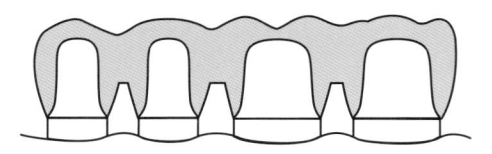

図28　各冠の適合を確認してから，レジンで連結する．

図26～28　レジン連続冠固定法

4）床装置による固定法（可撤式固定装置）

前述した固定式の固定法に比べて固定力は弱いが，患者が自分で取り外して清掃できる大きな利点があり，齲蝕の発生の危険は少ない．一方，欠点として，装置による違和感，発音，障害，審美性上の問題などがあるので，患者に使用する目的や効果をよく説明する必要がある．

（1）ホーレータイプの床固定装置

矯正治療時に保定装置として用いるホーレーのリテーナーと同じタイプで，主に前歯部の固定，特に上顎前歯の唇側移動などを防ぐのに用いられ，MTM後の長期間保定に極めて有効である．

使用器具と材料

0.9〜1.0mm ワイヤー（クラスプ線か矯正用ワイヤー）
レジン（矯正用床レジンか重合用床レジン）

術　式

① 上下顎歯列の印象採得，模型の作成
② 模型上に床固定装置を設計する．唇側線（0.9mm線）は，犬歯の遠心面を通って舌側から唇側へ出すのが基本である（図29）．しかし，対合歯との咬合状態により小臼歯や他の部位を通してもよい．唇側では歯冠の最大豊隆部か，それよりわずかに切縁寄りを通す（図30）．
③ 設計に応じてワイヤー屈曲床部をレジン重合する．歯頸部のアンダーカットの部分は，レジンが入り込まないように石膏などでプロテクトしておく．
④ 口腔内に試適し調整する．患者に装置の取り外し方，装着の方法，清掃方法を指導する．

（2）バイトガード（バイトプレート），ナイトガード

上顎または下顎あるいは上下顎両方の咬合面を覆うレジン製のプレートで，ブラキシズムによって特定の歯に強い力が加わるのを防ぐ．さらに，ブラキシズム自体を軽減するのにも有効と考えられている（次項参照のこと）．

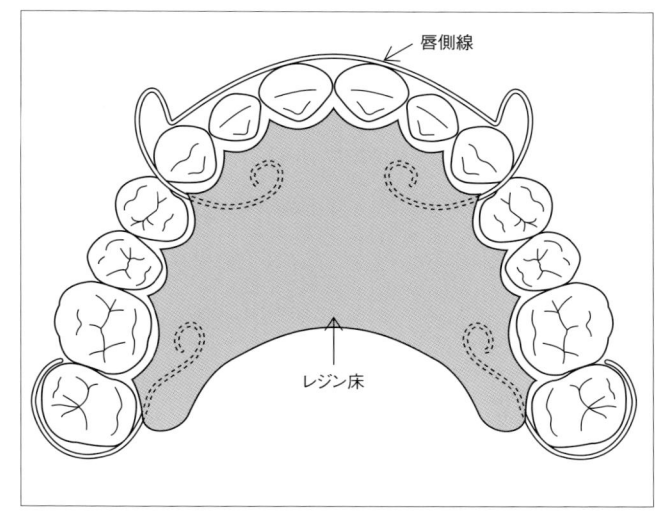

図29　ホーレータイプの床固定装置．クラスプ，第二大臼歯遠心を通すと，対合歯と接触しなくてよい．

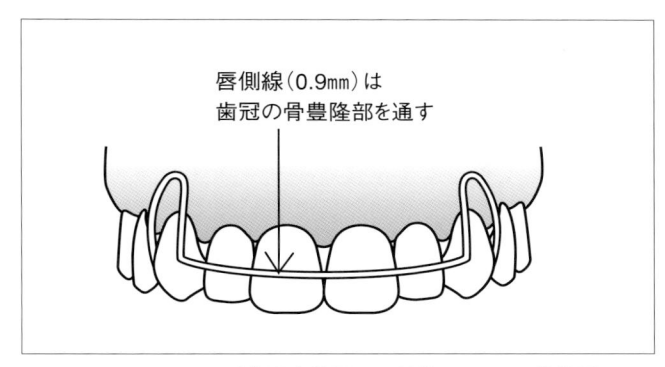

図30　ホーレータイプ床固定装置．唇側線は 0.9mm 線使用．

（加藤　熙）

参考文献

1）加藤　熙：歯周疾患の固定法—固定の予後を良くするには—．日本歯科評論（416）：73，（417）：40，1977．
2）加藤　熙：歯周治療における咬合・矯正・補綴治療．73-80，医歯薬出版，東京，1988．
3）加藤　熙：最新歯周病学．267-276，医歯薬出版，東京，1994．
4）畢良佳，加藤　熙：歯周組織の炎症と咬合性外傷が合併した時のサル歯周組織の変化—炎症の程度と咬合性外傷の強さの影響について．日歯周誌（38）：385-399，1996．
5）坂上竜資，加藤　熙：歯周炎患者における咬合異常に関する研究，第1報 K6ダイアグノスティックシステムを用いた咬合診査について．日歯周誌（33）：959-965，1991．

3. ブラキシズムとナイトガードの作り方

1) ブラキシズム (bruxism) とは

ブラキシズム (bruxism) とは，覚醒時や睡眠中に断続的または連続的に上下顎の歯をこすり合わせたり，長く噛み合わせたままでいたりする状態をいい，子供にも見られる現象である．

ブラキシズムは主に無意識的であるが，習癖としても見られることがある．また，寒冷時や恐怖時などでも見られる場合がある．

ブラキシズムの運動は，咀嚼筋群，口腔周囲筋群，側頭筋群の活動を伴っている．特に，グラインディングは支持組織を破壊するような強い側方力を歯に与えるために問題である．

2) ブラキシズムの種類

(1) クレンチング (clenching)
歯をくいしばる現象（習癖）

(2) グラインディング (grinding)
歯をこすり合わせる現象（習癖），歯ぎしり現象

(3) タッピング (tapping)
歯を垂直的に反復して叩くように接触させる現象

3) ブラキシズムの原因

(1) 局所的因子：咬合関係の異常
①それぞれの咬合運動時における早期接触
②咬合の不適切な充填物，補綴物
③歯列不正
④嚥下（唾液の嚥下を含む）時の歯の接触（早期接触がある場合）

(2) 全身的因子
①精神的ストレス
　過度の緊張，不安，不満
②肉体的疲労

4) ブラキシズムの症状

①睡眠中の歯ぎしり（歯ぎしり音）
②歯の異常咬耗
③臼歯歯冠の破折，前歯切縁の破折
④歯の動揺（歯の浮いた感じ）
⑤知覚過敏
⑥舌圧根，頬圧根
　特にクレンチング時に見られる．舌辺縁部や咬合平面に一致した頬粘膜部での歯冠形態の圧根．
⑦咀嚼筋群，口腔周囲筋群，側頭筋群の疲労感や疼痛，あるいはこれら筋群の肥大
⑧頸部の疼痛や凝り，頭痛（特に偏頭痛），耳鳴り，肩凝り，顎関節痛
⑨X線写真での変化
　該当歯の歯槽硬線の肥厚，骨梁の発達，骨の硬化性変化，歯根膜腔の拡大
⑩義歯の破折

5）ブラキシズムの発現頻度

ブラキシズムを行っている歯周病患者60人に見られるブラキシズムの種類の発現頻度を調査した（石川ら）結果では，クレンチング83％，グラインディング27％，タッピング5％であった．

歯周病患者がブラキシズムを行っている頻度は，93％（石川ら），88％（Ramfjordら）と報告されている．
グラインディングの持続時間では，1時間当たり最長71秒（浦口ら）と報告されている．

6）治療法

治療法は，局所療法と精神的療法（心身医学療法）に大別される．

（1）局所療法

①咬合調整
　早期接触（咬頭嵌合位，中心位，中心滑走）
②ナイトガードの装着
　歯の咬耗防止，歯周組織への障害防止
③歯周病治療
④咀嚼筋群の疲労療法
　咀嚼筋群の強化になることもあるので注意が必要．

（2）精神的療法（心身医学療法）

①自己暗示療法（自律訓練）
　ストレス軽減暗示，クレンチング防止暗示，全身のリラックス化
　自己暗示療法は，目につく場所への暗示マークの貼付などによる自律訓練法主体である．
②心療内科の専門医への依頼

7）ナイトガードの作り方

ナイトガードは，安静位空隙の範囲内の厚さで作製されるレジン製の着脱可能な装置で，一般的に上顎歯列に装着される．
適応症例は，グラインディング，クレンチング，咬合位の異常，顎関節症などである．

（1）ワックスアップによる作製方法

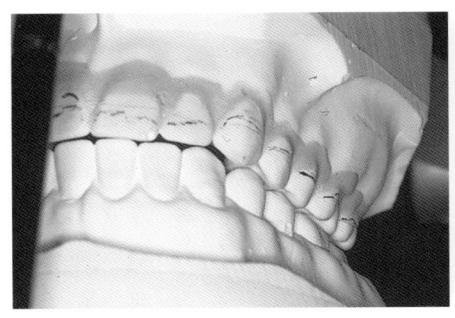

図30｜図31｜図32

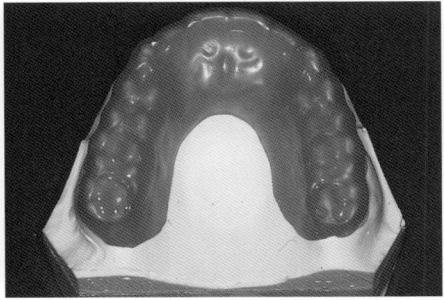

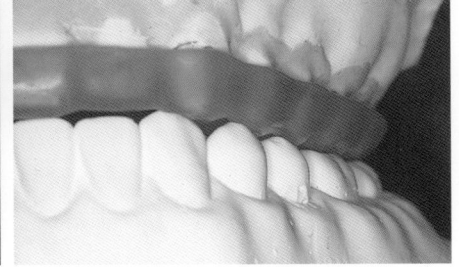

図30　患者の上下顎の印象を採得して，咬頭嵌合位で咬合器にマウントする．歯冠の最大豊隆部から歯頸部寄りのアンダーカット部をワックスあるいはレジンでリリーフする．
図31　ナイトガードの原型をワックスアップにて作製する．
図32　咬合器上で咬頭嵌合位から左右作業側への干渉部を除去して，スムーズな動き（ナイトガード上での各歯の接触をできるだけ多くする）になるように調整する．

§4. 咖合性外傷の治療

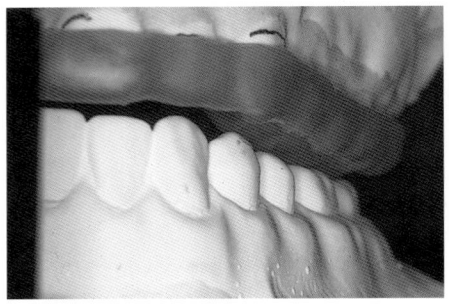

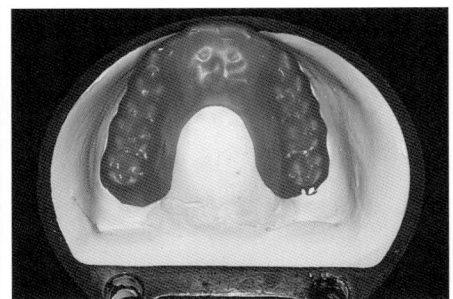

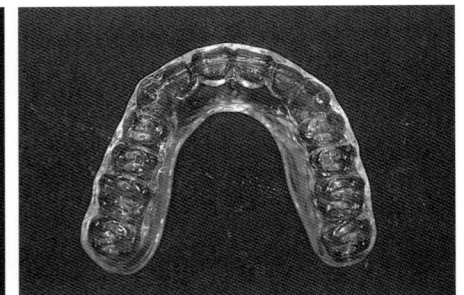

| 図33 | 図34 | 図35 |

図33 左右の平行側運動がスムーズになるように調整する．
図34 中心滑走や前方運動について調整後，中心位からの各運動についても調整する．その後，フラスコに埋没して透明レジンで重合する．
図35 完成したナイトガード．

(2) スプリントレジンを用いた作製方法

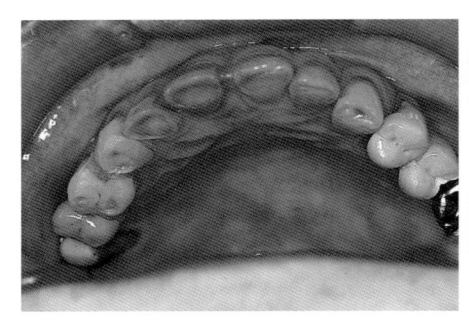

| 図36 | 図37 | 図38 |

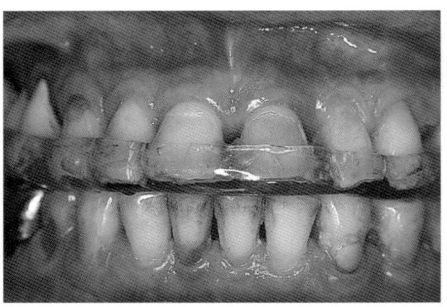

図36 グラインディング（歯ぎしり）で咬耗した臼歯部の症例（46歳，女性）．
図37 口腔内で咬合関係を再調整後装着したナイトガード．この患者は，クレンチングも有していたために，日中も含めできるだけ長く装着することを指示した．
図38 スプリントレジンＬＣ（光重合型レジン，ジーシー社製）を用いた作製法．咬合器上の石膏模型を調整後，スプリントレジンＬＣを50〜60℃の湯で軟化して模型に圧接して形状を付与する．

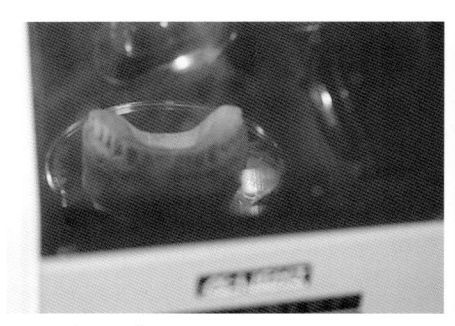

| 図39 | 図40 | 図41 |

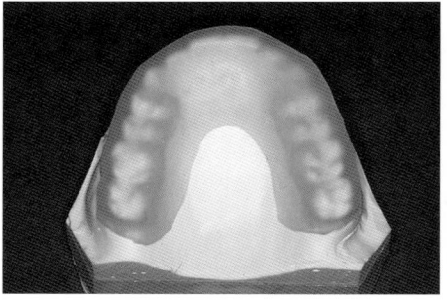

図39 光重合装置内で重合させる．
図40 模型に装着して咬合器上で十分に咬合調整を行う．
図41 完成したナイトガード．口腔内でも咬合調整を行った後に装着する．

(宮下 元)

参考文献

1) 石川 純ほか：Bruxism（咬合を考える）．歯界展望別冊，医歯薬出版，東京，1980．
2) Ramford, S. P. et al.：Occlusion. W.B.Saunders Co, Ltd, Philadelphia, 1966．
3) 浦口良治ほか：Bruxism に関する研究 とくに Grinding の発現と咬合干渉及び性格特性の関係について．日歯周誌（23）：126，1980．
4) 阿部 正訳：自律訓練法．誠信書房，東京，1973．

第 5 章
日常臨床への対応

1. 知覚過敏

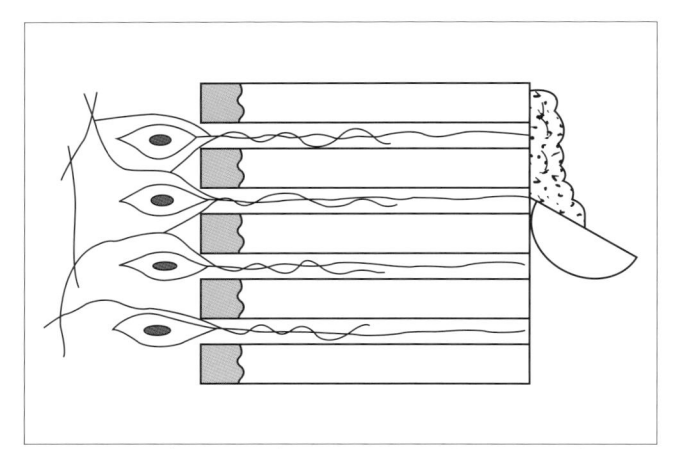

図1 ルートプレーニングにより，セメント質が除去され象牙細管が露出する．

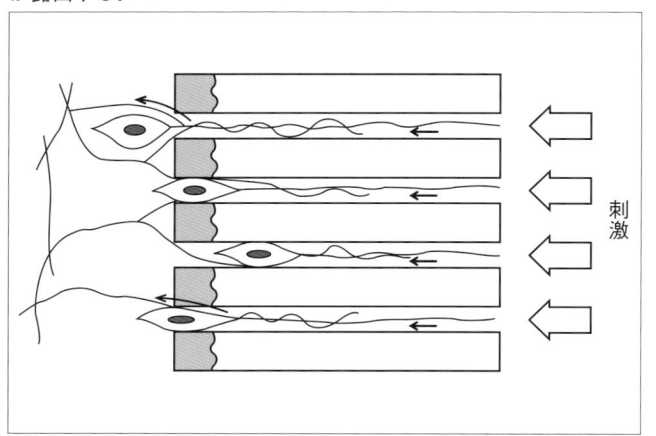

図2 外来の刺激により知覚過敏状態を示すようになる．

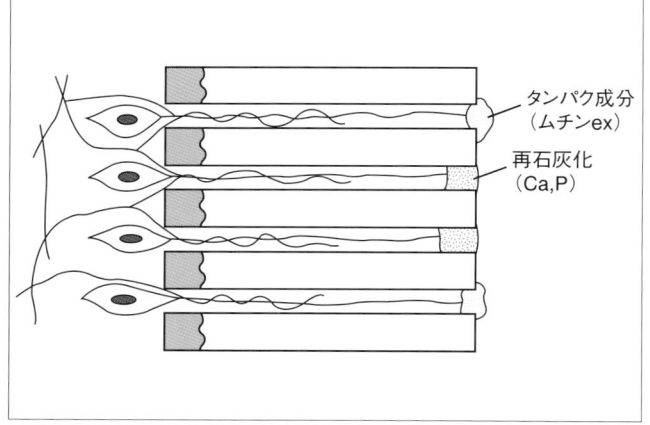

図3 ブラッシングを十分に行うことにより，象牙細管の再石灰化，あるいはタンパク成分が細管口をふさぐ．

最新情報

これまでもソフトレーザーを用いた知覚過敏処置が行われているが，一定の効果が得られないのが現状である．しかし，最近ではNd-YAGレーザーといった高出力レーザーを用いた知覚過敏処置が有効であることが示されている．

知覚過敏には，歯肉退縮により露出した根面象牙質，咬耗，磨耗により露出した咬合面象牙質，スケーリング，ルートプレーニング後の根面象牙質あるいは歯周外科処置後の露出歯根面などに発症することがある．

スケーリングおよびルートプレーニング後や歯周外科処置後の歯周治療に関連した知覚過敏は，特別な処置を施さなくとも，約2カ月後には術前の状態に回復することが多いが，この間の患者の苦痛をできるだけすみやかに取り除くことが大切である．

(1) プラークコントロール

術後の知覚過敏をできるだけ敏速に消退させるためには，プラークコントロールが極めて重要である．これは，知覚過敏状態の露出歯根面へのプラークの堆積を防ぐことにより，根面が唾液にさらされ，唾液中の過飽和のカルシウムやリンなどの無機質により象牙細管開口部の再石灰化が進むこと，あるいは唾液中のムチンといったタンパク成分が象牙細管口を塞ぐことにより，知覚過敏症状が軽減ないし消失する．

ブラッシングを行う場合，粗い研磨剤の入った歯磨剤は，露出歯根の新鮮面を出すこととなるので用いない方が適当である．

(2) 知覚鈍麻剤の歯面塗布

知覚過敏状態の露出歯根面に38％フッ化ジアミン銀溶液（サホライド®），ハイパーバンド®あるいはF-バニッシュ®などの歯面塗布を行う．サホライド®は，銀粒子の析出により歯根面が黒変するので臼歯部に用いることが多い．また，F-バニッシュ®を塗布した後，歯周包帯材で歯根面を保護することにより効果が増すことがある．

(3) イオン導入法

8％塩化亜鉛溶液で湿らせた綿糸を露出歯根面に巻き，1〜1.5mAで通常約5分間の通電を行うが，症状によって適宜変える．1〜2％のフッ化ナトリウムを用いることもあるが，微弱な電流自体で組織の賦活，鎮痛，および消炎効果があるともいわれている．

(4) その他

露出歯根面にレジンボンディング剤，グラスアイオノマーセメント等により根面の被覆を行うことがある．また，上述の処置を行っても症状が持続し，対応に苦慮する場合があるが，知覚過敏により十分な口腔清掃が得られない場合には，抜髄等も1つの選択肢となる．

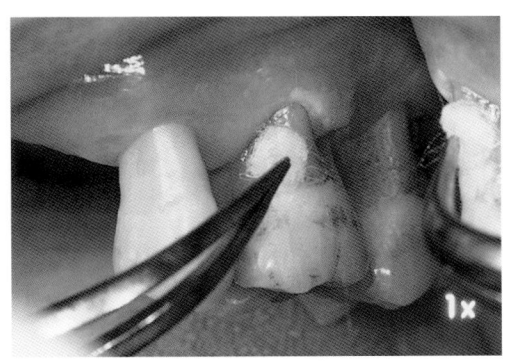

図4 知覚過敏歯根面にサホライド®を塗布する．銀粒子の沈着により歯根が黒変するため，主に臼歯部に用いる．

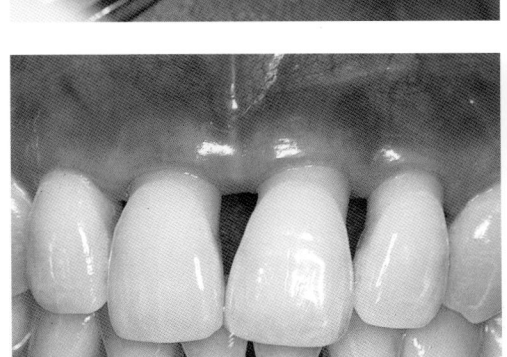

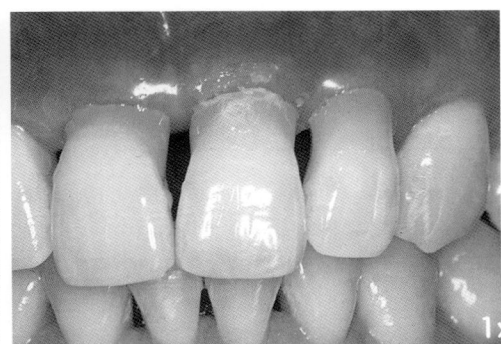

図5 露出した歯根面にF-バニッシュ®を塗布する．場合によってその上から歯周包帯材を包填することにより，症状の消退が早期に得られることがある．

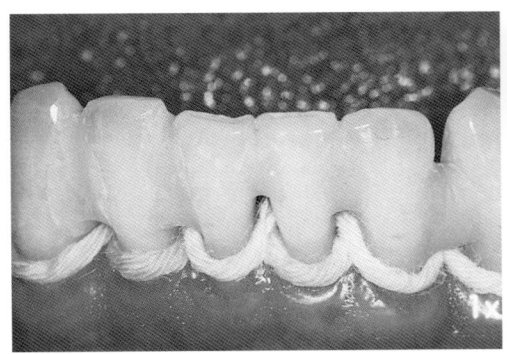

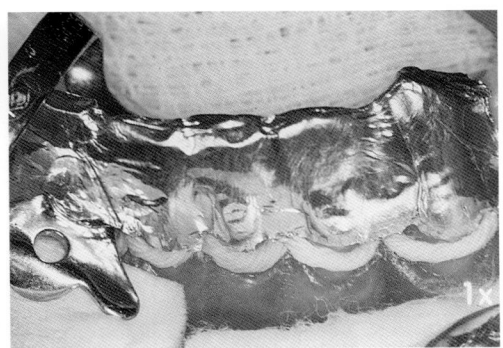

図6 露出歯根周囲に綿糸を巻き，8％塩化亜鉛溶液で濡らす．多数歯にわたる場合には，錫箔で歯冠部を覆いクランプをかけてイオン導入を行う．電流1～1.5mA，通電時間5分．

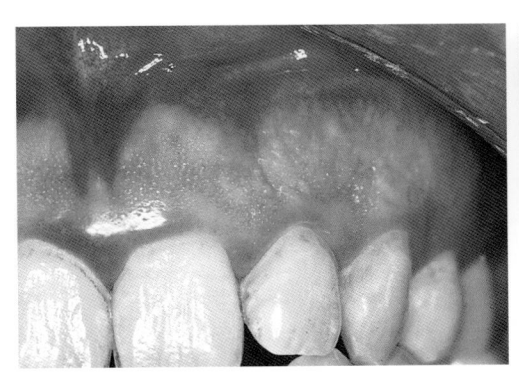

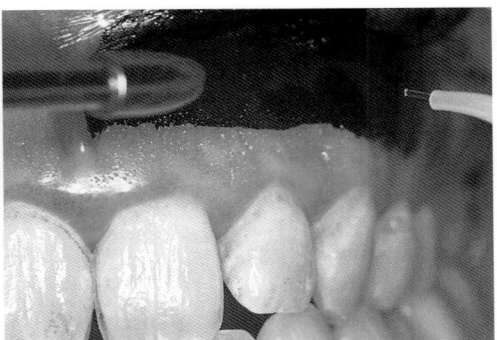

図7 知覚過敏歯根尖部相当粘膜に墨汁を塗布し，エアーをかけながら約5mm離れた位置からNd-YAGレーザーを照射する．出力15pps，1.5W，100mJ，照射時間60秒．

（五味 一博／新井 髙）

参考文献

1）堀内 博：象牙質知覚過敏症．デンタルダイヤモンド 20（14）：98-101，1995．
2）新井 髙：歯周外科後の知覚過敏の治療．歯界展望 65（4）：773-778，1985．

2. 歯頸部齲蝕

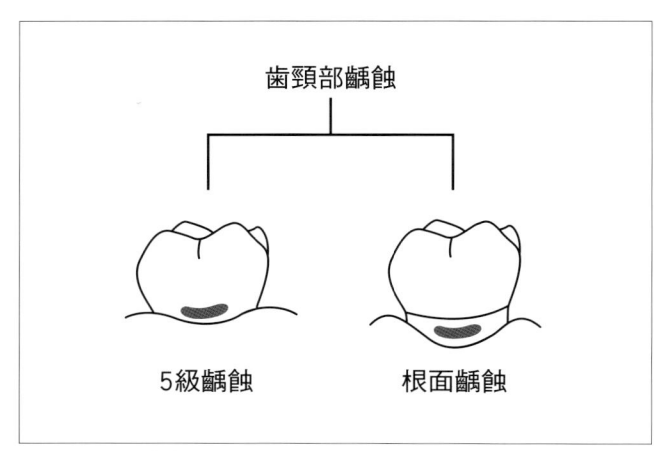

図8 歯頸部齲蝕の種類

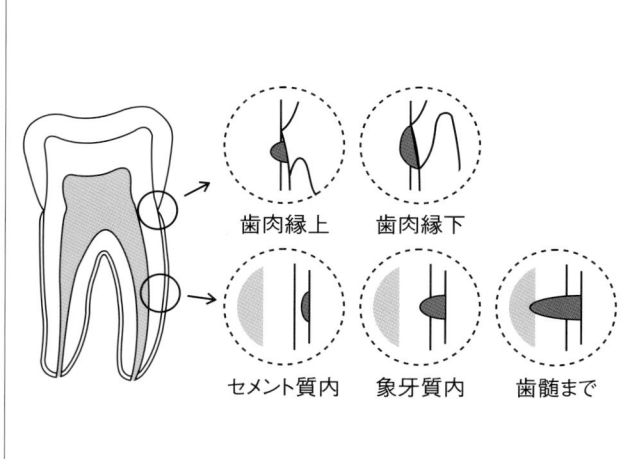

図9 根面齲蝕の広がりによる分類

①歯根方向
・歯肉縁上にとどまっているもの
・歯肉縁下に達しているもの

②歯髄方向
・セメント質内にとどまっているもの
・象牙質に達しているもの
・歯髄に達しているもの

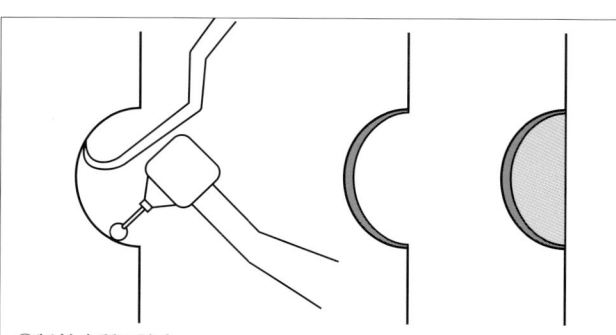

①齲蝕歯質の除去
・齲蝕検知液を用いながら
・スプーンエキスカベーターまたは注水下低速ラウンドバーで
②露出した健全歯質の保護
・接着性レジンまたはグラスアイオノマーセメントの応用
③歯根形態の回復
・コンポジットレジンまたはグラスアイオノマーセメントを用いる

図10 齲蝕治療の原則

（1）歯頸部齲蝕の種類

歯頸部齲蝕には5級齲蝕と根面齲蝕の2種類があり，歯周病患者では，歯根露出後に起こる根面齲蝕が問題となることが多い．したがって，ここでは主に根面齲蝕について述べる．アメリカ合衆国では50歳代の過半数の人が根面齲蝕に罹患している（Winn, D.M. et al. Coronal and root caries in the dentition of adults in the United States, 1988-1991. J Dent Res. 75, 642-651, 1996.）．日本での統計はないが，高齢化社会を迎え，今後この問題の重要性はますます大きくなろう．かつて根面齲蝕は，臨床的にはあまり問題にされなかった．これは，少し進行した歯周病罹患歯の多くが抜歯されていたことも一因といわれている．現在では，歯周治療によって多くの歯周病罹患歯を保存できるようになってきており，この点からも根面齲蝕への対応の重要性はますます大きくなるものと思われる．

（2）根面齲蝕の広がりによる分類

臨床的には齲蝕の広がりにより区別をするのが実際的と思われる．齲蝕の広がりには，歯根方向にどこまで齲蝕が達しているか（水平的広がり），また歯髄方向にどこまで齲蝕が達しているか（垂直的広がり）の2つの方向が考えられる．それぞれの程度により処置方法が変わってくる．

（3）（歯頸部）齲蝕治療の原則

歯頸部齲蝕も齲蝕であり，その治療は齲蝕治療の原則に従わなければならない．すなわち，罹患歯質の除去と露出健全歯質の確実な被覆，保護，および歯の形態の回復である．罹患歯質の除去には，スプーンエキスカベーターまたは注水下で低速回転のラウンドバーを用いて行う．露出健全歯質の確実な被覆，保護は，近年進歩のめざましい接着性レジンまたはグラスアイオノマーセメントを用いて行う．そしてコンポジットレジンまたはグラスアイオノマーセメントを用いて形態の回復を図る．

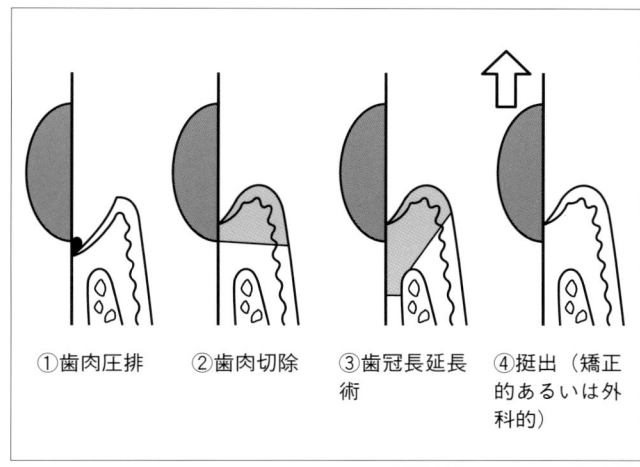

図11 齲蝕が歯肉縁下に広がっている場合の治療法
①歯肉圧排　②歯肉切除　③歯冠長延長術　④挺出（矯正的あるいは外科的）

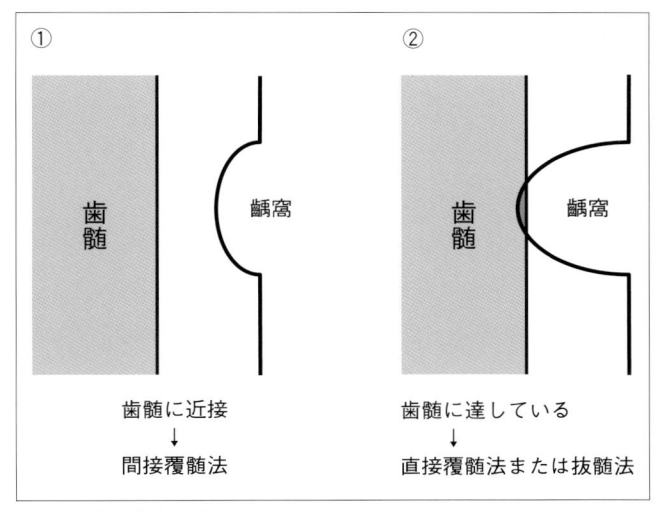

図12 歯髄方向の広がり
① 歯髄に近接 → 間接覆髄法
② 歯髄に達している → 直接覆髄法または抜髄法

図13　根面齲蝕への対応の要点
① 予防が一番大切（プラークコントロール，フッ化物の応用）
② 早期発見、早期治療（メインテナンスシステムの確立）

（4）齲蝕が歯肉縁下に広がっている場合の治療法

歯肉縁下にまで齲蝕が広がっている場合，充塡の前にあらかじめ歯肉の処置を行っておかなければならない．少し縁下に入っているだけなら，圧排糸などで歯肉圧排を行うだけですむ．齲蝕の広がりによっては，歯肉切除術を行わなければならない場合もある．この場合，電気メスを用いると止血が容易で，直ちに充塡できることが多い．齲蝕がさらに広がり，歯肉切除のみでは生物学的幅径を脅かすおそれのある場合は，挺出（矯正的，外科的）またはフラップ手術の1つである歯冠長延長術を行う．矯正的挺出を行った場合，後日歯槽骨切除を行う場合が多い．

（5）歯髄方向の広がり

齲蝕が歯髄方向に広がり歯髄と近接していると思われる場合，ダイカールなどの水酸化カルシウム製剤で間接覆髄を行う．歯髄にまで達している場合には，術前の疼痛の程度，露髄の程度にもよるが，一般的にはまず直接覆髄を行う．これらの覆髄法を行った後，レジン充塡またはグラスアイオノマー充塡を行う．後日，自発痛，誘発痛があれば抜髄法を行う．

（6）根面齲蝕への対応の要点

根面齲蝕に限ったことではないが，齲蝕を作らないことが最も大切である．このためには，徹底したプラークコントロールが大前提となる．また，歯磨剤あるいは含嗽剤にフッ化物入りのものを選ぶことも効果的である．そして，リコール時にはフッ化物の歯面塗布を行う．齲蝕となってしまった場合には，早期に治療する必要がある．そのためにもリコールは欠かせない．歯周治療の成否はメインテナンスにある．

最新情報

現在ではEr:YAGレーザー（Erwin，モリタ製作所）などのレーザーを用いて齲蝕の除去を行えるようになった．レーザーを用いて齲蝕の除去を行えば，疼痛はかなり軽減できる．したがって，この方法を用いれば，高血圧症などの全身疾患あるいはアレルギーなどのため，局所麻酔の使用できない患者への適応が広がる可能性がある．

（杉山 榮一／石川 烈）

3. 歯の挺出

歯周治療の過程の中で，ときには抜歯せざるを得ない場合もある．抜歯後，補綴せずに放置しておくと残存歯は移動することが多い．対合歯を失った歯の挺出は移動量が多く，その後の処置が大掛かりになりやすい．ただし歯の挺出は，歯周治療の中で積極的に用いることもある（後述）．

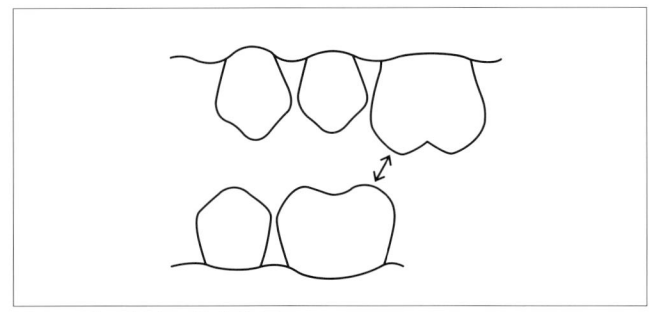

図14 歯の挺出の為害作用

歯の挺出の起きやすい部位
① 炎症のある部位
② 後方歯
③ 上顎

図15

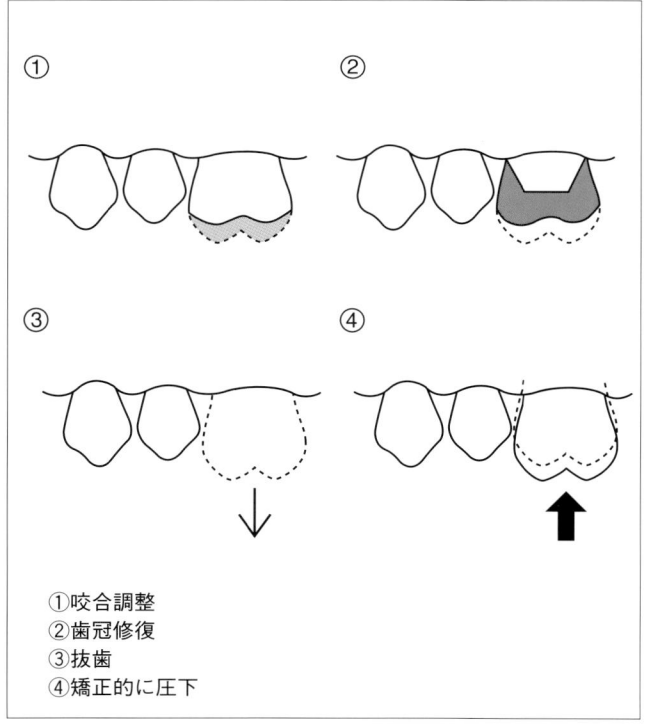

① 咬合調整
② 歯冠修復
③ 抜歯
④ 矯正的に圧下

図16 挺出歯の治療法

（1）歯の挺出の為害作用

歯が挺出して咬合平面が乱れると，偏心位での早期接触を起こすことになる．このため，咬合性外傷になったり，顎関節症となる可能性がある．

（2）歯の挺出の起きやすい部位

動物実験により，炎症が強い部位では挺出量が大きかったという報告がある．また，動物実験および臨床報告より，前方より後方の歯が，また下顎より上顎の歯に挺出量が多かったとの報告がある．このような現象の起きるメカニズムは不明であるが，石川は生体の防御作用としてポケットを除去するためと述べている．

（3）挺出歯の治療法

挺出歯の治療法としては，その挺出量によりいくつかの方法がある．挺出量がわずかであれば，咬合調整ですむ場合もある．挺出量が大きければ，歯冠修復処置まで行わなければならない．このとき生活歯であれば，抜髄後に歯冠修復となることが多い．さらに挺出量が大きければ，抜歯せざるを得ない場合もある．矯正的圧下は挺出量に関係なく行うことができるが，時間的，経済的に大きな負担となる．挺出時には支持する歯槽骨も含めて挺出するため，骨切除が必要となることもある．以上の方法で得たスペースを，適切な補綴処置で確保することも肝要である．

（4）対合歯がある場合の歯の挺出による歯周組織破壊のメカニズム（jiggling 作用）

対合歯のある歯の歯肉に炎症があると歯は挺出し，そのことにより対合歯と早期接触を起こし，歯肉の炎症と jiggling force の共同作用により，歯周組織の急速な破壊が進むと考えられる．対合歯が無いために早期接触が無ければ，炎症による破壊のみしか起こらない．

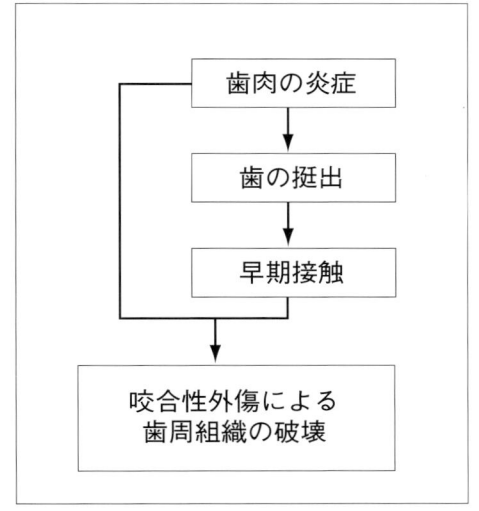

図17 対合歯がある場合の歯の挺出による歯周組織破壊のメカニズム（jiggling 作用）

（5）歯の挺出を利用した歯周治療

1，2歯に限局した垂直性骨欠損の治療法として，歯の挺出を利用することができる．歯は挺出するとき，支持している歯槽骨も含めて挺出するためである．また，重度の歯周病のため抜歯の適応となる場合でも，この方法を利用して抜歯後の顎堤の吸収を少なくできる．ただ，この治療法は，時間が掛かるのが欠点である．

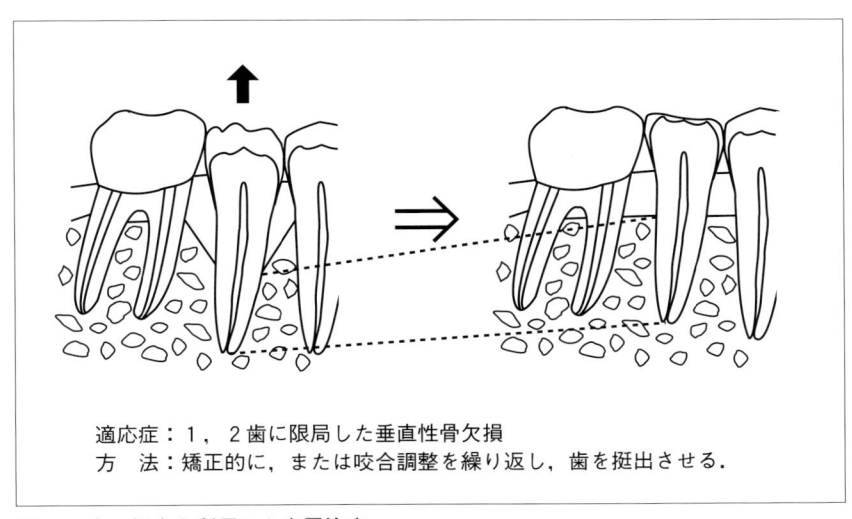

適応症：1，2歯に限局した垂直性骨欠損
方　法：矯正的に，または咬合調整を繰り返し，歯を挺出させる．

図18 歯の挺出を利用した歯周治療

（杉山　榮一／石川　烈）

4. 急激な腫脹や膿瘍形成の原因

病態

　基本治療におけるスケーリング，ルートプレーニング，歯周ポケットの掻爬後に急激な歯肉腫脹を生ずることがある（図19）．これは歯周ポケット内に存在する細菌およびその代謝産物が，不適切な器械的操作により結合組織内に深く侵入（図20-①），一時的に歯周ポケットの入口の炎症が除去され閉鎖される（図20-②）．その結果排膿路を失い，同部位が急性化するために歯肉腫脹を生ずる（図20-③）．

診断

　局所に浮腫性の歯肉腫脹が認められ，ときに波動を触れる．拍動性の自発痛を伴うこともあり，患歯には著しい咬合時痛，打診痛（特に水平性）がある．歯の動揺や挺出感も認められることが多い．症状が進むと，リンパ節の腫脹を伴う発熱のような全身症状も現れる．歯周ポケット内でスケーリングその他器械的な操作を行っているなど，発症に至るまでの経過を確認すれば，比較的容易に診断はつく．しかし，根尖性歯周組織炎の急性化など他の疾患が疑われるときには，さらに歯髄反応，Ｘ線写真，瘻孔の有無や位置なども含めて，総合的に診断を行う必要がある．

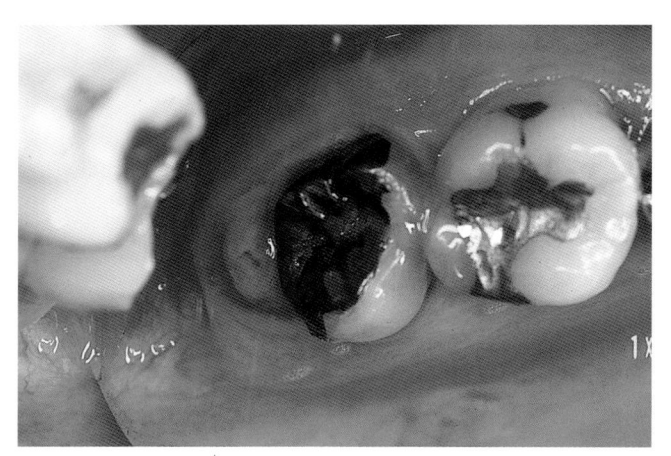

図19　29歳，女性．7┘のスケーリング処置の2日後に同部歯肉腫脹が生じた．（ミラー使用）

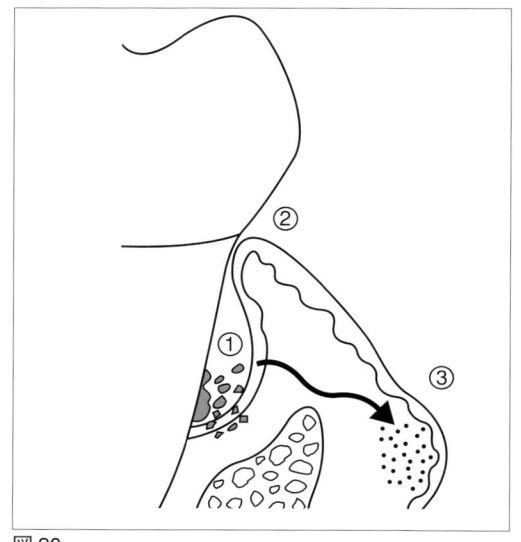

図20

治療

（1）歯周ポケットからの排膿（図21）

　前述のように，歯周ポケット開口部で歯肉が緊密になり排膿路が閉鎖，ポケット底部からの歯肉溝滲出液や白血球などの血液成分の排泄が不能となる．したがって，探針などで注意深く歯周ポケット内を探索し，排膿路を確保するために，鋭匙やスケーラーで閉鎖している歯周ポケットの入口を開口する（図21-①）．徹底的にスケーラーで根面および肉芽組織を掻爬する（図21-②，③）．その後，滅菌生理食塩水などでポケット内を充分洗浄し，残存している歯石，プラーク，肉芽組織などを取り除く．ポビドンヨードや他の抗菌剤を配合した含嗽剤の併用も促す．

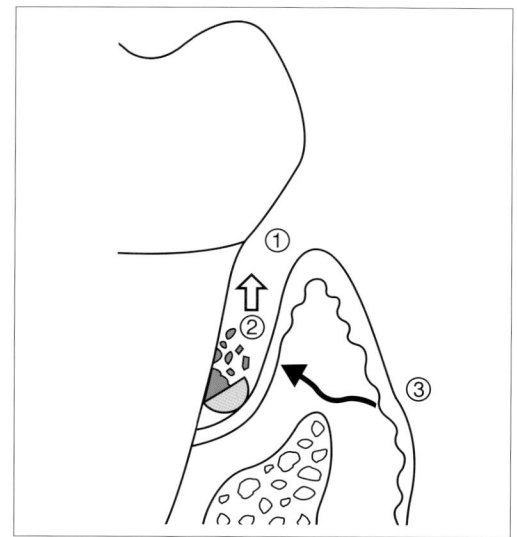

図21

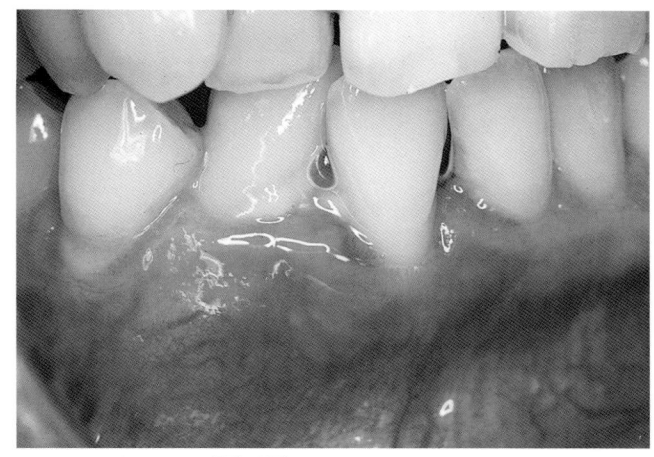

図22　29歳，女性．$\overline{2|}$，$\overline{|3}$のスケーリング処置後，同部に歯肉腫脹，排膿を生じた．

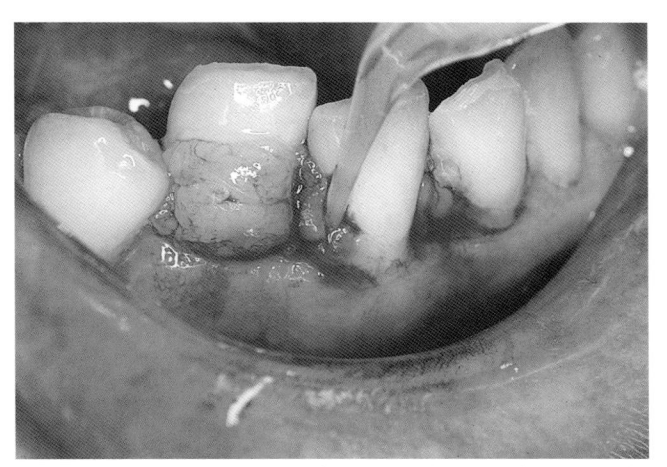

図23　スケーリング，ルートプレーニングを行い，排膿路を確保し，塩酸ミノサイクリンの局所投与を行った．

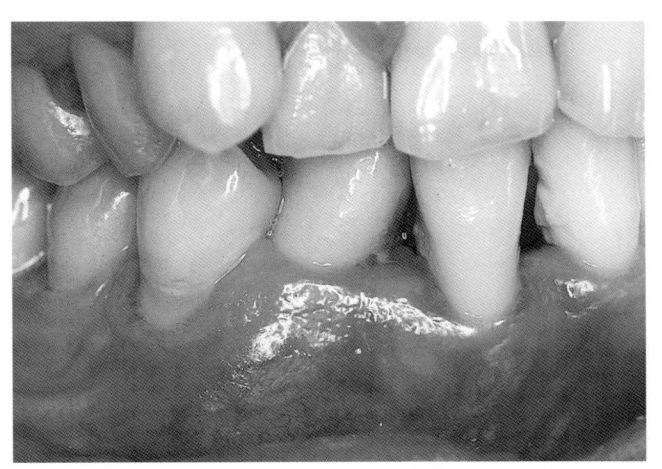

図24　同部1カ月後．排膿はなくなり，歯肉腫脹も消失した．

(2) 膿瘍の切開

　腫脹部に波動を触れる場合には，直接膿瘍を切開して排膿を図る．特に歯肉組織では線維が発達しているために，骨面に達するまで十分にメスを挿入し，腫脹部の全体が含まれるような切開を加えなければならない．その後，洗浄を繰り返し行い，排膿を徹底する．切開部からの排膿を持続させるためにドレーンを挿入することもある．

(3) 抗生物質療法

　膿瘍形成に関わる細菌を静菌あるいは殺菌し，病巣の消退を期待する方法である．特に全身的な症状が発現する場合には，抗生剤の全身投与を行う．局所症状に限局している場合には，ドラッグデリバリーとしての塩酸ミノサイクリン（ペリオクリン®）などの局所投与を行うことがある．しかし，前述した排膿路の確保を主体とした処置を優先させるべきで，局所応用とはいえども，抗生剤の扱いは慎重に行い，安易な投与は避けるべきである（図22〜24）．

(4) その他

　患歯の早期接触や干渉により症状を増悪させ，二次性咬合性外傷を生じている場合が認められる．この場合，慎重な咬合調整を行い，局所の安静を図る．

（齋藤　淳／山田　了）

5. 歯周外科処置後の持続性出血の対策

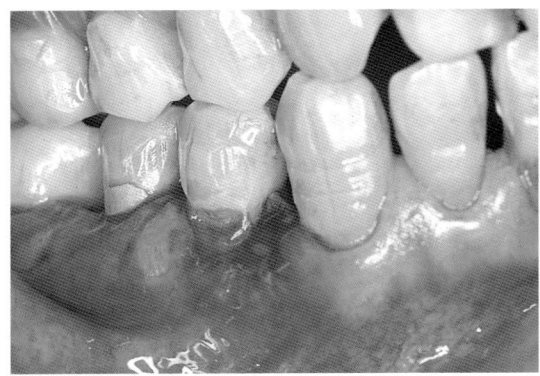

図25 56歳，男性．下顎右側臼歯部のフラップ手術5日後．歯肉弁の内側より持続性の出血が認められる．

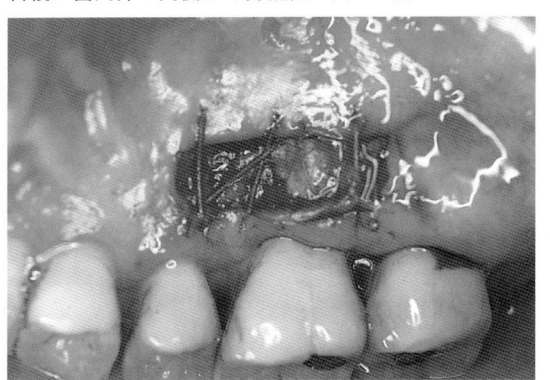

図26 45歳，男性．遊離歯肉移植術を行ったが，移植片を採取した開放創からの出血が翌日まで続いた．

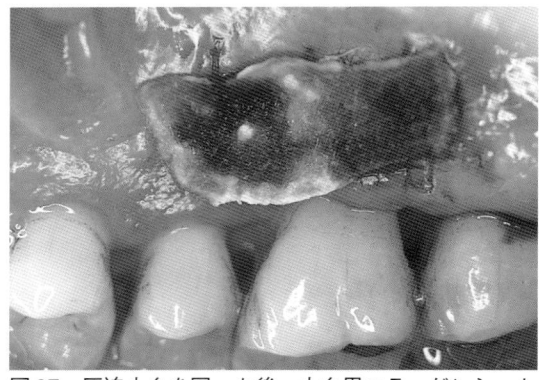

図27 圧迫止血を図った後，止血用コラーゲンシートで創部を被覆する．

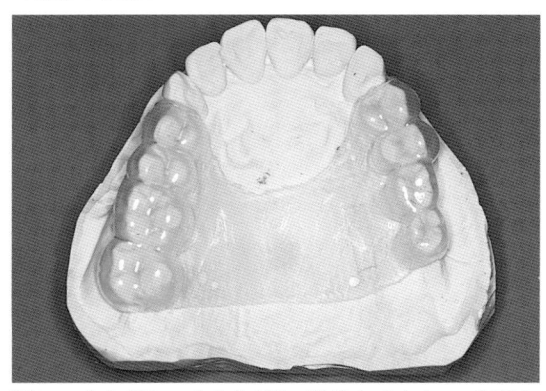

図28 止血用シーネを作製し，装着してもらい，創部の安静を図る．

原因

(1) 局所的原因

①炎症性肉芽組織の取り残し（図25）

歯周ポケットが深く，骨縁下ポケットが存在している部位では，炎症性肉芽組織量が多く，取り残すと持続性の出血を見る．

②血管の損傷（図26）

歯肉歯槽粘膜整形術（MGS）などでは，移植片の採取あるいは広範の粘膜骨膜弁の形成などで，周囲組織に存在する多数の静脈の分岐の一部を損傷し，出血が続くことがある．

③隣在歯や歯槽突起の外傷

抜歯操作中に脱臼させたり，骨切除の際の支持組織の損傷による出血．

(2) 全身的因子

主に出血性素因によるものであり，術前に問診や臨床検査等でスクリーニングが必要である．しかし，事前に素因がつかめずに外科処置を行い，持続性の出血に至る場合もある．血液の凝固を妨げるような薬剤を服用している患者も多く，注意する必要がある．

処置

(1) 出血部位の確認

(2) 止血

①肉芽組織からの出血

局所麻酔を行い，出血部位の確認後，充分に肉芽組織を掻爬，除去した後にガーゼにて圧迫止血を行い，可能な限り出血部位周囲組織によって縫合する．場合によっては，酸化セルロースなどの局所止血剤によって出血部位を圧迫した後に，サージカルパックあるいは止血用シーネにて固定する．

②血管の損傷による出血

明らかな静脈分岐からの出血は，止血鉗子によって血管を把持し，結紮糸による止血を行う．MGS等の際の開放創からの出血（図26）の場合，圧迫止血を図った後に，止血用のコラーゲンシート等で局所を閉鎖し（図27），さらに止血用シーネを装着し，創部の安静を図る（図28）．

③骨および骨髄からの出血

骨部の血管からの出血は，止血ノミで骨の表面を叩いてつぶし，圧迫し止血を図る．骨髄からの実質性の出血に対しても，周囲組織の挫滅あるいは小骨片の出血部位への圧入によって止血を図る．

（齋藤 淳／山田 了）

6. 急性および慢性疼痛

（1）歯周治療に際し，どのような原因により疼痛が惹き起こされるのか？

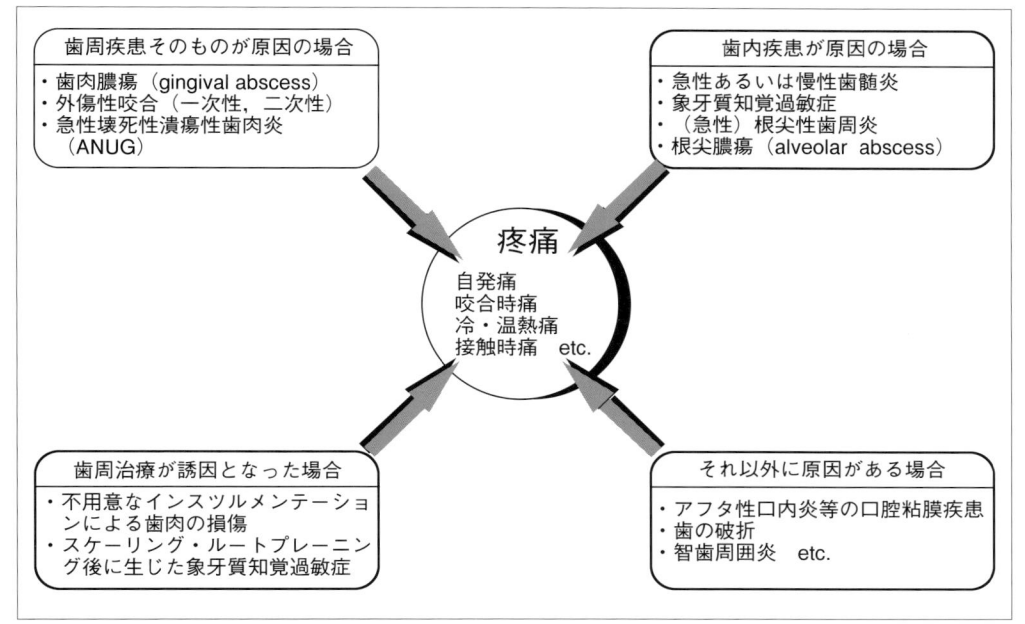

```
歯周疾患そのものが原因の場合
・歯肉膿瘍（gingival abscess）
・外傷性咬合（一次性，二次性）
・急性壊死性潰瘍性歯肉炎
　（ANUG）

歯内疾患が原因の場合
・急性あるいは慢性歯髄炎
・象牙質知覚過敏症
・（急性）根尖性歯周炎
・根尖膿瘍（alveolar abscess）

疼痛
自発痛
咬合時痛
冷・温熱痛
接触時痛　etc.

歯周治療が誘因となった場合
・不用意なインスツルメンテーションによる歯肉の損傷
・スケーリング・ルートプレーニング後に生じた象牙質知覚過敏症

それ以外に原因がある場合
・アフタ性口内炎等の口腔粘膜疾患
・歯の破折
・智歯周囲炎　etc.
```

図29　歯周治療時にみられる疼痛の原因

辺縁性歯周炎は通常自覚症状の少ない疾患である．しかしながら，図29に示したような様々な原因で患者が急性及び慢性の疼痛を訴えることがある．しかも，このような場合には救急処置が必要なことが多く，その原因に応じて的確に対処しなければならない．

（2）疼痛の診査，診断に際して何を考えればよいのか？

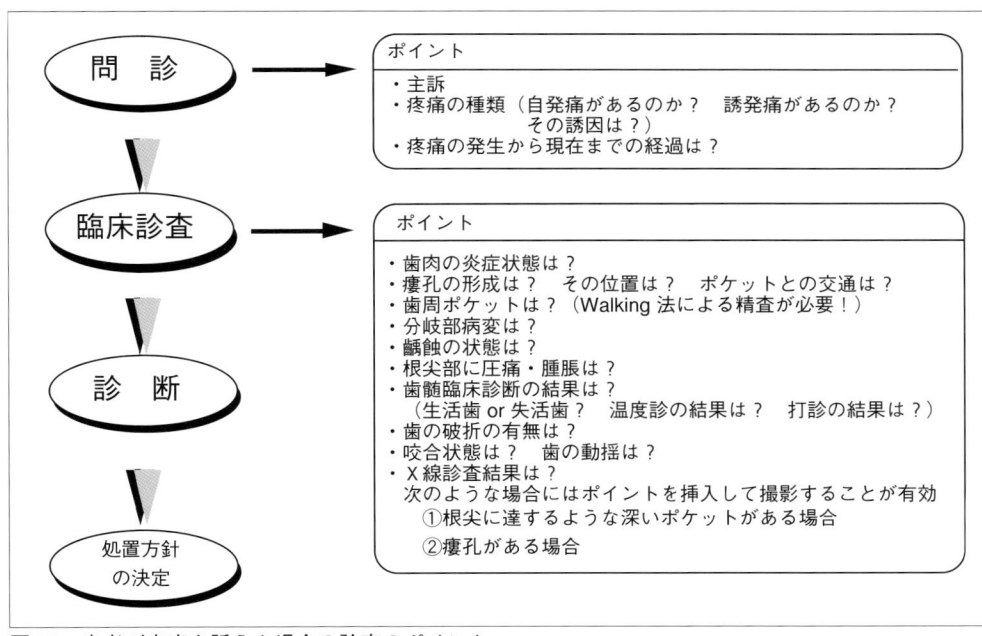

```
問　診
　→ ポイント
　　・主訴
　　・疼痛の種類（自発痛があるのか？　誘発痛があるのか？
　　　　　　　　その誘因は？）
　　・疼痛の発生から現在までの経過は？

臨床診査
　→ ポイント
　　・歯肉の炎症状態は？
　　・瘻孔の形成は？　その位置は？　ポケットとの交通は？
　　・歯周ポケットは？（Walking法による精査が必要！）
　　・分岐部病変は？
　　・齲蝕の状態は？
　　・根尖部に圧痛・腫脹は？
　　・歯髄臨床診断の結果は？
　　　（生活歯 or 失活歯？　温度診の結果は？　打診の結果は？）
　　・歯の破折の有無は？
　　・咬合状態は？　歯の動揺は？
　　・X線診査結果は？
　　　次のような場合にはポイントを挿入して撮影することが有効
　　　　①根尖に達するような深いポケットがある場合
　　　　②瘻孔がある場合

診　断

処置方針
の決定
```

図30　患者が疼痛を訴えた場合の診査のポイント

歯周治療に際してみられる疼痛の多くは，歯周疾患あるいは歯内疾患によるものである．その鑑別診断を行うためには，歯周組織の診査に加えて臨床歯髄診断を行う（図30）．しかし，それ以外の疾患の可能性も考慮することを忘れてはならない．

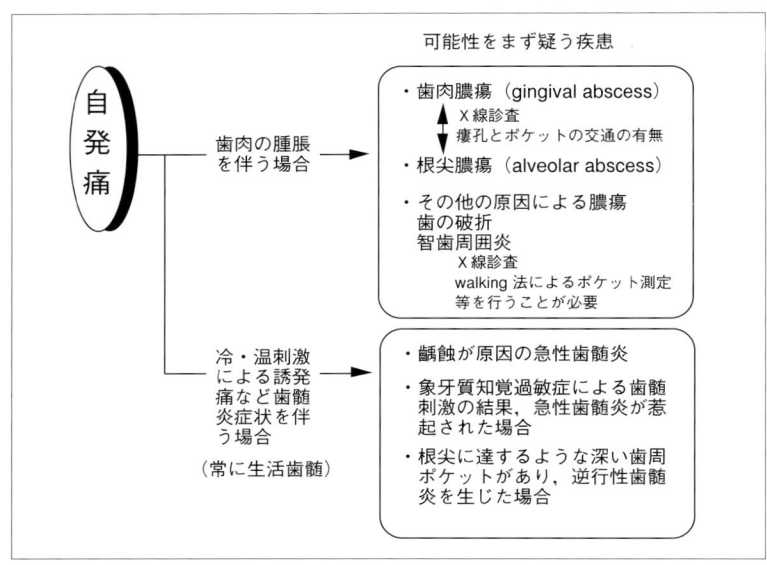

図31 急性疼痛（自発痛）を訴える場合の診断の考え方

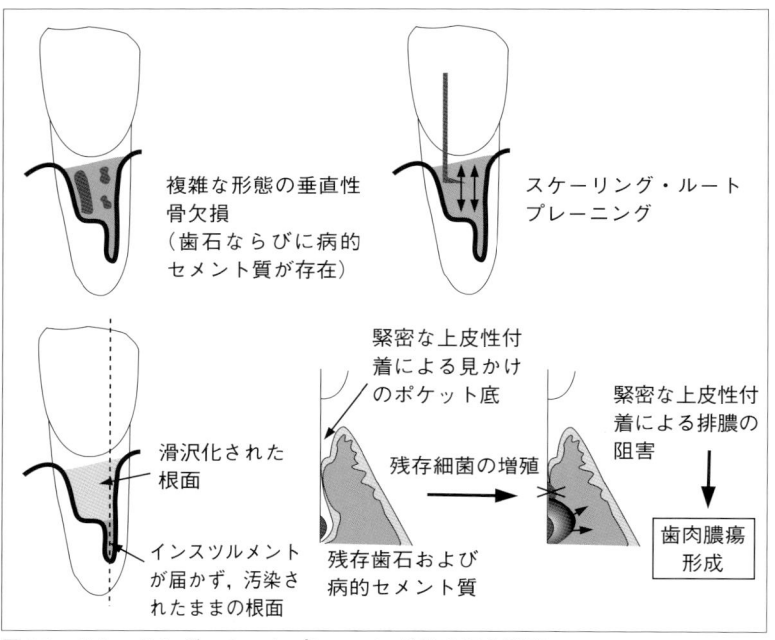

図32 スケーリング・ルートプレーニング後の歯肉膿瘍

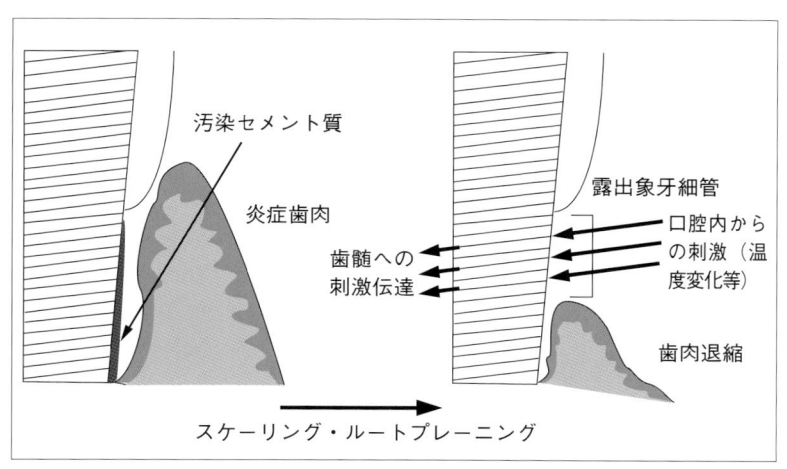

図33 スケーリング・ルートプレーニング後の知覚過敏

（3）急性疼痛（自発痛）を訴えた場合にはどのような原因を疑うのか？

自発痛を訴える場合には，急性膿瘍および急性歯髄炎の可能性をまず疑わねばならない（図31）．前者の場合には歯肉の腫脹を伴い，また歯髄炎が原因である場合には，患歯は常に生活歯であり，冷・温刺激による誘発痛などの症状を随伴する．しかし，膿瘍の場合にもその原因は単一ではなく，各疾患に応じ適切な処置を行うことが必要である．急性歯髄炎に対しては抜髄を行うが，歯髄炎を起こした原因を的確に把握することは以後の処置方針を決定する上で重要である．

（4）スケーリング・ルートプレーニング後の疼痛の原因は？その対策は？

まず，不用意なインスツルメンテーションによる歯肉の損傷による術後疼痛が考えられる．この場合は丁寧な器具操作が第一の予防であるが，激しい疼痛を伴い感染の疑いがある場合は，局所の洗浄，抗生剤の局所あるいは全身投与を行う．また，図32に示したように，浅い部分のみを掻爬することにより，深部の病巣が増悪し，歯肉膿瘍を生じる場合がある．この場合は，排膿路の確保と抗生剤の投与を行う（「本章－4．急激な腫脹や膿瘍形成の原因」を参照）．

（5）スケーリング・ルートプレーニング後の知覚過敏の原因は？その対策は？

スケーリング・ルートプレーニングを行った後に知覚過敏を生じたり，あるいは増悪させることは日常臨床でよく経験することである．これは処置により，根面を覆っていたセメント質が剥がされるとともに，歯肉退縮により象牙質が口腔に露出するためであるが，特に効果的な歯周治療により速やかに歯肉退縮を生じた場合には，修復象牙質ができないため磨耗と異なり刺激が伝達されやすくなる．対策としては，露出面のプラークコントロールを徹底するとともに象牙細管開孔部の閉鎖を行う（「本章－1．知覚過敏」を参照）．

第5章　日常臨床への対応

（6）逆行性歯髄炎により急性疼痛（自発痛）を訴えた症例

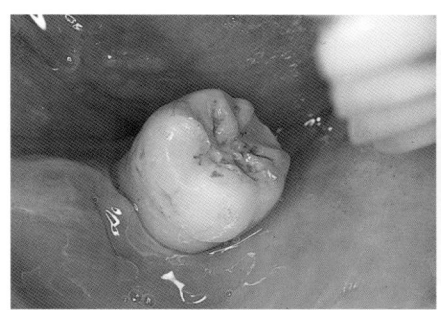

図34　初診時の口腔内写真

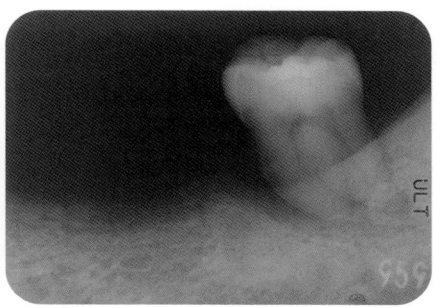

図35　同部のX線写真
近心部に根尖を超える骨吸収が存在．

症　例：48歳，男性
主　訴：下顎左側臼歯部の自発痛（図34）
現病歴：受診2日前より自発痛および夜間痛が出現．また持続性の冷水痛を認める．

診査結果：7近心面の歯周ポケットは10 mmで根尖に到達している（図35）．また温度診では，冷刺激により持続性疼痛が出現した（1分以上持続）．
診断：急性歯髄炎（逆行性歯髄炎）
処置方針：抜髄を行う．

（7）歯肉腫脹を伴った急性疼痛（自発痛）が出現した症例

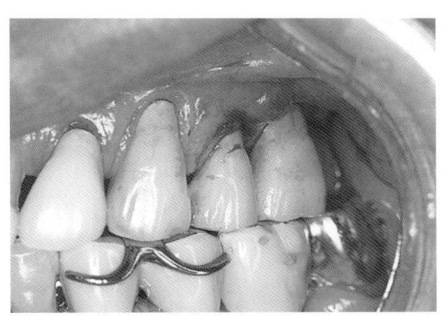

図36　初診時の口腔内写真

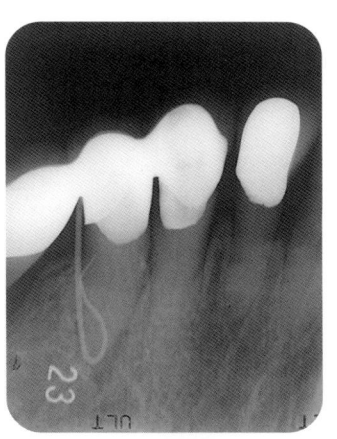

図37　同部のX線写真
頬側中央部のポケットよりポイントを挿入．

症　例：65歳，女性
主　訴：上顎左側小臼歯部の自発痛および歯肉腫脹（図36）
現病歴：受診2日前より同部に歯肉腫脹と自発痛が出現する．

診査結果：4頬側中央部に12 mmのポケットが存在し，排膿を認めた．Walking法で測定すると，このポケットは同部に限局していた．ポケットよりポイントを挿入してX線写真を撮影すると，根尖部透過像に到達していた（図37）．
診断：急性根尖膿瘍（歯内－歯周病変）
処置方針：ポケットより排膿を試みるとともに，抗生剤投与により消炎を行う．その後4の感染根管治療を行う．

（8）接触痛を訴えた症例

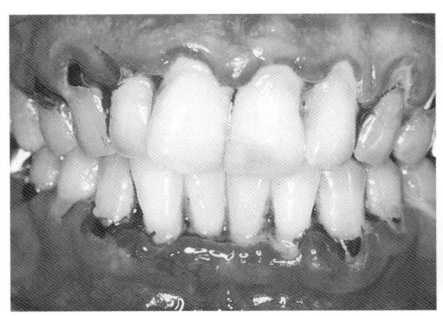

図38　初診時の口腔内写真

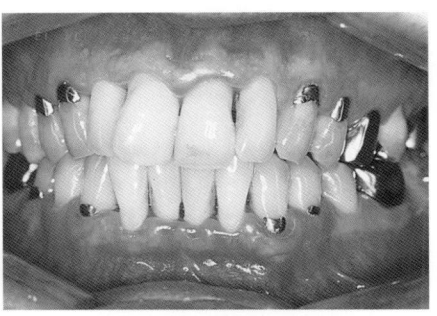

図39　処置開始後2週間目の口腔内写真

症　例：男性，44歳
主　訴：全顎歯肉からの出血ならびに接触痛
現病歴：歯肉の腫脹ならびに出血を以前より自覚していたが，受診2日前より同症状が増悪し，出血ならびに接触痛が著明となる．

診査結果：上下顎前歯部ポケットは3～4 mm程度であるが，発赤・腫脹が顕著である（図38）．
診断：急性壊死性潰瘍性歯肉炎
処置方針：洗浄および抗生剤の局所投与を行う（図39：処置開始後2週間目）．

参考文献
1）石川　烈ら編：歯周病学．284，永末書店，京都，1996．

（島内　英俊／岡田　宏）

7. ポケットの再発

1）ポケットの再発の原因

（1）病原因子の不完全な除去

歯肉縁下プラークや歯石の除去が不十分であったため，歯肉縁下プラークが再形成され，ポケットが再発することがある．そのため，深い歯周ポケットや根分岐部に代表される，解剖学的に病原因子の除去が困難な部位では再発が生じやすい．

（2）プラークおよびプラークリテンションファクター

患者のプラークコントロールが悪化したり，歯周治療後に装着された修復物がプラークのリテンションファクターとなりプラークの形成を助長したりして，ポケットが再発する．

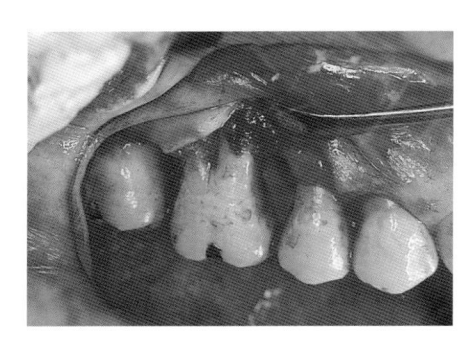

図40　（⌊6頬側部）
初診時7mmのポケットが，初期治療により3mmまで減少した．しかし，6カ月後歯周膿瘍の形成が見られポケットが再発した．歯肉剝離搔爬術を行ったところ，同部に歯肉縁下歯石の存在が確認された．

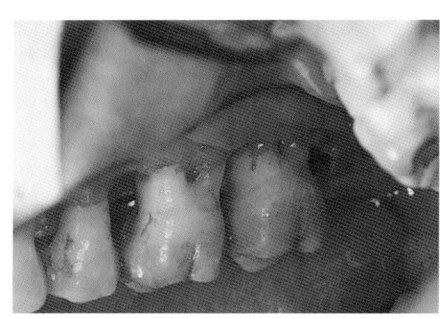

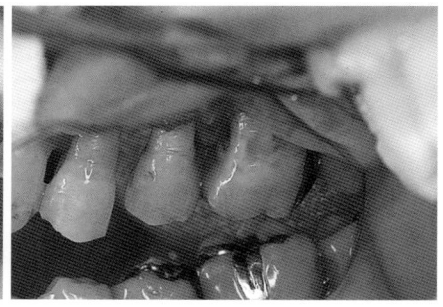

図41 a，b　（6 5⌋）
歯周外科処置（a）後メインテナンスに移行したが，治療中断．4年後同部の歯肉腫脹，冷水痛を訴え再来院．ポケットの再発が認められた6 5⌋隣接面に歯肉縁下齲蝕が存在した（b）．

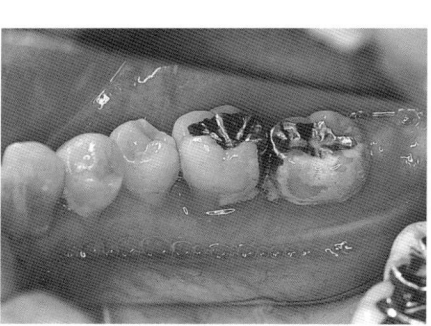

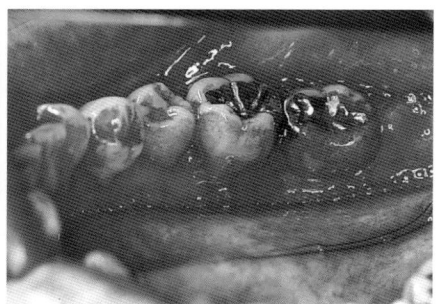

図41a｜図41b

図42 a，b　（⌊4－7）
初期治療後定期的にリコールし，メインテナンスしている症例であるが，プラークコントロールが悪く，歯肉腫脹，歯石沈着が見られ，ポケットの再発を繰り返している（a）．染色後（b）．

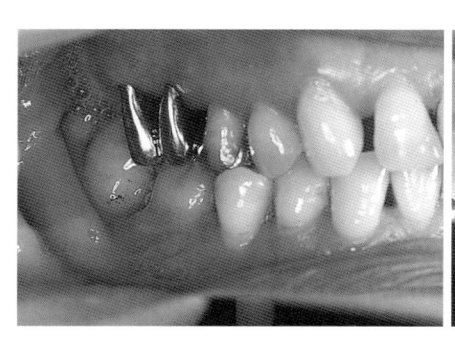

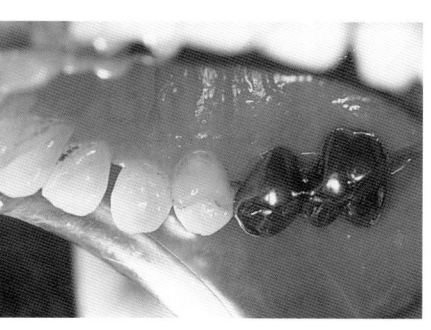

図42a｜図42b

図43 a，b　（⌊5 6）
初期治療後⌊6近心頬側根を抜去し，⌊⑤ 6'⑥ブリッジを装着したが，ダミー部の形態不良により⌊6近心部の清掃が困難となり，ポケットの再発が生じた．頬側面観（a），舌側面観（b）．

図43a｜図43b

（3）上皮性付着の破壊

図44に歯周治療後の治癒形態を示した．ルートプレーニング後のアタッチメントゲインは上皮性付着（図44-②）による場合が多い．この上皮性付着は長い接合上皮（LJE）を伴い，炎症・刺激に対する抵抗性が健常な歯周組織に見られる結合織性付着（図44-③）に比べて小さいため，長い接合上皮の存在する部位ではポケットの再発が生じやすい．

図44 歯周治療後の治癒形態

（4）歯の破折

限局した深いポケットが形成される場合，歯の破折を疑う必要がある．

（5）歯周組織の抵抗力を減弱させるような全身疾患の発症および増悪

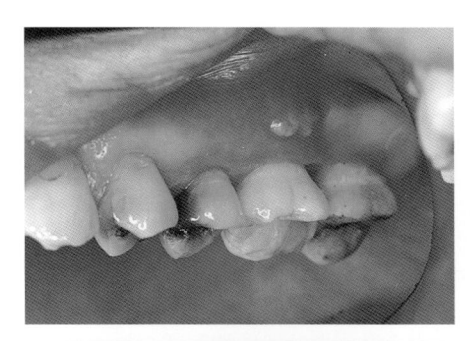

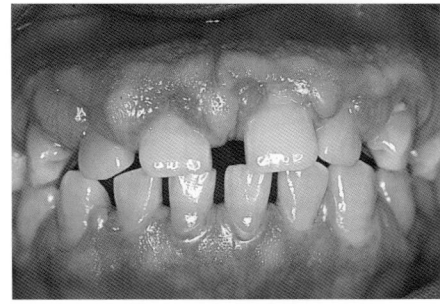

図45 a，b
初期治療終了3カ月後，突然6⏌頬側に膿瘍が生じた（a）．同部の隣接歯に根尖性歯周炎は認められず，プロービングの結果5⏌遠心に7mmのポケットの再発を認めたため，歯周ポケット掻爬と抗生剤投与により消炎を図った．しかしながら，1週間後の再診時においても膿瘍が消失しなかったため，再診査したところ5⏌に近遠心的に破折が認められた（b）．5⏌は保存不可と診断し抜去した．

図46 歯周治療後メインテナンスへ移行していたが，高血圧のためCa拮抗剤の服用が必要となり，服用後歯肉腫脹が著明となった症例．

2）ポケットの再発に対する対処法

現状では，ポケットの再発を予知できる検査法が確立していないため，どのようなポケットが再発しやすいのか診断することは困難である．そのため，リコールを繰り返しポケットの再発を早期に検知し治療することが，ポケットの再発に対する対処法の基本となる．すなわち，歯肉の炎症の出現が認められれば，リコール間隔を短縮して徹底した口腔衛生指導，プラークリテンションファクターの除去，スケーリング・ルートプレーニング，抗菌剤の局所投与を行い，それでもポケットの再発が認められれば，歯周外科処置などが必要となる．歯の破折が原因である場合には，やむを得ず抜歯しなければならない場合もある．また，全身的疾患により歯周組織の抵抗性が低下した場合は，ポケットへの対処とともに全身疾患に対する治療が必要となる．

（北村　正博／岡田　宏）

参考文献
1）石川　烈ら編：歯周病学．285，永末書店，京都，1996.
2）北村正博，村上伸也，岡田　宏：歯周病対策のポイント．総合臨床（45）：2641-2642，1996.

8. 歯槽骨炎

(1) 原因

歯槽骨炎は歯髄疾患に続発し，根尖性歯周組織炎から波及する根尖性，および歯周疾患から継発する辺縁性がある．

(2) 全身所見

炎症が進行することにより，顔面部の腫脹や圧痛が現れ，顎下リンパ節の腫脹，圧痛も訴えるようになる．全身的に37～38℃ぐらいの発熱が見られ，全身倦怠感，食欲不振，頭痛等を訴えることがある．

(3) 臨床所見

原因歯は弛緩動揺が著明で，自発痛があり打診により激しい疼痛がある．また，周囲歯肉の発赤，腫脹，圧痛を認め，1歯に限局する場合，あるいは数歯におよぶ広範な場合もある．根尖性の場合には根尖相当部歯肉に腫脹を認め，辺縁性の場合には歯頸部歯肉に発赤腫脹が認められ圧痛を訴える．さらに進行すると，骨膜下あるいは粘膜下に膿瘍を形成し，波動を触知する．膿瘍形成期に切開を行うか，自潰により排膿することにより，急性炎症は消退する．

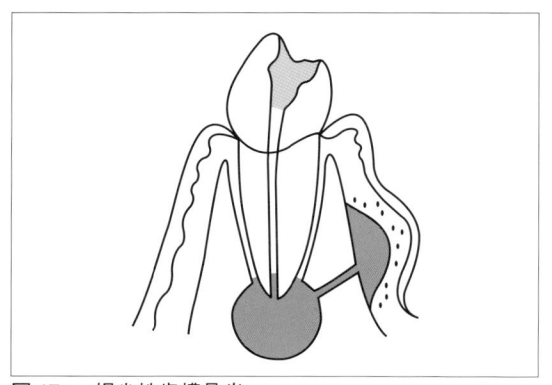

図47a　根尖性歯槽骨炎

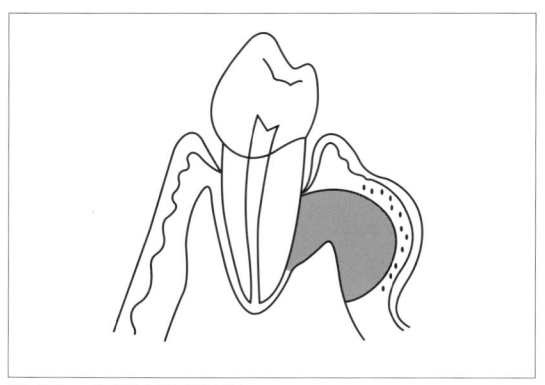

図47b　辺縁性歯槽骨炎

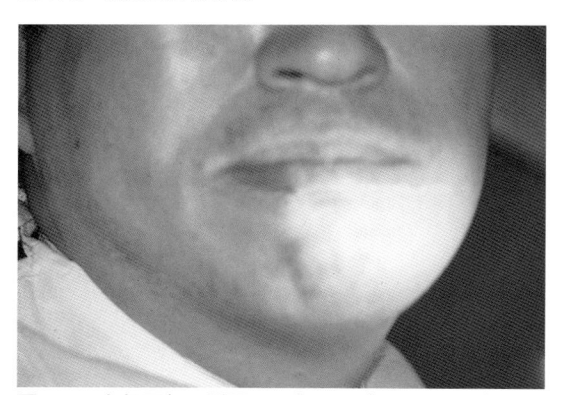

図48a　左顔面部の腫脹，圧痛および顎下リンパ節の腫脹が生じる．

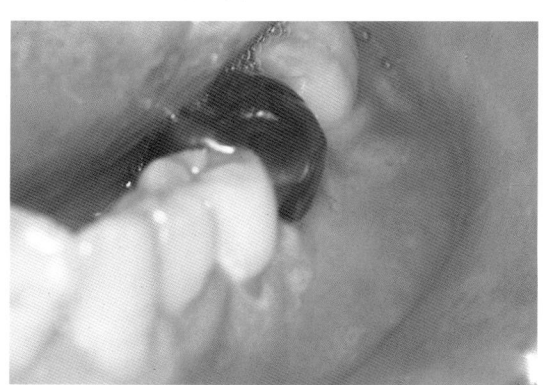

図48b　原因歯（⎿7）周囲の歯肉の発赤腫脹

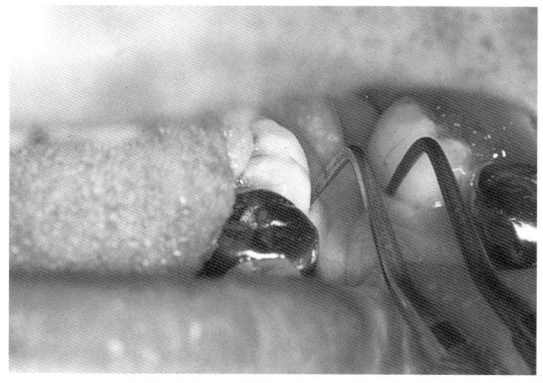

図48c　原因歯根分岐部の深い歯周ポケット

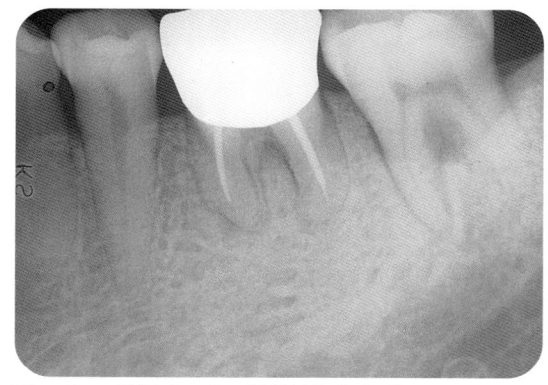

図48d　X線写真により根分岐部病変が認められる．

（4）X線所見

原因が根尖性の場合には，原因歯根尖部に透過像を認め，辺縁性の場合では垂直性の骨吸収像や根分岐部病変が認められる．

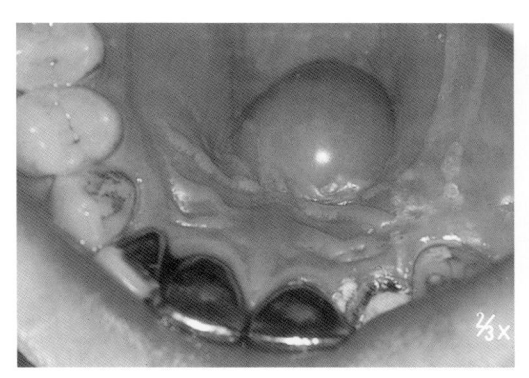

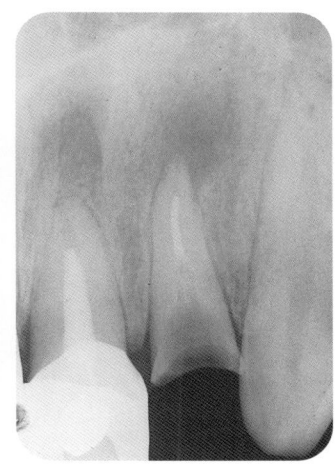

図49a│図49b

図49a　口蓋部に大きな膿瘍形成が生じている（ミラー像）．
図49b　 2│に強い自発痛および打診痛を認めるが，唇側歯肉には異常を認めない．同部のX線写真，根尖部に骨透過像を認める．

（5）治療

全身的な症状がある場合には，解熱剤および抗生物質の投与を行い，全身の回復を優先させる．

骨膜下あるいは粘膜下膿瘍を形成している場合には，切開を加え排膿させる．また，辺縁性で膿瘍が歯頸部付近に存在する場合には，ポケット搔爬を行うことにより排膿させることもある．

原因が根尖性であれば歯内療法を行い，場合によっては根管開放を行う．辺縁性歯周炎が原因の場合は，歯周治療を行い歯の保存を図るが，保存不可能と診断された場合には原因歯を抜去する．

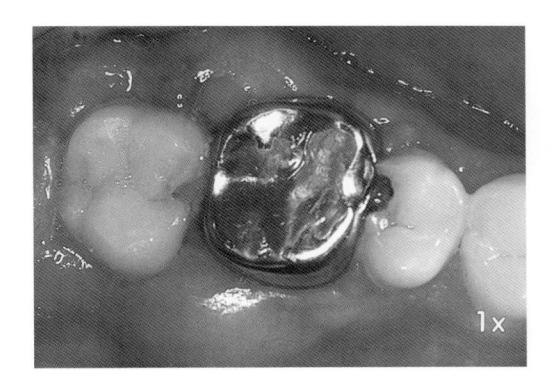

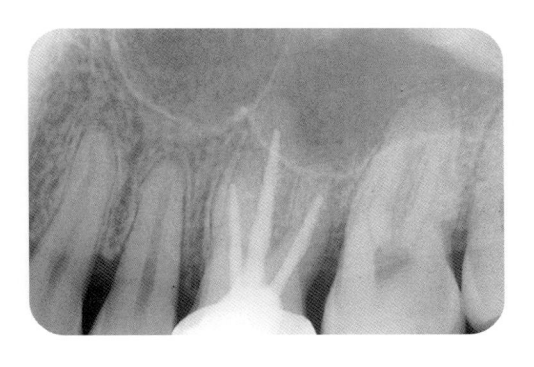

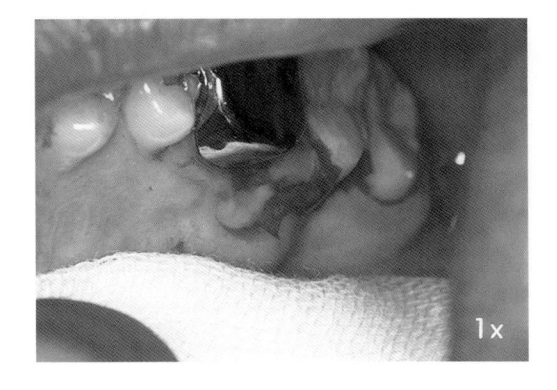

図50a│図50b
図50c│

図50a　│6遠心部の頬側および口蓋側に形成された歯周膿瘍（ミラー像）．
図50b　X線写真により垂直性骨吸収像を認める．
図50c　切開により多量の排膿が認められた（ミラー像）．

（新井　髙／五味　一博）

9. 歯の脱落

歯の脱落は転倒，打撲，スポーツ，交通事故などの外傷性（一次性）の場合と，高度に進行した歯周疾患（二次性）により歯を維持するほとんどの歯周組織が破壊され，通常の咬合力によっても歯が脱落を生じる場合とがある．前者は上顎前歯に認められることが多く，歯の破折を伴うことがある．

（1）予防法

口腔への外傷を受けやすいスポーツでは，マウスピース，マウスプロテクター等を装着することで，ある程度予防することができる．

歯周疾患の進行により支持組織が失われている場合には，暫間固定を行うことである程度動揺を抑え，脱落を防ぐことができるが，根本的にはそのような歯周組織の破壊を起こさない歯周疾患の予防が大切である．

（2）治療法

外傷により歯の脱落が生じ，歯根の破折が認められず，歯槽窩が破壊されていなければ，脱落歯を消毒し，できるだけ早く再植を行うことで歯を保存できる可能性がある．この場合には，歯が脱落してからの時間と，歯の保存状態が大きく成功率に影響を与える[1-4]．

歯の脱落が歯周疾患に伴う歯周組織の喪失の場合には，補綴的処置が一般に行われるが，脱落する前であれば，人為的に歯槽窩を作り再植を行うこともある．また，顎骨の状態が良い場合にはインプラント処置を考慮することもある．

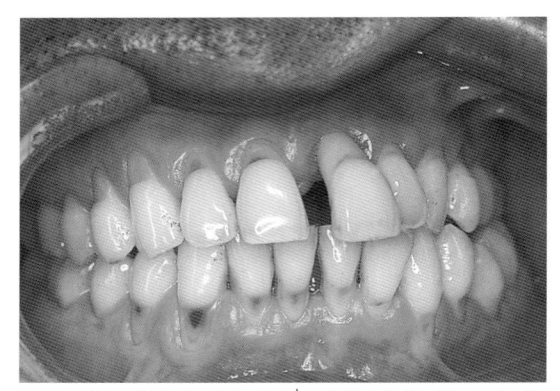

図51　初診時口腔内写真．1⌋の挺出，動揺が著しく，脱落寸前である．

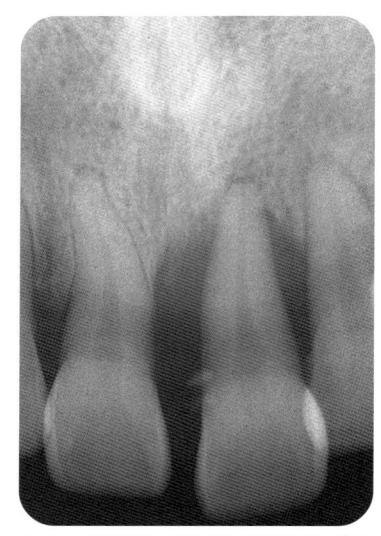

図52　初診時X線写真．歯槽骨に維持されている部分は極めてわずかである．

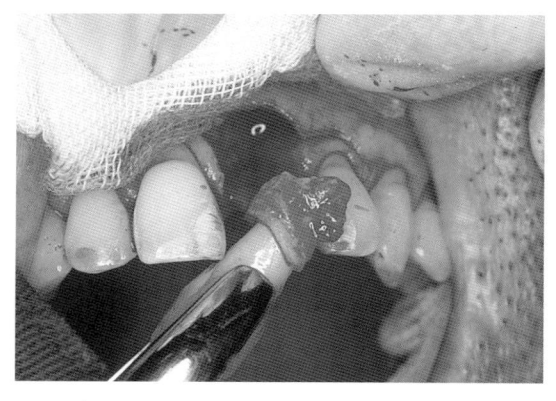

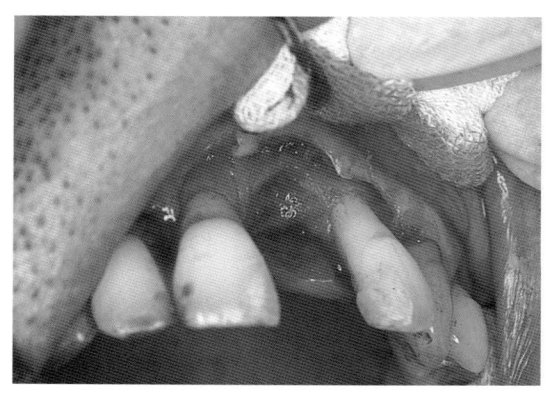

図53　初期治療後フラップ手術と同時に再植を行うために抜歯する．
図54　抜歯後不良肉芽の除去を行う．

第5章 日常臨床への対応

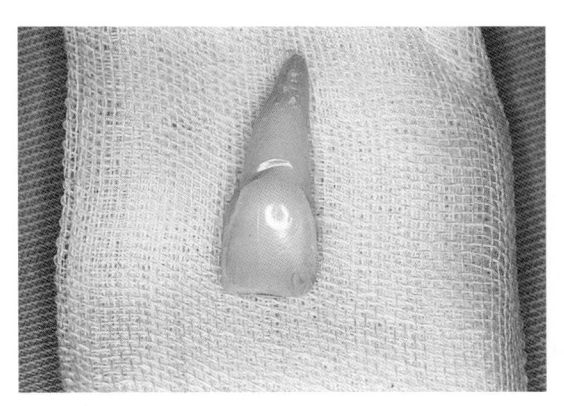

図55 │ 図56

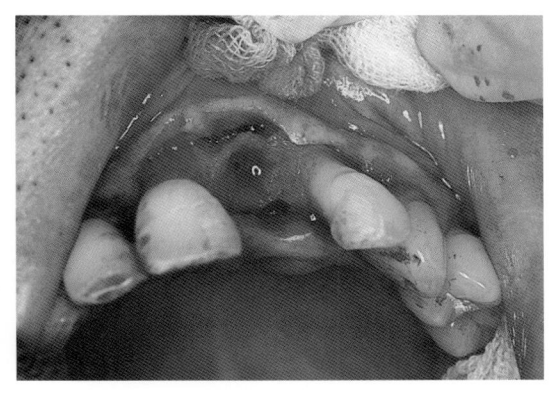

図55 抜去した歯の歯根膜部分を保存した状態で，壊死セメント質の除去およびルートプレーニングを行う．
図56 ラウンドバーを用い歯槽窩を形成する．

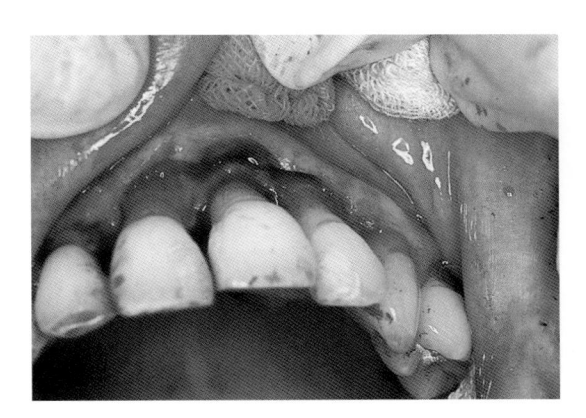

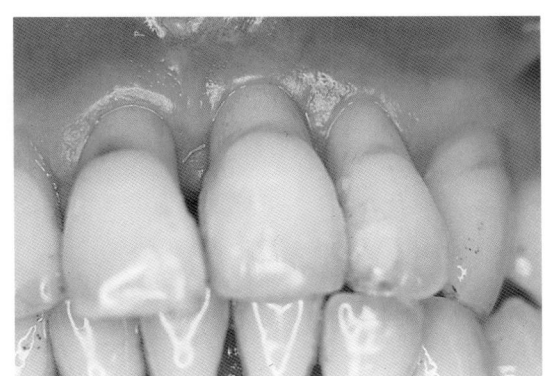

図57 │ 図58
図59 │

図57 抜去した歯を形成した歯槽窩に戻す．
図58 術後2年，わずかに動揺を認めるものの口腔内で機能している．
図59 術後2年のX線写真像

（五味 一博／新井 髙）

参考文献

1) Andreasen, J.O.：Atlas of replantation and transplantation of teeth. 24-34, 58-92, 100-107, 140-200, Medigrobe SA, Switzerland, 1992.
2) Andreasen, J.O. and Andreasen, F.M.：カラーアトラス 外傷歯の治療．47-61, 113-131, 医歯薬出版，東京，1992.
3) 下地 勲：自家移植後の治癒の評価．ザ・クインテッセンス（11）：45-72, 1992.
4) 井上 孝, 下野正基：自家歯牙移植と歯根膜の病理－自家歯牙移植成功の条件を探る－．日本歯科評論（607）：87-101, 1993.

10. 歯の破折

歯の破折は歯周疾患の再発，根面齲蝕と並んで，メインテナンス中に歯の喪失につながる可能性の大きな偶発症の1つである．したがって，歯の破折にも十分な注意を払わなければならない．

(1) 歯の破折の臨床症状

歯の破折の臨床症状は様々である．まったく症状が無く，たまたまX線撮影で発見される症例（図60），いろいろな程度の咬合痛，冷水痛，自発痛を訴える症例（図61）などがある．問診により固いものを噛んだなどの既往も診断の助けとなる．しかし，確定診断は破折線を発見することである．なお，X線照射角度が破折線より20°以上ずれていると写らない．このため，破折線を発見するためには，角度を変えて何枚か撮影する必要の生じることがある．なお，破折線がX線照射角度と少しずれている場合は，楕円形の陰影として現われる．

歯の破折の臨床症状
① 無症状
② 咬合痛
③ 冷水痛
④ 自発痛

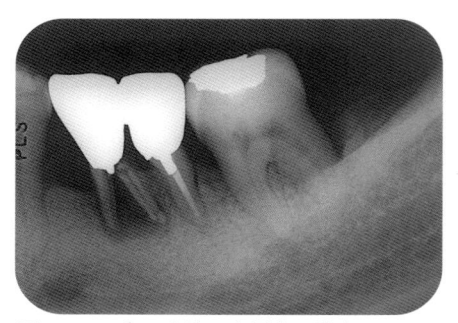

図60 47歳，女性．歯周病の診査のために撮影したX線写真で歯根破折が認められたが，自覚症状はまったくなかった．

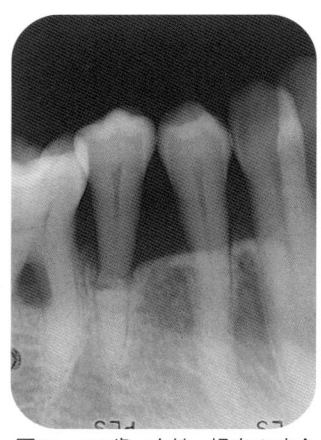

図61 62歳，女性．軽度の咬合痛を訴えるも，冷水痛，歯周ポケットなどは認められなかった．

(2) 歯の破折の分類（図62）

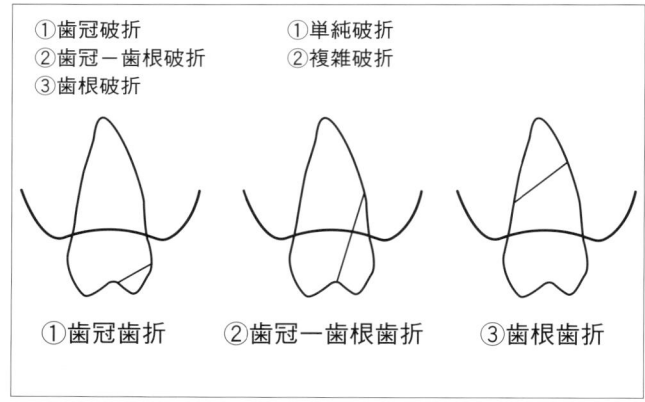

歯の破折は破折線の及ぶ範囲によって分類する．Andreasenらは歯冠破折，歯冠－歯根破折，歯根破折の3つに分けている．それぞれはさらに，露髄を伴わない単純破折と露髄を伴う複雑破折に分類され，それによって処置も変わってくる．

① 歯冠破折　　① 単純破折
② 歯冠－歯根破折　② 複雑破折
③ 歯根破折

① 歯冠歯折　② 歯冠－歯根歯折　③ 歯根歯折

図62 歯の破折の分類

(3) 歯冠破折の分類

歯冠破折の処置法

歯冠破折はエナメル質破折，エナメル質－象牙質破折，歯髄に達する複雑歯冠破折の3つに分類される．エナメル質破折やエナメル質－象牙質破折で歯髄に近接していないもの（歯髄が透けて見えない程度）では，破折片を接着性レジンで再接着するか，破折片が無い場合はレジン修復を行う．歯髄に近接したエナメル質－象牙質破折や複雑歯冠破折では，覆髄，抜髄などを行った後，破折片の再接着やレジン修復を図る．ただし，これらの修復処置は5年で50％は脱落するとの報告もあり，最終的には部分被覆冠または全部被覆冠による修復を行うことも多い．

エナメル質破折　　エナメル質－象牙質破折　　複雑歯冠歯折

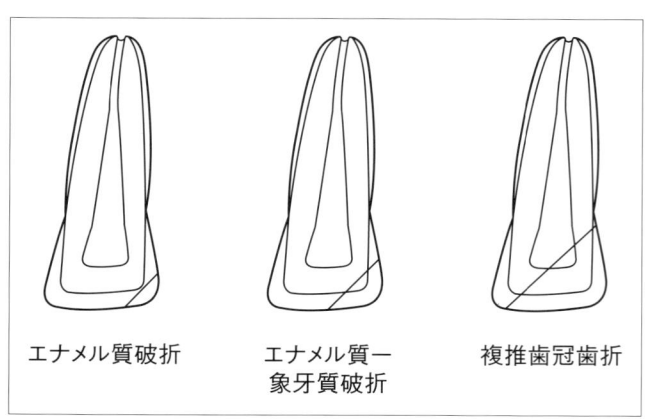

図63 歯冠破折の分類

（4）歯冠－歯根破折で抜歯が適応となる条件

歯冠－歯根破折が抜歯せざるを得ないか否かは，残った根尖側破折片が利用できるか否かによる．破折線が歯根の半分を越えている場合は，保存するのが大変困難で抜歯となる場合が多い．髄床底に破折線が走っている場合の抜歯基準も根尖との位置関係による．根の分岐が大きく，破折線が根尖より離れていれば，ヘミセクションやトライセクションにより残った歯の保存が可能である．なお，近年の接着技法の進歩で，以前であれば保存不可能な歯も保存できるとの報告もある[1]．

（5）歯冠－歯根破折の処置法

歯冠－歯根破折の処置法は，残す根尖側破折片の処置法により4つに分かれる．破折が歯根の歯冠側1/3以内であれば歯肉切除，歯冠長延長術または矯正的挺出が適応になる．矯正的挺出は歯肉の健康を維持できるが，治療に時間が掛かる欠点がある．破折が歯根の歯冠側1/2以内であれば，外科的挺出が適応となる．これらの処置法は，歯肉縁下齲蝕の処置法と同様である．

（6）歯根破折の分類と処置法

破折部位が歯肉と近い場合は，破折部位の感染の危険があるため，歯冠側破折片を除去し，歯冠－歯根破折に準じた処置を行う．破折部位が歯肉から離れている場合は，感染の危険がないため，保存的治療が行われる．なお，高齢になるとセメント質が厚くなるため，象牙質からセメント質の一部が剝がれる「セメント質剥離」が報告されている．治療法は一般の歯根破折に準じ，破折部位が歯肉に近く感染が疑われる場合は破折片の除去（歯肉弁の飜転が必要となることもある），感染がなければ経過観察となる[2]．

（7）歯の破折を防ぐ要点

①歯髄の保存
②ポストの太さと長さ（歯槽骨頂と同じ高さにしない）

メインテナンス中の歯の破折を防ぐには，できるだけ歯髄を保存すること，無髄歯でポストコアを装着する場合は根管内コア窩洞は必要以上に太くせず，深さは歯槽骨頂と同じ高さにしない．またポスト装着時には，接着性のあるセメントを用いて歯質とポストコアの一体化を図るべきである．

（杉山 榮一／石川 烈）

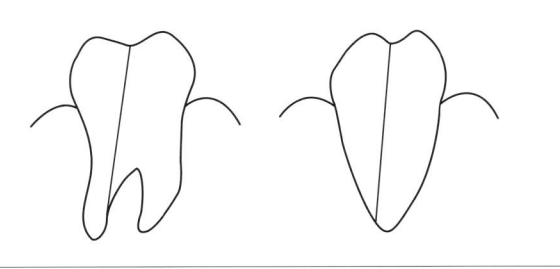

図64　歯冠－歯根破折で抜歯が適応となる条件
＜破折線が根尖近くまで達していること＞

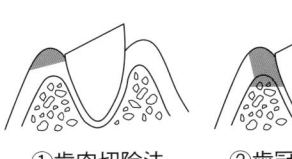

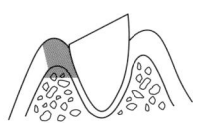

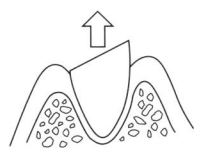

図65　歯冠－歯根破折の処置法
(1) 歯冠側破折片を除去
(2) 必要があれば歯内療法
(3) 根尖側破折片の処置（適応症）
　①歯肉切除（破折が歯根の歯冠側1/3以内）
　②歯冠長延長術（破折が歯根の歯冠側1/3以内）
　③矯正的挺出（破折が歯根の歯冠側1/3以内）
　④外科的挺出（破折が歯根の歯冠側1/2以内）
(4) 歯冠修復

①歯肉切除法　②歯冠長延長術　③，④挺出

図66　歯根破折の分類と処置法
(1) 破折部位が歯肉に非常に近い場合
　⇒歯冠－歯根破折の処置法に準ずる
(2) 破折部位が歯肉から離れている場合
　⇒①歯冠側破折片の整復
　　②隣接歯との固定（レジン固定2～3カ月）
　　③最低1年の管理（失活していれば歯冠側歯髄の根管治療）
(3) セメント質破折（図67）

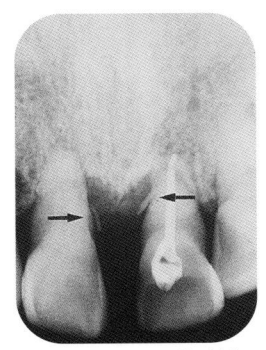

図67　セメント質破折
図68　歯の破折を防ぐ要点

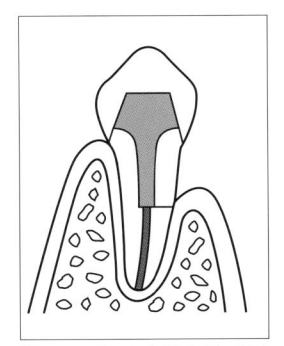

参考文献

1) 真坂信夫, 石原智彦, 小幡宏一：垂直破折歯の保存法. 日本歯科評論 (646)～(650), 1996.

2) Ishikawa, I., Oda, S., Hayashi, J. and Arakawa, S.: Cervical cemental tears in older patients with adult periodontitis. Case reports. J. Periodontol. (67): 15-20, 1996.

11. 抜歯の基準

1）抜歯の一般的な目安

抜歯に関しての絶対的な基準はないが，一般的な目安として，疾患の罹患度を中心に以下の基準を設けている．
①歯周ポケット底部の位置
　ポケット底部が根尖付近に達している．
②歯の動揺
　歯が垂直動揺を示している（dancing movement）．
③残存骨の量
　歯根長の 3/4 以上の骨吸収が見られる．

> 症　　例：45歳，女性
> 主　　訴：歯の動揺を主訴に来院した．
> 臨床所見：4 5 は，プロービングにより根尖に達するポケットとX線写真より根尖までの透過像を認め，垂直動揺を示していた．保存不可能と判断し，初期治療で抜歯を行った（図69）．

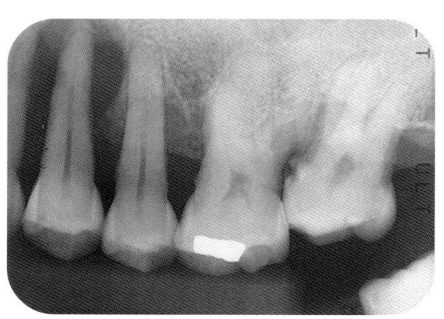

図69　4 5 根尖までX線透過像が観察される．

2）抜歯の判定に当たって考慮すべき事項

（1）歯列の状態

罹患歯が孤立歯であるか，歯列の連続性が保持されているかは抜歯の判定に大きく影響する．孤立歯である場合には，プラークコントロールが困難になりやすく，また荷重負担に陥りやすく，予後が悪くなる傾向にある．一方，歯列の連続性が保たれている場合には，隣在歯の歯周組織破壊の程度を考慮する必要がある．例えば，罹患歯の両隣在歯の歯周組織破壊が少ない場合，罹患歯の影響を最小限に抑え，その後の補綴処置の予知性が両隣在歯では高いことを考慮して，罹患歯を抜歯の適応とする場合がある．反対に隣在歯の予後に不安がある場合には，多数歯を一度に失うことにもなり，抜歯の判定には慎重を要する．したがって，1歯単位で判断するのではなく，歯列全体としての予後を判定し，抜歯の決定をする．

> 症　　例：40歳，女性
> 臨床所見：重度の歯周炎と診断された症例である．2 2 は歯周ポケット 7 mm，歯槽骨の吸収程度は歯根長の 2/3 以上，動揺度 2 度であった．下顎歯列全体におけるこの部の歯群の位置づけと，抜歯によるその後の補綴処置への困難さを考慮し，保存を決定（図70，71）．

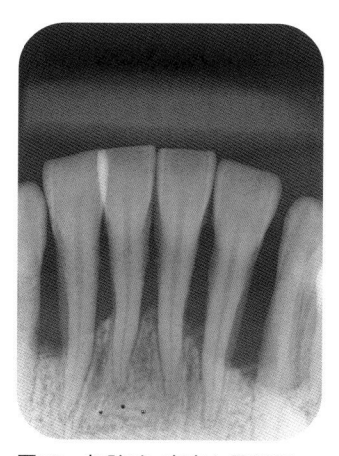

図70　初診時．高度な骨吸収が観察される．

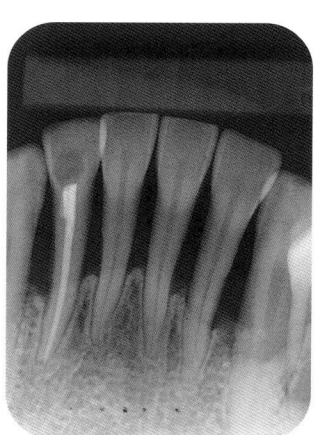

図71　6年後．症状は安定している．

（2）歯の形態と歯周組織破壊のタイプ

　短根歯，先細りの歯などは罹患度の割に歯冠歯根比が不利となり，罹患歯に負担がかかる傾向にある．また，根分岐部病変部は患者のプラークコントロール，治療における術者の器具の到達が困難であるため，一般に予後が悪いので，保存するためには付加的処置，例えば1根のみあるいは歯冠を含んで一部の抜去などを考慮する必要がある．

　さらに，歯周組織の破壊のタイプ，歯槽骨の破壊のタイプの違い，例えば垂直性骨欠損，あるいは水平性骨欠損かは抜歯の基準に影響を及ぼす．すなわち，残存歯槽骨量が同程度である場合には，垂直性骨欠損が治療により反応しやすく，一般に水平性骨欠損に比較し，症状が改善され，抜歯回避の可能性が高い．

（3）患者の全身的背景と歯周組織の反応

　歯周局所に影響を及ぼすような全身疾患を有し，全身疾患のコントロールが困難な場合には歯周疾患のコントロールも困難な場合がある．また，そのような明確な疾患がない場合でも，歯周組織が治療に対しての反応があまり見られない，例えば，歯垢・歯石を除去しても歯肉の炎症が改善されない場合には，予後は不良であり，抜歯の判定基準は厳しくなる．

（4）患者の理解度・協力度

　どの疾患でも共通であるが，特に歯周疾患患者においては患者の理解度・協力度は非常に重要である．歯周疾患の治療にはプラークコントロールが重要な位置を占めている．患者自身がプラークコントロールの重要性を理解せず，プラークコントロールの技術を身につけていない場合には，たとえ同じ罹患度であっても予後は不良であり，抜歯の可能性がより高くなる．さらに患者自身に「疾患を治そう」，「歯を抜かずにいよう」という考え方がなければ，やはり予後は不良である．

（5）術者の経験・知識，技量

　術者が疾患の原因・罹患度を正しく診断できず，それに伴い適切な治療計画が立てられず，不用意に抜歯されてしまう可能性もある．また，正確な処置を行う技術を有していなければ，患者に無用な負担を強い，結局歯の保存が不可能となる場合もあり，術者の技術の向上は重要である．

症　例：60歳，男性
主　訴：左側下顎部の咬合時痛を主訴に来院した．
臨床所見：[6 近心から根分岐部に8～10mmの歯周ポケットが存在し，著しい骨吸収が近心根周囲に見られた．しかし，遠心根は歯根長1/2程度の歯槽骨吸収を認めるのみであった．また，患者のプラークコントロールも良好であり，遠心根に関しては保存可能と考え，近心の歯根と歯冠部を抜去した（図72，73）．

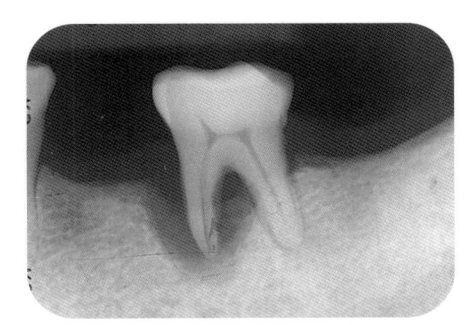

図72　初診時．根分岐部病変の存在．

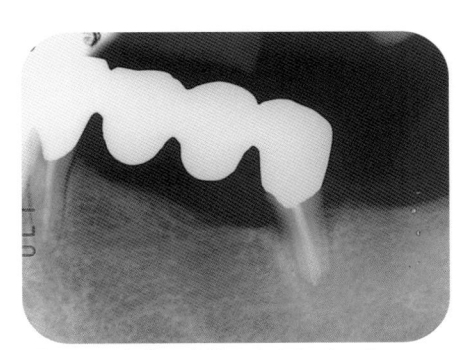

図73　5年後．症状は安定している．

3）抜歯を判断する時期

抜歯を判断する時期としては，①初診での診査・診断の後，②初期治療後の再評価時，③歯周外科治療時，④メインテナンス時である．ここで初診時に抜歯の判断に迷うときには，治療を進めた後に決定しても遅くはない．抜歯には十分な検討が必要である．

> 症　　例：42歳，男性
> 主　　訴：[1]の動揺を主訴に来院した．
> 臨床所見：X線写真で根尖周囲の透過像，垂直動揺により抜歯も考慮されたが，患者の強い保存の希望と治療に対する意欲が認められ，初期治療後，その結果より今一度判定することとした．本症例の骨吸収と動揺には，咬合性外傷が大きく関与していると考え，初期治療でプラークコントロール，スケーリング・ルートプレーニングに加えて咬合調整を行い，外傷性咬合を除去した．患者は非常に協力的でプラークコントロールも良好であった．初期治療後の再評価の結果，症状の改善が著しく，保存を決定した（図74, 75）．

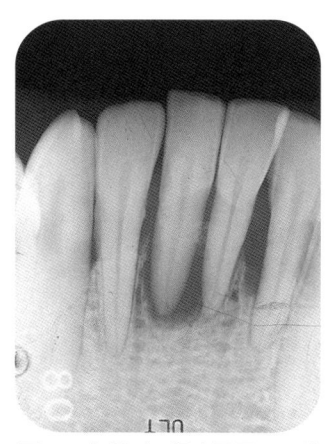

図74　初診時．根尖周囲にX線透過像が見られる．

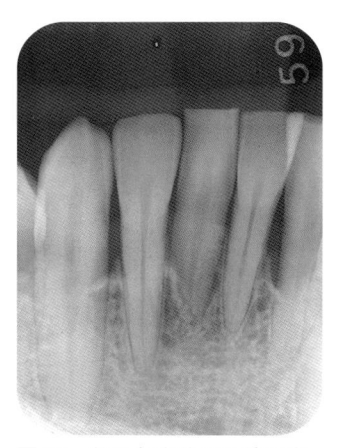

図75　約3年半後のX線写真．動揺は1度程度で根尖部付近の透過像は消失している．歯周ポケットは2〜3mm程度で推移している．

（北村　秀和／山田　了）

索引

欧文索引

A

Actinobacillus actinomycetemcomitans 5, 6, 54, 61
advanced glycation endoproducts (AGE) 8
ANUG 209
apically positioned flap 162
Aースプリント（ワイヤー埋め込みレジン固定法） 194

B

Bacteroides forthysus 61
Barkann 固定法 192
basal lamina 2
basic fibroblast growth factor (bFGF) 86
biologic width（生物学的幅径） 3
bleeding on probing (BOP) 19, 20
BMP (bone morphogenetic protein) 15, 86, 87
BULL の法則 189
B 細胞 9

C

Campylobacter rectus (*C.rectus*) 5, 6, 10, 54
centric stop 189, 191
Chediak-Higashi 症候群 8
clenching 196
CO_2 ガス 160
community periodontal index of treatment needs (CPITN) 37, 66
corrective therapy 41
CPC 140, 161

D

dancing movement 220
DDS 112, 113, 115
DNA プローブ法 29, 30, 31

E

EDTA 93
ENAP 3, 167
EOG 160
epidermal growth factor (EGF) 86
Er:YAG レーザー 203

F

full thickness apically positioned flap surgery 104

full thickness flap surgery 102, 110

G

GBR (guided bone regeneration) 75, 82, 90
gentle probing 17
gingival index (GI) 20, 34
glycocalyx 4
grinding 196
GTR (guided tissue regeneration, 組織再生誘導法) 75, 86, 87, 92, 97

H

HIV 160

I

IGF 15
informed consent 132
informed judge 132
insulin-like growth factor-1 (IGF-1) 86
Interleukin-1 (IL-1) 8

J

Jankelson の分類 187
jiggling 作用 205

L

long junctional epithelium (LJE, 長い接合上皮) 3, 213

M

M φ 12
MGJ 173
MGS 208
MMP 10
MTM 97, 104, 106

N

Nd-YAG レーザー 200, 201

O

OHI (oral hygiene index) 36
OHI - S (the simplified oral hygiene index) 36
O'Leary のプラークコントロールレコード 45

P

partial thickness 107
PCR (polymerase chain reaction) 法 29, 31
PCur 43
PDGF (platelet-derived growth factor) 15, 86
periodontal disease index (PDI) 36
periodontal score (PS) 36

PGA 93
plaque control record (PCR) 37
plaque index 37
PMA - index 34
PMTC (professional mechanical tooth cleaning) 139
Porphyromonas gingivalis (*P.gingivalis*) 5, 6, 10, 54, 58, 61, 64
Prevotella intermedia (*P.intermedia*) 10, 54, 61
provisional splints 64

R

rhBMPs 87
risk factor 14, 93, 157

S

self decision 132
self judge 132
SRP 42, 43

T

tapping 196
TGF-β (transforming growth factor-β) 86
the simplified oral hygiene index 36
through-and-through 25
TIMP 12
tissue attachment procedures 166
Treponema denticola 5, 6

U

UMLD の法則 190

W

Walking 法 17, 116, 209, 210, 211
WHO 探針 38

和文索引

ア

アーカンサスストーン 153
アタッチメントゲイン 213
アタッチメントレベル 16, 17, 18, 20, 29
アタッチメントロス 12, 20, 64, 157
圧迫止血 208
アバットメント 117, 121, 122, 123, 127
アフタ性口内炎 209
アメロジェニン 92

イ

イオン導入 200, 201

移植片　174
一次手術　118
インスリン様成長因子-1（insulin-like growth factor-1, IGF-1）　86
インスリン様成長因子（IGF）　15
インテグリン　10
インテグレーション　119, 123
インフォームドコンセント（informed consent）　132, 133
インフォームドジャッジ（informed judge）　132
インプラント　117, 124, 127
インプラント周囲炎　123
インプラント処置　216
インプラント治療　53, 96, 97
インプラント埋入手術　90

ウ

ウィッドマン改良法　170
ウォーキング法　17, 116, 209, 210, 211
運動性細菌　5

エ

永久固定　41, 98, 192
エチレンオキサイドガス（EOG）　160
エナメル芽細胞　92
エナメル質－象牙質破折　218
エナメル質破折　218
エナメルタンパク質　92
エナメル突起　23, 25
エナメルマトリックスタンパク質　87, 92
エマージェンスプロファイル　99, 109
エムドゲイン®　92, 93
縁下歯石　26, 27, 48
塩化セチルピリジニウム（CPC）　161
塩化ベンゼトコニウム　140
塩基性線維芽細胞成長因子（basic fibroblast growth factor, bFGF）　86
嚥下性肺炎　7
塩酸ミノサイクリン（ペリオクリン®）　207
炎症性結合組織　166
炎症性サイトカイン　8
炎症性メディエーター　11, 12
エンドタフトブラシ　137

オ

応急処置　41
オクルーザル・インディケイターワックス　190
オステオプラスティ　179, 180
オッセオインテグレーション　127
オートクレーブ　160
オドントプラスティ　179, 180
オーバー・ジェット　125
オーバー・バイト　125
オーバーハング　181, 182, 183, 185
オーバーレー縫合　175
オーラルリハビリテーション　192
音波歯ブラシ　139

カ

外傷性咬合　13, 23, 26, 40, 53, 186, 209, 222
カウンターシンク　121
化学療法　112
角化歯肉　97, 172
顎関節症　190, 204
仮性ポケット　45, 46, 163
活性酸素　8
カッティングエッジ　142, 143, 153
カットバック　177
活動期　10
可撤式固定装置　195
カバースクリュー　117, 118, 119, 121, 122
カルシウム拮抗剤　157
肝炎ウイルス　160
間接覆髄　203
感染症　155, 156
感染予防　160
含嗽剤　161, 206
カントゥアー　99, 110

キ

キー＆キーウェイ　129
基底板（basal lamina）　2
機能的咬合面　126, 186
逆行性歯髄炎　211
キャビテーション効果　153
吸引（嚥下）性肺炎　7
吸収性縫合糸　80
吸収性膜　75, 80, 81
急性壊死性潰瘍性歯肉炎（ANUG）　209, 211
急速進行性歯周炎　27, 61, 64, 65
キュレットタイプのスケーラー　141
供給側　174
強酸水　161
矯正治療（MTM）　53, 96, 97
矯正的挺出　219
頰舌の位置関係　126
莢膜様糖衣（glycocalyx）　4
局所化学療法　115
局所止血剤　208
菌（敗）血症　7, 161
菌交代現象　140

ク

グラインディング（grinding, 歯ぎしり）　196, 197, 198
クラウン／インプラント・レシオ　125
グラム陰性偏性嫌気細菌　5
グラム陽性レンサ球菌　5
クリーピングアタッチメント現象　109
グルタールアルデヒド溶液　160
グレーシー型　141
グレーシー型のスケーラー　141
グレーシーキュレット　142, 152
クレンチング（clenching）　196, 197
クロルヘキシジン　140, 161

ケ

形質細胞　9
軽度歯周炎　45
外科的挺出　219
血小板由来成長因子（platelet-derived growth factor, PDGF）　15, 86
欠損補綴処置　96
血糖値　158
結合織性付着　3, 17, 23
結合組織移植　97
嫌気性グラム陰性菌　4
懸垂縫合　161
減張切開　82

コ

口蓋粘膜　2
口腔上皮　2
口腔清掃指導　42
高血圧　155, 156
咬合高径　124
咬合時痛　206
咬合性外傷　13, 21, 40, 41, 96, 98, 186, 191, 192, 204, 222
咬合調整　186, 197, 204, 207, 222
咬合治療　53
抗生剤　161
抗生剤の投与　210
咬頭嵌合位　98, 186, 188, 189, 191
咬頭咬合位　188
後方接触位　186, 190
骨移植　168
骨縁下ポケット　17
骨縁上ポケット　166, 167
骨芽細胞　11, 75, 82, 86
骨切除　204
骨の改造機転　77, 80
骨膜減張切開　76, 77, 82, 83
骨膜縫合　172
骨誘導因子（bone morphogenetic protein, BMP）　86, 87
骨誘導タンパク（BMP）　15
固有歯槽骨　3
コラーゲン膜　75
コル（歯間鞍部）　2
根尖性歯周炎　209
根尖性歯周組織炎　206, 214
根尖性歯槽骨炎　214
根尖膿瘍　209, 210
コンプライアンス（承諾）　40
根分岐部病変　23, 24, 25, 43, 87, 97, 179, 181, 221
根面齲蝕　202, 218
根面処理　86

サ

細菌感染　13, 21
細菌－宿主相互作用　11
細菌性心内膜炎　7
再建治療　53
最終補綴処置　96
最終補綴物　99, 105, 108, 109
再植　216
サイトカイン　6, 11, 12
再評価　41, 43
再付着　192
細胞性セメント質　3, 92
サーカムフェレンシャル法　17
作業側　188, 189
サージカルパック　208
暫間固定　98, 192, 216
暫間補綴物　98

シ

歯間鞍部　2
歯冠延長術　99
歯冠形態修正　186, 191
歯間鼓形空隙　96, 98
歯冠－歯根破折　218, 219
歯冠歯根比　96, 221
歯冠長延長術　203, 219
歯間乳頭　2
歯冠破折　218
歯間ブラシ　136, 137
歯間離開　57
歯頸部齲蝕　202
止血用シーネ　208
自己暗示療法　197
歯垢　135
自己免疫疾患　9
歯根破折　218
歯根膜　2, 3
歯根膜腔　26
歯根膜細胞　86
歯根膜組織　87
歯根膜由来細胞　75
歯根離開度　23
歯根露出　108, 170, 173
支持歯槽骨　3
歯周炎　8, 10, 40, 46
歯周炎指数　36
歯周基本検査　42
歯周基本治療　41, 42
歯周外科治療　52
歯周疾患　2
歯周疾患別治療法　44
歯周精密検査　42
歯周組織検査　42
歯周治療　40
歯周治療器具　160
歯周治療の流れ　40, 133
歯周病　40, 41
歯周病原性細菌　4, 29, 30, 31, 114, 140
歯周包帯材　201
歯周包埋剤　175

歯周ポケット　16, 17, 20, 26, 29, 43, 157, 212
歯周ポケット掻爬　42, 49
歯周ポケット内細菌　112
歯周ポケットの温度　21
歯周ポケットの活動度　29
歯周補綴　96
歯周補綴治療　53
歯髄炎　209, 210
歯石　212
歯槽硬線　26
歯槽骨　2, 3
歯槽骨炎　214
歯槽骨の吸収　26
歯槽頂部切開　82
歯槽突起　3
歯槽粘膜　2
持続性出血　208
試適膜　80, 81
歯内－歯周病変　17
歯肉　2
歯肉圧排　99
歯肉炎　8, 40, 44, 45, 46
歯肉縁下齲蝕　219
歯肉縁下歯石　26, 45
歯肉縁下プラーク　4, 5, 30, 33, 40, 135, 212
歯肉炎指数　19, 20, 34
歯肉炎指数（gingival index）　20
歯肉縁上歯石　45
歯肉縁上プラーク　4, 5, 40, 135
歯肉結合組織細胞　75
歯肉溝上皮　2
歯肉溝滲出液　19, 206
歯肉溝切開　76, 78, 83
歯肉歯槽粘膜移行部　118
歯肉歯槽粘膜境（MGJ）　173
歯肉歯槽粘膜形成術　173
歯肉歯槽粘膜整形術（MGS）　208
歯肉腫脹　206, 211
歯肉上皮　2
歯肉上皮細胞　75
歯肉整形術　57, 165
歯肉切除　219
歯肉切除術　163, 165, 203
歯肉増殖症　163, 164
歯肉掻爬術　167
歯肉退縮　123, 177, 200, 210
歯肉膿瘍　209, 210
歯肉剥離掻爬術　61, 163, 168, 170, 212
歯肉辺縁　17, 18
歯肉弁根尖側移動術　172
歯肉弁根端側移動術（apically positioned flap）　162
歯磨剤　140
若年性歯周炎　8, 26, 27, 54, 61, 65, 113
シャーピー線維　3, 17, 92
習慣性閉口運動　186
修正治療（corrective therapy）　41
縦切開　77, 83, 172, 173
重層扁平上皮　2

出血性素因　208
腫瘍化成長因子-β（transforming growth factor-β, TGF-β）　86
笑気吸入鎮静法　157
小帯形成　176
小帯切除　176
小帯切除術　175
小帯の付着異常　175
消毒　156, 160
上皮下結合組織移植　97, 106
上皮細胞　2, 3, 92
上皮成長因子（epidermal growth factor, EGF）　86
上皮性付着　3, 23, 213
上皮付着　10
上部構造　130
静脈内鎮静法　157
初期治療　154
人工骨　86
心身医学療法　197
真性ポケット　45, 46, 163, 165
新付着　3, 167
新付着術（ENAP）　3, 167

ス

垂直性吸収　50
垂直性骨吸収　64
垂直性骨欠損　27, 81, 221
垂直マットレス縫合　94, 161, 162
垂直マットレス縫合法　77, 82, 85
水平性骨吸収　23
水平性骨欠損　87, 88, 89, 221
水平マットレス縫合　161, 162
スクラッビング法　54, 135, 135
スクリュー・ホール　126
スケーラー　141
スケーリング　42, 43, 45, 56, 61, 112, 114, 200
スケーリングストローク　152
スケーリング・ルートプレーニング（SRP）　23, 42, 43, 48, 52, 58, 66, 76, 78, 81, 135, 141, 166, 209, 210, 213, 222
スティップリング　2, 35
ステント　118, 120, 174
ストローク　150, 151
スーパーフロス　137
スピロヘータ　5
スペースメーキング　75, 82, 84
スマイルライン　98

セ

成人性歯周炎　27, 44, 50, 140
精神鎮静法　157
精神的療法（心身医学療法）　197
成長因子　86
生物学的幅径　3, 99, 110
接着性レジン固定法　193
接合上皮　2, 3, 166
セメント・エナメル境　17, 18, 23, 26
セメント芽細胞　86, 92

セメント質　2, 3
セメント質剥離　219
セメント質破折　219
セルフジャッジ（self judge）　132
セルフディシジョン（self decision）　132
線維芽細胞　10, 12
前後的位置関係　125
全身疾患　42, 154, 221
全身性因子　13, 40
全部層弁　162
前方運動　186, 188

ソ

早期接触部　186, 187, 189
早期発症型歯周炎　15, 27, 54, 61, 65, 140
象牙質知覚過敏症　209
側方運動　186, 188
側方弁移動術　177
組織再生誘導法（guided tissue regeneration, GTR法）　3, 86, 87, 92, 93, 168
組織付着療法（tissue attachment procedures）　166
咀嚼粘膜（口蓋粘膜）　2
ソフトレーザー　200

タ

体液性免疫機構　9
対症療法　40
唾液糖タンパク質　4
タッピング（tapping）　190, 196
脱落歯　216
単純縫合　77, 161, 175
単純縫合法　82, 85
担体　88, 89

チ

知覚過敏　200, 210
知覚鈍麻剤　200
智歯周囲炎　209
治癒　43
中心咬合位　186
超音波スケーラー　153
超音波洗浄　160
直接覆髄　203
治療計画　40, 41
鎮痛薬　161

ツ

通性嫌気性のグラム陽性球菌　10

テ

デスモゾーム　2, 3
テトラサイクリン　113
テトラサイクリン系抗菌剤　115
テトラサイクリン系抗生物質　54
デブライドメント　70

デンタルテープ　137
デンタルプラーク（歯垢）　4, 135
デンタルフロス　136, 137
電動歯ブラシ　139

ト

糖尿病　8, 155, 157
動揺　26
動揺度　21, 22
特異細菌感染説　115
特異細菌説　15
トライセクション　219
ドラッグデリバリーシステム（DDS）　112, 113, 115
トリクロサン　161
トリプシン様活性物質　33
ドリリング　119, 120

ナ

内斜切開　76, 172
ナイトガード　195, 196, 197
長い上皮性付着　41, 53
長い接合上皮（LJE）　3, 213
難治性歯周炎　113

ニ

二次手術　122
二次性咬合性外傷　43, 207
ニフェジピン　157, 163, 164
乳酸・グリコール酸共重合体膜　75
ニューキノロン系オフロキサシン製剤　115
ニューキノロン系スパルフロキサシン製剤　115
ニューキノロン系の抗菌剤　161

ネ

粘膜下膿瘍　215
粘膜骨膜弁　76, 82, 83, 94, 162, 208
粘膜弁（部分層弁）　162, 172

ノ

膿瘍の切開　207

ハ

バイオフィルム　4, 139
敗血症　7
バイコーチカル　119
バイトガード（バイトプレート）　195
排膿路の確保　210
ハイブリダイゼーション　29
パイロットドリル　120
歯ぎしり　198
拍動性の自発痛　206
破骨細胞　11
バス法　135, 136
破折線　218, 219
8の字縫合　161

抜歯　220
発炎因子　13
抜髄法　203
波動　206
歯の脱落　216
歯の挺出　204
歯の破折　218
バルカン（Barkann）固定法　192
パンチアウト　122

ヒ

非活動期　10
非吸収性縫合糸　80
非吸収性膜　75, 76
非ステロイド系消炎鎮痛薬　161
非特異細菌感染説　115
病状安定　43
病的セメント質　48, 52
ヒーリングキャップ　122

フ

ファーケーションプラスティ　179
ファーケーションプローブ　24, 181, 184
フィクスチャー　90, 117, 118, 119, 121, 125, 127
フィンガーレスト　149
フェニトイン　163
フェノール系殺菌剤　161
複雑歯冠破折　218
付着歯肉　2, 96, 97, 98, 108, 170, 172, 173, 177
付着歯肉幅　25
部分層弁　162, 172
部分的再評価　43
ブラキシズム　190, 196, 197
プラーク　2, 4, 41, 139
プラークコントロール　23, 35, 40, 42, 45, 48, 49, 51, 53, 54, 61, 66, 76, 97, 98, 105, 114, 133, 135, 140, 157, 161, 165, 166, 200, 210, 220, 221, 222
プラーク細菌　5, 6, 7, 29, 45
プラーク指数　36
プラーク増加因子　41
プラーク促進因子　13
プラークリテンションファクター　212, 213
プラスチックプローブ　123
ブラッシング　40, 45, 135, 136, 200
ブラッシング方法　135
フラップ手術（歯肉剥離掻爬手術）　3, 41, 52, 58, 163, 168
プロスタグランジン　8
プロテアーゼ　11
プロテアーゼインヒビター（TIMP）　12
プロビジョナルレストレーション　99, 102, 105, 106, 107, 109, 110, 111, 127, 175
プロピレングリコールアルジネート（PGA）　93

プロービング　16, 17, 18, 29, 38
プロービング圧　16, 17
プロービング時の出血（bleeding on probing, BOP）　19, 20
プローブ　16, 20, 24

ヘ

平衡側　188, 189
ヘミセクション　67, 182, 183, 219
ヘミデスモゾーム　2, 3
ペリインプラントサルカス　123
ペリオクリン®　207
ペリオチェック　33, 33
ペリオプローブ　24
ペリクル　4
ヘルトビッヒ上皮鞘　92
ヘルパーT細胞　9
辺縁歯肉　2, 20, 98, 99
辺縁性歯周炎　215
辺縁性歯槽骨炎　214
偏性嫌気性のグラム陰性桿菌　10
偏性嫌気性細菌　4

ホ

縫合糸　176
ポケット上皮　166
ポケット掻爬　215
ポケット掻爬術　3, 166
ポケット底部　17
補綴処置　192
ポビドンヨード　161, 206
ホメオスタシス　8, 10
ホーレータイプの床固定装置　195
ボーンサウンディング　117

マ

マウスピース　216
マウスプロテクター　216
マクロファージ（Mφ）　9, 11, 12
マージン　97, 98, 99
マトリックスメタロプロテアーゼ（MMP）　10
マラッセの上皮遺残　92

ミ

未分化間葉細胞　92

ム

無細胞性セメント質　3, 92

メ

メインテナンス　40, 41, 43, 57, 58, 61, 66, 97, 114, 123, 130, 203, 212, 218
メタルコンタミネーション　118
滅菌と消毒　156
メトロニダゾール　54
免疫応答　11

モ

盲嚢掻爬　42
モチベーション　45, 48, 66, 97, 100, 140

ヤ

薬液消毒　160
薬剤搬送システム（ドラッグデリバリーシステム）　113

ユ

有茎弁　178
遊離歯肉　97
遊離歯肉移植術　61, 108, 162, 173, 208
ユニバーサル型　142
ユニバーサルキュレット　142

ヨ

予後　220, 221
予後の判定　96
ヨード製剤　140

ラ

ラバーチップ　137

リ

リコール　41, 43, 66, 97, 203, 212, 213
リスクファクター　14, 93, 157
リステリン®液　161
リモデリング　12
リン酸　93

ル

ルートトランク　23
ルートプレーニング　56, 61, 112, 114, 200
ルートプレーニングストローク　152
ルートリセクション　181

レ

レジン連続冠　194
連続懸垂縫合　161, 162

ワ

ワイヤー埋め込みレジン固定法　194
ワイヤー結紮レジン固定法　192

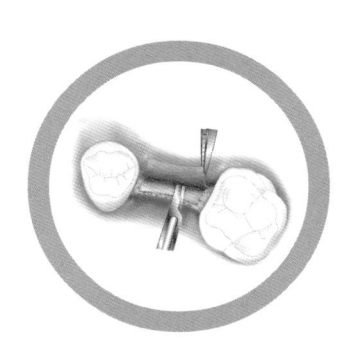

プログレッシブテクニック
臨床医のための歯周治療　　定価 9,450 円（本体 9,000 円＋税 5%）

ⓒ	2001. 6. 30　第 1 版第 1 刷	編　集	石川　烈
	2004. 2. 16　第 1 版第 2 刷		山田　了
	（検印廃止）	発行者	永末　摩美
		印刷所	三報社印刷（株）

発行所　株式会社　永末書店

〒602-8446 京都市上京区五辻通大宮西入五辻町 69-2　　電話 075-415-7280　FAX 075-415-7290
〒110-0005 東京都台東区上野 1-18-11 西楽堂ビル 4F　　電話 03-3831-5211　FAX 03-5818-1375

ISBN4-8160-1103-X　C3047　￥9000E

＊本書の無断複写（コピー）・複製・転載は著作権法上での例外を除き，禁じられています．